AVANCES EN PSICOTERAPIA PSICOANALÍTICA

Psicología
Psiquiatría
Psicoterapia

Últimos títulos publicados

E. Joselevich - *Síndrome de déficit de atención con o sin hiperactividad (AD/HD) en niños*
I. D. Yalom - *Psicoterapia existencial y terapia de grupo*
J. Freeman - *Terapia narrativa para niños*
H. G. Procter - *Escritos esenciales de Milton E. Erickson, vol. 1*
H. G. Procter - *Escritos esenciales de Milton E. Erickson, vol. 2*
B. F. Okun - *Ayudar de forma efectiva*
A. Semerari - *Historia, teoría y técnicas de la psicoterapia cognitiva*
E. Torras - *Dislexia en el desarrollo psíquico: su psicodinámica*
M Payne - *Terapia narrativa*
B. Biain de Touzet - *Tartamudez*
E. Joselevich (comp.) - *AD/HD: Qué es, qué hacer*
C. Botella, R. M. Baños y C. Perpiñá (comps.) - *Fobia social*
J. Corsi (comp.) - *Maltrato y abuso en el ámbito doméstico*
S. Velázquez - *Violencias cotidianas, violencia de género*
M. M. Linehan - *Manual de tratamiento de los trastornos de personalidad límite*
B. L. Duncan - *Psicoterapia con casos «imposibles»*
B. D. Friedberg y M. McClure - *Práctica clínica de terapia cognitiva con niños y adolescentes*
I. Caro - *Psicoterapias cognitivas*
M. Garrido, P. Jaén y A. Domínguez (comps.) - *Ludopatía y relaciones familiares*
J. Navarro Góngora - *Enfermedad y familia*
H. Fernández-Álvarez y R. Opazo (comps.) - *La integración en psicoterapia. Manual práctico*
E. Kuipers, J. Left y D. Lam, *Esquizofrenia*
E. Joselevich - *¿Soy un adulto con AD/HD?*
J. Balbi - *La mente narrativa*
M. A. Álvarez y M. Trapaga - *Principios de neurociencias para psicólogos*
E. Dio Bleichmar - *Manual de psicoterapia de la relación padres e hijos*
J. A. García Madruga y otros - *Comprensión lectora y memoria operativa*
C. F. Newman, R. L. Leahy, A. T. Beck, N. A. Reilly-Harrington y L. Gyulai - *El trastorno bipolar*
J. Corsi - *Psicoterapia integrativa multidimensional*
A. T. Beck, A. Freeman, D. D. Davis y otros - *Terapia cognitiva de los trastornos de personalidad*
K. J. Gergen - *Construir la realidad*
B. Bertolino - *Terapia orientada al cambio con adolescentes y jóvenes*
C. Cunillera - *Personas con problemas de alcohol*
H. Chappa - *Tratamiento integrativo del trastorno de pánico*
A. Carr - *Psicología positiva*
L. Cancrini - *Océano borderline*
M. Ceberio - *Ficciones de la realidad, realidades de la ficción*
W. Riso - *Terapia cognitiva*
M. L. Friedlander, V. Escudero y L. Heatherington - *La alianza terapéutica*
J. Moix y F. M. Kovacs (coord.) - *Manual del dolor*
S. Green y D. Flemons (comp.) - *Manual de terapia breve sexual*
F. Tustin - *Autismo y psicosis infantiles*
A. Beck, N. A. Rector, N. Stolar y Paul Grant - *Esquizofrenia*
K. J. Gergen y M. Gergen - *Reflexiones sobre la construcción social*
R. O. Benenzon - *Musicoterapia*
M. A. Caudill - *Controle el dolor antes de que el dolor le controle a usted*
D. J. Siegel - *Mindfulness y psicoterapia*
J. W. Worden - *El tratamiento del duelo*
W. R. Miller y S. Rollnick - *La entrevista motivacional. 3.ª edición*
D. Luengo - *Los secretos de la ansiedad*
M.ª J. Pubill - *Guía para la intervención emocional breve*
D. Greenberger y Ch. A. Padesky - *El control de tu estado de ánimo, 2.ª edición*
L. Lega, F. Sorribes y M. Calvo - *Terapia racional emotiva conductual*
F. J. Fernández Cabanillas (comp.) - *Manual del Síndrome de Alienación Parental*

Hugo Bleichmar

AVANCES EN PSICOTERAPIA PSICOANALÍTICA

*Hacia una técnica
de intervenciones específicas*

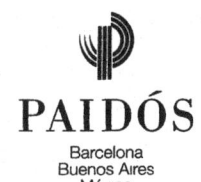

PAIDÓS
Barcelona
Buenos Aires
México

1.ª edición, 1997
14.ª edición, diciembre 2023

No se permite la reproducción total o parcial de este libro, ni su incorporación a un sistema informático, ni su transmisión en cualquier forma o por cualquier medio, sea éste electrónico, mecánico, por fotocopia, por grabación u otros métodos, sin el permiso previo y por escrito del editor. La infracción de los derechos mencionados puede ser constitutiva de delito contra la propiedad intelectual (Art. 270 y siguientes del Código Penal). Diríjase a CEDRO (Centro Español de Derechos Reprográficos) si necesita fotocopiar o escanear algún fragmento de esta obra. Puede contactar con CEDRO a través de la web www.conlicencia.com o por teléfono en el 91 702 19 70 / 93 272 04 47

© 1997 de todas las ediciones en castellano,
 Editorial Planeta, S. A.,
 Avda. Diagonal, 662-664. 08034 Barcelona, España
 Paidós es un sello editorial de Editorial Planeta, S. A.
 www.paidos.com
 www.planetadelibros.com

ISBN: 978-84-493-0394-4
Depósito legal: B. 9.404-2011

El papel de este libro procede de bosques gestionados de forma sostenible y de fuentes controladas

Impreso en España – *Printed in Spain*

A Sara, por el «palmich»
A Schloime, por los paraguas
A Emilce, Andrea, Javier, Julieta y Adela

SUMARIO

Agradecimientos 11
Introducción 13
    El reduccionismo en psicoanálisis: el modelo doctrinal-especulativo   13
    Formas del reduccionismo en psicopatología 17
    Una alternativa: el modelo modular-transformacional 20

1. EL MODELO MODULAR-TRANSFORMACIONAL Y LOS SUBTIPOS DE DEPRESIÓN 35

El sentimiento de impotencia/desesperanza para la realización del deseo   35
Diferentes caminos de entrada a la depresión 43
Transformaciones entre los distintos circuitos que conducen a la depresión 62
Utilidad del modelo modular de articulación de componentes 63
Consecuencias para la terapia del modelo modular-transformacional de la depresión 66
Cuatro casos clínicos: especificidad de las intervenciones terapéuticas. 69

2. EL MASOQUISMO 81

Subtipos de masoquismo 83
Masoquismo en la intersubjetividad 90
Articulación de motivaciones en los casos de masoquismo 94
Masoquismo: forma de control y transformación defensiva de la situación traumática 95
Psicoterapia del masoquismo 99
Repetición de vínculos masoquistas en la situación terapéutica 101
Más allá del deseo y el principio del placer: el sujeto del displacer . . . 105
Un caso clínico de fobia a la homosexualidad 107
El sujeto del displacer y el sentido de realidad 111
La clínica de más allá del deseo y del principio del placer 114

3. LO REPRIMIDO, LO NO CONSTITUIDO Y LA DESACTIVACIÓN SECTORIAL DEL INCONSCIENTE: INTERVENCIONES TERAPÉUTICAS DIFERENCIADAS ... 117

Trastornos por déficit ... 120
El surgimiento y sostén de la función deseante ... 127
¿Medio facilitador o medio proveedor? ... 128
Características del terapeuta y la constitución de la función deseante ... 130
Una deuda del psicoanálisis: el desarrollo de una clínica de la *Hilflosigkeit* freudiana (impotencia/desvalimiento) ... 132
Génesis del sentimiento de potencia: déficit y conflicto ... 136
Trabajo terapéutico con las creencias matrices pasionales ... 138
Síntoma e historia generativa ... 145
Patología por identificación: su modificación ... 146
Levantamiento de la represión y constitución de lo no constituido en el inconsciente ... 147
Desactivación sectorial del inconsciente y la *Untergang* freudiana ... 152
Consecuencias para la terapia de la multiplicidad de estados del inconsciente ... 156
Patología por déficit, por trauma, por inscripción patológica originaria en el inconsciente, y por conflicto ... 162
Dos casos clínicos: fundamentos y técnica de la terapia ... 163
Entrelazamiento entre déficit y conflicto ... 169
Dos teorías sobre la relación entre angustia y deseo ... 172
Intervenciones reparadoras: algunos subtipos ... 175

4. EL TRATAMIENTO: AMPLIACIÓN DE LA CONCIENCIA, MODIFICACIÓN DEL INCONSCIENTE ... 183

Las resistencias dentro del inconsciente ... 185
¿Es la interpretación prescindible? ... 190
Los efectos inconscientes de la interpretación ... 192
Neutralidad analítica y posición emocional del terapeuta ... 194
«Verdad afectiva» de la interpretación: balance entre el placer de la repetición y el placer del cambio ... 195
Los efectos en el inconsciente de las intervenciones analíticas ... 204
Trabajo en la transferencia: la transferencia como resistencia ... 209
La represión del concepto de contraindicación en psicoanálisis ... 211
La participación activa del paciente y la cuestión de la regresión y la asociación libre ... 213
Para una formulación de la regla fundamental ... 216

5. LA AGRESIVIDAD: VARIANTES Y ESPECIFICIDAD DE LAS INTERVENCIONES TERAPÉUTICAS 221

La agresividad y la representación del sujeto 223
Angustias de autoconservación. 223
Sentimientos de culpabilidad. 226
Agresividad y narcisismo 227
La «agresividad-instrumento» como acción sobre el otro y el propio sujeto 232
Agresividad e intentos de separación-individuación 233
Agresividad y sadismo 234
La agresividad y la teoría pulsional 236
¿Cómo está inscrita la intencionalidad agresiva en el inconsciente? . . . 238
Implicaciones para la terapia de la desconstrucción de la agresividad en modalidades y condiciones que la activan. 239

6. PSICOTERAPIA DE LOS TRASTORNOS NARCISISTAS 243

Subtipos de trastornos narcisistas 243
El balance narcisista: polígono de fuerzas. 248
Balance narcisista intrapsíquico y su relación con el objeto externo . . 250
El narcisismo: código y estructura 254
La contradicción y la lógica en el inconsciente 255
Compensaciones narcisistas inconscientes. 257
Psicoterapia de los trastornos narcisistas 259
Examen crítico de la orientación técnica kohutiana: indicaciones, limitaciones y contraindicaciones. 261

7. LA MODIFICACIÓN TERAPÉUTICA DEL SUPERYÓ 275

Superyó normativo y superyó indiferenciado 277
La relación del sujeto consigo mismo 279
Dos modalidades de estructuración del superyó y la activación de la agresividad 282
Mandatos superyoicos morales y narcisistas. 283
La prohibición superyoica como creencia matriz 286
Resistencias a la modificación del superyó 288
Modificación del superyó: la desidentificación 291
Dos formas de entender la asociación libre 294
¿Superyó auxiliar o interpretación del superyó? 297

8. PSICOTERAPIA DEL DUELO PATOLÓGICO 303

Funciones que el objeto perdido cumplía para el sujeto 305
Pérdida de objeto, pérdida en el ello 307

Los déficit del sujeto y la fijación al objeto 309
¿Cómo diferenciar entre fijación primaria y fijación secundaria?..... 311
La pérdida del objeto interno........................... 313
Un caso de elaboración de un duelo patológico 315
Elaboración del duelo: el tratamiento 319

9. ALGUNAS DIMENSIONES PARA UN MODELO MODULAR-TRANSFORMACIONAL EN PSICOPATOLOGÍA Y PSICOTERAPIA.. 321

El sistema pulsional-deseante: modalidades del desear y contenidos temáticos de los deseos........................... 324
Dominancia, concordancias y contradicciones entre deseos........ 326
Estados emocionales y angustias: el sistema de alerta y emergencia .. 329
Intensidad afectiva de las ideas: insuficiencia de la explicación del desplazamiento................................. 334
Las angustias de desintegración y fragmentación.............. 338
Los estados emocionales: formas de comunicación y de acción sobre el otro y el sujeto................................. 341
El autoentonamiento afectivo........................... 342
El sistema defensivo: defensas en el inconsciente y su diferencia con los mecanismos de defensas 343
Ideas obsesivas de agresión a seres queridos y la potenciación imaginaria del sujeto................................. 349
Organizaciones psíquicas supraordinadas: relaciones internas de objeto 352
El sistema narcisista interno........................... 357
Niveles primitivos de organización del psiquismo 359
Recursos/déficit yoicos 361
Pertinencia y relevancia de la intervención terapéutica: el riesgo del trabajo en la periferia de la patología..................... 361

Apéndice A
Una guía para la presentación de material clínico a supervisión 367

Apéndice B
Para un psicoanálisis del porqué de la adhesión a modelos reduccionistas 373

Diagramas.. 381

Bibliografía 393

AGRADECIMIENTOS

El modelo psicopatológico que presentamos en este libro, y sus consecuencias para la técnica del tratamiento, se han ido forjando a lo largo de estos últimos diez años en las discusiones que en seminarios y cursos hemos tenido en *Elipsis* —acrónimo de *Escuela de Libre Enseñanza del Psicoanálisis*—, con cuyo nombre deseábamos rendir tributo a lo que significó para la educación y el pensamiento crítico y no dogmático en España y América Latina el movimiento impulsado por la *Escuela de Libre Enseñanza*. Las ideas que exponemos son, en parte, una continuación y profundización de trabajos anteriores en que habíamos sostenido la necesidad de tomar en cuenta la complejidad de la estructura del inconsciente —hablábamos de múltiples estados del inconsciente— para un modelo en psicopatología en el cual los distintos trastornos fueran entendidos no como categorías estancas sino como el resultado final de un proceso complejo de articulación de sistemas motivacionales. Pero constituyen, sobre todo, un nuevo desarrollo en la línea de nuestras preocupaciones actuales: cómo fundamentar teóricamente una práctica terapéutica que supere las intervenciones monocordes aplicadas a no importa qué tipo de cuadro psicopatológico o estructura de personalidad del paciente. Fundamentación teórica que debe ser seguida, bajo riesgo de quedarnos en el plano de las afirmaciones generales, por un detalle de las modalidades técnicas de intervención que resulten ser las más específicas posibles, tanto para cada configuración psicopatológica como para sus variantes o subtipos.

El trabajo intelectual, aunque se haga en solitario, requiere de un clima externo estimulante. Es el que encontramos en este momento fecundo para el psicoanálisis en que todo está sujeto a revisión, en que el respeto por sus grandes pensadores, por lo mucho que les debemos, no constituye obstáculo para que se trate de avanzar más allá del punto al que llegaron. Basta ver al respecto las apasionadas polémicas sostenidas en las grandes revistas del psicoanálisis para tener una muestra de la vitalidad actual de la producción teórico-clínica. Pero el encuentro a distancia con aquellos que se apasionan por lo mismo que uno, no es suficiente. Todos necesitamos de la inmediatez de la presencia de seres que den un sentido profundo a nuestros proyectos.

Por ello el agradecimiento a mi familia y, sobre todo, a Emilce, por tanto compartido y por la ternura que siempre me produce verla sentada frente a su ordenador.

A la *Universidad Pontificia Comillas* quisiera expresar mi gratitud por el apoyo recibido, especialmente por la confianza depositada en *Elipsis* al designarla como entidad colaboradora encargada de impartir el curso por el que se accede al título propio de la Universidad de «Especialista Universitario en Clínica y Psicoterapia Psicoanalítica». Con todo, mi reconocimiento a la Universidad va más allá de esta circunstancia: deriva del clima humano e intelectual de estímulo y respeto que preside el trabajo cotidiano que en ella realizan alumnos y profesores.

INTRODUCCIÓN

EL REDUCCIONISMO EN PSICOANÁLISIS: EL MODELO DOCTRINAL-ESPECULATIVO

En psicoanálisis coexisten dos grandes tendencias acerca de cómo abordar el campo específico de investigación que abrió el estudio sobre el inconsciente. Una, a la que resultaría válido denominar «doctrinal-especulativa», se caracteriza por tomar unas pocas categorías muy abarcativas y, a partir de ellas, comenzar un proceso de tipo deductivo, que concluye en un sistema cerrado en que todo se explica en base a las premisas iniciales bajo la modalidad de justificación que en epistemología se conoce como «coherentismo epistémico». Es decir, justificación de un concepto en función exclusiva de la coherencia que tenga con las proposiciones anteriormente enunciadas, más allá de cualquier otra cuestión ajena al sistema de creencias aceptado. Poco importa para el caso que el procedimiento especulativo siga cierta lógica o que ocurran enormes saltos en la inferencia mediante el uso de una metaforización desbordada que une lo disímil. Lo central viene dado por querer describir la complejidad a partir de categorías de tal grado de abstracción que lo que sucede en el interior de esa complejidad es desatendido. Pero, sobre todo, por la pretensión que las categorías invocadas permitirían entender toda la clínica, desde los cuadros psicopatológicos hasta la técnica de la cura, suponiéndose una racionalidad que sólo ellas permitirían. A esta forma de intentar acceder al conocimiento se aplica la crítica que formula Morin: «...es siempre abstracta, pobre, "ideológica", es siempre simplificante» (Morin, 1977, pág. 15, entrecomillado en el original).

Aunque el pensamiento simplificante no se agota con las versiones en que los principios organizadores son abstractos. Domina, también, cuando las variables explicativas revisten las formas más cercanas a lo empírico y observable, cuando se cree que con una pocas dimensiones todo es deducible, sean éstas la agresividad, la sexualidad, el narcisismo y sus vicisitudes, o la intersubjetividad y el discurso del otro, o la estructura del yo y el superyó. Por tanto, la cuestión no se resuelve por optar por el empirismo/positivismo en contra de la *razón pura* o *a priori* sustentada en categorías trascendentales kantianas, en que la razón teórica sería la que determinaría el dominio de la experiencia a la cual posibilita, ya que la historia de la ciencia nos aporta pruebas sobradas del reduccionismo en que desemboca el empirismo.

Frente a estos tipos de pensamiento simplificante, sea el de las categorías abstractas o el del empirismo, se halla lo que se ha dado en llamar el «pensamiento complejo» (Morin, 1977), que busca entender los sistemas en base a la articulación de componentes, articulación que no responde a propiedades ahistóricas debidas a leyes de estructura —como lo sostuvo el estructuralismo logicista—, sino que se produce mediante *procesos* que se van encadenando en redes seriales y en paralelo, procesos en los que mediante transformaciones se crean propiedades emergentes, en que hay retroacciones sobre las partes, en que dominan los fenómenos denominados «recursivos».[1] Éstos vuelven a regenerar, sin que haya jamás vuelta exacta a lo mismo, la organización del sistema, en que el azar interviene haciendo que algunas combinaciones tengan lugar y dejando en el camino las que siendo una posibilidad no han devenido en actualización de esa potencialidad. Pensamiento complejo que adquiere como forma de particularización en el estudio del psiquismo lo que se conoce como *modularidad,* concepción que establece que el funcionamiento del mismo no depende de unos principios uniformes que trascenderían a todas las partes sino de la articulación compleja de sistemas de componentes cada uno con su propia estructura, contenidos y leyes de funcionamiento. Problema de la modularidad del psiquismo que enfrenta a dos posiciones: la de Descartes, que la negó, y la de Franz Joseph Gall que supo intuirla, aun cuando su desarrollo del concepto en los comienzos del siglo XIX le privó de los medios que hubieran permitido dotarlo de una base científica. Freud optó decididamente por la concepción de la modularidad. Por ej.: el sistema inconsciente es diferente e independiente del sistema de la conciencia, cada uno regido por sus propias leyes de organización y funcionamiento, pero articulados. También en la clínica, en el análisis que hace del «Hombre de las ratas», donde muestra la convergencia y articulación para la producción del síntoma de un número muy grande de dimensiones: deseos de diversos tipos, angustias, defensas múltiples, erotismo anal, regresión, juego del significante, papel del significado inconsciente de ciertas fantasías, experiencias vividas, etc. Dimensiones que tienen, cada una de ellas, su propio origen y línea de desarrollo.

Es Lichtenberg (1989, 1992) el que más ha insistido en psicoanálisis sobre la importancia de entender el funcionamiento psíquico como integración de sistemas motivacionales diferenciados, separables, articulados, existiendo una «...organización jerárquica para la *formación y funcionamiento de cada uno de los sistemas.* También consideramos la relación *entre los sistemas,* su tensión dinámica y la variación en la dominancia jerárquica entre ellos» (1992, pág. 35, cursiva en el original). Concepción sobre la articulación de sistemas

1. La recursividad es la capacidad de un sistema de reproducirse a sí mismo pero no por una propiedad única, inmanente, sino por un encadenamiento de procesos en que cada paso generativo incide para que los siguientes ocurran, el último de los cuales es capaz de generar la condición inicial. Chomsky usó el concepto de recursividad en la gramática generativa. Morin lo vuelve a retomar para formularlo en un nivel general (Morin, 1977, págs. 186-187).

motivacionales diversos que ya Stern (1985) había formulado claramente en sus estudios del desarrollo infantil desde una perspectiva psicoanalítica: «...Mientras que no·existen dudas acerca de que necesitamos una concepción sobre la motivación, ésta tendrá que ser reconceptualizada en términos de muchos sistemas motivacionales discretos pero interrelacionados... No sirve el pensar que todos estos sistemas motivacionales se deriven de un unitario y único sistema motivacional. En realidad, lo que ahora resulta más necesario es comprender cómo estos sistemas motivacionales emergen y se interrelacionan, y cuáles tienen una posición jerárquica superior o inferior, durante qué condiciones y a qué edades» (pág. 238)

Por otra parte, fuera del campo del psicoanálisis, Chomsky, que convierte la modularidad en elemento clave para entender no sólo el lenguaje sino el psiquismo en general,[2] destaca que el concepto opuesto, al que llama «principio de homogeneidad», continúa dominando producciones teóricas tan diversas como las de Piaget o la del conductismo de Skinner (Chomsky, 1984, págs. 15-16). Defensa decidida de la modularidad que se apoya sólidamente en la evidencia que se va abriendo camino en la actualidad sobre el conocimiento de cómo funciona el aparato psíquico, y que permite afirmar a Damasio: «...Nuestro robusto sentido de integración mental se crea a partir de la acción concertada de sistemas a gran escala mediante conjuntos sincronizados...» (Damasio, 1994, pág. 97). Es decir, no uno o unos pocos principios organizadores definidos como punto de partida sino *integración, acción concertada, sincronización* de subsistemas, que, al no derivar unos de los otros y teniendo origen propio, se van encontrando en el proceso de articulación. Es aquí donde el concepto freudiano de series complementarias, que se tiende a reducir en su aplicación a aquello que se daría únicamente en el proceso evolutivo de cada sujeto y no como fenómeno que también ocurre en la sincronía, es decir en la articulación en el presente de varias dimensiones psíquicas, adquiere todo su valor.

Nos encontramos, por tanto, ante el *pensamiento complejo* y la *modularidad*, por un lado, y el pensamiento reduccionista, simplificante, por el otro, que determinan estrategias heurísticas y de justificación diferentes. Respecto al pensamiento reduccionista en psicoanálisis, éste se acompaña, frecuentemente, de otro procedimiento: el abuso e ideologización del tipo de definiciones que se conocen como estipulativas. Definiciones del tipo «el inconsciente *es...*», llenándose el espacio que dejamos vacío con la propiedad que cada autor encuentra como suficiente, en vez de intentarse describir un existente mediante formulaciones del tipo «la forma en que *funcionan* los procesos inconscientes en los que *centro mi interés* se caracteriza por...», lo que abriría la posibilidad de describir varias modalidades de funcionamiento con las respectivas *articulaciones* que entre ellas se producen. Una vez que se decide que el incons-

---

2. A tal punto que uno de sus libros lleva el título de *Modular Approaches to the Study of the Mind* (Chomsky, 1984).

ciente es tal cosa, a continuación se usa esta definición para arribar a conclusiones que en realidad son nuevas definiciones, ahora de las conocidas como persuasivas, es decir, destinadas a producir efectos de adhesión en el interlocutor: «dado que el inconsciente es tal cosa —definición estipulativa—, y *nada más que tal cosa...* —la llamada "cláusula de clausura" o de exclusión— y el psicoanálisis se define por el inconsciente, entonces cualquier otra caracterización del inconsciente no es psicoanálisis y los que no aceptan la definición propuesta no son psicoanalistas». Por tanto, uso de definiciones persuasivas propio del terrorismo ideológico y no de las necesidades de la ciencia. La definición del inconsciente podrá consistir en considerar a éste como el encadenamiento significante, o el lugar de la fantasía, o los restos inasimilables de fragmentos de experiencias o de mensajes recibidos, o lo que provoca rechazo en la conciencia y por ello es excluido una vez que estuvo en ésta, o el lugar del código y del otro, o las significaciones que un procedimiento hermenéutico debería descifrar, o el resultado idiosincrásico de una mecánica creativa que sigue las reglas de la metáfora o la metonimia, o el encuentro entre lo biológico y lo representacional psíquico. La cuestión no radica en que tales concepciones no reflejen aspectos del funcionamiento inconsciente sino que al desarticular un todo integrado por subsistemas que tienen distintos contenidos y leyes de funcionamiento, al postularse *el* inconsciente *en singular* y no la multiplicidad, se incurre en los defectos que le han sido cuestionados al pensamiento reduccionista; específicamente, se desatienden las acciones y retroacciones entre los subsistemas inconscientes.[3]

Pero con toda la validez que pudiera tener lo que afirmamos, de poco vale la epistemología cuando no es empleada en el campo específico de investigación que concita nuestro interés. Si la epistemología sirve, así como la interdisciplina, no es para invocarla y quedarnos en el plano general de la erudición y la afirmación sugerente, que luego no da lugar a consecuencias, sino para incluirlas en el proceso de producción de conocimiento particular. Es lo que lleva a Spruiell (1993) a alertar que aún queda mucho camino por recorrer, pese a su entusiasmo por las posibles aplicaciones al psicoanálisis de la revolución epistemológica actual, especialmente las derivadas de las teorías sobre la complejidad. Por nuestra parte, partimos de la idea de que la afirmación sugerente obliga intelectualmente a aquel que la formula a su desarrollo y particularización. Ésta es la factura que deseamos imprimir a nuestro pro-

---

3. Cuando un autor afirma «el inconsciente es tal cosa» o «el psicoanálisis es tal cosa» nuestra respuesta asumiría la forma: «Tiene usted razón, cómo podría discutirle, está en su derecho de hacer tal afirmación pero a condición de que quede claro que ello significa: para mí, dentro del sistema que estoy creando, defino, estipulo, que el inconsciente o el psicoanálisis son tal cosa». De otra forma se practica lo que nos gusta llamar el rapto de las Sabinas del inconsciente y el psicoanálisis: cada uno los arrastra a su tienda para pasar la noche, creyéndose después ser el cónyuge legítimo que tiene que protegerlos de aquellos que intentarían violarlos. El mito relata que las Sabinas, luego del rapto, quedaron estériles.

yecto de revisión de la psicopatología psicoanalítica y de la teoría y técnica de la cura. Y, si nos fuera posible —intentarlo, por lo menos—, llevar nuestras propuestas hasta el nivel del detalle, aquel al que se llega por un esfuerzo de descender del lenguaje trascendente de las grandes afirmaciones genéricas. Hay, al respecto, una metáfora a la que nos hemos aficionado: el psicoanalista no puede ser alguien equivalente a un biólogo de la teoría de la evolución que discute los grandes principios generales cuando está con sus colegas y luego, con el paciente, pasa a convertirse en un jardinero que desconoce la química del abono que emplea y sólo se preocupa de cuántas veces por semana lo aplica, con qué duración cada vez, y durante qué lapso, sin preguntarse cómo actúan las propiedades físico-químicas de la sustancia que emplea sobre las propiedades específicas de cada planta en particular y del suelo en que ésta se encuentra. Búsqueda de la especificidad que nos comprometerá a ir desde la teoría de la técnica hasta la propuesta de formas de intervención que, cuando se las formula en el nivel particularizado que deseamos, nos colocan siempre en posición vulnerable frente a la crítica de otros practicantes. Razón por la cual habitualmente se prefiere mantenerse en el plano de la teoría de la cura y no de las formas concretas de intervención.

Pero pasemos, para ser coherentes con lo que venimos enunciando, al examen de cómo reaparece el pensamiento reduccionista en un campo particular, el de la psicopatología, y, sobre todo, cómo se podría formular un proyecto positivo que no se restringiera a objetarle sino que le contrapropusiera otro modelo que hiciera avanzar en la dirección de intentar superar sus limitaciones.

FORMAS DEL REDUCCIONISMO EN PSICOPATOLOGÍA

Cuando son los procedimientos del pensamiento reduccionista los que dominan en psicopatología se toman las categorías clásicas de la fenomenología psiquiátrica —histeria, obsesiones, fobias, psicosis, etc.—, o algunas más recientes como la de anorexia, categorías construidas exclusivamente en torno a la descripción de síntomas, y se las somete a un doble proceso simplificante: el de *unificación categorial forzada* y el de *personificación*.

En cuanto a la *unificación categorial forzada,* las categorías son convertidas en entidades homogéneas: cientos de trabajos hablan de *la* histeria, *la* neurosis obsesiva, *la* fobia, *la* depresión, *la* anorexia, *la* psicosis —siempre en singular—, descuidándose la complejidad y diversidad que hay dentro de cada una de ellas, lo que de tenerse en cuenta llevaría a preguntarse qué hay de común y, sobre todo, de diferente entre lo que se denomina histeria de conversión y aquella cuyo rasgo sobresaliente es la seducción corporal —o de cualquier otro tipo— y el exhibicionismo, o la amnesia disociativa, o el despertar el deseo del otro para luego frustrarle, para ajustarnos a terminologías o descripciones que continúan vigentes; o qué es lo que establece la diferencia entre la depresión que sigue al fracaso en un proyecto en el que una personalidad narcisista puso la posibilidad de identificarse con el yo ideal y la que resulta del odio y sus efectos destructivos sobre la representación de los otros significativos y del sujeto, o del sentimiento de impotencia que producen los paralizantes rituales obsesivos o una fobia mutilante, o de la representación desvalorizada del sujeto que un otro inoculó desde pequeño; o, para el caso de *la* anorexia, ¿acaso no existe una profunda diferencia estructural, más allá del denominador común sintomático, cuando resulta ser la expresión de un trastorno narcisista de insatisfacción global desplazado a la imagen corporal a la que ilusoriamente se intenta reparar mediante su adaptación a un ideal de delgadez, o de sentimientos de culpabilidad y tendencias masoquistas que imponen el autosacrificio, o de conflictos interpersonales alrededor de la rivalidad edípica y la lucha narcisista por el poder, o del intento de retener a la madre forzando a ésta a que se preocupe por la alimentación, o cuando constituye una defensa frente a las angustias por la sexualidad y por poseer un cuerpo con pechos y redondez en las formas que despierten el deseo del otro —lo que trata de ser evitado mediante el aplanamiento que la anorexia proporciona—, o cuando es un intento de individuación y de separación frente a figuras externas avasallantes que ahogan el espacio psíquico y la emergencia del deseo del sujeto, figuras a las cuales se rechaza a través del alimento que las representa simbólicamente o que ha servido como modalidad privilegiada de intercambio afectivo con las mismas?

En cuanto al fenómeno de *personificación*, las categorías psicopatológicas que, en el mejor de los casos, son entidades separables y oponibles entre sí dentro de un sistema clasificatorio, tienden a ser correlacionadas, una a una, con personas concretas, pasándose a hablar del histérico o del obsesivo o del depresivo o de la anoréxica o del *borderline*, también en singular. Esta correlación entre categoría nosológica y personas hace olvidar que no hay ninguna razón ni teórica ni empírica para que una misma persona no pueda presentar simultáneamente rasgos pertenecientes a las categorías de histeria, neurosis obsesiva, fóbica, o depresión, independientemente de que siempre podamos encontrar un predominio de un agrupamiento sintomal sobre otro, o que prefiramos definir al paciente, por razones prácticas, por los síntomas de mayor gravedad. Más aún, categorías que aparecen como opuestas, pongamos por caso melancolía y paranoia, pueden coexistir en la misma persona, no sólo en la sucesión sino en la sincronía de un momento determinado.[4]

---

4. La ola creciente de trabajos sobre comorbilidad —concurrencia de dos o más cuadros psicopatológicos en el mismo paciente— en las revistas psiquiátricas es consecuencia de la imposibilidad de mantener la equiparación entre un paciente concreto y una categoría psicopatológica que sería la única que le afectaría. Prueba de que las categorías sintomales son recortes arbitrarios que requieren trabajar sus límites, sus superposiciones y, en especial, las transformaciones entre unas y otras. Y, sobre todo, ser estudiadas en su inserción en una estructura, la de la personalidad, que las desborda en su complejidad.

Una vez que el doble proceso reduccionista de *unificación u homogenización forzada* y de *personificación* tiene lugar sólo hay que dar un paso más para buscar una etiología única: todos los cuadros agrupados como obsesiones o fobias o depresiones tendrían una causa única para cada uno de ellos, limitada a una o, en el mejor de los casos, a unos pocos factores causales según cada escuela. Así, se cree poder explicar a *la* histérica por un mecanismo —la represión—, o por un contenido temático —el conflicto sexual y su rechazo de la sexualidad—, o por una de las formas de relación con el otro —el deseo de frustrarle—, etc.; o se cree poder caracterizar *al* depresivo por la fijación oral y/o por la agresividad introyectada, o por los sentimientos de culpa, o por un trastorno en la representación del *self*; o *al* psicótico, por la falla en la represión, o en la función paterna y la forclusión, o por los mecanismos puestos en juego para desestimar la realidad, o por la escisión, o por el tipo de identificación proyectiva y su masividad. Para probar la validez de las teorías supuestas como explicativas se apela a presentar casos en que los factores invocados estarían presentes, sin reparar en el hecho de que cuadros similares no muestran al factor considerado causal, o que este factor se encuentra también en otros cuadros absolutamente diferentes en su sintomatología.

Triple error, entonces: personificación de la categoría psicopatológica, unificación forzada sin reconocimiento de la multiplicidad de subtipos, y etiología única que no contempla los diferentes caminos de psicogénesis por los cuales se llega a los subtipos. Errores a los cuales se le agrega un cuarto: la propuesta de un tipo de terapia único que cada escuela aplica monocordemente a todos los casos. Reduccionismo en psicopatología y psicoterapia al que, desgraciadamente, resulta tan difícil escapar, y que nos acecha a todos los psicoanalistas, ya que recaemos una y otra vez en ellos impulsados por moldes dentro de los cuales nos hemos habituado a pensar.

Con relación al reduccionismo en psicopatología, el problema no se soluciona recurriendo al concepto de multifactorialidad, es decir, aumentando el número de factores que intervendrían en la producción del cuadro en base a seleccionar lo mejor de cada una de las explicaciones etiopatogénicas —causas intrapsíquicas, interpersonales, familiares, sociales o, incluso, biológicas—. Sin lugar a dudas es mejor considerar muchos factores que unos pocos, pero tal aproximación deja sin resolver la cuestión de fondo: cuáles son los componentes, las dimensiones de análisis que definen y conforman cada estructura psicopatológica, cómo están relacionados esos componentes o dimensiones entre sí, y cómo se han ido articulando para dar la configuración particular que constituye la totalidad a la que aluden las diferentes denominaciones categoriales. Además, cuáles de esos componentes son exclusivos de cada estructura, cuáles no, y resultan capaces, en cambio, al articularse con otros componentes, de generar otras configuraciones psicopatológicas. Cuando hayamos respondido a estos interrogantes podremos entender cómo los factores considerados causales contribuyen específicamente a la producción de uno u otro cuadro y, sobre todo, cómo dan lugar a las múltiples variantes de un cuadro psicopatológico. De otra manera, con el concepto de mulfactorialidad a lo más a que llegaríamos es a establecer una correlación global entre una totalidad —las categorías de histeria, obsesión, fobia, paranoia, etc.— y ciertos agrupamientos de factores, sin tener idea acerca de qué papel desempeña cada uno de estos últimos.

Una alternativa: el modelo modular-transformacional

A diferencia de la aproximación al problema mediante la descripción de categorías sintomales, más o menos estancas, existe otra posibilidad: considerar al psiquismo como teniendo una *estructura modular articulada*, delimitando las dimensiones o parámetros de examen que tomen en cuenta los múltiples sistemas motivacionales o módulos que en su interjuego ponen en movimiento la actividad psíquica, o la tienden a frenar, o la dirigen en una u otra dirección. Es decir, los sistemas que movilizan distintos tipos de deseos —de autoconservación, sexuales, narcisistas, agresivos, etc.—, y la interrelación de coincidencia o contraposición entre los mismos, los tipos de angustias —fragmentación, persecutorias, culpa, etc.—, las modalidades de defensas frente a esas angustias —intrapsíquicas e intersubjetivas—, las formas de organización del aparato psíquico —subtipos de procesamientos inconscientes y sus relaciones con los procesamientos preconscientes y conscientes, la organización del yo, del superyó, y del *self* como entidades supraordinadas—, la tendencia a la regresión, las funciones compensatorias que el otro desempeña para el sujeto con el correspondiente grado de individuación o *interpenetrabilidad* entre partes de sus respectivos sistemas psíquicos, etc.

Complejidad del psiquismo en cuanto estructura modular de sistemas motivacionales que implica, también, la complejidad de cada uno de estos sistemas. Tomemos al inconsciente para ilustrar en qué dirección va nuestro pensamiento. En varios trabajos hemos planteado su complejidad, dada por la existencia de subsistemas que tienen contenidos y formas de funcionamiento diferente, pero que, sin embargo, se articulan e influencian mutuamente (Bleichmar, 1977, 1982, 1986). Para comenzar, el subsistema inconsciente constituido por elementos que son *fragmentos* de experiencias afectivas, en que éstas quedan inscritas por las sensaciones táctiles, térmicas, gustativas, visuales, acústicas, cenestésicas, kinestésicas, etc., que formaron parte de ellas. Elementos que se combinan básicamente por contigüidad témporo-espacial o por semejanza, lo que genera, por ejemplo, que el olor que de sus excrementos capta el lactante en el momento de ser acariciado por su madre pueda servir de puente para que traslade el intenso placer que siente en ese contacto con su objeto significativo a la pequeña manta que también posee ese olor y a la que acaricia. Es el olor-caricia o la textura suave de la manta similar a la de la piel de la madre lo que permite pasar de la piel y el contacto con el objeto erógeno materno al amor a la manta. El olor-caricia-textura se convertirá en el resto, el fragmento erógeno de lo que fuera la experiencia original de placer. A partir de entonces, ése será el objeto erógeno que se desea reencontrar o que, cuando se reencuentra, despierte el placer del sujeto.

Pero estos restos significantes[5] que transfieren el afecto de una experiencia a otra no se limitan a ejemplos como el que acabamos de presentar. El color de los ojos de la persona que acarició y despertó las primeras pasiones del sujeto, o su forma de moverse, hablar o comer, o su tono de voz, o la forma de su barbilla o de sus orejas o de sus hombros o de sus pechos o de sus piernas, pueden pasar a ser el elemento que convertirá en amada a otra persona, muchos años después, por el simple hecho de que también lo posee, rasgo que se convertirá en la condición fetichista en la elección del objeto de amor. Es decir, hay un inconsciente en que los elementos significantes que surgen como restos de la experiencia de encuentro con el otro significativo pulsional son sometidos a combinaciones, en que las cargas afectivas se desplazan de un elemento a otro, significantes que no tienen un significado convencional perteneciente a un código compartido como puede ser el del lenguaje social, y en que, en cambio, el tono de la voz, por ejemplo, elevado a la altura del grito o teniendo el nivel del susurro, es mucho más importante para determinar la reacción afectiva del sujeto —su pánico o su embeleso extásico— que los significados que esa voz vehiculiza con las palabras.

Junto a este subsistema inconsciente, en que el discurso convencional con sus redes de significaciones dadas por el código del lenguaje no cuenta, hay otro subsistema *no totalmente separable* del anterior, por el cual, nuevamente para ilustrar, cuando un padre en presencia de su hijo de pocos años observa con ojos brillantes a una mujer que pasa y exclama «¡qué rubia fenomenal!», es el poder del lenguaje —los dos términos pronunciados que tienen valor dentro de un código semántico— lo único que permitirá que el placer del padre con relación a la mujer conduzca la mirada del niño hacia el color del pelo y no hacia otra zona anatómica, por lo que ese niño preferirá, también muchos años después, sin saber por qué —estará perdido en el fondo de su inconsciente—, a la muchachita rubia aunque no tenga las partes prominentes que en otro sujeto serían la condición que impulsaría su pasión. Dos palabras —rubia y fenomenal— que a diferencia del olor o del color de ojos utilizados para ejemplificar al otro subsistema remiten, para adquirir su

---

5. Significantes en el sentido que crean significado, otorgan significación a otros elementos por el solo hecho de que comparten el fragmento en cuestión. En el ejemplo, el olor-textura otorga significado a la manta. El color de ojos del objeto original amado, un significante, otorga y crea el significado de ser maravilloso que adquirirá otro personaje en la vida del sujeto.

valor, al sistema de la lengua y, desde ella, marcan —seleccionan— al objeto de deseo en niveles profundos que escaparán al conocimiento del sujeto.

Pero podemos ir más allá del ejemplo, que se sostiene en un mensaje que llegó originariamente por la conciencia, y entrar entonces en un territorio todavía más significativo para nuestra argumentación. *Junto* al subsistema inconsciente, caracterizado por tener como contenido a restos fragmentarios y por una forma de combinación de sus elementos en que la contradicción no existe ni obedece a un código que preexista a los componentes y les otorgue significado, existen otros contenidos y forma de funcionamiento del inconsciente que muestran el reduccionismo de querer circunscribir a aquel subsistema la totalidad de su funcionamiento.

Nos referimos a otro subsistema inconsciente en que la vigencia de la contradicción es esencial para poder dar cuenta del conflicto edípico, del Edipo *reprimido* en tanto elemento clave en la teoría freudiana del inconsciente. En efecto, si por ciertos deseos inconscientes el sujeto siente culpa inconsciente y amenazas de ser castigado —nada de lo cual, insistimos, llega a su conciencia, en la que una angustia indefinida puede ser lo único que domine—, ¿no nos habla todo ello de que en el inconsciente hay redes conceptuales en que la *contradicción* entre lo que se debe desear y aquello que el sujeto desea rige como principio organizador? Un inconsciente en que una mujer determinada no es simplemente una mujer sino «mi madre» —un *concepto* entendible sólo en el interior del sistema conceptual del parentesco—. Por tanto, interdicta, en contradicción con lo que me está permitido, razón por la cual si la deseo vendrá un otro furioso a castigarme. ¿Acaso es posible el tabú *inconsciente* del incesto —no el de la prohibición consciente— sin una organización conceptual inconsciente que establezca las relaciones de parentesco, los intercambios permitidos y prohibidos, y las consecuencias de la infracción? Por tanto ya no son simples fragmentos significantes sino redes conceptuales inconscientes que organizan las relaciones de parentesco y que permiten diferenciar a la vecina de mi madre.

¿Si en el inconsciente no existiera contradicción, cómo se podría explicar la ansiedad de castración inconsciente que implica la oposición fálico/castrado, es decir que si se pierde el falo se pasa a la categoría de castrado, que es sentido como degradación? Desde esta perspectiva, no deja de ser notable que se pueda sostener que en el inconsciente no hay contradicción y, al mismo tiempo, convertir la angustia de castración inconsciente en motor del psiquismo. Además, ¿es que, incluso, cabría hablar de deseos incestuosos inconscientes? Si ni contradicción ni conceptos existieran en el inconsciente, si el concepto de que mamá es exclusivamente de papá no estuviera inscrito, ¿no permitiría ello que el sujeto se pudiera acostar en su fantasía inconsciente con la misma mujer —que desconocería que es su madre por no existir el concepto de madre— con quien también lo hace aquel otro que, por no poder ubicar como padre, no consideraría poseedor de ningún privilegio con

respecto a él, y todo ello sin ninguna culpa o ansiedad de venganza por parte del padre?[6]

Afirmar que en el inconsciente no hay contradicción, que en él no existen conceptos, que carece de redes articuladas de significados —contra teorizaciones reduccionistas de este tipo es que estamos argumentando—, conduce a tantas dificultades en la teoría y en la clínica que uno de los recursos a los que se apela para tratar de reintegrar esas dimensiones —sus contenidos y formas de funcionamiento— consiste en proclamar: «Eso no es el inconsciente, es el preconsciente». Como hemos sostenido en otro lugar, se sancionaría así un inconsciente «verdadero» y otro de menor linaje al que se denomina preconsciente. Pero este tipo de definición estipulativa, arbitraria por tanto, de que eso no es el inconsciente sino el preconsciente presenta varios problemas importantes:

1. Produce confusión terminológica al cambiarse la connotación que el término inconsciente —usado en sentido sistemático, es decir lo reprimido, incapaz de conciencia salvo levantamiento de la represión— tiene en la teoría freudiana. No hay un solo trabajo de Freud, un solo historial, en que al hablar del inconsciente en tanto sistema no muestre cómo en él se contraponen deseos entre sí, cómo ciertos deseos entran en contradicción con la prohibición, también inconsciente, y cómo de esas contradicciones entre deseos y prohibiciones surge, por ejemplo, culpa inconsciente, tan inconsciente que el sujeto se autocastiga y hace fracasar sus posibilidades. Todo ello sin que tenga el menor atisbo consciente de qué le está ocurriendo.[7]

2. Se vacía al inconsciente de todo lo relacionado con el conflicto, se excluye el conflicto —central en psicoanálisis— del inconsciente, ya que el conflicto inconsciente sólo puede existir si hay contradicción entre elementos. Entre un significante, entre una traza visual, táctil o una palabra desprovista de significación —palabra como cosa—, y otro significante no puede haber

---

6. Para un examen más en profundidad de la multiplicidad de contenidos y formas de funcionamiento del inconsciente, véase Bleichmar, H. (1986). En este libro: en el capítulo VI, el apartado «La contradicción y la lógica en el inconsciente»; en el capítulo IX, el apartado «El sistema defensivo: defensas en el inconsciente y su diferencia con los mecanismos de defensas». Para los diferentes estados del inconsciente, en el capítulo III, el apartado «Desactivación sectorial del inconsciente y la *Untergang* freudiana» y siguientes.

7. Cuando Freud habla de culpa inconsciente, para no dejar dudas de que la ubica en el inconsciente reprimido, usa la notación simbólica —*Icc* en la edición en castellano— que le sirve para referirse al inconsciente sistemático, reprimido, y no al preconsciente (por ejemplo en *El yo y el ello*, vol. XIX, pág. 51). Más aún, al proponer en *El problema económico del masoquismo* reemplazar la expresión «sentimiento inconsciente de culpa» por necesidad de castigo, tan inconsciente que lo considera uno de los mayores obstáculos en psicoanálisis, deja claro que hay una articulación entre deseos, por un lado, la *codificación* inconsciente de esos deseos como infractores en relación a ciertos ideales y, ulteriormente, la necesidad de castigo para aliviar la culpa. Estructura, en consecuencia, en que hay un código de valoraciones y principio de contradicción.

conflicto, únicamente combinación. El concepto de conflicto inconsciente resulta incompatible con la tesis de que el inconsciente está formado por restos sin significación. Por eso cuando Lacan entendió el inconsciente como encadenamiento significante dejó de lado la teoría del conflicto. En este orden de cosas, ¿cómo se podría entender el superyó inconsciente —encarrilamiento normativizante del deseo— y sus prohibiciones si en el inconsciente no existiera la contradicción? ¿La preferencia de la identidad de género y del objeto del deseo sexual es sólo un problema de la conciencia? O, ¿es que esas preferencias, que implican contraposiciones con aquello que no se desea ser, no están ancladas en lo profundo del inconsciente?

3. Si se define de manera reduccionista al inconsciente como restos significantes cerrados a toda significación, cerrados a cualquier código, y simultáneamente se la articula con la noción de que el psicoanálisis se ocupa del inconsciente, entonces las consecuencias no pueden dejar de hacerse sentir: en la situación analítica no nos podremos ocupar de aquello que por definición no sería el objeto propio del psicoanálisis. Ni las creencias básicas del sujeto que organizan su más profundo sentimiento de identidad, ni la representación del otro, ni las fantasías altamente organizadas que tienen al otro como destinatario de deseos sexuales, narcisistas u hostiles, ni la intersubjetividad en que el sujeto siente que el otro siente que él siente y que le lleva a adoptar formas de vínculo que desconoce que está estableciendo, ni la intersubjetividad en que analista y analizado se van influyendo mutuamente en sus proyectos y sentires, ni el conflicto intrapsíquico, nada de eso puede estar en el centro de la observación y de aquello que hay que *interpretar*, que *desvelar*. Todo esto sería simplemente dominio del preconsciente y del yo, por tanto objeto para la psicoterapia —en despectivo— y no para el psicoanálisis. Al excluirse todo un territorio se producen situaciones sin salida para la técnica analítica, quedando como únicas posibilidades las del silencio del analista, o el corte arbitrario de la sesión, o «dejar que el deseo circule»; o, cuando todo esto se revela como insuficiente, el salto brusco hacia el consejo y formas groseras de actuación, bajo la coartada de que en los pacientes graves y en la psicoterapia sí se podrían tomar todas las libertades, testimonio de que la opción adoptada deja de ser meramente terminológica y acarrea consecuencias prácticas para el tratamiento. Por ello, y es un síntoma que se debe leer en todo lo que muestra, cuando se reduce el inconsciente a un sector de su funcionamiento, debido a que lo que sucede en la clínica cotidiana con los pacientes —graves y no graves— desborda siempre ese modelo reducido, no se puede ir más allá de formulaciones generales acerca de la teoría de la cura, por lo que los casos clínicos que se publican son unas pequeñas viñetas en que falta la descripción del *proceso*, en que las intervenciones del analista cuando no son excluidas de la presentación resultan solamente aludidas. La disociación entre lo que se sostiene teóricamente y lo que se hace con el paciente concreto es máxima, no por algo im-

putable a la mala fe de nadie sino por necesidad lógica, es decir, por la discordancia entre dos conjuntos: el de una teoría reducida y el de la complejidad del paciente.[8]

Si en vez de reducir al inconsciente a una de sus modalidades, si en vez de hacer lo mismo con psiquismo, se considera a éste como una estructura modular en que se articulan múltiples dimensiones y sistemas motivacionales, ello permite pensar en una psicopatología no basada en la sintomatología de la psiquiatría descriptiva sino en términos de las variadas configuraciones que resulten de la combinación de esas dimensiones. Así como significó un avance para la medicina dejar de tomar síntomas como la palidez o la tos o la astenia o los vómitos como elementos clasificatorios para pasar a centrarse en las condiciones fisiológicas y bioquímicas-metabólicas que los ocasionan, con lo cual se pudo constatar que la aparente unidad fenoménica encubría una multiplicidad de condiciones causales, de igual manera resulta indispensable ir más allá de los agrupamientos psiquiátricos sintomatológicos que son fenómenos de superficie, resultado final de procesos que le subyacen.[9] En este sentido, las clasificaciones psiquiátricas como el DSM-IV (American Psychiatric Association, 1994) o la CIE-10 (OMS, 1992), a pesar de su indudable utilidad para la epidemiología y para ciertos tipos de investigaciones, poseen una limitación de fondo que no es superable por los refinamientos sucesivos que pudieran sobrevenir (Widiger y Sanderson, 1995). Además, su desencuentro con la psicoterapia es absoluto: al no especificar ni los componentes de las estructuras psicopatológicas que describen ni las condiciones motivacionales que originaron y mantienen esos componentes, una vez que se ha etiquetado a un paciente con el diagnóstico de depresión mayor, fobia, anorexia, trastorno de ansiedad generalizada, o cualquier otro, no se puede derivar a partir de esas categorías ningún plan de acción psicoterapéutico. Por otro lado, los que practican la psicoterapia cuando emplean aquellas categorías lo hacen como meras fórmulas introductorias en la comunicación con sus colegas, para luego desentenderse totalmente de ellas en el trabajo psicoterapéutico cotidiano con el paciente. Lo que es consecuencia natural de que las intervenciones terapéuticas no pueden dirigirse a categorías globales sino *a los*

---

8. Más aún, si el conflicto se produjera solamente cuando una representación llega al preconsciente se estaría volviendo a la primera versión freudiana del aparato psíquico, *en que el inconsciente no sería un territorio con legalidad y contenidos propios sino lo excluido para evitar la angustia del saber de la conciencia.*

9. Roussillon ha tomado también este concepto de procesos como eje de su teorización, lo que le hace definir el «aparato psíquico como un aparato de trabajo, es decir un aparato de clasificación, de tratamiento, de categorización, de combinación, de memorización, es decir un conjunto de procesos de *transformación*, de datos, de información, de energías venidas tanto de afuera como de adentro, de lo actual como del pasado» (Roussillon, 1995, pág. 1383; la cursiva es de Roussillon, quien señala que el término *transformación* debe ser entendido «según el concepto nodal propuesto por W. Bion»).

componentes específicos, a los módulos que conforman en su articulación las estructuras psicopatológicas y de personalidad.[10]

Frente a la esterilidad para la psicoterapia de las categorías clásicas de la fenomenología psiquiátrica se cae frecuentemente en el nihilismo de sostener que el diagnóstico psicopatológico y de personalidad no tiene ninguna utilidad, sin repararse que si se prescinde del mismo lo único que queda es la selección a ciegas del sector que se observará y sobre el que se intervendrá, selección impulsada por automatismos acerca de los que no se reflexiona. El diagnóstico se convierte así en imperativo, pero la cuestión es ¿qué tipo de diagnóstico? Nuestra opción es clara al respecto: aquel que resulte de disponer de un repertorio *amplio* de dimensiones del tipo de las mencionadas sumariamente más arriba, las que iremos ampliando en los capítulos siguientes y a las que nos referiremos con más detalle en el dedicado a los sistemas motivacionales. Dimensiones o componentes agrupados en subsistemas que a través de un proceso de articulación generan subtipos de personalidad y de cuadros psicopatológicos.

Para aclarar qué queremos decir con proceso de articulación de componentes nos valdremos, como primera ilustración, de la bioquímica y, especialmente, de la gramática generativa, para mostrar cómo el modelo que esta última nos ofrece puede ser de utilidad para pensar los cuadros psicopatológicos. Digamos que si apelamos a la bioquímica y a la gramática no es porque pensemos que sean capaces de dar respuesta a las preocupaciones propias de la psicopatología ni de la psicoterapia —siempre hay riesgo en la analogía y en la importación de modelos de otros campos—, sino porque nos puede servir de orientación la forma en que esas disciplinas, sobre todo la gramática generativa, abordan ciertos problemas de génesis y de descripción de estructuras.

Si tomamos cualquier texto actual de bioquímica, se puede observar algo pleno de implicancias: las sustancias que se forman en un organismo son consideradas el producto, el resultado final del encuentro e interacción de otras sustancias que constituyen sus precursoras, cada uno de las cuales tiene su origen en su propia cadena de precursoras. Para representar el proceso de formación de una sustancia dada, si se coloca a ésta en el centro de un gráfico se comprueba que es como un nudo ferroviario —lugar de llegada y de partida— en el que converge una red de circuitos interconectados que originan a las sustancias precursoras, las que, como dijimos, remiten a los cir-

---

10. En cuanto al eje II del DSM-IV, aunque implicando la orientación adecuada de tener en cuenta la personalidad adolece de la misma limitación que el eje I: deja de lado el estudio de la motivación. Además, se restringe a ciertos trastornos de la personalidad sin encarar el estudio de la personalidad total, y no establece la articulación entre sus categorías ni las formas de pasaje entre ellas, así como tampoco la relación con las categorías del eje I. (Para un examen detallado, tanto desde un punto de vista descriptivo como de las dificultades metodológicas del eje II, véase Livesly, 1995.)

cuitos de sus precursoras. A su vez, algunos de estos precursores pueden entrar no sólo en los circuitos que conducen a la formación de esa sustancia, sino en muchos otros circuitos, dependiendo de con qué precursor interaccionen para que se originen productos muy diversos. Es la particular combinación de componentes la que dará lugar a una u otra sustancia. La sustancia, una vez formada, se combina con otras sustancias, organizándose en unidades morfológicas —tejidos y órganos— y funcionales.

Si pasamos a un ámbito muy diferente del anterior, como es el de los estudios de la gramática generativa, éstos muestran algo que pasa a tener mucha más relevancia para el campo de la psicopatología y la psicoterapia. Para que cualquier frase pueda llegar a existir es imprescindible que se produzca la articulación de un componente o módulo sintáctico que fije la organización de la frase y cómo se unen los elementos —por ej., en castellano, concordancia del género y número del artículo con el del sustantivo, precedencia del artículo con respecto al sustantivo, concordancia del verbo con la persona del sujeto—, junto al componente o módulo fonológico —organización de los fonemas— y al componente semántico —diccionario de términos y reglas de organización del sentido. Cuando nuestra mente construye una frase lo que hace es articular una serie de módulos utilizando reglas de combinación y archivos de los componentes. Por poner un ejemplo, las frases «salí de casa» y «salí de caza», que remiten a dos mundos de significación tan diferentes, sin embargo participan de la misma organización sintáctica y, fonológicamente, se diferencian simplemente por un carácter —la «s» o la «z»—. Para construir ambas frases se requiere que exista en el psiquismo una organización de módulos, jerárquicamente articulados que, de acuerdo a cómo se combinen, puedan terminar dando dos productos absolutamente diferentes en un nivel —el del sentido—, iguales en otro —el sintáctico— y casi iguales en un tercero —el fonológico.

Un diagrama que representase la historia generativa de una frase colocará a ésta en el centro de un red de forma arboriforme, cuyas ramas serían el punto de encuentro de otras redes arboriformes que habrían originado los componentes. En este sentido, la gramática generativa ofrece un modelo conceptual, con sólida fundamentación, para el examen de procesos complejos y de sus productos. El gran mérito de Chomsky, su revolución en lingüística, consistió en estudiar el aparato generativo, es decir, los procesos de articulación y *transformación* en la mente del hablante-oyente capaces de producir, con un cierto número de reglas, un número infinito de frases. Una de sus ventajas, no la única, con respecto al estructuralismo lingüístico radicó en el hecho de que se pasó de la descripción de estructuras lingüísticas como entidades ya constituidas al examen de los procesos que generan esas estructuras (Akmajian y Heny, 1975; Bresnan, 1982; Chomsky, 1965, 1980, 1982; Halle y otros, 1978). Chomsky y sus discípulos consideraron que la lingüística era parte de la psicología en una época en que el estructuralismo veía con desdén a la psicolingüística y a los procesos de génesis, privilegiando la dimensión sincrónica en desmedro de la diacronía.[11]

Para ir ahora a la psicopatología, a fin de mostrar cómo entender el proceso de articulación de componentes, y en un ejemplo que sólo pretende dar una primera idea ilustrativa, pensemos en alguien en quien el componente *agresividad* desempeña un papel importante.[12] El impulso agresivo puede encontrarse con otro componente presente en esa persona, pongamos por caso la representación de sí misma como vulnerable, débil, en peligro, que si se articula, a su vez, con la representación de un mundo en que los seres son vengativos determinará el terror a la respuesta retaliativa por parte del otro hacia el que se dirigiría. En cuyo caso, el impulso agresivo podrá inhibirse en su exteriorización, quedando localizado en el mundo de la fantasía y la persona podrá imaginar mil actos agresivos que no llegarán a exteriorizarse. Ese mismo impulso agresivo, articulado con el terror a la retaliación pero necesitado, simultáneamente, de efectivizarse contra el otro real por un narcisismo que convierte en humillante el someterse, puede dar lugar a formas encubiertas de agresión: saboteo de las demandas del otro, frustración de sus deseos, postergaciones justificadas como si dependieran de la realidad externa y no del propio sujeto. Es decir, lo que se suele denominar personalidad pasivo-agresiva, en que se agrede, entre otras formas, mediante el frustrar encubiertamente al otro en sus deseos. Pero si el impulso agresivo surge en una personalidad que se siente omnipotente y autolegitimada, y que ve a los demás como débiles y como seres a los que no asiste ningún derecho, podrá expandirse como agresión manifiesta que el sujeto exhibirá con orgullo y sin culpa.

El impulso agresivo, articulado a deseos sexuales, puede originar ciertas formas de sadismo o masoquismo. Cuando se articula con la tendencia a la introyección, a la autocrítica y al sentimiento de culpabilidad puede generar —continua producción bajo la presión del superyó— representaciones del sujeto como malo, indigno, dañino, con la depresión consiguiente o con formas masoquistas de autocastigo Tendencia a la culpabilidad, por otra parte, que no deriva exclusivamente de la agresividad sino, como mostraremos en detalle más adelante, de condiciones de génesis muy diversas, entre otras del

---

11. Nuestra referencia a Chomsky no tiene que entenderse como adhesión a la gramática particular que propuso, con sus sucesivas remodelaciones, para dar cuenta de la producción y comprensión del lenguaje natural, o al privilegio que le otorga a la sintaxis y el tipo de relación propuesta entre ésta, la semántica y la fonología, problemas cuya resolución corresponde a los lingüistas. Es, en cambio, su visión más general —procesos múltiples en que se articulan distintos módulos en una red arboriforme— aquello que más nos interesa. Es decir, su concepción del psiquismo como una estructura modular.

12. Si bien consideramos la agresividad como un componente es evidente que no constituye una entidad homogénea ni una última unidad de análisis a la manera de una partícula elemental, como veremos en el capítulo que a este tema dedicamos. Tiene su propia historia generativa que da lugar a diferentes subtipos.

discurso de un otro que inoculó en el sujeto la identidad global de malo y culpable.

La agresividad, articulada con la defensa proyectiva —no presente por igual en todo el mundo ni surgida a través de una única condición de génesis—, producirá una representación del mundo en que éste, a imagen y semejanza del sujeto, es visto como atacante; es decir, un cuadro paranoide con ideas de persecución; o, en otros casos, el impulso agresivo, integrado en una personalidad con fuertes mecanismos de autocontrol, dará lugar a lo que se conoce como formación reactiva, en que domina la amabilidad y supuesto cuidado del otro, o a rituales obsesivos y medidas precautorias. Por otra parte, la agresividad dependerá en los efectos que tiene sobre el psiquismo del propio sujeto de otras dimensiones, como la mayor o menor tendencia a la regresión y/o al surgimiento de estados de fragmentación del *self* y de desorganización psíquica, o la tendencia a la pérdida de la separación entre proceso primario y secundario, y a la invasión de éste por el primero. Procesos que no son consecuencia de la agresividad —el error de creer que a mucha agresividad, mayor tendencia a la fragmentación o la pérdida de la separación entre proceso primario y secundario— sino que estas propiedades, surgidas por condiciones estructurantes diferentes de la agresividad, bajo el impacto de ésta, se actualizan en una de sus posibilidades.

En consecuencia, el componente o dimensión «impulso agresivo» resulta capaz, de acuerdo a cuáles sean los otros componentes o dimensiones de la personalidad con los que se combine, de participar en la constitución de cuadros obsesivos, fóbicos, depresivos, paranoides, de anorexia, etc. Los que, por otra parte, no tienen por qué tener obligatoriamente a aquél como su factor psicogenético ni tampoco, en caso de que sí intervenga, como el que desempeñe el papel principal. Volvemos a insistir en que los componentes agresividad, temor a la venganza del otro, culpa, proyección, mecanismos de autocontrol, tendencia a la fragmentación bajo la presión de la angustia, para mencionar algunos, *tienen cada uno de ellos su propia historia generativa*, o sea, historia de las condiciones que le dieron origen y que las ponen en funcionamiento en la actualidad. Además de requerir, para entender su papel, el ser pensados en su articulación con dimensiones esenciales como la relación del sujeto con el otro —el campo de la intersubjetividad (Dunn, 1995)— que condiciona desde la estructuración de la sexualidad y otras variantes del deseo hasta las vicisitudes del Edipo y las diferentes subestructuras del psiquismo.

Por otra parte, en la articulación entre diferentes sistemas motivacionales pueden haber coincidencias o, por el contrario, incompatibilidades en sus respectivos fines. Por poner un ejemplo: de la combinación entre las angustias de autoconservación y el apego al otro como una de las formas privilegiadas para contrarrestarlas, por un lado, y el narcisismo, por el otro, pueden surgir distintas configuraciones. En algunos casos, el sujeto impulsado por sus angustias de autoconservación encuentra en el otro que constituye el objeto protector del apego también a la persona que desempeña las funciones de objeto del *self* que le especulariza o con quien se fusiona, apuntalando de esta manera su sentimiento de valía y legitimidad en sus deseos. Aquí hay coincidencia entre ambos sistemas —autoconservación y narcisismo—, y en el encuentro con el objeto se condensan y satisfacen las necesidades de uno y otro.[13]

Pero ¿qué sucede si la búsqueda del objeto que contrarresta angustias de autoconservación —por ejemplo, persecutorias— resulta incompatible para una de las modalidades posibles de organización del narcisismo en que éste se consolida en la medida en que el sujeto se represente como autónomo y capaz de prescindir del otro? Los miedos del sujeto le impulsarán hacia la fusión con el objeto pero, no bien ésta se produzca, sufrirá en su narcisismo, con lo que tenderá a romper el vínculo, para recaer así en las angustias paranoides de las cuales el objeto le protegía. Ruptura con el objeto que en el caso en que las tendencias agresivas sean un componente significativo tomará la forma de ataque al objeto, de provocaciones. Pero si el sujeto teme al objeto podrá encontrar en la fuga fóbica la modalidad de alejarse de él para intentar reconstruir un espacio de omnipotencia autista.

Si lo que impera son los deseos narcisistas de representarse como autosuficiente, el sujeto podrá desconocer sus necesidades afectivas primarias de apego o sexuales, con las consiguientes angustias que se movilizan cuando éstas no son satisfechas, angustias que de acuerdo al grado de organización del psiquismo, a la tendencia a la regresión o al uso de experiencias de satisfacción compensatorias, podrán desembocar en crisis de pánico o impulsar al sujeto hacia experiencias de satisfacción sustitutiva —droga, ingesta compulsiva, etc.— para modificar el estado afectivo que resulta intolerable.

Ejemplos esquemáticos pero que nos van indicando la importancia de construir una psicopatología en que lo descrito como entidades estancas sea visto como el resultado de la articulación de *procesos,* del *encadenamiento de secuencias,* de encuentro de componentes, *cada uno con su historia generativa* —seremos insistentes en este punto— y, sobre todo, de las transformaciones de estos componentes en el proceso de articulación, de retroacción de unos sobre otros, y de la creación de propiedades emergentes en que la articulación origina algo que no estaba previamente en ninguno de los módulos componentes.[14] De ahí nuestra propuesta de una *psicopatología modular-*

---

13. Las contradicciones —con sus diversas transacciones— entre sistemas motivacionales es una ejemplificación más del concepto de conflicto psíquico que Freud iniciara bajo la serie conflicto entre el deseo y la prohibición, entre el deseo inconsciente e ideales de la conciencia, para continuarla luego entre el ello, el superyó y la realidad, para profundizarla con la noción de conflicto intrasistémico —entre ideales del superyó, entre deseos del ello, entre identificaciones del yo.

14. Véase en Morin (1977, págs. 106-108) el concepto de emergencias globales («el todo es algo más que los componentes considerados de manera aislada o yuxtapuesta») y microemergencias («...cualidades inherentes a las partes en el seno de un sistema dado que están ausentes o virtuales cuando esas partes se hallan en estado de aislamiento»).

transformacional en que el estudio de los sucesivos pasos del fluir del funcionamiento psíquico y de las estructuras que van surgiendo del mismo sea el eje que oriente el diagnóstico. Esto permitirá colocar a la psicopatología dentro del epistema que ha hecho progresar a la ciencia contemporánea, pues como disciplina está atrasada al respecto. Necesitamos confeccionar mapas dinámicos que muestren procesos seriales y en paralelo —con sus direcciones y sentidos de circulación— de articulación de componentes, mapas delineados sobre transparencias que, deslizándose las unas sobre las otras, permitan en el espacio creado por ellas que ciertas combinaciones e interacciones emerjan como productos complejos. Mapas que permitirían, también, captar las transformaciones de unas estructuras en otras.

Si hemos destacado las expresiones *proceso, articulación de componentes* y, especialmente, *transformaciones*, es porque no se trata simplemente de una psicopatología multifactorial, como señalamos más arriba, centrada en la enumeración de factores que actúan en la simultaneidad del presente y/o que se fueron acumulando en sus efectos a lo largo de la historia. Sin lugar a dudas esto cuenta, pero, a nuestro juicio, lo decisivo es poder establecer los componentes o dimensiones que caracterizan las estructuras psicopatológicas y analizar los múltiples caminos por los cuales esos componentes se constituyen, articulan y se transforman en el proceso de articulación. Desde nuestro punto de vista, existe por lo menos una doble tarea a realizar, de la cual este libro es un intento en esa dirección:

1. *Desconstruir las categorías psicopatológicas mostrando subtipos y, sobre todo, los caminos de psicogénesis y las dimensiones subyacentes que se articulan para configurar esos subtipos*. Desconstrucción, por otra parte, que dará lugar a nuevas configuraciones diferentes de las categorías de la fenomenología psiquiátrica, y más acordes con las dimensiones que el psicoanálisis ha revelado como indispensables para entender el psiquismo.

2. *Diseñar intervenciones terapéuticas basadas en cómo entendemos el funcionamiento del psiquismo —sus diferentes sistemas—, que se dirijan a modificar específicamente los componentes de las diferentes configuraciones psicopatológicas y de personalidad*. Es decir, intervenciones orientadas a dimensiones y sectores determinados de esas configuraciones, y no a ellas en bloque.

El problema central de la psicoterapia no es la determinación del marco formal —que el número de sesiones sea breve, de duración limitada o indefinida—. Sin lugar a dudas esto condiciona todo el proceso pues incide sobre la profundidad a la que se pueda llegar y, especialmente, sobre los fenómenos que podrán manifestarse, someterse a escrutinio y a modificación. Pero, junto a los aspectos formales, cuyo reconocimiento y estudio ha significado un progreso, lo que terminará decidiendo el resultado será el modelo psicopatológico que presida el tratamiento, *lo abarcativo que sea éste*, y del cual dependerá cualquier intervención terapéutica que tenga lugar, sea en el marco de una psicoterapia de diez, de cien o de mil sesiones. Esta cuestión del modelo psicopatológico es lo que creemos soslaya una creciente tendencia formalista que hace más hincapié en el marco del tratamiento que en lo que sucede dentro de él. En contraposición a esta posición nuestro énfasis será sobre la comprensión psicopatológica y sobre los fundamentos de una teoría de la cura.

Pero si hablamos de comprensión psicopatológica, esto nos introduce en el problema de la interpretación de los datos que la clínica nos va ofreciendo, interpretación que no es sólo el descubrimiento de un significado que estaría incluido en el dato original. Y aquí vale para orientarnos lo que la historia de la hermenéutica nos ha enseñado: la interpretación —en el sentido de comprensión de un texto— no puede tomar la forma bajo la cual la entendieron Schleiermacher o Dilthey, es decir, la reconstrucción de un sentido original que ya estaría en el autor (Nöth, 1995). Para Schleiermacher interpretar era la reconstrucción del pensamiento del autor. Dilthey, por su parte, buscaba la interpretación objetiva en base al conocimiento de la psicología y la biografía del autor. Este autor formaba parte del panorama intelectual de Freud, quien también pensaba en términos de una interpretación objetiva que estaría asegurada por el seguir minuciosamente los detalles del discurso y el conocer la mayor cantidad de datos de la biografía del sujeto. Pero, como destaca Nöth, la interpretación va más allá de una mera reproducción de un sentido existente: la participación del interpretante y su historicidad, y la polisemia del texto, determinan que la situación hermenéutica posea un carácter productivo, en el sentido que se genera algo que no está en el texto original como totalmente existente sino como potencialidad. ¿Significa esto que la interpretación sea pura arbitrariedad, que la coherencia de la verdad narrativa construida por el interpretante es lo único que podemos llegar a afirmar? Esta posición es la que critica adecuadamente Strenger (1991) como denominador común de los que denomina «hermeneuticistas» que desatienden que el inconsciente constituye una realidad, con contenidos y leyes propios, con estados múltiples; en otros términos, que no es simplemente el sentido oculto de un contenido manifiesto. Por ello para su puesta al descubierto le es más adecuada la semiótica que la hermenéutica, una semiótica que haga hincapié no sólo en los íconos o en los símbolos sino, especialmente, en los índices —en el sentido de Pierce—, bajo los cuales el inconsciente se hace sentir, que no es igual a hacerse significar por el contenido manifiesto. Desde nuestra perspectiva, no debemos optar por la posición presuntamente objetivista —una ingenuidad a esta altura del conocimiento—, pero tampoco bascular hacia la tesis de la arbitrariedad absoluta de la interpretación, como si el material sobre el que actúa —el inconsciente a descubrir— no restringiera los límites dentro de los cuales se puede mover. En realidad, la interpretación se encuentra siempre entre dos campos de fuerza: el del material original y el código del interpretante, siendo la resultante un producto que se acercará más al primero, sin alcanzarlo, según el interpretante sea sensible o no a tener en cuenta ciertos factores:

1. La abundancia del material y el detalle del corpus sobre el que ejerce su labor interpretativa Aquí es donde el énfasis de Freud en seguir minuciosamente lo que aporta el paciente, conocer detalladamente la vida del mismo y reparar en el contexto en que ese discurso tiene lugar —la situación analítica— nos sirve de guía decisiva.

2. El conocimiento de las motivaciones, deseos y angustias del interpretante, que serán las que dirigirán su labor interpretativa en un sentido u otro; es decir, su inconsciente.

3. El modelo conceptual, la teoría que constituirá el marco de posibilidad dentro del cual el proceso de la interpretación se moverá. Cuanto más convencido esté el interpretante de la verdad de una sola teoría, más prisionero de su sistema simplificante y, por tanto, más desviado hacia el polo de la arbitrariedad.

4. La conciencia que tenga el interpretante de la polifonía del inconsciente, diferente de la polisemia de un texto, en la medida que no es un único texto con varios sentidos sino múltiples sistemas entrelazados de representaciones y de afectos.

CAPÍTULO I

EL MODELO MODULAR-TRANSFORMACIONAL Y LOS SUBTIPOS DE DEPRESIÓN

Los trastornos depresivos nos servirán para mostrar las consecuencias que se derivan de aplicar un modelo modular-transformacional a su elucidación, ya que este modelo, al permitir examinar cómo se van articulando diferentes sistemas motivacionales, posibilita, a su vez, describir la existencia de subtipos de depresión y los caminos por los cuales se arriba a los mismos. La metodología que seguiremos consistirá en: *a)* delimitar cuáles pueden ser consideradas las propiedades básicas de los trastornos depresivos, el núcleo común que debe de estar presente en todos ellos más allá de lo específico que debamos buscar en cada una de sus variantes; *b)* establecer los caminos por los cuales se llega a la constitución de ese núcleo; *c)* indicar la forma de articulación de diferentes componentes que generan los subtipos de depresión y, especialmente, las transformaciones que sufren durante el recorrido que les conduce a esos subtipos.[15]

El sentimiento de impotencia/desesperanza
para la realización del deseo

A un cuadro clínico se lo puede caracterizar tanto por su sintomatología como por los mecanismos que lo producen y sostienen. La historia de la ciencia muestra que siempre la primera aproximación para delimitar una entidad es por la apariencia del fenómeno —en nuestro caso por la sintomatología—, aunque ésta termina revelándose como insuficiente para caracterizar lo esencial del fenómeno en cuestión. Es la razón por la cual en el caso de los trastornos depresivos debemos buscar una condición subyacente que pueda dar lugar, al articularse con otros componentes, a las diferentes variantes o subtipos de depresión. El interés por lo estructural subyacente no significa que la sintomatología sea desdeñable ni que quedemos exentos de tener que expli-

---

15. Parte de las ideas expuestas en este capítulo fueron publicadas en: «Some subtypes of depression and their implications for psychoanalytic therapy». *International Journal of Psycho-Analysis* (Bleichmar, 1996).

car las razones por las que en cada variante de los trastornos depresivos se da la presencia de los síntomas que las caracterizan. Pero, dado que las formas de presentación de cada uno de los trastornos depresivos constituyen las ramas últimas de caminos de génesis que tienen un tronco común, dejaremos para más adelante el examen de estos sectores particulares para concentrarnos en aquello que sí podemos considerar como compartido por todos ellos.

Freud, al iniciar en *Duelo y melancolía* (1917) lo que constituyó nuestra comprensión de los trastornos depresivos, trató de ir más allá de la enumeración de síntomas para buscar una condición básica en los distintos tipos de depresión, caracterizando a ésta como la reacción a la pérdida real o imaginaria de un objeto —una persona amada, o la pérdida de una abstracción que ha tomado su lugar, tal como el país de uno, la libertad, un ideal, etc.—. Si planteó el estado depresivo en términos de *reacción* es porque lo propio del fenómeno no reside en la pérdida en sí misma sino en cómo esa pérdida queda significada, qué fantasías inconscientes y pensamientos conscientes organizan la manera en que la pérdida es sentida. La verdadera pérdida de objeto requiere, desde el punto de vista de la subjetividad, que junto a la persistencia del deseo por el objeto se lo represente como inalcanzable, es decir, se *construya* psíquicamente al objeto como perdido. Esto es lo que Freud señaló en *Inhibición, síntoma y angustia* (1926) al destacar la «insatisfacible carga de anhelo» como lo específico de la reacción frente a la pérdida de objeto. Esta «insatisfacible carga de anhelo» es un estado afectivo integrado por un doble componente: uno ideativo, se representa el deseo dirigido hacia el objeto como no realizable; y, como consecuencia de representarse el deseo como irrealizable, surge un sentimiento doloroso, el *afecto* depresivo, que posee una cualidad específica, diferente de la angustia ante el peligro (Brenner, 1982; Hoffman, 1992)

Este sentimiento[16] de que un *deseo que ocupa un lugar central en la economía libidinal* —no basta cualquier deseo— *es irrealizable* es lo que encontramos en todas las depresiones (Bleichmar, 1976b). En una formulación abarcativa, Joffe y Sandler caracterizaron este deseo como apuntando a un estado ideal de bienestar y felicidad (Joffe y Sandler, 1965; Sandler y Joffe, 1965). Este deseo podrá variar en su contenido temático, en lo que constituye su meta, y consistir, entre otros en los siguientes tipos:

1. Deseos de satisfacción pulsional y de disminución del nivel de tensión física y mental (Freud, 1915c).

2. Deseos de «apego» (Bowlby, 1969, 1973, 1980), que varían desde los más normales de estar en contacto físico con el objeto, de compartir estados

---

16. Utilizamos el término sentimiento por su poder evocativo para connotar un estado de ánimo que impregna y domina a la persona, en la misma línea que cuando Freud habló de sentimiento de culpa para referirse a un conjunto ideativo-afectivo.

emocionales, hasta los deseos más patológicos de fusión absoluta con el objeto (para una revisión sobre el tema de «apego», véase Parkes y otros, 1993).

3. Deseos narcisistas: de reconocimiento y valoración, de que el otro convalide el exhibicionismo grandioso del sujeto, de fusión con el objeto idealizado, de triunfo edípico sobre el objeto, etc. Deseos narcisistas que van desde el orgullo de sentir que se dominan los propios impulsos, las emociones, el funcionamiento mental, el medio circundante, o de ser amado o apreciado, etc., hasta a aquellos que caracterizan las formas patológicas del narcisismo: ser un *self* ideal de perfección física, mental o moral, recibir admiración incondicional, tener control omnipotente sobre uno mismo o los objetos (Kernberg, 1975; Kohut, 1971, 1977). La no realización de este tipo de deseos narcisistas da lugar a depresiones en que predomina el sufrimiento narcisista (Bibring, 1953; Jacobson, 1971; Kohut, 1971; Lax, 1989).

4. Deseos relacionados con el bienestar del objeto. Si el sujeto se atribuye a sí mismo ser el causante del daño o sufrimiento del objeto, puede sobrevenir una depresión en que predominen los sentimientos de culpa (Abraham, 1911, 1924; Freud, 1917; Jacobson, 1971; Klein, 1935, 1940).

Esta categorización de diferentes tipos de deseos no es exhaustiva ni los deseos son mutuamente excluyentes. Un cierto grado de superposición existe entre las categorías y varios tipos de deseos pueden coexistir en una misma persona. Así, por ejemplo, la no realización de deseos de apego o de deseos de satisfacción pulsional puede ser vivida narcisísticamente, es decir, como causada por la inhabilidad del propio sujeto en obtener lo que desea, como fallas en sus deseos de control omnipotente sobre el objeto o sobre sí mismo

El correlato del sentimiento de desesperanza en cuanto a la realizabilidad del deseo es la representación que la persona se hace de sí misma como la de alguien sin poder, impotente para modificar el estado de cosas: *no puede ni dejar de desear ni lograr que su deseo se realice.* En el estado depresivo no sólo existe una representación del objeto o meta del deseo, sino, y sobre todo, cierta representación del sujeto en cuanto a su *poder para realizar su deseo, para imponer un curso a los acontecimientos, internos o externos.* Por otra parte, debido a la estrecha interrelación existente entre la representación del sujeto, en relación al poder que se atribuye para obtener lo deseado, y el nivel del funcionamiento mental y corporal, en la medida en que el sujeto se representa como impotente se desactivan los movimientos que tienden hacia el objeto del deseo. De ahí la inhibición y abulia que constituyen componentes centrales del estado depresivo.

Bibring (1953), en un trabajo que significó un aporte significativo, fue pionero en enfatizar el papel esencial del sentimiento de impotencia/indefensión como núcleo de la depresión, así como en mostrar que no es la pérdida del objeto lo definitorio sino la representación que la persona se hace de sí misma como incapaz de alcanzar sus metas, entre ellas la presencia y el amor del objeto. Consideró que la predisposición a la depresión está dada por la fijación a experiencias de impotencia/indefensión, que dejan su huella en el psiquismo, de modo que cada vez que la persona se sienta impotente en relación a sus aspiraciones se reactivarán todas aquellas experiencias, reales e imaginarias, en que dominó ese sentimiento. Las impotencias actuales tienen peso porque ponen en actividad la representación del sujeto como impotente.

Sintetizando, los elementos que conformarían el *estado* depresivo en tanto condiciones necesarias que definen su estructura son:

1. Existencia de un deseo que ocupa un lugar central en la economía libidinal del sujeto —fijación a un deseo monopólico que no puede ser compensado o reemplazado por otros deseos.
2. Sentimiento de impotencia para realizar ese deseo.
3. Impotencia para la realización del deseo que no queda restringida al presente sino que abarca también el futuro; es decir, sentimiento de desesperanza.
4. Las consecuencias motivacionales —abulia e inhibición psicomotriz— y afectivas —tristeza— del sentimiento de impotencia/desesperanza.

Se puede recorrer toda la clínica de los trastornos depresivos —un sólo contraejemplo sería suficiente para demostrar que la generalización es abusiva—, y en todos los casos comprobamos la presencia del sentimiento de impotencia y desesperanza para la realización de un deseo al que se está intensamente fijado. Por otra parte, debemos diferenciar entre: *a)* factores que conducen y sostienen al estado depresivo; los caminos por los cuales se llega al estado depresivo; *b)* el *estado* depresivo; *c)* el afecto depresivo; *d)* el *cuadro clínico* depresivo, integrado por intentos restitutivos defensivos, complicaciones de la depresión y beneficio secundario (Bibring, 1953; Jacobson, 1971; Joffe y Sandler, 1965). Es decir, un complejo proceso de articulación entre el estado depresivo y componentes del psiquismo tales como los tipos particulares de defensas que cada sujeto pueda poner en juego, o el papel que el otro pueda desempeñar en las formas de reestablecer un estado de equilibrio; *e)* estados de *desactivación* del deseo.

Comencemos por el estado depresivo. Se caracteriza por una triple condición que forma una unidad: *a)* sentimiento de impotencia para la realización del deseo; *b)* una cualidad específica de displacer que el lenguaje trata de captar bajo términos como tristeza, pena, etc.; *c)* la inhibición psicomotriz, resultado del hecho que al sentirse el deseo como irrealizable el psiquismo no es impulsado hacia la actividad, sea ésta la dirigida al encuentro con el objeto, sea el ejercicio de una función del sujeto productora de placer narcisista.

Frente al estado depresivo doloroso se ponen en acción diversos procesos defensivos que son ya reacción ante el mismo, intentos de salir del sufrimiento que produce (Brenner, 1982; Grinberg, 1963; Haynal, 1977; Hoffman, 1992; Jacobson, 1971; Klein, 1935, 1940; Kohut, 1971; Stone, 1986). Rado (1928, 1951) había señalado la rabia coercitiva como intentos de recuperar el objeto. Existen, también, esfuerzos restitutivos al intentar rehacerse lo sucedido mediante la fantasía, haciendo que ésta modifique los acontecimientos tal como fueron vividos, imprimiéndoles un curso diferente, ahora ya bajo el gobierno del deseo del sujeto (Renik, 1990); o, en otros casos, apelación al llanto como llamada de auxilio a las personas del entorno, o a los autorreproches defensivos que constituyen verdaderos autocastigos para aliviar sentimientos de culpa y recuperar el amor del superyó (Rado, 1928, 1951).

Para salir del estado depresivo se pueden activar otras defensas que, a su vez, tienen su propia historia generativa, frecuentemente separable de las condiciones que produjeron el estado depresivo pero con el cual se articulan. Por ejemplo, si para un sujeto determinado la satisfacción oral devino en una forma privilegiada de encarar la angustia en general —lo que dependerá de la historia generativa de la fijación a la satisfacción oral—, cuando surja el estado depresivo, la bulimia podrá convertirse en el síntoma que desencadenará. Pero si la bulimia entrase en contradicción con deseos narcisistas, sean de tipo estético o de control del cuerpo, o con angustias frente al descontrol y la locura —significado a veces que es el que se otorga al atracón bulímico—, entonces, para intentar compensarla, el sujeto la alternará con la anorexia. Por otra parte, si la tendencia del sujeto fuera a la fuga, a la creación de estados mentales en que el pensar y sentir displacer son evitados, la adicción a las drogas tranquilizantes podrá quedar como defensa privilegiada. Pero si ese sujeto que sufre el estado depresivo ha usado la hiperexcitación como experiencia de satisfacción, el camino por el cual se encarrila el psiquismo ahora bajo el sufrimiento depresivo podrá consistir en una apelación a las drogas estimulantes o a experiencias que revistan ese carácter —hipersexualidad, conductas psicopáticas, ludopatía, etc.—. Todo lo cual muestra, una vez más, el complejo proceso de articulación de componentes que van conformando el cuadro clínico que cada paciente muestra.

Hay momentos en que el afecto depresivo pasa a un segundo plano y es reemplazado por la ansiedad resultante del sentimiento de hallarse en peligro por aquello que podría sobrevenir al sujeto como consecuencia de la pérdida de un objeto sentido hasta ese momento como protector; o por la pérdida de la confianza en la capacidad del sujeto para enfrentar distintos tipos de peligros. En este sentido, si algunos cuadros depresivos clínicos tienen la ansiedad como uno de sus componentes centrales, o muestran una fobia generalizada en que todo causa temor, o presentan preocupaciones hipocondríacas, síntomas que no existían antes de la depresión, es porque aquello que comenzó siendo un sentimiento de impotencia para realizar el deseo termina impregnando toda la representación del sujeto, incluido su sentimiento de potencia para enfrentar la realidad y los peligros que imaginariamente puedan venir del cuerpo. La representación del sujeto como incapaz, inferior, débil, crea las condiciones para que todo resulte amenazante (Bleichmar, 1986). En estos casos, la inhibición del estado depresivo es reemplazada por la agitación y la hipervigilancia originadas en la expectativa frente al peligro. El estado depresivo deviene en fobia, pero para ello es necesario que en ese sujeto particular haya una predisposición a la misma —por ejemplo, la representación del mundo como peligroso—. Predisposición a la fobia que también posee su propia historia generativa en la que no existe un camino único ni un mecanismo universal.

Pero si el sufrimiento se prolonga, y los mecanismos restitutivos no alcanzan a recuperar el objeto o a generar la ilusión de que se realizará el deseo, la última línea defensiva del psiquismo consiste en defensas dirigidas en contra del funcionamiento mental mismo, tendentes a abolir el pensar y el sentir, a *desactivar* el psiquismo. Es decir, defensas que no están dirigidas en contra de un contenido mental en particular sino en contra del funcionamiento psíquico más global. Es lo que correspondería a las descripciones de Spitz (1946) sobre la fase final del hospitalismo, o en Bowlby (1980) a la fase de desconexión en el proceso de duelo. Es, también, lo que nos muestra, aunque en mucho menor grado, la clínica de esos pacientes que parecen muertos-vivos, sin tristeza ni ansiedad, que cuando están en tratamiento generan una contratransferencia en que el analista siente que podrían pasar años sin que nada sucediese, sin que se solicitase nada de él. Pacientes que en algunos momentos del tratamiento, después de silencios más o menos prolongados, la respuesta a la pregunta desesperada de «¿en qué piensa?» es: «en nada». No es exacto que no piensen en nada pero lo que dicen sí refleja parte de lo que les sucede: decatectizan (desproveen de investimiento libidinal) lo que va transcurriendo por su mente, de modo que los pensamientos que van circulando pierden significación afectiva, Aunque es frecuente que al hablar de estos pacientes digamos que son depresiones crónicas, sin embargo se trataría de una condición especial, un estado posdepresivo en que el psiquismo, guiado por el principio del placer, para abolir el sufrimiento, termina apagando el deseo y la afectividad. La defensa no se dirige en contra de un deseo en particular sino en contra de la función deseante en sí misma y de la catectización de cada pensamiento. Para esta modalidad defensiva proponemos la denominación de *decatectización libidinal del pensamiento*.[17]

---

17. En la esquizofrenia, Ogden (1982) describe una forma de defensa activada cuando el paciente, abrumado por experiencias que le resultan intolerables, termina por abolir el pensar o sentir. Es el estado que este autor denomina de ·no experiencia·, en el que no se trata de que el paciente reprima ciertos contenidos sino de que anula el pensar y el sentir, con lo que no entran en su psiquismo nuevas representaciones de la realidad ni se permite el desarrollo de fantasías. No sabríamos afirmar si lo que describe Ogden es una forma extrema de la *decatectización libidinal del pensamiento* que encontramos en ciertos estados depresivos o se trata de fenómenos diferentes.

Debemos diferenciarlo de lo que se ha llamado «ataque al pensamiento» en que se presupone una intencionalidad agresiva inconsciente.

¿Por qué el énfasis en la dimensión realizabilidad del deseo?

Si la fórmula que establece que la depresión es la reacción a la pérdida de un objeto abrió una vía decisiva para la comprensión de la depresión, nos debemos preguntar qué progreso significó la introducción, por parte de Freud, del concepto de «*insatisfacible carga de anhelo*», o sea, tomar como eje de caracterización del fenómeno la forma bajo las cuales se siente la realizabilidad del deseo. El límite de la formulación «reacción a la pérdida de objeto» reside en que no nos dice en qué consiste esa reacción, solamente nos habla de la condición —la pérdida del objeto— que desencadena una reacción que es dejada sin aclarar. Una cosa es definir un fenómeno por aquello que sería su antecedente o causa inmediata o incluso por sus consecuencias, y otra hacerlo por las propiedades del mismo. Es una situación similar a aquella en que dijéramos que el enrojecimiento de la piel es la reacción de ésta a la acción solar. Pero ¿en qué consiste ese enrojecimiento? Una vez que especificamos que es expresión de la vasodilatación resulta factible continuar la investigación y estudiar los pasos físico-químicos por los cuales la radiación solar la produce e, incluso, examinar otras causas que ocasionan el mismo efecto aunque no sean radiación solar.

El especificar que lo propio del estado depresivo corresponde a un sentimiento de impotencia y desesperanza para realizar el deseo permite diferenciar esta condición del sentimiento de impotencia que se puede experimentar ante el peligro y que produce no depresión sino pánico. En las crisis de pánico la persona también se siente impotente e indefensa, pero para controlar un peligro que experimenta como proveniente no sólo del exterior sino de su propio psiquismo y cuerpo —se volverá loco, la angustia crecerá sin límites, morirá, etc.—. De modo que el sentimiento de impotencia, por sí mismo, no sería suficiente para caracterizar la depresión si no se aclarase de qué tipo de impotencia se trata: para realizar el deseo de amor respecto de un objeto —sea éste una persona, el propio yo del sujeto, un ideal, etc.—, por un lado, o para enfrentar un peligro interno o externo, por el otro.

Con respecto al sentimiento de impotencia para la realización del deseo se puede establecer alguna precisión adicional: la impotencia puede ser metabolizada, captada, prevalentemente por el psiquismo desde un código narcisista como testimonio de inferioridad, o el acento recaer en el bienestar del objeto, en la preocupación por el daño proferido a éste, es decir, predominar los sentimientos de culpabilidad. Si bien no es infrecuente que en muchos cuadros depresivos estén simultáneamente presentes las angustias narcisistas y la culpabilidad, existen otros en que el predominio o, incluso, la exclusividad de uno de ellos es total. Algunas personalidades narcisistas, aquellas que se ajustan a la descripción que Kernberg (1975, 1986) hace de este trastorno —fantasías grandiosas, omnipotencia, denigración del objeto, agresión destructiva, etc.— se deprimen cuando no pueden satisfacer sus fantasías grandiosas, cuando deben soportar lo que viven como humillación de no poder dar rienda suelta a su agresión; o sea, cuando no alcanzan la identificación deseada con un yo ideal omnipotentemente destructivo. Por el contrario, en otros trastornos depresivos los impulsos agresivos en contra del objeto son cuestionados desde el superyó, generando intensos sentimientos de culpa.

En relación a la diferencia entre angustias narcisistas y sentimientos de culpabilidad, en ésta lo central es la preocupación por el estado del objeto, por su sufrimiento. Pero al mismo tiempo, cuando se siente culpa, hay una representación del sujeto como malo, agresivo, dañino, indigno, incapaz de satisfacer los ideales de bondad. Tales sentimientos de inadecuación —se es malo en vez de bueno— indican que la autoevaluación también está en juego, con lo cual la preocupación por la valoración del sujeto —narcisismo— acompaña a las preocupaciones por el objeto cuando se experimenta culpa. Por tanto, los sentimientos de culpabilidad se caracterizan por un doble componente: preocupación por el objeto y preocupación por la valía —narcisismo— del sujeto.

Si representamos gráficamente esta doble dimensión de la culpabilidad sobre un línea, en uno de cuyos polos estuviera la preocupación por el objeto y en el otro las preocupaciones narcisistas del sujeto por su valía, observamos que en algunos casos lo que predomina es el sentimiento de preocupación por el objeto, y entonces la culpabilidad pondrá en marcha un movimiento orientado a hacer algo en favor del objeto —intentos de reparación (Klein, 1937)—. En cambio, cuando lo central son los sentimientos de inadecuación narcisista, el movimiento psíquico compensatorio se desentenderá del objeto y, para recuperar el amor del superyó, podrán generar, por ejemplo, actos de autopunición. Si algo nos muestra la necesidad inconsciente de castigo es que en él la preocupación va más dirigida a conseguir el perdón y amor del superyó, a recuperar una imagen de bondad, de conformar los ideales de perfección, que a hacer verdaderamente algo por el objeto. Esta doble dimensión de la culpabilidad —preocupación por el objeto y preocupación narcisista— explica por qué los sentimientos de culpabilidad pueden acompañarse frecuentemente de sentimientos de vergüenza, que es angustia de tipo narcisista.

Mientras no existe culpa sin algún nivel de trastorno en el área del narcisismo, puede darse sufrimiento narcisista, con la depresión consiguiente, sin sentimientos de culpabilidad (Bibring, 1953; Goldberg y Stepansky, 1984; Jacobson, 1971; Kohut, 1971, 1977, 1979; Lax, 1989; Stolorow y Lachmann, 1980; Tolpin, 1983). Depresión con sentimientos de culpabilidad o depresión puramente narcisista, en cualquiera de las dos hay un deseo que se siente como irrealizable: bienestar del objeto más un sentimiento de valía moral del sujeto —depresión culposa— o deseo de identificación con el yo ideal —depresión narcisista.

Definida de esta manera la esencia de los trastornos depresivos — sentimientos de impotencia y desesperanza para la realización de un deseo al que se está intensamente fijado—, ante toda persona depresiva resulta necesario plantearnos los siguientes interrogantes, dado que ello implicará distintas líneas de abordaje terapéutico:

1. ¿El deseo es irrealizable por las cualidades del deseo, por constituir, digamos, un deseo cuyo objeto-meta es excesivamente elevado, alejado en demasía de las posibilidades de ese sujeto? Es decir, personalidades narcisistas que poseen modelos grandiosos con los que aspiran a identificarse; o ideales de bienestar del objeto, de protección y cuidados ilimitados que le deberían ser prestados, sintiendo la persona que sería su obligación hacerlo.

2. El deseo, pese a no salir de los que se suelen considerar normales, ¿es irrealizable por ciertas características del sujeto —representación devaluada del sujeto, severidad de la conciencia crítica, diferentes tipos de patologías y trastornos del carácter como sucede, por ejemplo, en los trastornos obsesivos compulsivos severos.

3. ¿Es sentido como irrealizable por fijación a situaciones del pasado que hacen que el presente sea captado bajo las representaciones provocadas por aquellas experiencias o lo es por una realidad actual que resulta apabullante —presencia de una figura patológica a la que se está sometido; situaciones de guerra, de persecución frente a las cuales poco se puede, etc.?

4. ¿Por qué no se puede reemplazar ese deseo por otro? ¿Cuál es la razón emocional de la fijación a ese deseo particular que convierte su no realización en causa de depresión?

Diferentes caminos de entrada a la depresión

Si los sentimientos de irrealizabilidad del deseo constituyen el núcleo común de todo estado depresivo, se puede llegar a este núcleo por múltiples caminos, ninguno de los cuales es condición obligada. El diagrama 1 intenta dar una primera aproximación para la comprensión de las distintas vías que conducen a la depresión, mostrando interrelaciones entre distintas condiciones causales. El diagrama debe ser entendido como forma de transmitir la idea de que es por *la articulación de componentes, por el encadenamiento de procesos diversos, y de sucesivas transformaciones,* que se llega al estado depresivo. En él hemos incluido varios sectores —trastorno narcisista, agresividad, angustias persecutorias, déficit yoico, realidad traumática, masoquismo, culpa, etc.—, sectores que, a su vez, podrían representarse cada uno de ellos ocupando el centro de un diagrama sectorial en que se mostrase cómo se generan. Nuestro interés radica en señalar el *movimiento* de algunos procesos de transformación, los que no son unidireccionales, como hacemos notar mediante la bidireccionalidad de las relaciones consignadas entre los sectores.

1. Agresividad y depresión

La relación entre agresividad y depresión ha sido largamente estudiada en psicoanálisis, no existiendo, sin embargo, acuerdo acerca de qué papel desempeña la primera en la causación de la segunda ni de la direccionalidad del proceso causal entre ambas. Las posiciones al respecto las podemos enmarcar dentro de las siguientes líneas: *a)* la agresividad como una condición universalmente presente en toda depresión, y causa básica de la misma. M. Klein es la representante más radical de esta línea (Klein, 1935, 1940), aunque los primeros aportes fueron de Abraham (1911, 1924); *b)* la agresividad como causa que no se puede dejar fuera de la comprensión de la depresión, pero que es parte de un proceso: frustración, rabia, intentos hostiles para obtener la gratificación deseada; luego, cuando el yo es incapaz —por razones externas o internas— de alcanzar las metas, la agresividad es dirigida en contra de la representación del sujeto, con la consiguiente pérdida de autoestima (Jacobson, 1971, pág. 183); *c)* la agresividad puede estar totalmente ausente, siendo lo central el descenso de la autoestima (Bibring, 1953); *d)* la agresividad como secundaria, pues cuando existe es como la respuesta a la falla del objeto externo que provoca dolor y rabia narcisista (Kohut, 1972, 1977).

Por nuestra parte, entendiendo la agresividad como uno de los caminos importantes por los que se puede desembocar en la depresión, aunque para nada el único, lo que nos interesa, sobre todo, es trabajar cómo y por qué las distintas formas de agresividad son capaces de provocar el sentimiento de desesperanza e impotencia para la realización del deseo. Nos servirá de guía para la exposición el diagrama 2. Diferenciaremos, a los fines expositivos, ya que frecuentemente están asociados, los efectos que para el sujeto tiene la agresividad cuando recae sobre la representación del objeto o sobre la representación del sujeto, por un lado, de los efectos que posee cuando el deseo agresivo es *actuado* sobre el otro externo real o cuando se dirige contra el funcionamiento del sujeto, o sea, no simplemente contra la representación del sujeto sino hacia sus funciones mentales o corporales.

1a. Desgaste, deterioro del objeto externo en tanto valorizado

Abraham (1924) planteó que la agresividad destruye al objeto, describiendo las fantasías de ataque oral y anal que determinan que el sujeto sienta que destrozó, arruinó, mató y aniquiló al objeto, por lo cual experimentaría culpa.

Nosotros quisiéramos precisar otra dimensión: si se pierde el objeto es, sobre todo, porque al desgastarlo internamente mediante la crítica corrosiva y la desvalorización —impulsadas por la agresividad— se pierde en tanto *objeto valorizado*. Y si el objeto es soporte de la autoestima del sujeto, su desvalorización recaerá sobre el propio sujeto. Veamos un breve ejemplo: se trata de una paciente que por rivalidad anclada en un narcisismo patológico atacaba a su marido, aprovechando cualquier oportunidad para denigrarle, convirtiéndole en una imagen interna totalmente desvalorizada. Pero como el marido era, al mismo tiempo que rival, una posesión narcisista (Bleichmar, 1981), al representarse como casada con alguien desvalorizado sentía que ella había fracasado en la vida, no pudiéndose respetarse por la supuesta mala elección efectuada y por estar atrapada en una relación que vivía como insatisfactoria. En otros términos: agresividad en contra del objeto de amor impulsada por el narcisismo, agresividad que conducía a la pérdida del objeto en tanto objeto valorizado, con la autodesvaloración y depresión consiguiente. En este sentido, nada más apropiado que la expresión destrucción del objeto, no porque la persona fantasee con su destrucción física bajo las mil formas del sadismo —puede o no hacerlo—, sino porque la descalificación destruye el objeto como *estimulante*, lo que es indispensable para sostener el narcisismo del sujeto. Es un proceso similar al que tiene lugar en aquellas personas que atacan continuamente por rivalidad o envidia a todo lo que les rodea: nada les resulta valioso, ni personas, ni instituciones, ni actividades; ningún proyecto queda libre del cuestionamiento, de la denigración. Ataque y destrucción del objeto que conduce a un mundo vacío de objetos valiosos y estimulantes, mundo que es comparado por el sujeto con un mundo imaginario poblado de objetos idealizados que se sienten, en consecuencia, como inalcanzables. En algunos casos, la «destrucción» de los objetos llega a ser tan generalizada que nada es apetecible, quedando como único deseo, dolorosamente sentido, el de encontrar algo que saque del aburrimiento y la apatía.

Agresividad en contra del objeto que podemos particularizar aún más: si está dirigida en contra de un objeto que es una *posesión narcisista* o si recae sobre el *objeto de la actividad narcisista*. Es la diferencia que introdujimos en nuestro trabajo sobre el narcisismo (Bleichmar, 1981), en que caracterizamos a las *posesiones narcisistas* como todo aquello —personas o cosas— con lo que se mantiene una relación tal que el mérito o los fallos del objeto en cuestión recaen sobre la representación del sujeto. Es, por ejemplo, lo que representaba el marido para la paciente mencionada más arriba; es lo que puede significar un hijo para sus padres en el momento en que recibe un premio o, por el contrario, cuando merece una condena social por cierta conducta considerada reprobable: la valía del objeto se suma algebraicamente a la del propio sujeto. La casa, el automóvil, la colección de libros o pinturas o sellos, etc., constituyen una posesión narcisista. Es una posesión narcisista el amigo que se exhibe ante los demás por ser famoso, rico o exitoso: el sentimiento es de incremento de la autoestima, de fusión con la valoración que merece el otro. Igualmente constituye una posesión narcisista el grupo al que se pertenece —partido, Iglesia, movimiento ideológico, etc.—, ya que el juicio de valor, negativo o positivo, que se haga sobre el grupo recaerá sobre la persona. Con la posesión narcisista existe una identificación parcial, exclusivamente en una de sus dimensiones, la de su valía; por ello no es necesario que sea una persona, pudiendo ser cualquier cosa u objeto material.

El *objeto de la actividad narcisista*, en cambio, es aquel que permite *realizar* una actividad que otorga valoración narcisista al sujeto. Es el objeto-instrumento para una actividad del sujeto que ha sido narcisísticamente catectizada, objeto sin el cual la actividad o función no puede existir. Por ejemplo, el cuerpo del otro que, además de proveer de placer erógeno, posibilita el goce narcisista de sentir que el sujeto posee la potencia de producir el placer de ese otro; el otro que escucha y responde, sin el cual el placer narcisista de hablar y de comunicar es inexistente. De igual manera, el paciente y su cuerpo para el cirujano, o el piano y la música para el pianista; el alumno y la enseñanza para el profesor pues le posibilitan a éste que se despliegue una habilidad —conocimiento, capacidad pedagógica, discursiva, etc.— que le otorga valía; para un analista, el sueño que un paciente le relata pues permite poner en acción su capacidad de pensar y su saber psicoanalítico; el juego y el contrincante para un deportista; el automóvil para un corredor de carreras; el hijo para el padre o la madre, cuando la paternidad y la maternidad son actividades narcisistas que testimoniarían de la valía del sujeto por su capacidad para desempeñarlas. Son objetos de la actividad narcisista cualquier oficio o profesión o actividad —y las personas y objetos que constituyen parte constitutiva de éstas— que permiten que una función dotada de valor narcisista, corporal o intelectual, se realice. El objeto de la actividad narcisista desempeña, en cuanto a las funciones del sujeto, captadas desde el código narcisista, un papel equivalente al que tiene el objeto de la pulsión: permite que alcance su meta —el *objeto* de la pulsión es aquello por lo cual puede alcanzar su meta» (Freud, 1915c, pág. 118, cursiva en el original). Si el narcisismo es para el ser humano una fuerza motivacional tan importante como lo es la sexualidad de las zonas erógenas, también posee como ésta sus objetos específicos, a los que cada persona queda fijada. La ausencia de los objetos de la actividad narcisista explica el desequilibrio profundo que se produce en algunas personas durante los fines de semana o las vacaciones.

Si se ataca a estos objetos de la actividad narcisista —por ejemplo, personas que denigran su trabajo o profesión a la que pertenecen en cuanto a la falta de importancia que tendría, o por las condiciones en que se desarrolla, o por la escasa recompensa material que otorga—, todos esos ataques terminan por hacer sentir al sujeto impotente para la realización de un deseo narcisista de realización personal que depende de esos objetos. La propia profesión o actividad aparece como no valiosa en contraste con otras que quedan investidas como objetos idealizados inalcanzables, dando lugar a la insatisfacible carga de anhelo mencionada por Freud en *Inhibición, síntoma y angustia*. Es la depresión crónica que produce la permanencia en cualquier trabajo al que se descalifique y que pasa a realizarse burocráticamente. Todo ataque o descalificación a los objetos de la actividad narcisista deja un vacío en el sujeto para la puesta en actividad de las funciones que dependiendo de ese objeto contribuyen a sostener no sólo la autoestima sino, también, los diferentes niveles de organización del psiquismo.[18]

1b. *Agresividad actuada contra el objeto externo real*

Si la persona no sólo ataca la representación de los objetos dentro de ella, sino que actúa la agresividad en el mundo externo, destruyendo relaciones familiares y de amistad, relaciones laborales, oportunidades en la vida real, todo ello desemboca en situaciones de deterioro, de impotencia para la realización de deseos de amor, de reconocimiento, de logros en el mundo externo. La depresión es, en estos casos, el resultado de un fracaso en la creación de condiciones que permitan la realización de deseos que son centrales para la persona. Es lo que se observa con aquellas personas que pasan gran parte de su vida atacando lo que en su negación omnipotente consideran que continuamente podrán recuperar, para después, a cierta edad, cuando la realidad impide el mantenimiento de las ilusiones defensivas, sentir todo como irremediablemente perdido.

1c. *Agresividad dirigida contra el propio sujeto*

En dos trabajos muy diferentes —uno, desarrollado desde la perspectiva del conflicto, la agresividad y las características especiales del superyó (Kernberg, 1988); el otro, enfatizando la importancia de las fallas del objeto externo (Markson, 1993)—, el papel del masoquismo en la génesis de la depresión es cuidadosamente examinado (véase también Glick y Meyer, 1988). Estas contribuciones, así como el conocimiento que tenemos acerca de las relaciones que el sujeto establece consigo mismo (Bollas, 1987; Fairbairn, 1952; Freud, 1923), nos permiten adentrarnos en por qué la agresividad en contra del propio sujeto desempeña un papel tan importante en la determinación de la depresión.

18. El objeto de la actividad narcisista se debe diferenciar del objeto-del-*self* de Kohut que especulariza al sujeto o que le permite fusionarse con su grandiosidad —imago parental idealizada—. En estos dos casos lo que se modifica esencialmente es la representación del sujeto. El objeto de la actividad narcisista lo que modifica es el *funcionamiento* del sujeto y, concomitantemente, su representación.

La persona está siempre en relación consigo misma, actuando y observándose, actuando y reaccionando ante su actuación. Así como con una figura externa se puede tener una actitud básica de amor, de aceptación, en cuyo caso todo lo que aquélla hace es considerado con buenos ojos, o, por el contrario, de hostilidad, de igual manera en la relación que la persona tiene consigo misma la actitud de base puede ser de amor o de odio. En este último caso, ante la menor frustración el sujeto se castiga, siendo la hostilidad consigo mismo la que va creando, en cada situación, el argumento que se usa para ir atacándose. No se trata que su superyó tenga un estándar ya constituido con respecto al cual se compara la representación del sujeto y que cuando constata una distancia entre ésta y el ideal del yo se siente insatisfacción. Está en acción, en cambio, lo que Freud describiera como sadismo del superyó: una actitud básica de hostilidad que eleva el estándar con el que se mide, o rebaja la representación del sujeto todo lo que sea necesario para encontrar la oportunidad de criticarse. Será esta hostilidad la que guiará, tendenciosamente, las exigencias que se irán planteando al sujeto. Se elevarán los ideales o se denigrará al propio sujeto —a su representación—, de modo que la brecha entre ambos se mantenga siempre abierta.

La agresividad bajo la forma de continua autocrítica no sólo deteriora la representación del *self* sino que también ejerce un impacto negativo en el *funcionamiento* del *self*. El sujeto, odiándose, consume sus energías en una guerra interna, ataca e inhibe a su yo —produce déficit yoicos—, coartando cualquier movimiento hacia la realización de sus deseos. La consecuencia es un sujeto empobrecido, incapaz de brindar sustento a su autoestima. En los casos en que el sujeto sea finalmente capaz de captar cómo se había atacado, un sentimiento de genuina preocupación y culpa podrá sobrevenir. Grinberg ha insistido en la importancia de tener en cuenta no sólo el proceso de duelo causado por la pérdida del objeto sino también el duelo por las partes del yo que son experimentadas como pérdidas a causa de la previa autoagresividad (Grinberg, 1963).

No deseamos extendernos en un examen más detallado de cómo la agresividad puede conducir a la depresión, pero creemos que lo expuesto permite ver que la culpa es sólo una de las vicisitudes que siguen a la agresividad y de ninguna manera el camino obligado que media entre agresividad y depresión.

2. *Culpa y depresión*

Digamos, para comenzar el análisis de los sentimientos de culpabilidad, que éstos están sostenidos por una estructura de la fantasía en que podemos discernir varios componentes. En primer lugar, una doble identidad que el sujeto atribuye al otro y a sí mismo. El otro es visto como un ser sufriente, infeliz, necesitado, mientras que el sujeto se representa como estando en una posición más favorable que el objeto, gozando o disponiendo de aquello que éste carecería. En segundo lugar, el sujeto se representa como infractor de ciertos mandatos superyoicos —no dañarás, no harás sufrir, protegerás, ayudarás, salvarás, harás feliz, no gozarás si el otro no lo hace, etc.—. Mandatos que le hacen sentir culpable, tanto si provocó el sufrimiento del objeto como si no, lo ayudan a salir del mismo aunque él no haya sido el causante. En tercer término, y esto es esencial, el sujeto tiene que identificarse con el sufrimiento del otro, sentir como propio lo que le pasa, proyectar sobre el otro experiencias simbólicamente equivalentes. Sin identificación y amor por el objeto no hay culpa aunque se cumplan las dos condiciones mencionadas antes.

En cuanto al origen de los sentimientos de culpabilidad, si seguimos a Freud, éste fue variando a lo largo de su obra su concepción acerca de cuáles son las condiciones que los generan. Como sucede con otros temas, la complejidad del pensamiento freudiano ha dado lugar a corrientes dentro del psicoanálisis que se apoyan en uno u otro de sus desarrollos. En Freud, podríamos reconocer, por lo menos, cuatro concepciones sobre el origen de la culpa:

a) culpa debida a la cualidad de los deseos inconscientes

Desde sus primeros trabajos Freud (Carta 71, 1897; 1909) consideró que el sentimiento de culpabilidad es por la existencia de ciertos deseos sexuales y hostiles que entran en contradicción con las representaciones prevalentes en el sujeto. Esta concepción de que la culpa se origina por la existencia en la realidad psíquica de un deseo repudiable halla su expresión en la afirmación, una vez desarrollado el modelo estructural, que el superyó sabe más del ello —de sus deseos incestuosos y hostiles— que el yo (Freud, 1923). La culpabilidad, que pareciera no tener fundamento para la conciencia, sí halla su justificación en el inconsciente: es por la fantasía hostil del sujeto en contra del objeto de amor. La culpa sería, de este modo, la consecuencia natural, lógica, de la cualidad del deseo: dado que lo que se desea es transgresor, resultaría natural, no podría ser de otro modo, que la persona se sintiera culpable.

b) culpa por la codificación que se hace de los impulsos y deseos

Pero junto a esta concepción naturalista de la culpa, que Freud va a mantener a lo largo de toda su obra, plantea otra causa de la culpabilidad, que no depende ya de la cualidad del deseo o impulso sino de la codificación que el sujeto haga de éstos. En *Introducción del narcisismo* dice: «Las mismas impresiones y vivencias, los mismos impulsos y mociones de deseo que un hombre tolera o al menos procesa conscientemente, son desaprobados por otro con indignación total o ahogados ya antes que devengan conscientes. Ahora bien, es fácil expresar la diferencia entre esos dos hombres, que contiene la condición de la represión, en términos que la teoría de la libido puede dominar. Podemos decir que uno ha erigido en el interior de sí un *ideal* por el cual mide su yo actual, mientras que en el otro falta esa formación de ideal» (Freud, 1914a, pág. 90, cursiva en el original). El eje de la explicación no reside ya en la cualidad del impulso o del deseo sino en que el ideal y la instancia crítica evaluadora son diferentes en unos y otros. Cuando pocos años después Freud formule la segunda tópica, esto implicará que de acuerdo a cómo se desarrolle el superyó, *no igual en todos los sujetos*, se determinará que se sienta o no culpa. Aquí hay un cambio radical que tiene implicancias para el tratamiento: ya no se trata, como ocurriría aplicando la primera concepción sobre la causa de la culpabilidad, que cuando el analista descubre que su paciente tiene culpa inconsciente debe buscar exclusivamente los deseos reprimidos sino que, también, y centralmente, se preguntará acerca de las razones por las cuales el superyó codifica como agresivo o dañino algo que otra persona no haría. El analista que tenga en cuenta el carácter codificador que el superyó hace de los deseos no le transmitirá al paciente la concepción «por tener esos deseos sientes culpa» sino que le llevará a interrogarse por qué sus deseos son captados desde una perspectiva que le hace sentir transgresor, cuáles fueron las condiciones que contribuyeron a construir un superyó con ciertos ideales tiránicos, una conciencia crítica severa, un sadismo del superyó en contra del yo que busca cualquier coartada para atacar.[19]

c) culpa por identificación

Freud, en el cap. V de *El yo y el ello* (1923), afirma refiriéndose a la culpa inconsciente: «Una particular posibilidad de influir sobre él se tiene cuando ese sentimiento Icc de culpa es *prestado*, vale decir, el resultado de la identificación con otra persona que antaño fue objeto de una investidura erótica» (pág. 51, cursiva en el original). En este caso no es que la persona por sus deseos o por la codificación que el superyó va haciendo de sus conductas llegue a la conclusión inconsciente que es malo, sino que se trata de una identidad básica global, la de ser malo, agresivo. La matriz inconsciente de que es malo generará representaciones en su conciencia de que hizo tal o cual cosa inadecuada —no cuidó el objeto, le agravió, etc.—. Por tanto, generará una

---

19. Véase la sesión del paciente que presentamos en el capítulo sobre el superyó para una ejemplificación de nuestra forma de aplicar este concepto a la lectura del material y cierta forma de intervención que resulte coherente con la misma.

representación inconsciente del sujeto como dañino desde la que por pura deducción a partir de un prejuicio se terminará concluyendo, en cada oportunidad, que se es malo, siendo lo que hace o siente en esa ocasión la excusa que permite afirmar lo que se creía previamente.[20] Éste es el caso de los que se identifican con padres culposos: el deseo libidinal dirigido hacia el objeto, guiando la identificación, determina que cuando el objeto es patológico se incorpore, indiscriminadamente, todos los atributos del objeto, entre ellos el sentimiento de culpabilidad. También la identificación se puede producir no con lo que el otro es sino con la imagen que el otro significativo inocula en el sujeto, haciéndole creer que es malo o agresivo.

d) culpa por introyección del ataque al objeto

En *Duelo y melancolía*, el autorreproche, la autoinculpación, es el resultado de la introyección de la agresión dirigida originalmente en contra del objeto: en la conciencia se autorreprocha, en el inconsciente se reprocha al objeto. Podría pensarse que esta condición es igual a la descrita inmediatamente más arriba, dado que en este trabajo Freud plantea la identificación secundaria con el objeto perdido, es decir el reemplazo de la catexis de objeto por la identificación. Pero la diferencia radica en que en *Duelo y melancolía* la identificación que sufre el yo es con el objeto externo destinatario de la agresión, es decir con el objeto al que se le reprocha. En cambio, en la «culpa prestada», la identificación es con un objeto que siente, él mismo, culpabilidad. Es algo existente en el objeto externo real —el sentimiento de culpa— que, al producirse la identificación del sujeto con ese objeto externo, el sujeto toma sobre sí algo que forma parte de esa identidad —el sentimiento de culpabilidad—. No se trata de la agresión introyectada sino de los efectos de la identificación estructurante que constituye al sujeto parcialmente a imagen y semejanza del otro, con sus culpas o sus miedos —ejemplos de la amplia gama de patología que se puede desarrollar por el mecanismo de la identificación.

Sin embargo, estas cuatro concepciones de la culpa, que en Freud no se contraponen sino que se suman, en distintas escuelas psicoanalíticas pasan a

---

20. Esto tiene el interés adicional de mostrar, como afirmáramos en la introducción, la existencia de un inconsciente en que hay conceptos: la identidad de malo va más allá de cualquier experiencia, es un juicio-sentimiento, una afirmación que en su carácter abstracto, como creencia matriz emocional, generará infinitas versiones. Prueba, también, que el inconsciente no sólo asocia por contigüidad témporo-espacial o por semejanza sino que *deduce*. Destaquemos, además, que en la cita de Freud, éste usa la notación Icc —la vuelve a reiterar párrafos después—, lo que en su obra tiene el sentido de remarcar que se trata del inconsciente sistemático, del reprimido y no de lo descriptivamente inconsciente como lo perteneciente al preconsciente. Evidencia de que además del inconsciente de los restos cerrados sobre sí mismos, puros significantes sin significado, existe otro subsistema inconsciente (el Icc freudiano) que funciona de acuerdo a como acabamos de exponer.

constituirse en las explicaciones que se invocan de manera casi exclusiva. Encontramos así un espectro que va desde el polo que ocuparía la escuela kleiniana, en la que cuando el analista detecta culpa inconsciente busca el impulso agresivo reprimido o escindido y, en el otro polo, aquellos analistas que creen que la culpabilidad es siempre el resultado de la inculpación por parte de la figura externa, considerando que el conflicto intrapsíquico juega un papel secundario —Kohut, por ejemplo.

Markson (1993), en un interesante artículo sobre el masoquismo y la depresión, destaca el efecto culpabilizante que algunos padres producen en sus hijos a través de mostrarles su propio sufrimiento y atribuir éste al hijo, o al hacerles sentir en falta si el hijo/a da evidencias de gozar o ser feliz. Como dice Markson: «Esto (el sentimiento de culpabilidad) no es simplemente la creación de una fantasía inconsciente; de manera abierta o encubierta, el sufrimiento de los padres es atribuido a un niño que a ellos no les produce placer» (pág. 932, agregado mío lo que está entre paréntesis). Al respecto quisiera aportar dos ejemplos. Uno es el caso de una adolescente que comienza su tratamiento a consecuencia de una depresión severa, incluso con ideas de suicidio. Al cabo de un tiempo, empieza a sentirse mejor, a salir con amigos, a poder reanudar sus estudios normalmente, a tener algunos momentos felices. Un día recibo la llamada telefónica de su madre quien me manifiesta: «Estoy muy preocupada por X». Yo me alarmo y le pregunto qué es lo que sucede. Me responde: «X es muy egoísta, sólo le interesa salir con los amigos y divertirse...». Esta madre codificaba la mayor alegría de su hija, sus tímidos intentos de independencia como indicadores de egoísmo, de maldad. Para esta paciente lo decisivo en el camino hacia su curación —y en esa línea trabajamos— fue poder ir desprendiéndose del abrazo culpabilizante al que la sometía su madre.

El otro caso es el de un paciente con una depresión caracterológica importante. Después de varios años de análisis, por fin empieza a llevar una vida normal, a poder gozar de relaciones sexuales. Un día, viene contento a la sesión con una botella de vino y me dice que tiene una cita con una muchacha que le gusta. Toda la sesión transcurre bajo el clima de expectativa sobre este encuentro. Cuando retorna a la sesión siguiente, llega deprimido, sintiéndose mal. Yo pienso que algo anduvo mal en el encuentro tan esperado con la muchacha. Se lo pregunto y me dice que no. Le pregunto si pasó algo especial después y me relata, sin vincular lo que me dice con su estado depresivo, que al volver a casa encontró a sus padres con la luz apagada en el salón de la casa, la madre rezando el rosario y el padre mirando por la ventana. Fue ahí cuando se le ahogó la alegría, cuando se sintió mal por dejarlos, por el sufrimiento de la madre que tenía que lidiar con un padre enfermo. Esta situación de depresión secundaria a las vicisitudes del objeto —desde el sufrimiento del objeto, él queda significado como malo— se vuelve a reproducir en una oportunidad en que a él le dan, en la empresa en que trabaja, un destino en otra sucursal, destino que llevaba varios años deseando. No bien su traslado está asegurado, aun antes de que ocurra, empieza a sentirse mal por dejar a los compañeros de trabajo, con los que tiene una relación muy cariñosa, y a los que siente que abandona en su lucha en contra de las condiciones duras que prevalecían en ese lugar. En el caso de este paciente, gozar implicaba abandonar a padres sufrientes a su infortunio. Costó mucho trabajo analítico que pudiera ver que el sufrimiento de sus padres era algo que derivaba exclusivamente de la patología de ellos y que estaba más allá de sus posibilidades el remediarlo.

Pero si hay un campo en donde el sujeto infantil puede experimentar culpa por algo que en realidad es el resultado no de lo que él hace sino de la conducta de un otro es en el de la sexualidad. Cuando un adulto actúa de manera seductora, consciente o inconscientemente, como sucede, por ejemplo, con la mirada cargada de deseo sexual que dirige a una niña, especialmente en el momento en que ésta empieza a desarrollar formas que despiertan el deseo de aquél, la niña pasa a sentir que su cuerpo es el que provoca. La mirada del otro, su intencionalidad, termina por marcar un cuerpo que pasa a ser observado por la propia niña como si fuera el que iniciase la seducción (Dio Bleichmar, 1994b).

e) culpa defensiva

Fairbairn aportó una sofisticada explicación sobre el sentimiento de culpabilidad que tiene en cuenta los procesos internos a través de los cuales se origina: el niño, necesitando desesperadamente sentirse protegido y querido por sus padres, prefiere pensar que él es malo «...tomando sobre sí el peso de la maldad que parece residir en sus objetos. De esta manera busca exculpar a ellos de su maldad; y, en la medida en que tiene éxito en ello, es recompensado por el sentimiento de seguridad que un ambiente de buenos objetos provee de manera tan característica» (Fairbairn, 1943, pág. 65). Esto se realiza a través de un proceso complejo que Fairbairn denomina «defensa moral» (pág. 66). El niño, sintiendo que él es el malo y no que sus padres son sádicos o que no le quieren, puede mantener la ilusión de ejercer un cierto control omnipotente sobre la realidad: «Si me porto bien... si no soy malo... entonces, me querrán, no me castigarán». De esta manera el sentirse culpable se ha convertido en una defensa, en un medio ilusorio de recapturar un sentimiento de control sobre el curso de los acontecimientos, en una estrategia mental inconsciente para encarar situaciones que aparecen como traumáticas para el psiquismo (Grotstein y Rinsley, 1994). Killingmo señala que existe un tipo de culpa en que el niño prefiere pensar que él es malo porque la madre le abandonó que pensar simplemente que le abandonó y que no está a su alcance hacer nada para contrarrestarlo (Killingmo, 1989). Por otro lado, la culpa como recurso defensivo para aplacar al objeto, para congraciarse, a través de la autoacusación, con aquel frente al que se está aterrorizado es algo que no sólo funciona a nivel individual sino también colectivo. Ciertas experiencias históricas —los flagelantes de la Edad Media, por ejemplo— lo testimonian.

Ahora bien, la culpa produce depresión no sólo porque haga sentir indigno al sujeto, o porque no satisfaga una imagen ideal de bondad con la cual el sujeto desea identificarse, o porque genere dolor por el sufrimiento del objeto, sino, también, porque puede activar conductas masoquistas de sometimiento a objetos patológicos, de autoprivaciones, de autocastigos, que terminan por hacer sentir impotente al sujeto para la realización de su deseo. A través del circuito del masoquismo, por las consecuencias que éste origina, que la culpa participa como factor relevante en la producción de la depresión. Pero el masoquismo constituye una condición compleja en que la culpa es sólo uno de los factores que lo determina. En otras palabras, e ilustrando el proceso de articulación de componentes que constituye nuestro hilo rector en este trabajo, el sentimiento de culpabilidad, con orígenes muy diversos, podrá o no articularse con el masoquismo. Lo que resulta necesario es mostrar la génesis de la culpabilidad y del masoquismo, los factores y los caminos por los que surgen una y otro, y las formas de articulación entre ambos, no reduciendo el uno a la otra o viceversa.[21]

3. A la depresión desde los trastornos narcisistas

A pesar de que la agresividad y la culpa han ocupado un lugar preeminente en la literatura psicoanalítica sobre la depresión, varios autores han cuestionado que sean componentes indispensables para todos los tipos de depresión (Bibring, 1953; Haynal, 1977; Jacobson, 1971; Kohut 1971, 1977, 1979, 1984). Kohut ha insistido en la existencia de depresiones en las cuales la culpa no forma parte del trastorno, siendo, más bien, los sentimientos de frustración en el logro de aspiraciones narcisistas lo que constituiría el núcleo de la depresión. Kohut (1980) resumió, metafóricamente, la diferencia entre el sufrimiento por culpa y el narcisista bajo su formulación de que existen, por un lado, el «hombre culpable» y, por el otro, el «hombre trágico», con sus sentimientos de vacío, de falta de un *self* cohesivo, de incapacidad de mantener un proyecto y una identidad que le dote de vitalidad. Tolpin (1983), en un detallado caso clínico, presenta a un paciente cuyos estados depresivos no se deben ni a sentimientos de culpa ni a agresividad sino a déficit estructural por falla de los objetos parentales en la formación de un *self* cohesivo capaz de mantener la autoestima.

Kernberg (1975) diferencia entre las depresiones en las cuales hay más

---

21. Volveremos sobre el tema en el capítulo dedicado al masoquismo.

auténticos sentimientos de culpa de las «depresiones que tienen más la cualidad de rabia impotente, de impotencia-desesperanza en conexión con la ruptura de una autoimagen idealizada...» (pág. 20). Lax (1989) afirma que en las «depresiones narcisistas, los sentimientos de vergüenza y humillación son los que predominan, más que los de culpa» (pág. 88).

Lo anterior nos obliga a hacer, por lo menos, alguna precisión sobre la diferencia entre los sentimientos de culpa y de vergüenza. En relación con los sentimientos de vergüenza, Rizzuto (1991), en una amplia revisión del tema en que discute cómo la vergüenza fue considerada en la literatura psicoanalítica, concluye que «...la vergüenza está relacionada con la *autoevaluación* (yo y superyó) de no ser merecedor de una respuesta afectiva deseada...» (pág. 304, cursiva agregada). Con «respuesta afectiva deseada» se refiere a cómo se anhela que el otro responda ante posibles méritos del sujeto. Esta concepción de Rizzuto de ligar la vergüenza al narcisismo y, más específicamente, a la imposibilidad de lograr las metas fijadas por el ideal del yo, está dentro de la línea desarrollada por otros autores (Broucek, 1991; Lewis, 1987; Morrison, 1989; Sandler y otros, 1963; Wachtel, 1987; Wurmser, 1987). Hay una dimensión que es esencial en el sentimiento de vergüenza: *la presencia, real o fantaseada, de un otro significativo que sería testigo de las fallas del sujeto*. Es diferente sentirse inferior —el superyó-critica— que sentir que otro observa también esa inferioridad. Que en el caso de la vergüenza no se trata de una simple proyección de la propia crítica del superyó sobre el otro lo prueba la falta de vergüenza que todo sujeto posee frente a sus funciones excrementicias cuando se halla en soledad y en cambio el embarazo que le embarga cuando es observado o imagina que puede serlo. Por tanto, la vergüenza es angustia narcisista *en la intersubjetividad*, y no mero sentimiento de inferioridad por tensión entre el ideal del yo y una cierta representación del sujeto. Es decir, que la culpa y la vergüenza se diferencian no sólo por el tema —preocupación por la valía del sujeto en la vergüenza *versus* preocupación por el estado del otro e identificación con el sufrimiento de éste en la culpa— sino también por la estructura en juego: en la culpa se trata de un puro conflicto intrapsíquico; en la vergüenza interviene o la presencia real del otro o la anticipación fantaseada de la presencia que sería testigo de la poca valía del sujeto.

Al sentimiento de culpa podrá agregársele el de vergüenza cuando se fantasea que otro constata también la acción punible y mira al sujeto con desprecio. En las culturas en que la agresividad es fuertemente condenada, una persona podrá sentirse culpable si atacó a alguien y, además, sentir vergüenza al estar en juego su valía, observada por los otros que lo consideran malo. Observemos, también, que cuando el sujeto siente que dañó al otro podrá sentir culpa si su preocupación es básicamente por el bienestar del otro, culpa persecutoria si teme ser castigado por esa acción, y vergüenza si lo que predomina es el código narcisista en que la consideración de su valía está por encima de cualquier otra consideración, representándose como indigno.

Entrando ahora en los trastornos narcisistas, en la literatura psicoanalítica se suelen englobar bajo esa denominación dos tipos de condiciones: por un lado, aquellos casos caracterizados por permanente baja autoestima o por la dificultad para mantener sostenidamente una imagen valorizada del sujeto, lográndolo por momentos pero requiriendo de continuos suministros externos o de ofrendas de realización personal ante el superyó, con enorme oscilación en el balance de su autoestima (Gedo, 1979, 1981; Gedo y Gehrie, 1993; Kohut, 1971, 1977; Sacks, 1991; Stolorow y Lachmann, 1980). Por el otro, las personalidades que despliegan su omnipotencia, grandiosidad, denigración del objeto, y que logran mantener esa grandiosidad en base a fuertes mecanismos de escisión (Kernberg, 1975; Rosenfeld, 1964).

El camino que desde uno u otro tipo de trastorno narcisista conduce a la depresión también es diferente. Con respecto al primer grupo, caracterizado por una pobre representación del sujeto, se puede llegar a la depresión de dos formas: *a)* directamente, porque la pobre representación del sujeto hace sentir que se es impotente, incapaz de alcanzar el objeto del deseo, al que se da por perdido; la depresión es crónica, forma parte de la personalidad; *b)* indirectamente, por las consecuencias que se derivan de las defensas puestas en juego. Por ejemplo, para no exponerse a situaciones que producen temor o vergüenza, la persona se inhibe, renuncia a contactos interpersonales y a experiencias de aprendizaje, con el consiguiente empobrecimiento en el desarrollo de funciones y recursos yoicos. Condición a la que se le debe agregar la pérdida de oportunidades en la vida real para proveerse de las gratificaciones narcisistas que la tambaleante autoestima requiere —pareja, trabajo, etc.—. La secuencia trastorno narcisista/angustias persecutorias/vergüenza/evitación fóbica/déficit yoicos/pérdidas en la realidad, concluye en sentimientos de impotencia y desesperanza para la realización del deseo; por tanto, en depresión. La depresión es, entonces, secundaria a una fobia mutilante del sujeto, fobia que no deriva primariamente de un trastorno en la representación del objeto sino que tiene su causa en que el sujeto es representado como minúsculo frente a aquél. Como me expresó un paciente, con infinita sabiduría e ironía: «Si Tarzán no le tiene miedo a los leones es porque se cree Tarzán»; es decir, la representación valorizada del sujeto determina el poder que se le atribuye a los objetos. Cuando se utiliza el objeto externo como una forma de apuntalar la autoestima o las ofrendas al superyó en forma de logros personales, cualquier fallo en estas dos modalidades de compensación desemboca en la depresión (Arieti y Bemporad, 1978; Blatt y Maroudas, 1992; Blatt y otros, 1982; Blatt y Zuroff, 1992).[22] La pobre representación del sujeto puede conducir a la depresión a través del circuito de la agresividad, mediatizada por ésta: para defenderse del sufrimiento narcisista se ponen en marcha conductas y

---

22. Volveremos a los trabajos de Blatt en el capítulo sobre psicoterapia de los trastornos narcisistas.

fantasías agresivas que, por los senderos indicados más arriba —cuando examinamos el tema de la agresividad— conducen a la depresión.

Con respecto al segundo grupo de trastornos narcisistas —grandiosidad, omnipotencia, denigración del objeto, etc.—, la depresión no es crónica sino que irrumpe cuando colapsa una grandiosidad que había servido para negar la realidad y las limitaciones personales. La depresión es consecuencia de los efectos del narcisismo destructivo sobre las relaciones interpersonales, la inserción en la realidad, o el cuidado de la propia persona.

4. *Angustias persecutorias y depresión*

Las angustias persecutorias —sean el temor al castigo del retiro de amor o a las distintas formas de agresión verbal, corporal, etc.— son capaces de llevar a la depresión por el camino indirecto de las consecuencias que tienen sobre el funcionamiento mental: perturban las sublimaciones, el desarrollo cognitivo, las capacidades expresivas emocionales y relacionales, las habilidades instrumentales en la relación con la realidad, el propio sentido de realidad (véase diagrama 3). Las defensas que se activan para disminuir las angustias persecutorias —agresividad, evitación fóbica, rituales obsesivos, masoquismo, y otros trastornos caracterológicos— limitan seriamente las capacidades del sujeto, paralizándole, haciéndole sentir impotente para dominar no sólo la realidad y la relación con los otros significativos sino, también, su propia mente —rumiaciones obsesivas, angustias hipocondríacas, etc.—. Para proveer una ilustración: el circuito angustias persecutorias / evitación fóbica / inhibición / fracaso en logros narcisistas / deterioro de la representación del *self* / depresión, nos da ya una indicación del papel que las angustias persecutorias tienen en la determinación de algunas depresiones.

Pero además de este efecto de las angustias persecutorias, a mediano o largo plazo suelen producir cuadros depresivos de manera mucho más inmediata y con carácter episódico. Nos referimos a la observación no infrecuente de cómo una persona asustada frente a una tarea a realizar, y temiendo no satisfacer a las figuras ante las cuales debe rendir cuentas, experimenta un sentimiento de impotencia, de aplastamiento, de desvitalización; es decir, una reacción depresiva. Cuadro que comprende sentimientos disfóricos de insatisfacción sobre la tarea, preguntas racionalizadoras acerca de si ese tipo de actividad es su «verdadera vocación», con una profundización creciente del cuadro depresivo que se explica porque el temor da lugar a todo tipo de dudas paralizantes e inhibición en la acción, con el consiguiente deterioro de la autoestima. La relación entre miedo / impotencia / depresión se comprueba porque eliminada la situación atemorizante, y no sólo porque se la realice sino incluso abandonándola, la depresión desaparece inmediatamente.

5. El papel de la identificación en la depresión

La identificación, además de intervenir como factor indirecto en la génesis de la depresión al entrar como elemento estructurante para cada uno de los factores por los que se puede llegar a la depresión, interviene también de una manera directa: la identificación con padres depresivos es condición importante en la organización del carácter depresivo. La representación del sujeto como impotente para realizar lo deseado puede tener su origen en la identificación con un otro significativo quien, a su vez, se sintió impotente. Hay personas criadas desde su más temprana infancia bajo mensajes, transmitidos a través de mil formas, inconscientes y conscientes, del tipo «nosotros no podemos» o «jamás lo conseguiremos», que el sujeto incorpora como una concepción de fondo que impregna todos sus deseos, haciéndoselos vivir anticipadamente como imposibles. Renuncia antes de intentar porque da por descontado el resultado negativo.

El papel de la identificación en la psicogénesis de los cuadros psicopatológicos no ocupa en psicoanálisis el lugar que a nuestro juicio merece. Posiblemente haya contribuido a ello que todos los historiales freudianos y la descripción de los factores que intervendrían en la psicogénesis de los distintos trastornos —que es el modelo psicopatológico que domina buena parte de la literatura psicoanalítica, aún en la actualidad— corresponden a una época de la obra de Freud cuando el concepto de identificación aún no estaba plenamente desarrollado. En la década de los veinte, cuando todo el edificio teórico-clínico sobre la formación de síntomas se hallaba ya construido, Freud se ocupa de manera sistemática del fenómeno de la identificación —por ejemplo, en *Psicología de las masas y análisis del yo* (1921) y en *El yo y el ello* (1923).

La importancia que, a partir de ese momento, Freud le otorga a la identificación en la formación del carácter (véase Baudry, 1983), indica que hay una veta teórica no suficientemente explorada ni aplicada a la clínica. Respecto al poder depresógeno que pueden desempeñar padres depresivos no me limito a la bien documentada correlación entre depresión parental y depresión filial (Morrison, 1983), o a las consecuencias de la falta de respuesta adecuada que los padres depresivos tienen para las necesidades emocionales de sus hijos (Anthony, 1983), ni a la atmósfera de tristeza y culpa que generan (Markson, 1993). Más bien, mi interés aquí es subrayar la identificación del niño, *como rasgo caracterológico,* con la depresión parental. Refiriéndose a esta cuestión, Anna Freud (1965) afirmó: «Lo que sucede es que tales niños alcanzan su sentimiento de unidad con su madre depresiva no mediante logros evolutivos sino mediante el *reproducir en ellos* el estado de ánimo de la madre» (pág. 87, cursiva mía).

Pero el papel de la identificación no se limita a intervenir en la construcción de la representación del sujeto; también lo hace en cuanto a la representación de la realidad. Las fantasías de los padres sobre la realidad, el hecho que la vean como intrínsecamente frustrante, abrumadora o, por el contrario, como proveedora de placer, establece la forma en que inconscientemente el hijo/a se aproximará a ella, qué esperará de esa realidad. Los estudios sobre análisis simultáneos de padres e hijos realizados en la Hamsted Child Therapy Clinic (Inglaterra), por dos analistas diferentes que no se comunicaban los resultados para no interferir en los respectivos análisis —había un tercero que actuaba relacionando los hallazgos— dan apoyo a la idea de que las fantasías parentales influencian la estructura del mundo emocional del niño pequeño (Hellman, 1978). Esto conduce a la consideración que la tesis de Bibring sobre la fijación a experiencias en que el yo se sintió impotente tiene que complementarse con la tesis de que no obligatoriamente la propia persona debió vivir esas experiencias: la historia de los padres queda incorporada al inconsciente del hijo/a. Así como hay una «culpa prestada» (Freud, 1923), también puede existir un «sentimiento de impotencia y desesperanza prestada», por identificación con los padres que así se sienten.

El sentimiento de impotencia puede tener su origen en una condición diferente de la anterior: la persona no se identifica con el otro sino con la imagen que el otro tiene de ella: inoculación, por parte del otro significativo, de una representación del sujeto en la que se ve como incapaz, débil, defectuosa. No pretendemos extendernos en ejemplificaciones pero basta con pensar en padres que transmitan «déjamelo a mí, tú no puedes», para ir viendo cómo se genera en el sujeto dependiente una identidad de impotente. Cuando se pierde el objeto externo, con la falta de éste se pierde también el sentimiento de potencia que siempre quedó adscrito a la identidad del otro, no a la del sujeto.

6. *Déficit yoicos: conflicto, identificación, simbiosis*

El sentimiento de impotencia para la realización del deseo puede ser la consecuencia de un déficit real —no puramente un trastorno de la representación del sujeto— de recursos yoicos: capacidades cognitivas, expresivas, de captación de los estados emocionales propios y de los demás, instrumentales de organización del tiempo y de los múltiples aspectos de la realidad, de habilidades para iniciar y mantener relaciones interpersonales, etc. El psicoanálisis mostró cómo el conflicto es capaz de perturbar profundamente el funcionamiento yoico. También, a través de su estudio sobre el papel de la identificación en la estructuración del psiquismo, dejó el camino abierto para estudiar los déficit yoicos que tienen la identificación como causa: hay déficit por identificación con padres que lo presentan, pues nadie puede incorporar de los personajes significativos aquello que éstos no poseen.

Los déficit yoicos psicológicos o de causa orgánica —daño cerebral, por ejemplo— pueden, a su vez, ser captados desde una perspectiva narcisista e ingresar en un camino que conduce a la depresión por el lado del narcisismo; a veces por el circuito de la agresividad que ponen en marcha. En este sentido, la agresividad que no es es infrecuente observar en los casos de daño cerebral no debe pensarse que tenga como causa exclusiva la perturbación fisiológica que generalmente se invoca sino, también, el ser una defensa frente al sufrimiento narcisista que la captación de la propia limitación impone. En ciertas personas de edad con deterioro cerebral orgánico se comprueba la secuencia siguiente: déficit yoicos/trastorno narcisista/agresividad defensiva/deterioro de relaciones interpersonales, aislamiento/depresión; o, a veces, el déficit yoico es captado realísticamente dando lugar a una fobia que no se origina en un trastorno ilusorio de los recursos yoicos sino en una constatación de reales insuficiencias del yo.[23]

Además de los conflictos que producen déficit yoicos, o la identificación con figuras parentales con déficit, ciertas simbiosis con un objeto significativo que usurpa funciones yoicas determina que éstas no se desarrollen. El yo, que se desarrolla en base a posibilidades madurativas pero también a las identificaciones y a las interacciones con un otro que permite el ejercicio de funciones, puede quedar mutilado si hay un trastorno en cualquiera de estas tres dimensiones.

La realidad externa traumática y la depresión

No cabe duda que el acontecimiento vivido adquiere siempre su significación merced a la fantasía desde el cual se capta y, a su vez, la fantasía no surge exclusivamente por pura generación intrapsíquica sino que hacen su contribución a ella los discursos parentales conscientes e inconscientes; más específicamente, las fantasías inconscientes de los padres (Hellman, 1978). Proceso de continua ida y vuelta, de asimilación de lo externo por lo interno y de acomodación de lo interno a lo externo. Pero aunque la realidad exterior es mediatizada por la interna, existen situaciones en que aquélla resulta apabullante, jugando un papel central para la creación del sentimiento de desesperanza e impotencia. Las situaciones de sometimiento prolongado, sobre todo en las etapas tempranas de la vida —aunque para nada restringidas a éstas—, a personas patológicas, sádicas y tiránicas (Person, 1994), a enfermedades serias e invalidantes, a condiciones de abandono o desarraigo, a las mil formas del dolor físico o psíquico, se incorporan en el psiquismo como sentimiento de fondo que hace sentir a la persona

---

23. Para un examen de las múltiples determinaciones de las fobias y de la necesidad de modelos que tengan en cuentas diferentes sistemas de causación, véase Dio Bleichmar, 1991.

que nada puede hacer frente a la realidad, vivida así como abrumadora (Bibring, 1953). En consecuencia, cualquier esquema generativo que tratase de dar cuenta de la depresión quedaría carente de algo esencial si no se incluyera el papel que desempeña la historia real del sujeto, entendiéndose por historia real tanto los sucesos que le ha tocado vivir como los aportes externos a la construcción de la fantasía inconsciente, como por ejemplo la historia de las identificaciones con las fantasías inconscientes de los padres.[24]

Es digno de hacer notar que lo que el psicoanálisis clínico sugiere sobre la influencia de las experiencias traumáticas en la génesis de la depresión, en especial las pérdidas tempranas, tienen un respaldo importante en los hallazgos de Brown y Harris. Estos autores, utilizando sofisticadas herramientas de análisis epidemiológico, examinaron la importancia de la pérdida de objeto en la génesis de la depresión, tanto en la temprana infancia como ulteriormente (Brown, 1991). Definen pérdida en un sentido amplio: pérdida de una persona, de la salud, de un ideal querido, o la perturbación de la expectativa que se tenía sobre el grado de compromiso de un tercero con respecto al sujeto, o incidentes que cuestionan el sentimiento de identidad del sujeto (pág. 61). Estos estudios muestran que la pérdida de la madre, pero sobre todo la falta de figura sustituta adecuada, son variables importantes en cuanto a la predisposición a la depresión. En cuanto al tipo de trauma y tipo de depresión resultante, Brown y Harris afirman: «En este contexto es interesante que hay cierta evidencia que los tipos de experiencia temprana de pérdida pueden tener influencia en la *forma* de la depresión... En dos estudios separados de pacientes depresivos, las tempranas experiencias de muerte (de figura significativa) se encontró que estaban asociadas con un cuadro de depresión "psicótica" y tempranas experiencias de separación con un cuadro de depresión "neurótica"» (pág. 57, cursiva y comillas en el original; la frase entre paréntesis es agregada).

Para terminar este apartado sobre la realidad y su influencia en la depresión, hay que hacer notar que el hecho de que en el diagrama 1 haya sido simplemente colocada como un sector más obedece exclusivamente a limitaciones gráficas. Para hacerle debida justicia al papel de la realidad, ésta tendría que haber sido ubicada como un segundo diagrama debajo del diagrama 1, cubriendo sus distintos sectores, y condicionando de manera importante a cada uno de ellos, interactuando con las fantasía del sujeto, sometidas las representaciones surgidas del interjuego entre realidad y fantasía a la alquimia del proceso primario y de los estados emocionales del sujeto.

---

24. Para una revisión de la complejidad implicada en la reconstrucción durante el tratamiento analítico de los traumas infantiles, véase Baranger y Mom (1988).

Transformaciones entre los distintos circuitos
que conducen a la depresión

Aunque se puede llegar a la depresión a través de cualquiera de los circuitos mencionados, de forma independiente, siguiendo los encadenamientos de procesos propios de cada uno —como se muestra en el diagrama 2 para la relación agresividad/depresión—, es posible que estos circuitos se articulen, como lo ilustra el diagrama 1. Debemos diferenciar dos modalidades diferentes de articulación: *a)* como una *serie complementaria,* cuyos componentes sobredeterminan la depresión; es decir, la depresión como el resultado de la participación simultánea de varios factores; *b)* como una serie *secuencial* en la cual un circuito produce consecuencias y movimientos defensivos, que, en un paso ulterior, activan otro circuito o grupo de circuitos, lo que, a su vez, activa a otros, que pueden retroactuar sobre los precedentes. Una sucesión de pasos y circuitos que finalmente conducen a la depresión. Ilustremos esta sucesión de eslabones y transformaciones mencionando algunas pocas posibilidades.

Un trastorno narcisista, y dentro de éste el perteneciente al subtipo en que el elemento central es la pobre representación del *self*,[25] que de por sí bastaría para producir depresión —el sujeto se siente no valioso, inferior—, es dable que conduzca a ésta a través de otros circuitos. Por ejemplo, para intentar contrarrestar el sufrimiento narcisista dado por la pobre representación de sí, y sin que todavía haya depresión, se ponen en marcha deseos agresivos destinados a cuestionar a los otros frente a los cuales el sujeto se siente inferior o que tienen como finalidad intentar dotar al sujeto de un sentimiento de potencia y de valía a través de verse como temido por los demás —«mejor malo y destructivo, es decir poderoso, que débil e inferior»—. Con lo cual el movimiento psíquico pasa ahora a transcurrir por las vías que la agresividad impulsa, con todas las consecuencias que ésta implica, entre ellas la depresión, como vimos en el apartado agresividad/depresión. Pero si, a partir del circuito de la agresividad, sea por proyección o por respuesta retaliativa en la realidad por parte del objeto externo agredido, se llegase a activar el circuito de las angustias persecutorias, la llegada a la depresión podría sobrevenir por las consecuencias que ese tipo de angustia acarrea. O si la agresividad da lugar no a sentir al mundo como peligroso sino a que sea el sujeto quien se represente a sí mismo como peligroso y dañino para con sus objetos, al activarse el circuito de la culpa, con sus consecuencias de renuncia o de autocastigo masoquista, entonces serán

---

25. A su vez con su propia historia generativa en que hay diversos caminos que conducen a esa representación del *self*: identificación con padres que tienen una representación también pobre de su *self*, inoculación de esta representación desvalorizada en el sujeto por padres paranoicos, experiencias traumáticas, sadismo del superyó, etc.

éstas las vías privilegiadas por las que se encaminará el proceso psíquico hacia la depresión.

En otros términos, algo que comenzó por el lado de una pobre representación del sujeto, al articularse con la agresividad hace que el camino hacia la depresión ya no sea el que derivaría de la primera sino de las sucesivas articulaciones que la agresividad pudiera ir estableciendo —ninguna obligada— con otros componentes, los que tampoco existen como componentes obligados, universales, en todo sujeto. Por otra parte, un trastorno narcisista en el subtipo pobre representación del *self* puede incidir en la producción de déficit yoicos, los que como señalamos antes inician una vía propia hacia el sentimiento de impotencia y desesperanza que se manifiesta como depresión.

Tomemos otro de los sectores del diagrama 1, el correspondiente a la identificación: cuando ésta tiene lugar con padres en quienes domina el sentimiento de impotencia, ello puede hacer sentir al sujeto que todos son más poderosos que él, llevándole a temer a las figuras externas, a renunciar a competir, no por masoquismo moral sino por angustias persecutorias. Se activa entonces el circuito de éstas, que pueden conducir a la depresión (diagrama 3).

Utilidad del modelo modular de articulación de componentes

No nos interesa detenernos más en recorrer todos los sectores del modelo modular que presentamos para los trastornos depresivos ni las múltiples interrelaciones entre todos ellos. Lo que queremos resaltar, sobre todo, es la ventaja de conceptualizar de este modo las fuerzas que actúan en la génesis y mantenimiento de las depresiones, ya que permiten entender a las mismas en términos de procesos, no de categorías estancas, posibilitando penetrar en la descripción de cómo se pasa de un estado a otro, de las razones dinámicas de esas transformaciones, de los circuitos que se articulan para llegar a las mismas, y para *sostenerlas en el presente*. El mapa general de las depresiones (diagrama 1) no se debe entender exclusivamente en una dimensión histórico-biográfica, es decir, como circuitos que se fueron encadenando en el pasado, sino también, y esencialmente, como describiendo procesos *actuales* que mantienen las condiciones generadoras de depresión. Ésta resulta de un continuo proceso de construcción: la persona no sólo se representa a sí misma como impotente por causa de una representación del pasado congelada en el psiquismo —ésta es una parte—, sino que las reglas bajo las que funciona su psiquismo le conducen, una y otra vez, a la reproducción del sentimiento de impotencia y desesperanza.

Un modelo general de los cuadros depresivos en términos de articulación de circuitos ayuda, a nuestro juicio, a entender los mecanismos que subyacen a lo que de otra manera aparecería simplemente como categorías de una taxonomía en función de las circunstancias o acontecimientos que desencadenarían las depresiones. Si ciertas circunstancias o acontecimientos vitales —muerte de un ser querido, pérdida de empleo, enfermedad, etc.— pueden generar un cuadro depresivo es, precisamente, porque son capaces de activar algunos de los circuitos que en el esquema presentado conducen a la depresión. Igualmente, si la familia o el entorno social más amplio pueden contribuir a la génesis de la depresión es porque actúan a través de los caminos que vamos describiendo. No basta afirmar que la familia o las condiciones de vida son capaces de producir depresión. Resulta necesario afinar la comprensión y una descripción pormenorizada de cómo se ejerce esa influencia.

Además, este esquema integrado de los componentes en juego permite ubicar los sectores dentro de los cuales distintos autores han estudiado el fenómeno depresivo. Así, por ejemplo, Abraham primero y luego M. Klein centraron su análisis de la depresión en la relación agresión-culpa-depresión. Dentro de ese sector, hicieron indudables aportes, pero las aplicaciones clínicas de sus descubrimientos corren el riesgo de convertirse en reduccionistas si no se tienen en cuenta otros factores. Esto no significa que sus investigaciones sean prescindibles, pues gracias a ellas tenemos una parte del mapa global. Tomemos a otro autor, Kohut, quien ha trabajado con riqueza clínica un subsector de depresiones narcisistas, describiendo las vicisitudes de la relación con los objetos-del-*self*, aunque subestimando el papel que la agresividad, la culpa, la angustia persecutoria y, sobre todo, el conflicto desempeñan en su génesis.

¿Qué nos muestra esto? Que en autores que son importantes, autores a los que debemos mucho, hay un cierto predominio del pensamiento monocausal: búsqueda de una causa única, fundante, elevada al papel de condición suficiente. Respecto a la necesidad de diferenciar subtipos de depresión, en *Duelo y melancolía* Freud (1917) señaló el camino metodológico adecuado para la investigación: tuvo la cautela de especificar que el mecanismo que describía —la introyección de la agresividad— correspondía a un tipo dentro del amplio campo de los trastornos depresivos, pero que habría otros a tener en consideración: «Estas elucidaciones plantean un interrogante: si una pérdida del yo sin miramiento por el objeto (una afrenta del yo puramente narcisista) no basta para producir el cuadro de la melancolía, y si un empobrecimiento de la libido yoica, provocado directamente por toxinas, no puede generar ciertas formas de la afección» (pág. 250). Dentro de igual orientación, en cuanto a mostrar la multiplicidad de subtipos de depresión, se encuentran los trabajos de Jacobson (1971), o la diferenciación, con consecuencias para la terapia, que Blatt realiza, autor al que hemos mencionado antes pero en cuyas ideas deseamos detenernos ahora (Blatt, y otros, 1982; Blatt y Zuroff, 1992). Este autor ha desarrollado toda una línea de trabajo en que estudia la dependencia afectiva con respecto al objeto externo *versus* la dependencia frente al superyó como dos subtipos que, si bien pueden presentarse como componentes que se mezclan, no es infrecuente que en un sujeto predomine uno de ellos. A aquellas personas para quienes lo que cuenta es satisfacer al superyó, Blatt las denominó «introyectivas» y a las que dependen del objeto externo, «anaclíticas». Lo que Blatt intenta mostrar es que los dos subtipos son sensibles a diferentes acontecimientos, padecen diferentes subtipos de depresión y responden también diferencialmente de acuerdo a la modalidad de psicoterapia que se emplee con ellos. Aquellos para quienes lo que cuenta es su propio superyó y que se guían por el logro de metas de realización personal juzgadas desde parámetros internos, siendo las relaciones interpersonales secundarias en sus vidas, la depresión se produce cuando fallan en conseguir los objetivos buscados fijados por el superyó, sean tanto de perfección moral como de cumplimiento de ambiciones en la realidad externa. En cambio, en los sujetos dependientes del objeto externo, que viven de las vicisitudes de las pruebas de amor que éste pueda brindar o privar, la pérdida del objeto amoroso será la condición a la que reaccionarán con enorme sensibilidad. Para enfatizar las diferencias: por un lado vemos el sujeto al que no le importa qué es lo que pasa con su familia, que incluso se desentiende de ésta, pero que resulta vulnerable a la constatación de que cometió un error que su superyó perfeccionista considera testimonio de inferioridad. Por el otro, el «anaclítico», en los términos de Blatt, para quien si el objeto de amor le manifiesta su afecto todo está perfecto, independientemente de cualquier otra dimensión de realización personal.

Blatt concluye que los «introyectivos», al depender del superyó, no se beneficiarán de la psicoterapia de apoyo: el afecto del terapeuta no representa nada para ellos mientras su superyó no les apruebe. Más aún, el apoyo les humilla y profundiza en la depresión pues les hace sentir que están necesitados de él. Solamente el análisis del conflicto psíquico, del superyó exigente o sádico, es capaz de producir un cambio. En cambio, los sujetos dependientes del objeto externo se rehacen rápidamente en la transferencia, se «curan» de su depresión rápidamente por el amor de transferencia, lo que les permite compensar en el vínculo terapéutico la pérdida del objeto de amor que es la que les condujo a la búsqueda del tratamiento.

Si el trabajo de Blatt merece atención es porque, más allá de matizaciones que podamos hacer sobre la vinculación entre ambos subtipos, intenta correlacionar una condición estructural del aparato psíquico —las características del superyó— y el papel que el otro externo real desempeña en la economía libidinal con las razones por las cuales la depresión se produce, y con los factores que resultan capaces de modificarla en el tratamiento.

Jacobson (1971) enfatizó que lo que distingue a la depresión neurótica de la psicótica y de la que presentan las personalidades *borderline* no es un problema del contenido temático sino de las características estructurales de sus componentes: el nivel del desarrollo del yo y del superyó, su grado de integración y la mayor o menor tendencia hacia la regresión y fragmentación; la tendencia a que el superyó asuma excesivo control sobre el yo, o a desintegrarse y fusionarse con las representaciones del objeto o del *self*; el grado de fusión patológica entre las representaciones del objeto y del *self*; las pulsiones —agresiva y libidinal— dirigidas a las representaciones del *self* y del objeto; los mecanismos de defensa implicados. Por otra parte, Freud afirma reiteradamente su convicción acerca de la importancia de los factores biológicos en las depresiones psicóticas. Kernberg (1975, 1992) adopta, también, un enfoque estructural más que sintomático para diferenciar las depresiones que se encuentran en los cuadros *borderline*, en la psicosis, y en otros trastornos caracterológicos como el masoquismo, otorgando un papel central a la agresividad.

Consecuencias para la terapia del modelo
modular-transformacional de la depresión

El modelo modular de articulación de componentes presentado permitiría una cierta racionalidad en cualquier plan terapéutico destinado a modificar el cuadro psicopatológico. Cada uno de los sectores que en el diagrama 1 conducen a la depresión tiene, a su vez, sus propias condiciones de génesis y mantenimiento. El camino analítico a seguir sería: primero, localizar el sector que, para ese paciente en particular, *y para ese momento del análisis*, constituye el área prevalente que contribuye a crear el presente sentimiento de impotencia y desesperanza —por ej.: área del trastorno narcisista o de las angustias persecutorias o de la agresividad o de los sentimientos de culpabilidad o del déficit yoico, etc.—, para luego remontarnos a trabajar los factores y condiciones que ocasionan la patología del sector que hemos considerado pertinente. Si, para tomar un ejemplo, llegamos a la conclusión de que en cierto caso de depresión la agresividad del sujeto juega un papel importante, trabajaremos en primer lugar dentro del circuito de ésta. Es decir, veremos si es efecto de la identificación con figuras agresivas y analizaremos su articulación —ser causa y/o efecto de un trastorno narcisista, o de angustia persecutoria, o de constituir una defensa contra los sentimientos de culpa—. Establecido, para ese caso, que la agresividad es la que produjo y mantiene la pérdida de objeto, para desmontar la agresividad, intervendríamos sobre los componentes que la impulsan (véase el capítulo sobre la agresividad).

Si la depresión, en cambio, tuviera como sustento importante —nunca causa única, sino entrada de este componente en el metabolismo psíquico— el hecho de haberse incorporado una representación desvalorizada que un otro significativo inoculó al sujeto, entonces reconstruiríamos la historia de la identificación, el porqué de su aceptación, o las razones por las cuales la persona no pudo oponerse, o incluso la aceptó gustosa, y la sigue reafirmando en el presente. Ello junto al examen de los efectos de esa identificación en el área del narcisismo y de los recursos yoicos, y de su articulación con ciertas defensas. En este caso, para el momento del tratamiento en que buscamos recuperar la historia de las identificaciones, el procedimiento que Freud expone en *Construcciones en el análisis* (Freud, 1937b) ocupará un lugar destacado. La transferencia, aunque siempre presente, podrá constituirse en un telón de fondo, sin ser foco en el momento de la reconstrucción histórica. Esto es diferente de lo que sucede con las depresiones en las personalidades narcisistas agresivas, en las que el examen sistemático del vínculo transferencial constituye el elemento decisivo, y para las que las construcciones se prestarían a la intelectualización o al encubrimiento de la transferencia negativa. Por supuesto, se trata de tendencias y no de prescripciones que se puedan decidir *a priori* sin tener en cuenta lo que sucede en el campo total de la situación analítica.

Si la depresión se asentase en los sentimientos de culpa, analizaremos la especificidad de ésta, no simplemente su temática sino, esencialmente, sus múltiples posibles fuentes de origen: si depende de la cualidad de los deseos, de los ideales de un superyó exigente, o del sadismo incorporado al superyó, o resulta de una identidad básica de culpable, producto de la identificación con padres culposos, o de la asunción de una representación del sujeto inoculada por padres culpabilizantes.

Cada uno de los circuitos que presentamos en el esquema generativo de la depresión —agresividad, narcisismo, identificación, culpa, inhibición, angustia persecutoria, masoquismo, déficit yoico, etc.— será, entonces, tanto área de diagnóstico como objetivo de nuestro trabajo terapéutico. Para desmontar un trastorno depresivo debemos saber cómo se relacionan las unidades que lo componen y, sobre todo, conocer los factores que sostienen su funcionamiento en la actualidad. Además, al mostrar el diagrama diferentes procesos de transformación entre sectores del mismo, con momentos que se van sucediendo los unos a los otros, si no se tuviera en cuenta este aspecto temporal bien podría ocurrir que cuando intentáramos abordar el circuito de la agresividad el paciente estuviera en el del trastorno narcisista, y cuando nos centrásemos en éste, el foco ya se hubiera desplazado hacia las angustias persecutorias.

El saber específicamente sobre qué sector intervenir es aquello que se le escapa a cualquier concepción simplificante, lo que conduce al desarrollo de terapias caracterizadas por ser monocordes y, en no pocos casos, inoperantes o iatrogénicas. Para acercarnos a la comprensión de esa ineficiencia e iatrogenia basta con pensar en el callejón sin salida al que llevan años de tratamiento centrados alrededor de la presunta agresividad de un depresivo cuando la depresión es el resultado de haber sido el depositario de una representación desvalorizada y sentimientos de culpabilidad inoculados desde pequeño por su personaje significativo. Trabajo del analista que en caso de tener como meta esencial que el sujeto reconozca sus impulsos inconscientes agresivos, su hostilidad, su rivalidad, sus proyecciones, o su envidia, lo único que hace es duplicar el mensaje parental, produciendo más culpa y desvalorización: en la infancia era malo bajo los parámetros elegidos por los padres para evaluarlo; ahora será inadecuado por no cumplir los criterios de salud mental implícitos en las intervenciones de su analista. Por otra parte, no hay persona en quien no se puedan descubrir conductas y fantasías agresivas inconscientes y conscientes, pero la cuestión es si esas conductas y fantasías desempeñan un papel causal en la depresión o si son defensivas ante ésta; es decir, una forma imaginaria de adquirir un sentimiento de potencia que saque de la profunda y dolorosa creencia de impotencia y desesperanza.

Improductividad, también, de centrarnos en la agresividad de un paciente depresivo cuando su depresión es consecuencia de una fobia, producto, a su vez, de la identificación con padres que lo son, que le hicieron sentir que todo es peligroso; fobia que encerró a la persona en un mundo de limitaciones y de frustración de los más elementales y legítimos deseos de gratificación narcisista. Fobia que no resulta de la proyección sobre el objeto de impulsos agresivos, ni del desplazamiento del temor que se tiene a figuras significativas, sino de un profundo trastorno primario, estructural, en la representación del sujeto y del mundo.

Riesgo de iatrogenia al tomar como eje del tratamiento las presuntas fallas del otro significativo de la infancia para proveer una representación valorizada del sujeto cuando la depresión resulta de una agresividad que tiene sus bases en la rivalidad edípica, y que lleva al enfrentamiento y pérdida, una y otra vez, del objeto de amor. Ante un sujeto agresivo, que ataca y destruye vínculos y posibilidades, seguir la línea de que no recibió suficiente narcisización, de que tiene un trastorno por déficit, cuando en realidad fue el hijo/a malcriado/a de padres narcisistas con los que se identificó, padres que se sintieron siempre plenos de derechos para ellos y sus hijos, esa línea terapéutica trae como consecuencia el mantener un narcisismo destructivo y, por consiguiente, la condición que lleva a la depresión. Y ello sucede porque la representación megalómana del *self* hace que la persona, por un sentimiento de ser alguien excepcional, desatienda la realidad, suponiendo que está por encima de cualquier aprendizaje, de cualquier esfuerzo, de cualquier precaución, teniendo esto como consecuencia que pase de un fracaso a otro, fracasos que le sorprenden y deprimen pues le habían preparado para ser un ser ideal, triunfador, al que nada le sería negado. En estos casos es donde el apoyo o la narcisización están especialmente contraindicados.

En el caso de alguien que enfronta condiciones externas objetivamente muy adversas que le hacen sentir impotente, plantear que ello es el resultado de su agresividad o déficit yoico o incapacidad para vivir de otro modo la situación, haciendo hincapié en sus rasgos patológicos, orientándole sistemáticamente a dirigir la mirada sobre sí mismo, en búsqueda de una modificación interna, dificulta que vea que en esas circunstancias el objeto externo es, básicamente, el inadecuado y patológico, y que lo único que puede hacer es protegerse del mismo. El hecho de que la mayoría de las personas nieguen su patología, y proyecten en el objeto externo lo rechazado de sí, no implica que no haya muchos que hagan lo contrario: tienden a criticarse para proteger al objeto externo y su vínculo con él, como hemos señalado antes al referirnos a los hallazgos de Fairbairn.

Cada cuadro depresivo requiere, en consecuencia, ser ubicado dentro del mapa general, delimitando su territorio de génesis y *mantenimiento actual,* y especificando tanto la dimensión estructural más estable —por ej. trastornos en la representación del sujeto, tipos de deseos, diversos componentes del superyó, etc.— como los movimientos y transformaciones defensivas entre los componentes que pueden conducir a aquél. Sólo así sabremos qué debemos hacer, pues si no se tiene un mapa que guíe el camino no se puede encontrar la salida: *los ensayos terapéuticos monocordes —el mismo esquema para no importa qué tipo de paciente depresivo—, o los plurivalentes a ciegas —un poco de cada cosa— traen consigo los riesgos de inoperancia y de iatrogenia.*[26]

Cuatro casos clínicos: especificidad de las intervenciones terapéuticas

K., un hombre de alrededor de 45 años, vino al tratamiento como consecuencia de una depresión severa —insatisfacción consigo mismo y con los que le rodeaban, pérdida de apetito y deseo sexual, dificultades para realizar su trabajo, llegando algunos días a no poder levantarse de la cama—. Se quejaba también de su falta de energía. Habían fracasado en él dos tratamientos previos con antidepresivos, habiendo roto con los psiquiatras porque, según él, «no soy un loco al que tienen que llenar de pastillas». Le propuse hacer un tratamiento de cuatro veces por semana, pero sólo aceptó tres sesiones porque «yo sé que alguna gente se envicia con el tratamiento y después no lo puede dejar nunca». Sin embargo, al cabo de dos meses reconsideró su posición y pasamos a una frecuencia de cuatro sesiones. K. entraba usualmente a mi consulta con cara sombría, se quedaba prácticamente inmóvil en el diván, hablaba con un tono bajo acerca de cuán deprimido estaba y, especialmente —ocupaba en esto la mayor parte de las sesiones—, de las repetidas injusticias que en contra de él cometían las personas de su entorno, las que eran descritas invariablemente como agresivas. Después de estar seis meses en tratamiento, trajo un sueño en que aparecían tres animales. El primero, grande y agresivo, estaba mordiendo, con cara que reflejaba placer, al más pequeño.

---

26. Para una discusión del concepto de pertinencia y de relevancia de la intervención terapéutica, véase en el capítulo 9 el apartado «Pertinencia y relevancia de la intervención terapéutica: el riesgo del trabajo en la periferia de la patología».

Éste miraba hacia el tercer animal en búsca de ayuda, pero este último, en cambio, se unía al animal grande en el ataque, mordiéndole también. Después de contar el sueño, continuó hablando de su jefe, al que describió como un tirano. Dijo que sus otros colegas estaban siempre tratando de complacer al jefe pero que él no lo hacía pues no era un «sirviente miserable». Esto fue dicho con tono de desprecio y rabia. Después comenzó a criticar a los psicoanalistas, acusándoles de interesarse únicamente por el dinero y por carecer de sentido social de solidaridad.

En base a este material, y teniendo en cuenta lo que había estado sucediendo en las sesiones anteriores en que trataba insistentemente que yo me uniera a él en su indignación en contra de los que eran descritos como injustos y agresivos —«¿no piensa usted que son unos inmorales?»—, consideré varias líneas posibles sobre las que basar mi intervención. Pensé que podría orientarle a que viera su propia agresividad proyectada en los animales atacantes del sueño, agresividad claramente manifestada en el placer con que criticaba a sus compañeros de trabajo y a los analistas. La negación de su propia agresividad era, por cierto, un aspecto importante en este paciente. Sin embargo, mi experiencia con él, y lo que estaba ocurriendo en ese particular momento de nuestra relación, me hizo pensar que si hacía eso se sentiría acusado, lo que incrementaría su necesidad de defenderse a través de volver a criticar acerbamente a su entorno. Una línea de intervención que consideré más adecuada para ese momento fue señalarle que parecía que él me veía como alguien que en vez de ayudarle —no me solidarizaba con su críticas— me unía con los enemigos que le atacaban. Él no respondió en un nivel consciente a lo que le dije y volvió al sueño para añadir algo que no había contado antes: el animal pequeño lograba escapar de sus atacantes y con una de sus patas, que se había transformado en una garra gigante, arrancaba de cuajo un arbusto. Le dije, entonces, que parecía que cuando sentía temor de ser atacado necesitaba proveerse de un sentimiento de poder —la garra gigante— y ser él mismo quien atacara. Con esto apuntaba a que pudiera ver cuándo se tornaba agresivo.

Pero la agresividad de K. no era sólo expresión de una defensa en contra de las angustias persecutorias —convertirse en poderoso ilusoriamente mediante la agresión—. También se activaba bajo la forma de ataques denigratorios, como resultado de su rivalidad y envidia con todos los que sentía como superiores. Esto se evidenció un día en que llegó con un tono, poco usual en él, relajado y afable, que me hizo pensar que no se sentía tan amenazado en la terapia. En el camino hacia el diván vio un nuevo objeto —una pequeña escultura de madera— que yo había colocado sobre una mesa. Su rostro cambió de expresión y se endureció. Su primera asociación, una vez en el diván, fue que los psicoanalistas ganábamos mucho dinero y que éramos unos privilegiados dada la situación económica por la que atravesaba el país. Entonces, con renovado entusiasmo, dijo que la escultura tenía una mancha y que yo la debía haber comprado a precio de rebajas. Permaneció en silencio por unos segundos y continuó criticando la escultura. Luego me habló de un amigo que acababa de llevarle a dar una vuelta en un coche nuevo que tenía un motor muy poderoso. Dijo que ese motor era innecesario y poco útil pues ni el tránsito ni las leyes permitían que se aprovechase la innecesaria potencia que poseía. Entonces, le recordé que el mes pasado había considerado la posibilidad de comprar un coche nuevo de lujo pero que finalmente había descartado esa idea cuando concluyó que no estaba en condiciones de pagar las altas cuotas que tal coche implicaba. Le pregunté si podía ver alguna relación entre el hecho de criticar el coche del amigo y que él no pudiera comprarse un coche equivalente. Después de unos segundos me dijo, en un tono casi confesional, que su primera reacción al ver la escultura fue considerar que era bonita, pero «sólo antes de ver la mancha». Le dije que quizá podríamos entender en parte su descalificación de la escultura y su crítica hacia mí en la sesión previa: él criticaba lo que en realidad valoraba y apreciaba pero que pensaba que él no podía tener o no podía ser. Al decirle esto, enfaticé el «pensaba», para que le quedase claro que no le estaba diciendo que él era inferior sino que él se representaba como tal. Mi línea interpretativa estaba orientada a que pudiera captar que sus críticas y agresiones no indicaban que fuera intrínsecamente malo sino que eran el resultado de la pobre imagen que tenía de sí en un nivel profundo y de la idealización que había hecho de la escultura y de mí. La descalificación de todo lo que le rodeaba era sólo un medio de volver a reafirmarse en su propia valía.

En K. la agresividad tenía una tercera fuente: en su fantasía la agresión se había convertido en un instrumento mágico con el cual creía que podía obligar a los otros a someterse a sus deseos omnipotentes. Así, por ejemplo, en una oportunidad comentó con enorme admiración cómo un dictador tenía aterrorizado al mundo con la posibilidad de que su país contase con armamento nuclear y lo utilizase. En una identificación total con el dictador, llegó incluso a imaginar cómo podría ir haciendo explotar bombas en sucesivas ciudades hasta que los países poderosos tuvieran que someterse a las condiciones que se les impondría.

Este paciente me hizo formularme una serie de preguntas: *a)* ¿qué relación había entre su agresión y su depresión?; *b)* ¿era su depresión una consecuencia de sus sentimientos de culpabilidad por la agresividad en contra de sus objetos significativos? Tomando esta última cuestión, aunque a todo analista le caben siempre dudas de cuán profundamente ha llegado en la exploración del inconsciente de un paciente, nada en las asociaciones de K. ni en sus sueños me permitía llegar a la conclusión que tuviera sentimientos de culpa por los ataques a sus objetos: él mostraba una notable falta de empatía por el sufrimiento de los que le rodeaban. Por tanto, me fui convenciendo crecientemente que su depresión era el resultado de la frustración y humillación que sentía cuando los destinatarios de su agresividad —su mujer, el jefe y yo mismo— no nos sometíamos a sus estallidos y presiones emocionales. Esto era vivenciado por él como impotencia humillante, sintiéndose inferior cuando tenía que aceptar la realidad y amoldarse a ella como «el conjunto de mediocres» —utilizaba frecuentemente esta expresión— que le rodeaban.

Además, dado que K. tenía consigo mismo una relación en que pensaba que por medio del castigo se podía obligar a ser el *self* grandioso al que aspiraba —«uno no puede ser blando con uno mismo... si no se llega a ser como los demás»—, él se enojaba consigo mismo por estar deprimido, diciendo que era un «débil, estúpido, blando». En esta identificación que hacía con un superyó sádico, se castigaba a sí mismo mediante la descalificación, con lo que reforzaba su depresión.

Sin extenderme más en este caso, cuya complejidad es mayor que los elementos que presento a modo de ilustración, la depresión de K. puede ser entendida como determinada por un narcisismo patológico caracterizado por fantasías grandiosas de poder. Narcisismo patológico que ponía en actividad una importante agresividad en contra de sus seres significativos, a los que denigraba. Pero como estos objetos denigrados constituían también posesiones narcisistas —como él decía: *su* mujer, *su* hijo, *su* analista—, la denigración se le volvía en contra como un bumerán, haciéndole sentir que estaba en relación con seres que no podía valorar pero de los cuales tampoco podía prescindir. La devaluación de sus seres significativos le quitaba cualquier placer que pudiera experimentar en el hecho de ser padre, marido, empleado. Una dinámica similar ocurría en el tratamiento: cuando criticaba el trabajo que hacíamos o a mí, entonces se deprimía aún más porque le sobrevenía desesperanza sobre su posibilidad de recuperación. Por otra parte, junto a los efectos en su mundo interior que los ataques a sus objetos provocaban —los perdía como objetos valiosos y estimulantes—, también sus agresiones tenían consecuencias en la realidad externa: fracasaba reiteradamente en ser promovido al alto cargo de máxima dirección en la empresa, su esposa se enojaba con él y periódicamente se iba a dormir a otra habitación, su hijo lo evitaba. Todo esto le ocasionaba mayor humillación aún, retraumatizándole, con lo cual el circuito frustración narcisista/depresión/agresividad/frustración narcisista, tendía a realimentarse.

Una cuestión relevante que este caso plantea es ¿por qué poner tanto énfasis en la agresividad cuando ésta parece ser el producto, al menos en parte, de angustias persecutorias y, especialmente, de un narcisismo grandioso impulsado por expectativas grandiosas? ¿Por qué no centrarnos en primer lugar en la deficiente autoestima y el uso de las expectativas grandiosas como defensa, esperando que el paciente dejará de sentir la necesidad de denigrar y agredir una vez que la herida narcisista se haya reparado? Desde mi perspectiva, la respuesta es que en este caso, una vez que la agresividad se había convertido para K. en un modo de relacionarse con sus objetos, como un medio de contrarrestar su sentimiento de inferioridad, él atacaba a sus objetos más allá de los intentos de éstos de ayudarle. Corroboré esto repetidamente en el vínculo conmigo: aun cuando yo tenía una actitud que consideré emocionalmente cercana y comprensiva respecto a sus dificultades, él terminaba atacándome. Incluso, cualquier intento de narcisización por mi parte era sentido como condescendencia, lo que le humillaba. Con este paciente tuve la oportunidad de ver que la empatía y la calidez, aunque absolutamente indispensables y sin las cuales nada se hubiera conseguido, no eran suficientes. Lo que sí resultó imprescindible —esto es lo que fui comprobando gracias a la evolución favorable del tratamiento— era la interpretación de su agresividad y, por encima de todo, de las causas que la activaban, de modo que no dejase de agredir por acomodación a una norma impuesta por mí sino por elaboración de esas causas.

Esta necesidad de interpretar la agresividad y sus causas coincide con lo que sostiene Jacobson para los casos de depresión en que la agresividad y la rivalidad constituyen elementos relevantes: «El paciente será crecientemente incapaz de tolerar la calidez y simpatía del analista, las cuales, al fracasar en provocar la respuesta libidinal adecuada, sólo logran aumentar la desilusión y el reclamo hostil de un amor más poderoso (por parte del analista)... Esto se manifiesta en la creciente provocación masoquista de rabia en el analista que el paciente hace...» (Jacobson, 1971, pág. 239, la aclaración entre paréntesis es agregada). Más aún, en el hipotético caso en que el analista tuviera éxito en generar una transferencia idealizada —a través de un esfuerzo mayor hacia la comprensión empática y un entonamiento con las necesidades narcisistas del paciente— sin encarar la transferencia negativa, el paciente terminaría considerando al analista como una ser excepcional, diferente del resto de las figuras que le rodean. Este vínculo idealizado generaría un conjunto de expectativas con respecto a cómo la gente se tendría que comportar que conducirían inexorablemente a la frustración, reactivando así la agresividad defensiva y, eventualmente, la depresión.

En contraste con el caso anterior, quisiera ahora referirme al tratamiento de C., una mujer de alrededor de 30 años, quien también padecía de una depresión. Ésta era crónica y se caracterizaba por la apatía, por la insatisfacción vital, por el aislamiento social. Nunca había tenido relaciones sexuales y entabló una sola relación, más o menos íntima sin llegar al coito, hacia los 25 años, con un hombre casado, relación que duró sólo 4 meses. Todo su tratamiento se realizó con una frecuencia de dos sesiones semanales. Lo que más me llamó la atención, desde el principio, era la forma en que entraba a la sesión: lo hacía como pidiendo permiso. Cada vez que la iba a buscar a la sala de espera, necesitaba confirmación explícita de que podía pasar al consultorio —no le bastaba con verme, como los pacientes que ya se han acostumbrado al ritual analítico, que saben que cuando el analista se asoma es señal para que pasen al consultorio. Comenzaba frecuentemente sus frases diciendo «Doctor, como usted dijo...». En su trabajo, en el que se quedaba más horas que el resto de sus compañeros, se hacía cargo de todas las tareas que los demás rechazaban, sintiéndose siempre insegura de si lo había hecho bien. Vestía con una ropa que no la favorecía, no siendo la cuestión económica la causa limitante. El tratamiento se centró durante mucho tiempo en una descripción de su vida rutinaria actual sin que evidenciase mayores conflictos ni conmigo ni con la poca gente con la que estaba en contacto. Después de un año de tratamiento, en que no había alusiones a su familia —solamente a una tía a cuya casa iba por unos pocos días, en ocasión de algunas vacaciones cortas—, un día me dice con enorme embarazo que tiene que contarme algo. Pero en esa sesión no llega a decirlo, faltando a la siguiente. Cuando vuelve, me dice, bruscamente, al comenzar la sesión: «Yo soy hija de madre soltera». La única mención anterior a sus padres había sido que la madre vivía en otro país y que el padre había muerto cuando ella tenía 10 años. Cuando logró contarme las circunstancias de su nacimiento pudo emerger una historia que me permitió entender el trato reverencial que yo detectaba en la relación conmigo. La madre, que trabajaba en el servicio doméstico en una casa de familia de buena posición, había quedado embarazada de un hombre casado que había conocido accidentalmente en la parada de autobús. Cuando mi paciente nació, la madre siguió trabajando en la misma casa y crió a su hija en la habitación de servicio. Si bien la familia era afectuosa con ella, no podía salir de su habitación durante muchos momentos del día. Fue al colegio público mientras que los hijos de la familia lo hicieron a un colegio privado. El contraste entre su posición en la casa y la del resto de los niños se evidenciaba en todo: los cumpleaños, la ropa, los derechos sobre los lugares de circulación. Pero, por encima de todo, mucho más que las diferencias inevitables por su situación estaba la vergüenza que la madre sentía por su existencia: ella era el testimonio de su falta. Mi paciente nunca fue —como muchas veces se da por descontado para todos los casos suponiendo un Edipo universal— el falo de su madre. Por el contrario, identificada con la inferioridad de su madre, e identificada por ésta y el entorno como producto de una falta, la representación más profunda que tenía de sí era la de ser intrínsecamente inferior. A partir de un déficit básico en el proceso de narcisización —no había sido especularizada positivamente ni se había podido identificar con una imago parental idealizada (Kohut, 1971)— se había desarrollado en ella un sentimiento crónico de impotencia y desesperanza de que la felicidad fuera para ella algo alcanzable. Estaba en la vida para servir a los demás. Si no hubiera sido por la profundización de su depresión, con el consiguiente sufrimiento, ni siquiera hubiera buscado ayuda.

El tratamiento con esta paciente no consistió en trabajar ni la agresividad reprimida, ni la rivalidad, ni la envidia, ni los sentimientos de culpa, sino en poder desidentificarla de una imagen de sí que le quitaba todo derecho y la hacía sentir avergonzada. Mi orientación en ese caso estuvo próxima a la de los autores que trabajan los fenómenos que denominan «por déficit». Fui tratando de hacerle ver y, sobre todo, sentir, que la condición de nacimiento no constituía prueba de lo que ella era como persona. Gran parte de mis intervenciones estaban dedicadas a un proceso de narcisización, a que pudiera empezar a ver los aspectos valiosos de sí misma que no eran negados por conflicto, ni por masoquismo o deseo de sufrir, sino porque nunca había ni siquiera fantaseado que existieran. Pero no fue sólo el apoyo que el vínculo transferencial le brindó lo que a mi modo de ver otorgaba poder al proceso de narcisización sino la comprensión vivencial, mediante la reconstrucción histórica, de que su sentimiento de identidad no tenía que ver con una realidad objetiva —que ella no fuera valiosa— sino de una construcción imaginaria determinada por el azar de las circunstancias que le habían tocado vivir. Pudo pensar su vida y su sentimiento de identidad desde una perspectiva nueva. La evidencia del cambio logrado surgió cuando al cuarto año de tratamiento decidió hacer un viaje al extranjero para ver a su madre. A su regreso me contó que se sorprendió de encontrar una mujer mucho más inteligente de lo que ella siempre había pensado y que vivía modestamente pero con dignidad en una pequeña casa «con un precioso jardín».

El caso siguiente al que quiero referirme es el de N., una joven de alrededor de 20 años que estaba teniendo problemas con sus estudios universitarios y en su vida social. Había sido abandonada recientemente por su novio pues, según ella decía, después de meses de intentar tener relaciones sexuales, éstas habían resultado imposibles a causa de su vaginismo. Cuando N. vino a su primera entrevista lo hizo acompañada por su madre. Parecía altamente desmoralizada, mostraba descuido en su apariencia física, pensaba que era un total fracaso y que debería abandonar sus estudios. Lloró repetidamente durante la entrevista y dijo que no creía que pudiera transmitirme de una manera clara qué era lo que funcionaba mal en ella. Parecía estar muy asustada, rehuía mi mirada, hablaba con la cabeza baja y, al retirarse, en vez de estrecharme la mano simplemente extendió la suya —estaba fría y húmeda— para que fuera yo el que la tomase. A partir de esa entrevista comenzamos el tratamiento con una frecuencia de tres sesiones por semana.

N. se solía acostar en el diván con una pierna colgando fuera de él, al tiempo que mantenía su bolso junto a ella, reteniéndolo apretado durante gran parte de la sesión. Esto, junto a su actitud infantil y temerosa, me evocaban la imagen de un niño asustado que se aferra a su objeto transicional en presencia de un extraño. Me encontré a mí mismo hablándole con mucha cautela, como si estuviera con alguien muy frágil que pudiera ser lastimado por cualquier observación brusca. Durante prácticamente los primeros seis meses de tratamiento mis intervenciones se restringieron, casi exclusivamente, a hacerle preguntas y a señalarle que entendía cuán difícil era para ella hablar de ciertos temas. La parquedad de su discurso y la falta de sueños convertían en aventurada cualquier interpretación acerca de qué podría estar en la base de su depresión. Mi sentimiento era que debía permitirle que se adaptase gradualmente al análisis, dejándole explorar la relación conmigo, sin ser ni invasor ni abrumador —la imagen de su vaginismo ante los intentos del novio estuvieron presentes en mi mente para recordarme que debía actuar con cautela.

A lo largo de este período, N. describió a sus padres como una pareja unida con pocos conflictos maritales. Poseían un pequeño negocio y una sola hija, mi paciente. La madre había tenido una crisis de pánico, a partir de la cual no abandonaba el hogar o el negocio si no era en compañía de su marido o de su hija. El padre fue descrito como un hombre tímido, siempre obsesionado por no infringir la ley o porque pudiera hacer algo que después le fuera reclamado. La infancia de N. parecía haber sido feliz. Sus problemas surgieron —o, al menos, hicieron eclosión— en la adolescencia cuando tuvo que abandonar el refugio del hogar de los padres y entrar en contacto con el medio universitario, especialmente con los avances sexuales de sus compañeros de estudio. Fue entonces cuando sus ansiedades paranoides se intensificaron, provocando la regresión hacia la dependencia simbiótica con su madre, quien, a su vez, la necesitaba como acompañante contrafóbica.

No tuve la impresión de que las dificultades sexuales de N. derivaran de sentimientos de culpa o de vergüenza, ni de una agresividad proyectada en los hombres, ni de insatisfacción con su cuerpo —se consideraba atractiva—, ni de una angustia persecutoria ante una madre interna que la amenazaría por deseos incestuosos. Tampoco sus fracasos académicos parecían obedecer a un superyó particularmente severo proyectado en sus profesores. Más bien parecía que el mundo fóbico-paranoide de ambos padres, percibido y teñido por sus propias fantasías, era lo que había creado un mundo de objetos internos —representaciones fantaseadas sobre los objetos externos— que hacía que contemplase a cualquier extraño a la familia como una amenaza. Esto le provocaba fracasos en la realidad: se paralizaba en los exámenes para los cuales estaba más que preparada; se aterrorizaba en el contacto sexual; estaba asustada en el tratamiento. La acumulación de estas situaciones de fracasos minaban su autoestima y la deprimían porque surgían en contraste con lo que habían sido sus expectativas y las de su familia, que la había criado bajo la idealización de verla como una persona exitosa en la vida.

El principal obstáculo para el progreso del tratamiento consistía en que sus fantasías sobre los peligros externos estaban inextricablemente unidas a los puntos de vista de su madre sobre el mundo. Sentía que someter estas fantasías y las concepciones subyacentes a análisis era como cuestionar y criticar a su madre. Esto le ocasionaba enorme angustia no por sentimientos de culpa sino por angustia de separación con respecto a un objeto que funcionaba, en su inconsciente, como una fuente de seguridad. Durante el análisis se me hizo claro que N. sería incapaz de separarse psíquicamente de su madre —de su visión paranoide—, que ahora formaba parte de su mundo interno, mientras no llegase a sentir la relación conmigo como una fuente estable de seguridad. Más aún, a pesar de que yo sentía que entendía el origen de algunas de sus fantasías y que podía formular en interpretaciones esa comprensión, sin embargo durante mucho tiempo tuve la convicción de que mis interpretaciones no le llegaban. Comencé a sospechar que ella me consideraba como uno de los «extranjeros», de los de «afuera», que eran las expresiones usadas por su madre para los que no eran de su región, y que en la mente de N. habían quedado asociadas a una mezcla de gitanos y negros que en uno de los libros de su infancia aparecían raptando a niños. En base a mi idea de que ella me veía como uno de los extranjeros amenazantes, le dije: «¿Cómo se puede creer en lo que un "extranjero" le dice a uno sin sospechar que tiene segundas intenciones en todo lo que dice él?». «Cierto», me contestó, sin mucha convicción, como si mi pregunta proviniera de un «extranjero» que aviesamente tratase de hacerle bajar la guardia mediante palabras que le hablaban de su desconfianza.

Esta situación se prolongó durante casi un año, durante el cual traté de trabajar sus ansiedades paranoides respecto a los demás y a mí. Mi impresión durante este tiempo fue que el contenido de lo que le decía no importaba tanto como mi tono de voz, la cadencia, el ritmo con que lo hacía. Incluso, como algo más decisivo aún, sentí que en ese período N. comenzaba a acostumbrarse a mi presencia, a mi consultorio, al diván, y que era esto lo que me iba convirtiendo en «alguien de la familia» en vez de un «extraño». En este nivel profundo de contacto entre nosotros, casi de manera similar a como un niño muy pequeño aprende a distinguir a sus seres cercanos de los «extraños —a través de su presencia, del olor, etc.— se abrió la posibilidad de que ella empezase a escucharme realmente. El día en que dejó su bolso sobre una silla, y acarició el diván con uno de sus dedos, tuve la impresión de que algo importante había ocurrido: finalmente teníamos una base —¿yo como un objeto transicional?— desde la cual podía comenzar su separación del mundo de fantasías paranoides de su madre.

¿Significa esto que mis interpretaciones durante el período previo de tratamiento habían sido irrelevantes? No afirmaría eso. ¿Significa que las interpretaciones fueron el elemento decisivo del cambio? Tampoco. Parte de ellas habían sido retenidas por N., pero sólo cuando dejó de verme como un «extranjero», el recuerdo de lo que yo le había venido diciendo adquirió un significado (retroacción) que pudo escuchar e incorporar. Entonces, fue capaz de examinar sus temores sobre los genitales de los hombres y acerca de los «extraños» desde una nueva perspectiva.

Sin intentar abarcar todos los problemas de N., diría que su depresión era el resultado de ansiedades paranoides que bloqueaban su funcionamiento mental y le impedían tener relaciones cercanas y satisfactorias con la gente, o dominar exitosamente otros aspectos de la realidad. Los repetidos fracasos en sus legítimas aspiraciones narcisistas la conducían a la depresión.

El trastorno narcisista era secundario, por tanto, a su ansiedad paranoide. A pesar de haberla buscado no pude detectar patología significativa en el área de expectativas omnipotentes grandiosas, ni sentimientos de culpa importantes, ni masoquismo, ni déficit de narcisización por parte de los padres, ni experiencias traumáticas de la infancia que le hubieran fijado a una situación de impotencia.

Vayamos ahora a otra paciente, la señora J., una atractiva mujer de alrededor de 40 años que sentía una falta total de placer en su vida cotidiana: no experimentaba satisfacción ni con su trabajo ni en las relaciones sexuales, ocupándose del cuidado de sus dos hijos por sentido de obligación pero sin ninguna alegría. El comer se había convertido para ella en una carga. En la primera entrevista me dijo que no pensaba que pudiera obtener algo del análisis porque «yo siempre fui así, y soy demasiado vieja para cambiar». Sin embargo, estaba dispuesta a intentarlo, sobre todo para complacer a su marido que había insistido mucho en que sólo un tratamiento psicoanalítico la podría ayudar, y decidimos hacer cuatro sesiones por semana.

La relación que J. estableció conmigo fue afectuosa pero plena de pasividad, fatalismo y sometimiento —aceptó el tratamiento y las cuatro sesiones no porque lo quisiera ella sino porque así le había sido propuesto—. Venía a los sesiones y me mencionaba sus preocupaciones con el apetito, con el mal gusto que sentía en la boca, con la dificultad en sus digestiones, pero sin ninguna expectativa de que yo pudiera ayudarla. La imagen devaluada que tenía de sí misma estaba en total contraste con la que yo me iba formando. La pregunta que me empecé a formular —sin manifestársela a ella para no imponerle mi sentido de realidad— era: ¿qué puede haber ocurrido en la vida de una mujer como ésta para que, a pesar de ser inteligente, atractiva, relativamente exitosa en su trabajo, y tener un buen matrimonio, sea incapaz de representarse de esa manera?

La historia de su infancia puso en evidencia que provenía de una familia profundamente infeliz. El padre fue descrito como un hombre cariñoso que estaba afectado por una enfermedad crónica que le obligaba a pasar, por períodos, algunos meses en cama. Cuando se recuperaba de sus episodios, la familia vivía en continua zozobra acerca de cuánto tiempo duraría la mejoría. La madre —de acuerdo a los recuerdos de J. y a encuentros que mantenía en la actualidad— era una mujer caracterizada por su actitud sacrificada y por realizar sus tareas porque estaba resignada «al destino que Dios me dio».

La ausencia de cualquier tipo de conflicto manifiesto en la relación de J. conmigo me hicieron interrogarme si no había aprendido a reprimir sus emociones negativas a partir de sentimientos de culpa hacia un padre enfermo. Esta suposición pareció encontrar cierta confirmación en la oportunidad en que le anuncié que suspendería dos sesiones, a lo que respondió: «Claro, necesita descansar». Le dije que debería ser muy difícil enojarse con un padre enfermo, pero mi comentario no pareció encontrar eco emocional en ella.

Pensé que me había equivocado al suponer que en ese momento la paciente experimentaba rabia que reprimía, dado que para que aparezca rabia primero debe existir una expectativa que luego se frustre. Pero J., en cambio, se había acostumbrado a circular por la vida —y en el tratamiento— casi sin expectativas, con total resignación a la falta de gratificación. Es decir, con la misma falta de placer que experimentaba su madre. Por otra parte, además de estar identificada con una madre pasiva, J. se había identificado con el sentimiento de impotencia que tenía su padre en relación a su cuerpo y a la vida en general. Ella a menudo se sentía enferma —sus frecuentes malestares digestivos—, sintiéndose impotente frente a ellos, incapaz de intentar nada, y era el marido quien debía insistir para que consultase.

Yo intentaba aprovechar cualquier oportunidad provista por las vicisitudes del tratamiento para encarar la falta de expectativas y de demandas hacia mí. Pero tales señalamientos transferenciales eran recibidos por la paciente como meras explicaciones intelectuales que aceptaba pasivamente, pero sin que yo viera que tuvieran repercusión afectiva para ella. Por tanto, dejé que el análisis de la transferencia pasase a un segundo plano —sin abandonarlo completamente— y centré el trabajo terapéutico en poner al descubierto material que pudiera poseer mayor carga emocional. El recuerdo de momentos muy específicos de su vida, particularmente la enfermedad de su padre, permitió que fueran despertando sentimientos más intensos. Recordó que su madre solía decir: «No hagáis ruido, que vuestro padre finalmente está durmiendo». También recordó cómo una vez, de regreso de un campamento de vacaciones, encontró a su padre con una recaída importante, de la que se sintió culpable por no haberse enterado y haberse divertido.

Tuve, entonces, la sensación de que habíamos dado con algo importante: además de la identificación con una madre pasiva, su renuncia al placer estaba relacionada con sentimientos de culpabilidad. Culpa que no tenía sus raíces en su agresividad —ésta fue la convicción firme que me hice de ello— sino que para ella el gozar, el divertirse, era equivalente a abandonar al objeto a su sufrimiento. A partir del sufrimiento del objeto, sus fantasías y conductas —que no tenían mayor nivel de agresividad que las presentes en cualquier persona— pasaban a ser codificadas como dañinas.

Para resumir, la depresión de J. tenía como causa central un componente masoquista de renuncia al placer por culpa, así como resultaba también de representarse como impotente para imprimir un curso a su vida en la dirección de sus deseos. Esta representación de sí misma como impotente provenía de su identificación con un padre a quien una realidad traumática —la enfermedad— lo había sumido en la impotencia. La madre, con sus mensajes culpabilizantes, había reforzado que viviera cualquier necesidad como demanda excesiva hecha a un objeto sufriente. Una vez que N. pudo analizar algunas de las raíces infantiles de su masoquismo, le fue factible comenzar a acercarse a mí y arriesgarse a tener una relación más conflictiva y asertiva conmigo. Para su sorpresa, pues nunca había tenido la menor esperanza, encontró que no era tan débil e impotente —en sus palabras, «una pequeña balsa en medio de las olas».

Estos casos clínicos muestran, a nuestro entender, cómo resulta indispensable disponer de un modelo psicopatológico que explique los múltiples caminos por los cuales se puede llegar a los diferentes subtipos de depresión. Pero, además, y éste es el aspecto sobre el que ponemos todo nuestro énfasis, sólo en la medida en que utilicemos modelos de intervención que sean específicos en función de la configuración psicopatológica será factible una psicoterapia eficiente y no iatrogénica.

CAPÍTULO II

EL MASOQUISMO

¿Cómo es posible que aquello que resulta doloroso —física o psicológicamente—, que produce humillación, que priva de satisfacción, sea buscado activamente por una persona y encuentre en el sufrimiento, precisamente, la causa del placer? Ésta es la gran pregunta subyacente al interés de Freud (1905, 1916, 1919b, 1924a) por el tema del masoquismo, y la que se formulan todos los autores que se han ocupado del mismo. El masoquismo, en su sentido más estricto, y como primera aproximación, puede ser caracterizado como la *búsqueda* consciente y/o inconsciente de sufrimiento físico o mental, de autoperjuicio, autocastigo o autoprivación porque estas condiciones son codificadas —el sujeto les otorga un significado— de manera tal que, en otro nivel, generan placer. El displacer es la condición, el instrumento, para la obtención de placer que, aunque por un circuito complicado, es lo que finalmente se logra. Esto nos va indicando ya que el masoquismo no escapa totalmente de lo que en psicoanálisis conocemos como *principio del placer*, por lo menos de una de sus modalidades bajo la cual se formula, la que establece que lo que guía el encadenamiento de los procesos psíquicos es la búsqueda del placer. Por lo que su examen nos servirá como introducción a una cuestión que lo desborda: la de los procesos displacenteros y las formas de angustia que sí están *más allá del principio del placer*, es decir, la problemática que Freud abrió en 1920 con el trabajo que lleva esta denominación, en que el displacer ya no es un instrumento para la obtención de placer sino algo que se repite, insistentemente, sin que ninguna cuota de placer se produzca. Tema puente, el del masoquismo, que nos permitirá contrastarlo con aquellas condiciones en que el sufrimiento no puede explicarse simplemente bajo la fórmula «placer para un sistema, displacer para otro», que se utiliza monocordemente como si fuera la única causa que subyace a la angustia de las obsesiones, a la hipocondría, al sufrimiento melancólico, o a las pesadillas de persecución, por citar algunos ejemplos.

Ésta es una central para el psicoanálisis y que nos obliga a adentrarnos en el territorio de lo que está más allá del deseo, el cual, con toda la importancia que le reconocemos —sin el deseo gran parte del inconsciente nos resultaría inexplicable—, sin embargo deja un margen, un *fuera del deseo,* sin el que cualquier todo otro territorio del inconsciente resultaría también inexplicable. Este *fuera del deseo* es el que exigirá un examen detallado una vez que hayamos revisado el *dentro del deseo* que impulsa y sostiene a los fenómenos masoquistas.

Abocándonos ya a la tarea de desconstruir la categoría de masoquismo, constatamos que bajo este término en la literatura sobre el tema se reúnen dos condiciones muy diferentes: *a)* cuando lo que se busca a través del sufrimiento es el placer directo, como se ve en el masoquismo sexual, o en el caso del masoquismo narcisista en que el sufrimiento otorga una identidad placentera: «Si sufro y lo tolero, si rehúyo el placer, si castigo mi carne, si me expongo al repudio de los demás y me despreocupo del mismo, entonces, soy diferente y mejor que todos los demás», es decir, placer narcisista; *b)* cuando la meta no es la búsqueda de displacer sino lograr, mediante el sufrimiento, el escapar de un sufrimiento mayor. Categoría esta última dentro de la cual se halla lo que Freud denominara masoquismo moral por sentimiento de culpabilidad: ante lo insoportable de la culpa se intenta mitigarla mediante la búsqueda de castigo y/o la renuncia al placer. Esta segunda acepción en el uso habitual del término masoquismo obliga a una ampliación de la caracterización que hicimos más arriba, ya que la motivación que impulsa la búsqueda activa del displacer podrá ser tanto el logro del placer directo como la disminución de un tipo específico de displacer que el sujeto teme aún más. Por nuestra parte, si bien conservamos esta amplitud del término masoquismo, lo hacemos exclusivamente a fin de no apartarnos del lenguaje compartido en psicoanálisis, aunque sabiendo de la necesidad de diferenciar claramente las dos condiciones mencionadas.

La comprensión del masoquismo ha evolucionado notablemente desde el momento en que se entendía exclusivamente como derivado, en primer lugar, de las pulsiones sexuales, hasta la actualidad, en que hay un interés creciente sobre el papel que ciertas situaciones interpersonales traumáticas tienen sobre el sujeto, quien, para adaptarse a ellas, o para contrarrestarlas, necesita transformar lo doloroso en placentero o buscar activamente el displacer por temor a que éste ocurra de manera sorpresiva. Los autores que enfatizan el carácter sexual del masoquismo toman una de las líneas freudianas para la comprensión de por qué se busca lo displacentero —la de *Pegan a un niño* (Freud, 1919b)—, en que el masoquismo es por la gratificación sexual que produce. Esto en desmedro de dos trabajos fundamentales: *Más allá del principio del placer* (1920) e *Inhibición, síntoma y angustia* (1926). En la primera parte de *Más allá del principio del placer*, Freud muestra en el juego que un niño realiza reiteradamente con un carrete —al que hace desaparecer para luego recuperarlo—, que mediante ese procedimiento reproduce, ahora bajo su control, la situación en que la madre se alejaba sin que él pudiera hacer nada para impedirlo. Igual explicación —intento de elaboración de una situación traumática— otorga Freud a la repetición mental de ciertas situaciones traumáticas que parecería más obvio que el sujeto tratase de olvidar pero que sin embargo recuerda una y otra vez. El sujeto repite lo que sufrió pasivamente para adquirir un dominio sobre lo traumático o para anticiparse a su ocurrencia.

Esta línea de comprender por qué se busca lo displacentero tiene continuidad en la obra freudiana y vuelve a ser aplicada en *Inhibición, síntoma y angustia*, trabajo en el que se diferencia entre angustia automática, la que sucede cuando el sujeto es sorprendido por una situación que desborda sus posibilidades biológicas y/o psicológicas de reacción, y lo que Freud denomina angustia-señal: el sujeto se anticipa mentalmente a lo que pudiera ser la recaída en la situación traumática, la convoca pero de una manera graduada. O sea que, por el temor a que algo vuelva a sorprender al sujeto, éste, inconscientemente, tratando de adelantarse, lejos de evitar todo contacto con lo displacentero, sale a la búsqueda de éste para intentar dominarlo.

A nuestro modo de ver, seguir repitiendo como única explicación del masoquismo una dimensión del mismo —la sexual— y limitarse a *Pegan a un niño* y a *El problema económico del masoquismo* (Freud, 1924a) implica adoptar una línea parcial, un momento de la elaboración freudiana, para congelar y reducir en ese momento la problemática mucho más importante que constituía el centro de la obra a partir de la década de los veinte: cómo el psiquismo afronta una angustia que no es sólo ausencia de gratificación de la pulsión sexual sino que depende de fuerzas destructivas que amenazan su integridad.

Por otra parte, el masoquismo no puede desvincularse del sadismo (Blum, 1991; Grossman, 1991; Lagache, 1960; Levin, 1990; Sacks, 1991; Stolorow, 1975) no sólo porque el placer se pueda obtener durante la actuación masoquista por la identificación con el placer que obtiene la pareja sádica —ciertos masoquistas miran la sonrisa, la euforia y el placer del sádico y, fusionados con el objeto, se identifican con éste más que con lo que les pasa a ellos mismos—, o porque la oscilación en un mismo sujeto entre la adopción de una posición masoquista y una sádica sea frecuente —forzando a su pareja a que revierta también su rol entre ambas posiciones—, o porque el masoquismo pueda servir para encubrir fantasías sádicas que no pueden ser toleradas, sino porque el sujeto experimenta, cuando es él mismo quien se inflige el castigo, el placer de agredir —goce sádico omnipotente del superyó— junto al placer masoquista de sentirse castigado por un personaje poderoso encarnado en ese superyó. Esta complejidad del fenómeno es lo que se trata de captar a través del concepto de sadomasoquismo.

SUBTIPOS DE MASOQUISMO

Si queremos superar una mera descripción fenomenológica del masoquismo y penetrar en las razones que lo impulsan, deberemos tener en cuenta cuál es el tipo de placer buscado a través del sufrimiento o del displacer que se trata de aminorar. Es decir, la motivación inconsciente que empuja al sujeto al displacer. El diagrama 4 ilustra los distintos subtipos de condiciones que van generando fantasías y conductas masoquistas, y que analizaremos a continuación.

1. *Masoquismo narcisista*

El sufrimiento, la privación de placeres de diferente tipo, la tolerancia ante el dolor, el estoicismo, los actos de sacrificio, pueden servir para alcanzar una identidad que permita a la persona representarse como superior a las demás, satisfaciendo así deseos narcisistas de excepcionalidad, de grandiosidad.[27] El displacer es codificado como prueba de la excepcional calidad humana que se tendría en cuanto a fortaleza física o mental, o a la fidelidad a ciertas convicciones idealizadas. Parkin (1980) habló del sentimiento de «superioridad ética» que alcanzan ciertas personalidades masoquistas. Es lo que vemos en aquellos que crean situaciones en que son rechazados o humillados, buscando de manera provocativa una marginalidad que les haga sentir especiales. Un ejemplo de esta condición era el que nos mostraba un paciente, investigador en el campo de las ciencias físicas, quien para sentir que él era como los modelos de investigador que se había formado en su infancia —yo ideales tipo Marie Curie— rechazaba toda ayuda económica, comía malamente, vivía en condiciones precarias y arrastraba a su esposa a una vida de sacrificios. Esas privaciones constituían para él la prueba de que verdaderamente era un investigador, le servían para otorgarse una identidad que no lograba conseguir a través de descubrimientos que jamás realizaba. A falta de hallazgos científicos, que se le mostraban esquivos, se aferraba a una vida miserable pues «así es como todos los genios de la ciencia habían vivido». Su resistencia al abandono del sufrimiento estaba determinada porque sin éste se tendría que haber resignado a verse simplemente como una persona más, sin ningún rasgo que le permitiera alcanzar el sentimiento de excepcionalidad deseado. Como dice Anzieu (1968), en estos casos hay glorificación, divinización del ser sufriente.

No siempre resulta fácil trazar la línea divisoria entre el masoquismo narcisista y el sacrificio, el esfuerzo o la renuncia que implican la defensa de unos ideales o que son requeridos para la obtención de ciertas metas. La diferencia se basa en que, en el masoquismo narcisista, el sufrimiento y el autosacrificio son la prueba, un gesto, que la persona se ofrece a sí misma y a

---

27. Entre los autores que recientemente han retomado el estudio de la relación dinámica existente entre masoquismo y narcisismo mencionaremos especialmente a Cooper (1988), quien ve ambas condiciones como siempre entrelazadas. Este autor señala que los fenómenos masoquistas, además de revestir formas patológicas, constituyen parte del desarrollo normal. Esta diferencia entre masoquismo normal y patológico es también sostenida por Kernberg (1988).

los demás de su grandiosidad, constituyendo instrumentos indispensables para obtener una cierta identidad. En cambio, en el sacrificio o en el esfuerzo no patológicos, el sufrimiento, por más importante que sea, no es buscado en sí mismo sino que constituye el precio que la persona se ve obligada a pagar, muy a pesar suyo, para alcanzar los objetivos que le son importantes.

Lo anterior muestra que por medio de la conducta externa no se puede juzgar si ciertas acciones son o no son expresión de masoquismo, sino que ello dependerá del significado que el sacrificio tenga en la fantasía. El supuestamente más puro amor parental, o la amistad aparentemente desinteresada, o la generosidad, o la autolimitación en el placer, o el sacrificio y el esfuerzo en la militancia de cualquier tipo —social, religiosa, política, científica— pueden revelarse como manifestación de masoquismo narcisista cuando no resultan indispensables para el bienestar del otro o para alcanzar las metas propuestas, y persiguen, en cambio, proveer a la persona de una identidad idealizada. Es muy diferente que una madre/padre se sacrifique por la familia porque se siente identificada/o con las necesidades de los demás que si lo hace porque así se autocontempla como respondiendo a un *self* ideal. El narcisista necesita verse, y que le vean, desempeñar el rol de buen padre, amigo, militante, espíritu piadoso, persona comprometida o con sensibilidad social. La vida bohemia, la despreocupación por lo mundano, la marginalidad otorgan una identidad y constituyen, en no pocas ocasiones, contraseñas de una supuesta grandiosidad que sólo se sostiene mediante aquéllas.

Ejemplo de masoquismo narcisista son ciertos sueños diurnos en que la persona se sumerge con placer en un fantasear consciente durante el cual se representa como siendo objeto de un trato injusto por parte de otros. Lo llamativo de estas fantasías de ser perjudicado, humillado o relegado es el placer con que son convocadas y se expanden con verdadero regodeo, en un amplio escenario en el que se van sucediendo las injusticias en contra del sujeto. ¿Dónde radica aquí el placer? Por un lado, en que el sujeto, víctima de las agresiones por parte de otros, se muestra a sí mismo como virtuoso, como incapaz de realizar las conductas inadecuadas que atribuye a los demás. Además, en la medida en que sufre, se va amando a sí mismo, en una relación consigo mismo equivalente a la que alguna gente tiene en la realidad con aquellos a los cuales ofrece su sufrimiento para recibir comprensión, cariño y cuidado como contrapartidas. Es la forma intrapsíquica de lo que en las relaciones interpersonales constituye el adoptar la identidad de víctima sufriente para obtener el amor del otro. Cuando los padres han otorgado cariño sólo si se sufre, si se está enfermo, si se tiene una dificultad, el sujeto adquiere la predisposición a fantasear que si le pasan desgracias vendrán los demás a consolarle. Los escenarios imaginarios creados durante los sueños diurnos son los de reconocimiento y alabanzas por el sacrificio, recibir condolencias por la muerte de seres queridos, visitas por estar enfermo, etc.

Además, las fantasías a las que nos estamos refiriendo, en que alguien es víctima de traiciones o agresiones injustificadas, pueden constituir el primer tiempo que es seguido por otro en el que el escenario de la fantasía cambia: el sujeto pasa a vengarse, ahora justificadamente, del agravio recibido a través de un comportamiento sádico que queda legitimado. El masoquismo ha sido una coartada para el sadismo que no es aceptado y que debe representarse como venganza justa.[28]

2. *Masoquismo moral*

La expresión masoquismo moral fue usada por Freud para referirse a aquellas condiciones en que una persona intenta disminuir su sentimiento inconsciente de culpabilidad mediante el autoperjuicio, el sufrimiento, o provocando que otros le castiguen (Freud, 1924a). El sufrimiento se busca porque alivia la culpa al pasar el sujeto a tener el mismo destino que el objeto de cuyo sufrimiento se siente responsable. Una modalidad diferente, aunque también dentro de esta categoría de masoquismo por culpa, tiene lugar cuando el placer es lo no tolerado porque ocasiona sentimientos de que otro no gozaría de igual oportunidad o estaría sufriendo por el goce del sujeto.

Cuando los padres han hecho esfuerzos enormes para ayudar a sus hijos, cuando éstos los han visto sufrir para ayudarles, ello ocasiona una dificultad en los hijos para gozar: el placer lleva como acompañante la imagen de los padres sacrificándose, la visión de otros seres carentes, lo cual se convierte en una carga insoportable (Markson, 1993). La gente que se somete, por culpa, a todo tipo de autoprivaciones las racionaliza bajo el argumento «yo no necesito» cuando, en verdad, se trata de la imposibilidad de ofrecerse algo que sí desean. Pero puede llegar un momento en que efectivamente no se necesita ni la comodidad ni distintas formas de placer, con una casi abolición de estos deseos, abolición impulsada por la culpa y que guarda un paralelismo con la abolición del deseo sexual cuando éste causa angustia.

El masoquismo de los padres se transmite no sólo por vía de identificación con la autoprivación que ellos se imponen sino mediatizado por el sentimiento de culpabilidad que engendra en los hijos cuando éstos gozan de aquello que los padres carecen. Por el contrario, cuando a los padres se les ve gozar, el propio placer queda legitimado. Lo que nos lleva a matizar aquello en que muchas veces se ha insistido, al considerarse que el sentimiento de

---

28. Digamos que así como hay un masoquismo narcisista existe un «hedonismo narcisista» en que el placer es buscado porque permite que la persona se represente como un *bon vivant*, un *gourmet* de la vida, alguien que supera a los demás pues sabría vivir mejor. Hay un alarde del buen vivir que sirve para alcanzar un sentimiento de superioridad. El placer ya no es simplemente el de la comodidad o el de la buena comida o el placer sexual o amoroso, sino que en el hedonismo narcisista todos esos placeres sirven para autocontemplarse y exhibirse como persona excepcional.

culpabilidad se debe a la agresividad que la envidia por el goce de los padres despertaría en el sujeto. Desde esta concepción, el goce de los padres, especialmente el provocado por la escena primaria, sería la causa de la perturbación del sujeto. No caben dudas de que en ocasiones es así, pero sin dejar de tener en cuenta que nada hay más profundamente tranquilizador para un sujeto que ver a los padres gozando, aun cuando transitoriamente pueda despertarse un sentimiento de exclusión. Pero a condición, también, que este goce de los padres no sea utilizado por éstos, incluso sádicamente, como contrapuesto a la privación a la que condenan a sus hijos.

La autoprivación de placer por sentimiento de culpa la pudimos ver con claridad en una joven de alrededor de 20 años afectada por un cuadro de anorexia nerviosa. Además de esta sintomatología presentaba una conducta que se había convertido en reiterada: no podía comprar nada para sí misma mientras que para los demás era de gran generosidad. En un viaje que hizo al extranjero, en vez de comprarse un objeto que le gustó lo hizo para la hermana, a la que trajo regalos que ella hubiera deseado tener. Durante una sesión, que significó un progreso en la comprensión de su patología, contó, presa de las lágrimas, que la hermana no había recibido el pecho por parte de la madre mientras que ella sí había tenido ese privilegio. Igualmente sentía que ella tenía mejor vida que la madre.

En el masoquismo moral, mediante el sufrimiento se trata de aplacar al superyó cuyos mandatos morales tiranizan al sujeto. En ocasiones, el mandato superyoico es el de seguir la suerte del ser muerto o sufriente —por ejemplo militantes de movimientos políticos o religiosos cuyos compañeros han muerto se ven obligados a honrar su memoria siguiendo el camino de éstos, no pudiendo abandonar una causa que intelectualmente entienden los lleva a su propia muerte—. Esta culpa por sobrevivir atormentaba a un paciente que había sido el único superviviente de su familia durante el holocausto judío y que le forzaba a llevar una vida miserable que no condecía con su condición actual.

3. *Masoquismo erógeno, sexual*

Generalmente cuando se habla de masoquismo erógeno o sexual se suele pensar en el cuadro en que alguien busca ser maltratado —golpes, humillación, ligaduras, etc.— como condición requerida para obtener placer antes, durante o en sustitución del acto sexual. Es decir, el clásico cuadro, a gran orquesta, catalogado de perversión sexual masoquista. Sin embargo, el masoquismo sexual va mucho más allá de esta condición y se encuentra con gran frecuencia en las fantasías de personas que no lo realizan. Esta forma de masoquismo sexual, importante en la vida amorosa de sujetos a los que no se tacharía de anormales, es la que merece que nos detengamos en ella. Fantasías masoquistas que pueden acompañar a la masturbación —deseo de ser penetrada/o violentamente, ser agarrado/a y apretado/a con fuerza, ser forzado/a a la realización del acto sexual, etc.—, o que como escenario secreto durante el acto sexual constituyen la condición fetichista que se debe de cumplir para alcanzar placer en el encuentro con el otro.

En cuanto a la génesis del masoquismo erógeno resulta necesario distinguir dos condiciones que pueden darse separada o conjuntamente, con predominio de una u otra de ellas:

3a. *Masoquismo erógeno primario, estructural*

Se produce cuando, desde el comienzo de la vida de fantasía sexual, el placer del encuentro sexual fue imaginado como estando ligado a condiciones de sufrimiento o sometimiento, siendo la escena fantaseada una en que el sujeto, apretado, golpeado, forzado, al mismo tiempo que esto sucede, goza. En el psiquismo se constituye una representación en que el sufrimiento es parte constitutiva del placer sexual. Pueden contribuir a la creación de esta condición la observación de la escena del coito entre los padres que da lugar a la confusión infantil entre escena sexual, en tanto contacto corporal, y las escenas que consta en el mundo que le rodea de peleas entre animales o entre los adultos. En la mente del niño quedan asociadas, por un lado, la imagen de «cuerpos juntos revolcándose / cuerpos peleando», resultado de una primera codificación en el momento en que todavía se le escapa la significación sexual de la escena primaria y, por el otro lado, la imagen de «cuerpos juntos / cuerpos gozando» que surge una vez que la significación sexual queda instalada. Del encuentro entre dos escenas se crea una sola, por retroacción: «se pelea, se sufre y se goza».

Junto al papel de la fantasía infantil y la escena primaria encontramos, y con importancia creciente, el poder estructurante de los medios de comunicación —cine, televisión—, con la presencia de héroes violentos que muestran la unión entre violencia y erotismo. Es difícil sobrestimar lo que puede representar en la adolescencia, en el momento en que los modelos fantaseados de placer se constituyen o cristalizan, el ver la mezcla de sadismo y placer sexual, en que la supuesta intensidad del deseo que tendría la pareja se prueba por la violencia con que inicia o mantiene el encuentro sexual. La violencia queda inscrita como señal del deseo sexual, y sin ella, imaginariamente no habría ni deseo ni goce. Si la pareja sujeta aprieta fuertemente, o pierde toda preocupación de cuidado, o violenta la relación, entonces ello sería el mejor indicador de su pasión, de la magnitud del deseo que la persona que es objeto de esa violencia ha podido despertar en aquella que la ejerce. Además, el tener relaciones sexuales con una pareja que hace ostentación de su fuerza, aunque sea bajo la forma de infligir sufrimiento al sujeto, hace sentirse unido/a a alguien poderoso/a. Por tanto, es algo que narcisiza. Es el atractivo que ciertas personalidades psicopáticas violentas ejercen sobre adolescentes a los que hacen sentirse unidas a alguien poderoso que lleva una vida que está más allá de las convenciones. Para algunas adolescentes la virilidad está representada por un hombre fuerte y violento, tiránico, que somete a los demás a su voluntad. La erotización de la figura del hombre poderoso y violento será el prototipo para futuros encuentros con personajes que tengan esta característica. Como dijo una muchacha, no sin cierta vergüenza: «A mis padres les gustaba X, un buen muchacho, pero a mí me gustan los que son como un sátiro de la calle»; o sea, los que ejercen su violencia sobre las mujeres porque las desearían intensamente.

No debe creerse que sólo ciertas mujeres pueden llegar a sentir atracción por personajes duros y violentos. Hay hombres que también tienen como ideal amoroso el de la mujer fuerte, «con carácter», como decía uno de mis pacientes quien, habiendo sido criado bajo la égida de un padre tirano y de instituciones educativas de inusual severidad, había terminado casándose con una mujer que le había atraído por su «fuerte personalidad», que en realidad era una mezcla de autoritarismo, maltrato a los demás e inflexibilidad.

Loewenstein (1957) destacó el papel que puede tener en la constitución de tendencias masoquistas que el niño haya participado en juegos con un adulto cuyo placer residió en asustar —por ejemplo, arrojarlo al aire y recogerlo—, en burlarse, para terminar el juego con el abrazo y la reconciliación. El niño se identifica con la sonrisa, con el placer del adulto, pasando a desear reproducir la situación en que es objeto de dominación y violencia, pero también de goce por parte de otro y de sí mismo. La expresión «seducción del agresor» que acuñó para referirse a estas situaciones indica que el sujeto futuro masoquista, sometido a algo que en principio no buscó y que inició con temor, termina seduciendo al agresor con su participación voluntaria y placentera, participación que satisface al personaje sádico. Esta forma de vínculo masoquista la vemos en aquellas personas que gozan sexualmente sintiendo que la pareja la persigue por la habitación para atacarla; juego en que el miedo es condición de la excitación sexual.

3b. *Masoquismo erógeno secundario, defensivo*

Se desarrolla para adquirir un sentimiento de dominio, de control sobre lo que originariamente se ha temido —penetración violenta, golpes, amenazas, humillación, etc.—. Aquello que se temió que el otro hiciera, pasa a buscarse como forma de no sentirse sorprendido, de anticiparse y de convertirlo en imaginariamente placentero. Es lo que se puede constatar en el masoquista sexual que establece un control férreo sobre el acto en el que participa, forzando a su pareja a que se ajuste a un ritual escrupulosamente determinado. En esa escenificación ritualizada están los elementos que denuncian en qué se sostiene el placer: sentimiento de ser el que dirige la acción, el que se anticipa, y no el que la sufre por sorpresa. El otro deja de ser amenazante —por más que haga sufrir— porque debe ajustarse a las regulaciones que el masoquista le impone. Es un verdadero autoforzamiento del psiquismo para apoderarse de aquello que fue traumático, transformándolo en supuestamente deseado y placentero. Más adelante volveremos sobre este masoquismo defensivo al examinar el masoquismo como intento de control de la situación traumática.

4. *Masoquismo sádico-paranoide*

Como planteamos más arriba, el sujeto, con la finalidad de poder agredir sin culpa, puede fantasear activamente situaciones en que sería objeto de actos injustos. Éste es el primer tiempo de la fantasía masoquista paranoide, siendo el segundo aquel en que el sujeto puede dar rienda suelta a su agresividad, ahora con justificación. El masoquismo paranoide se muestra también en la conducta de aquellos que necesitan acumular situaciones en que otro les hace algo inadecuado, exponiéndose en la vida real a situaciones injustas, de autoperjuicio, con la finalidad, en un segundo tiempo, de poder atacar. En estos casos, el masoquismo es la forma que adopta un sadismo no tolerado para poder, luego, expresarse con plena justificación. El masoquismo constituye una coartada racionalizadora del sadismo y puede estar integrado por una condensación de masoquismo narcisista y masoquismo moral: el tiempo masoquista produce satisfacción narcisista pues la persona se siente superior a aquella que tendría la conducta inadecuada. Alivia, además, anticipándose a su emergencia, el sentimiento de culpa que sobrevendría si el ataque sádico del segundo tiempo no hubiera estado precedido por el sufrimiento.

MASOQUISMO EN LA INTERSUBJETIVIDAD

Hasta ahora hemos revisado el masoquismo básicamente desde la perspectiva de las fuerzas que actúan dentro del sujeto, como si fuera un problema exclusivamente intrapsíquico en que el otro intervendría simplemente como un instrumento. Pero hay ciertas condiciones en que la conducta masoquista está primariamente dirigida a lograr que el otro establezca cierto tipo de relación con el sujeto, constituyendo un mensaje inconsciente al otro para que éste no ataque o no abandone o ame al sujeto. A partir de las angustias y deseos que se tienen frente al otro, se ponen en marcha conductas masoquistas destinadas a provocar ciertos efectos en este último. Berliner (1958), en un afinado examen de la génesis del masoquismo en términos intersubjetivos, señala cómo la hostilidad y maltrato parental determinan que el sujeto asustado frente a esa agresividad busque el sufrimiento como una forma de inducir culpa y amor por parte de la figura parental a la cual teme. Esta línea intersubjetiva como explicación de la génesis del masoquismo es retomada por Menaker (citado por Schad-Somers, 1982) quien destaca que la actitud parental hostil es internalizada y el sujeto se maltrata, sometiéndose y rebajándose ante el objeto externo. Los padres sádicos del futuro masoquista suelen dejar abierta la esperanza de que es posible obtener amor y redención de la culpa a través del autosacrificio. Especificando más lo anterior, podemos encontrar los siguientes subtipos de masoquismo en relación a la intersubjetividad:

1. *Masoquismo defensivo ante la persecución:* el sujeto, asustado ante el otro, busca aplacarle mediante la estrategia inconsciente de inspirarle lástima o demostrarle que no es alguien que pueda rivalizar por una posición o estatus. Es lo que clásicamente se estudió en psicoanálisis como renuncia defensiva al deseo o al placer por angustia de castración: el sujeto se empequeñece, se critica, se coloca en una posición subalterna, cede sus derechos ante el otro, se muestra como incapaz, como ignorante. Es decir, adopta activamente actitudes e identidades que le perjudican y hacen sufrir porque ese sufrimiento es, con todo, menor que el que ocasiona la angustia persecutoria. Este tipo de relación se observa en el vínculo que algunas personas mantienen con una pareja sádica, paranoide y narcisista, a la que han aprendido a tener satisfechas en su narcisismo gracias a ubicarse como inferiores. Es lo que se halla detrás del tipo de participación que algunas personas realizan cuando se discute un tema: «lo que voy a decir es una tontería...». Es el autorrebajamiento que caracteriza a los seguidores de líderes paranoides a los que tratan de complacer en su sadismo narcisista. Es el sobreesfuerzo, que llega a los límites de la extenuación, que algunas personas hacen en su trabajo, todo ello por el terror que les inspira el poder que atribuyen a sus superiores.

2. *Forma de conseguir el amor del objeto y/o mantener su presencia:* en esta condición, a diferencia de la descrita en el apartado anterior, la conducta masoquista no trata de evitar el ataque sino que está destinada a obtener el amor de otro y, especialmente, su presencia. Darcourt (1968) relata el caso de un paciente que le informa, con una sonrisa, que siempre estuvo enfermo, con muchos malestares físicos, de los que sin embargo no manifiesta ningún deseo de librarse. Refiere que su madre «cuida de mí, incluso se pega a mí, satisface todos mis caprichos». El paciente está encantado con que Darcourt escuche sus sufrimientos. Darcourt lo entiende claramente como un caso que encuadra dentro de lo que Lagache había descrito como «la posición narcisista masoquista». En estas condiciones, la autoagresión masoquista es una forma de soborno al objeto, la única forma bajo la cual éste no abandona al sujeto masoquista. Robbins (1988) ha hecho hincapié en que «la creación y mantenimiento de una dependencia que sea viable, por más pervertida que

sea su forma, es una necesidad vital básica», por lo que el sujeto se adaptará a la patología del objeto, aun al precio de automutilarse y de infligirse todo tipo de sufrimientos con tal de no perderle.

El sufrimiento puede ser también una forma de vínculo, de compartir un estado emocional con el otro. Un ejemplo lo constituye la gente que se reúne para sufrir, para compartir penas. Es el placer del encuentro con un amigo/a con el que se lamenta, en verdadero abrazo agridulce, de cómo es el mundo y de las penurias personales sufridas.[29] Se reproduce un tipo de vínculo libidinizado con una madre o un padre que convirtió al niño o al adolescente en confidente de su sufrimiento. El hijo/a, abrazado por el amor del progenitor, encerrado en el mundo de sufrimiento de éste, experimenta el infinito placer del encuentro en la intimidad, del sentimiento de ser alguien privilegiado que recibe las confidencias. Lo que queda inscrito en la mente es que el sufrir juntos constituye una forma de asegurarse la presencia del objeto. Por ello no debemos dejarnos llevar por la simplificación de creer que el masoquista se relaciona siempre con personajes sádicos, constituyendo la clásica pareja sadomasoquista. Hay también unión entre dos masoquistas quienes, gracias al sufrimiento compartido, obtienen un sentimiento de intimidad, de espacio compartido que gratifica tendencias muy primitivas de encuentro fusional. *Masoquismo compartido —placer en la unión mediante el sufrimiento—* que a veces es la única felicidad que les queda a ciertas madres aterrorizadas por un marido sádico, utilizando a sus hijos para ese placer compensatorio.

Dentro de esta modalidad de buscar el sufrimiento, pues ello connota la presencia del objeto, Valenstein (1973) relata el caso de una paciente, criada por una madre controladora, abrumadora, pero, al mismo tiempo, fuente de placer. El sufrimiento quedó inscrito en la mente como presencia del objeto, fijación a una situación dolorosa pero que garantiza el vínculo (véase, también, Fisher, 1981).

3. *Forma de mantener la idealización del objeto:* ciertos masoquistas sacrifican su competencia, se autodesvalorizan y crean una imagen depreciada de sí mismo para mantener una imagen idealizada de un objeto del cual poder depender y por el cual sentirse protegidos (Berliner, 1958; Loewenstein, 1957; Socarides, 1958; Stolorow, 1975). Con tal de experimentar un sentimiento de seguridad, de contrarrestar angustias fóbicas y paranoides, el sujeto se rebaja creando personajes-dioses ante los que se humilla, todo con el fin de garantizar una imagen grandiosa de éstos y mantener reprimida la

---

29. La letra de ciertos tangos es la expresión de una personalidad masoquista: se le cuenta al amigo cómo se ha recibido un trato injusto a manos de una mujer malvada. Mediante el relato del sufrimiento —además de la narcisización que supone el proyectar en la mujer todo lo que es inadecuado: la falta de amor, la traición, etc.— se obtiene el amor del que escucha, conmovido por el sufrimiento. El sello masoquista está dado por el placer que se va obteniendo mientras se canta el sufrimiento.

propia agresividad en contra del objeto por las conductas hostiles de éste. Agresividad hacia el objeto que, de ser expresada, amenazaría una relación simbiótica sentida como vital. Es la relación de sumisión y de autodenigración que establecen los seguidores de cualquier secta o movimiento político o religioso con el líder. En estos casos resulta notable la sofisticada estratificación de los movimientos defensivos: el sujeto, por sentirse inferior, necesita apuntalar la autoestima mediante la fusión con una imagen idealizada. Pero, para construir a ésta, se denigran y someten a todo tipo de humillaciones; para, luego, a través de la relación con la figura idealizada que han contribuido a crear, poder participar de algunas migajas de su grandiosidad. Stolorow (1975) señala que ciertas mujeres, bajo la inferioridad del complejo de castración, sólo lo pueden compensar a través de mantener la idealización de una figura masculina: «La unión con el ideal fálico es buscada como un método mágico de reparar la representación del *self* dañada y restaurar la autoestima herida». Obviamente, no hay razón para atribuir este mecanismo exclusivamente a la mujer ya que la explicación es igualmente aplicable al hombre.

4. *Masoquismo como forma encubierta del sadismo:* el sujeto se sacrifica para hacer sentir en falta al otro, para generar culpa, para hacerle sufrir. Es el caso de ciertas anorexias que se privan de comer para no satisfacer el deseo de los padres; o de la persona que renuncia al encuentro sexual para castigar a la pareja, o renuncian a salir y participar de un paseo —lo que en realidad sí desearía hacer— con tal de arruinar el placer de la persona con la que está disgustada. En algunos casos se puede llegar al suicidio con tal de arruinarle la vida al otro. Tuvimos ocasión de conocer el caso de una mujer, profundamente perturbada, que cuando su hermana le comunicó que se iba a casar le dijo que no lo haría de blanco. Una semana antes de la boda se roció de gasolina y se prendió fuego, muriendo a los dos días. Es el suicidio sádico para dejar culpable al otro de por vida.

Esta modalidad de masoquismo como forma encubierta de sadismo, de venganza, es particularmente importante cuando en una persona se combinan rasgos sádicos con fóbicos: temiendo agredir directamente tiene que hacerlo arruinando la felicidad de la otra persona al mostrarse sufriente. Una paciente solía meterse en cama cada vez que estaba enojada con la pareja, creando en la casa un clima sombrío al que no quería renunciar. Cuando la pareja le preguntaba qué le pasaba respondía de la manera tan habitual para este tipo de personas: «No me pasa nada», de forma que no daba posibilidad a su pareja de hacer algo por ella. Prefería sufrir si con ello torturaba a la persona de la cual se quería vengar. Algunas parejas están caracterizadas, precisamente, por esta modalidad de vínculo: uno de los dos se priva de cualquier posibilidad de placer para mostrar que el otro/a le ha arruinado la vida de manera irreparable. Son personas que rechazan cualquier intento de reparación por parte del otro, prefiriendo encerrarse en su sufrimiento antes que permitir que el supuesto agresor deje de sentirse culpable. A veces, a partir de cierta ofensa recibida —maltrato, abandono transitorio, infidelidad, etc.—, la persona decide vivir una vida amargada si con ello castiga al otro/a, en la realidad o en la fantasía. El propio sufrimiento es placentero pues constituye el arma con el que se ataca al otro.

Articulación de motivaciones en los casos de masoquismo

Si bien hasta aquí, por razones puramente expositivas, hemos estudiado aisladamente las motivaciones que impulsan a las conductas y fantasías masoquista, y aun reconociendo que existen casos en que una u otra de esas motivaciones toman un carácter prevalente, lo frecuente es que coparticipen en la estructuración y mantenimiento del masoquismo, como lo han remarcado distintos autores (Blum, 1991; Brenman, 1952; Brenner, 1959; Fitzpatrick Hanly, 1995; Glick y Meyer, 1988; Nacht, 1965; Novick y Novick, 1991, 1987). Es lo que sostiene Stolorow (1975) en su excelente revisión sobre el tema, quien señala la necesidad de tener en cuenta las múltiples determinaciones que diferentes autores han visto como capaces de dar origen al masoquismo: *a)* ser un fenómeno del ello —es decir derivado de los impulsos agresivos y sexuales—; *b)* depender del superyó —culpa y necesidad de castigo—; *c)* constituir una reacción defensiva del yo: forma de relacionarse con los objetos y de mantener escindidos temores y relaciones amenazantes para el sujeto.

El caso de una paciente nos ilustra algunas de las múltiples funciones que cumple el masoquismo. Se trataba de una mujer de alrededor de 20 años que se masturbaba con la fantasía de que un personaje poderoso, dueño de importantes posesiones y de raza negra —en la realidad temía a la gente con este color de piel—, la mantenía atada, junto a otras mujeres y que, dominado por un irrefrenable deseo hacia ella, la forzaba a la relación sexual, teniendo ésta el carácter prácticamente de una violación. Fantasía que reunía todos los requisitos para poder ser catalogada de masoquista: la situación de ser violentada, de estar atada, de que algo sucedía en contra de su voluntad, acompañada por intenso placer, le ponían el sello. Pero, ¿en dónde residía el placer de la escena? Por un lado, era placer narcisista: ella era la elegida entre todas las esclavas, siendo deseada ardientemente por alguien poderoso, no por cualquiera. En segundo lugar, el personaje de la raza temida en vez de querer atacarla lo que deseaba era tener relaciones sexuales con ella, con lo cual se contrarrestaba el sentimiento persecutorio. En tercer término no se sentía culpable por el deseo: ella era violentada, era el otro el que la forzaba. Además, el que fuera una fantasía con la que se masturbaba le permitía un control de lo que en realidad temía —la penetración— pues la acción del personaje en cuestión pasaba a ser graduada y controlada a voluntad en el escenario imaginario creado. Lo temido —persecución, penetración— se transformaba en placentero merced a que ella se apropiaba de aquello que temía que sucediera inesperadamente sin su participación.[30]

El ejemplo nos permite introducirnos en dos dimensiones básicas del masoquismo: la libidinización o sexualización de la angustia y el control de la situación traumática

Masoquismo: forma de control y transformación defensiva de la situación traumática

Cuando no se puede hacer nada para impedir que algo ocurra, o cuando se teme ser sorprendido por todo lo que está por fuera de la voluntad del sujeto, una de las formas de enfrentar el sufrimiento consiste en «hacer de necesidad virtud», es decir, dotar de carácter placentero a lo que en realidad es una presencia indeseable. Hay personas que narcisizan la frustración, que se enorgullecen de su capacidad de soportarla, que disfrazan el hambre que padecen bajo la máscara de que eso es lo que desean porque corresponde a la virtud de la frugalidad y la templanza. El orgullo con que el vasallo habla de su obediencia al señor, con que los miembros de un partido o un grupo religioso ensalzan su sacrificio y lealtad, se puede entender dentro del proceso de *narcisización de la frustración.*

En un primer momento no nos encontramos ante un verdadero masoquismo pues no se busca el displacer, sino que ante su presencia, por lo menos, se mantiene una cuota de placer narcisista, racionalizando lo inevitable como si fuera deseado. Pero lo que primariamente fue defensivo se convierte en búsqueda activa de esa condición una vez que se queda fijado a esa forma de los satisfacción narcisista. Por tanto, fenómeno en dos tiempos: *a)* narcisización defensiva; *b)* adicción a la privación o al sufrimiento que sí pasan a ser buscados porque otorgan un sentimiento de que es uno el que dirige el propio destino.

Para poder negar la hostilidad parental y el maltrato el niño se ve obligado a reforzar el aspecto libidinal de la relación, teniendo que enfatizar las representaciones de los momentos placenteros experimentados con ellos y las imágenes de los padres como proveedores de placer. Es lo que encon-

---

30. Nada nos preocuparía más que este ejemplo se tomase para afirmar la tesis, de la cual se ha abusado hasta niveles enormemente peligrosos, por la cual se entienden los casos de abuso sexual como provocados por la víctima. Tesis que ha servido para negar que, salvo excepciones, las víctimas de abuso sexual en la infancia o de violación fueron simplemente personas aterrorizadas ante la amenaza de figuras mucho más poderosas. Incluso si por *resignificación* de la escena traumática la víctima se siente culpable, esto no nos autoriza a ver un deseo que aquélla hubiera iniciado o hecho participar como cómplice (para un examen de la culpa como defensa frente a sentimientos de impotencia, véase el capítulo sobre los trastornos depresivos).

tramos en un paciente cuya madre le daba palizas brutales, para luego, casi inmediatamente, llevarle al baño, mojarle la cara, peinarle al tiempo que lo besaba, terminando todo en una escena en que lo sostenía sobre su falda mientras le acariciaba. El paciente tenía tendencia, ya en la vida adulta, a mantener relaciones en que se hacía maltratar para luego gozar con la reconciliación. De manera similar, en algunos casos de abuso sexual, la situación de miedo es erotizada: se sobredimensiona el placer para contrarrestar el miedo. Esta libidinación y sexualización defensiva de la angustia permiten, además, negar la propia hostilidad y no sentir rabia en contra del objeto sádico, eliminando el conflicto temido con el mismo. Dentro de esta perspectiva, Berliner (1958) caracterizó al masoquismo como la reacción defensiva, debida a las necesidades libidinales del sujeto, ante el sadismo de la otra persona, terminando por adaptarse al sufrimiento que le es requerido. Autoforzamiento del psiquismo que era el que presentaba una paciente, una de cuyas conductas reiteradas consistía en acostarse con sus jefes, personajes que si bien en un principio rechazaba —a veces los encontraba repulsivos—, luego los terminaba encontrando atractivos. Un sueño permitió ver el mecanismo de sexualizar una situación para quitarle el carácter persecutorio. Soñó que una liebre era perseguida por un cazador. Ella sentía el miedo de la liebre como si fuera propio. En un momento dado, la liebre se da la vuelta, mira al cazador mientras continúa corriendo y mueve «de manera simpática y graciosa las orejas». Era lo que la paciente hacía frente a los jefes que temía.

Novick y Novick (1987, 1991) han insistido en que el niño, al fracasar ante la realidad retorna a soluciones omnipotentes. Cuando el sujeto falla en promover la respuesta afectiva deseada en sus otros significativos —madres depresivas o ansiosas que sólo sonríen cuando salen de estos estados y no como respuesta a la sonrisa del niño—, la realidad que domina la vida emocional de esos niños está dada por la presencia de sentimientos de malestar. Un paciente de Novick sostenía que «la infelicidad era el olor del hogar». La descripción que hacen los Novick merece ser resumida en extenso: los sentimientos de apego y seguridad del niño con las figuras significativas quedan asociados al sufrimiento, pues estar con el otro, o deseado, conlleva inexorablemente el sufrimiento. Las conductas autoafirmativas e intentos de individuación del niño son experimentadas por los padres como agresivas y como si fueran actitudes testarudas en una batalla por el poder. Dado que el control de la madre sobre el cuerpo y la mente del niño es abrumador, el cuerpo y la mente terminan siendo sentidas como posesiones dominadas por la madre, con lo que el niño en vez de cuidarse se ataca, que es una forma de atacar a la madre. Por otro lado, el vínculo de sometimiento con esas madres implica simultáneamente el placer de la atención que éstas dedican de manera casi exclusiva al hijo, dado que en estos casos el padre suele desempeñar un papel secundario porque es excluido o se autoexcluye. El sentimiento es de triunfo omnipotente por esta exclusividad en la relación con la madre. El sufrimiento queda marcado con el placer de la presencia del objeto y de la preferencia que se experimenta en la exclusividad del vínculo.

Glenn (1984a, 1984b, 1989) ha mostrado cómo traumas quirúrgicos o de otro tipo son afrontados mediante un primer intento de identificación con el agresor, dando lugar al sadismo. Cuando ello no es posible, por razones del superyó —sentimientos de culpabilidad—, o de la presión del ambiente —el agresor es demasiado poderoso, se le teme—, se apela a conductas masoquistas. En este sentido, no es infrecuente observar a un niño que, rabioso por la agresión parental, al no poder hacer nada para responder a ella con agresión, pasa a golpearse a sí mismo. Tuvimos ocasión de comprobar cómo una paciente cuando se enfurecía con su familia terminaba por golpearse la cabeza contra la pared. Conducta que condensaba sus ganas de golpear, su miedo a hacerlo por la amenaza externa, y su prohibición superyoica que la hacía sentir culpable, castigándose mediante la autoagresión. Una condición similar es la que presentó en una ocasión un niño de 4 años quien, obligado por la madre a irse a dormir, rabioso por tener que someterse a la autoridad externa, aceptó a regañadientes la orden pero diciendo: «¡Entonces no voy a poner la cabeza sobre la almohada, voy a dormir con la cabeza fuera de la cama!». La madre, comprendiendo el sentido de la conducta del niño, y para contrarrestar lo que podría convertirse en una modalidad masoquista de enfrentar situaciones en las que se sentía impotente, le dijo: «Si estás enojado conmigo no hagas algo malo para ti». A lo que el niño respondió: «¡Entonces tú no vas a poner la cabeza en la almohada!». La humillación narcisista de tener que obedecer una orden había sido enfrentada primero mediante una fantasía masoquista y luego mediante otra de naturaleza sádica.

Stolorow (1975) también considera, recogiendo esta línea de diferentes autores, que el dominio que el masoquista ejerce sobre el ritual masoquista es una forma de obtener un sentimiento de control mágico y de triunfo omnipotente sobre el mundo exterior. Es lo que sostiene Cooper (1988) para quien el sujeto intenta restaurar la autoestima vulnerada por tener que soportar el sufrimiento por parte de un objeto cruel y rechazante mediante el convertir el sufrimiento en ego sintónico: estar frustrado o rechazado se convierte en el modo preferido de autoafirmación masoquista. En estos casos, la meta no es la unión con la madre amorosa sino el control fantaseado sobre una madre cruel y dañina que imaginariamente es sentida como que no es la que inicia el ataque sino que, supuestamente, estaría obligada a hacerlo mediante la provocación que realiza el niño. La provocación de algunos adolescentes a sus padres permite revertir el temor al poder de éstos: el adolescente pasa a sentir como si fuera el que inicia la interacción agresiva. Una paciente, aterrorizada ante la madre que la perseguía para golpearla, cuando ésta finalmente la sujetaba y la forzaba a soportar el castigo, le decía: «Pégame más», intentando de esta manera mostrarse a sí misma como no asustada, como la que dominaba la situación, obteniendo, además, el placer sádico de enfurecer a la madre.

Schad-Schomer (1982, pág. 62), en su interesante examen del masoquismo, cita a dos profundos conocedores de la experiencia masoquista, Greene y Greene —fueron ardientes defensores del movimiento de liberación sadomasoquista—, quienes afirman: «Para el sumiso, el tener que yacer, digamos, en una bañera, y ser orinado por una persona amada puede provocar un sentimiento de humillación y, en consecuencia, una deliciosa vergüenza». En otros términos, la vergüenza, quizás uno de los sentimientos más evitados, es transformada en placentera y buscada. El masoquista sexual que pone en acto la escenificación masoquista se hace humillar, orinar, mojar, defecar, atar, golpear. En esa escenificación están los elementos que sostienen su placer: *a)* sentimiento omnipotente de ser el que dirige la acción, el activo, no el que la sufre pasivamente; *b)* lo doloroso es transformado en placentero. Stoller (1991), que hizo un estudio de las prácticas sadomasoquistas sexuales en distintos establecimientos sadomasoquistas a través de entrevistas con los propietarios, empleados y clientes, obteniendo una amplia información al respecto, puntualiza que los masoquistas valoran de manera máxima que la pareja sádica sea confiable, es decir que no se aparte del guión fijado y temen a los «practicantes locos» que no se sujetan al juego preestablecido.[31] Es lo que también señala Laplanche (1992c, pág. 8) cuando habla de la servidumbre voluntaria en el masoquismo en que «se ponen límites contractuales precisos a las maniobras sexuales».

La búsqueda activa de lo desagradable como defensa para anticiparse al trauma, para controlar el tiempo de su aparición, para dosificar su presencia y características se puede ver en la fijación masoquista a situaciones en que se fue objeto de maltrato o el sujeto se sintió aterrorizado. En el filme *Portero de noche*, la protagonista, prisionera en un campo de concentración, se ve obligada bajo el terror a tener relaciones sexuales con uno de los jefes nazis, quien le ofrece, como prueba de su aprecio y afirmación de su poder, la cabeza cortada y puesta en una bandeja de una compañera del campo con la cual la protagonista había tenido una disputa. Se inicia así una relación amorosa marcada por el intento de contrarrestar el terror ante el nazi. Pero una vez terminada la guerra, cuando la ex prisionera es una persona con poder social, al llegar a un gran hotel se encuentra con el ex jefe del campo, reducido ahora al simple papel de portero de noche. Cuando ya no es necesario el sometimiento amoroso, sin embargo la protagonista busca al nazi y se so-

---

31. El hacer activamente algo que se teme ocurra sorpresivamente se encuentra también en el fenómeno del cinismo, en que las conductas que merecerían reproches y que otra gente tiende a ocultar son, sin embargo, exhibidas para mostrar despreocupación o satisfacción con ellas.

mete a una relación masoquista. El miedo, reactivado, por la presencia de su ex carcelero, es contrarrestado mediante la sexualización de la angustia ante el perseguidor, se excita con él.

El recorrido que hemos hecho nos permite constatar en estos mecanismos subyacentes a ciertas prácticas masoquistas algo que las trasciende: *una estrategia general del psiquismo, un mecanismo transformador de la angustia, para apoderarse de lo traumático y temido y ponerlo al servicio del principio del placer.* Por lo que no nos sorprende que esté también en acción en la contrafobia, en que lo temido pasa a ser libidinizado. Tomando, para ejemplificar, el miedo a caer —uno de los más profundos del ser humano—, se puede transformar de modo que la caída pasa a realizarse voluntariamente. Por ello, cuando un niño supera su miedo a arrojarse al agua desde el borde de la piscina, lo vemos repetir una y otra vez el movimiento, ahora transformado en placentero. Lo muestra el placer que se obtiene en los juegos de los parques de atracciones, tales como la montaña rusa, en que se grita de angustia y se goza simultáneamente, o el placer que produce el «tren fantasma» o «casa del terror», o el que se observa en aquellos que se atan a un puente y se arrojan al vacío. Es el mismo placer que se experimenta frente al cine de terror o los cuentos de terror en la infancia: mezcla de miedo y excitación en que lo temido se convierte en buscado para adquirir un sentimiento de control sobre ello.

Psicoterapia del masoquismo

Poder diferenciar cuáles son los sistemas motivacionales que sostienen la fantasía y conducta masoquista en cada caso particular abre las vías para una psicoterapia que pueda dirigirse específicamente a desmontar a aquéllas y, especialmente, permite evitar intervenciones terapéuticas iatrogénicas. Riesgo de iatrogenia en la que se incurre, por ejemplo, al enfatizarse que el masoquista goza y creer que con la denuncia de este hecho es suficiente, sin examinarse las angustias y las defensas que estén en juego, sobre todo en los casos en que la conducta masoquista constituye una defensa interpersonal en contra de las ansiedades persecutorias despertadas por un otro sádico, en que lo que se busca no es el goce en sí sino el alivio de la persecución. Denuncia de que se goza que, al ser proferida por el analista de manera encubierta o a veces manifiesta, se convierte en acusación que incrementa el sentimiento persecutorio en el paciente: estaría haciendo algo que es malo ante los ojos del terapeuta, con lo que se le empuja hacia un nuevo sometimiento masoquista, esta vez respecto al analista. Es lo que creemos que se produce en el análisis lacaniano en que por razones de principio teórico al desestimarse el análisis de las defensas, dado que son mecanismos del yo y, por tanto, algo ajeno al psicoanálisis que sólo buscaría liberar al deseo de sus ataduras, el único camino que le queda al analista es insistir en lo obvio: «Usted goza». Solamente si se entiende el carácter defensivo del goce y se penetra en el terror subyacente es posible alguna transformación que no sea mera adaptación.[32]

Por otra parte, creer que todo masoquismo es por culpa, abusando del concepto de masoquismo moral, conduce a no encarar el placer narcisista de aquellos en los que el narcisismo y la búsqueda de una identidad idealizada constituyen la motivación principal. También lleva a descuidar el masoquismo por adaptación y sometimiento a personajes sádicos debido a necesidades libidinales del sujeto. Éste es el riesgo no despreciable en que la concepción kleiniana queda encasillada cuando apela al circuito monocorde siguiente: agresión partiendo del sujeto —jamás del objeto—, agresión que genera culpa y, luego, masoquismo.

Pensar que el masoquista sexual sólo goza es desatender que por detrás del goce puede haber un sujeto aterrorizado que ha sexualizado el encuentro con el otro para contrarrestar sus angustias persecutorias e intentar controlar una situación que le es traumática. Creer que el sometimiento de muchas mujeres y la búsqueda de una figura fuerte a la que seducen es por el placer erógeno o sexual, o para contrarrestar el sentimiento de castración imaginaria por no poseer el falo, lleva a descuidar el terror que sienten frente al cuerpo del hombre y la violencia con que éste amenaza. Se ha enfatizado tanto el deseo de la niña por el pene-falo del padre que se ha descuidado el terror que le inspira un órgano que no puede menos que percibir como amenazante para su integridad, por la desproporción entre la representación de su cuerpo y ese órgano, sentido como brutal, que penetraría en ella. Frente a este terror, la seducción erótica del perseguidor, o su sometimiento a éste cuando es el que inicia la seducción, o el sobredimensionamiento de la cualidad erótica de una experiencia que teme, nos muestran que el masoquismo femenino constituye, más bien, una defensa de un ser amenazado (Dio Bleichmar, 1996).

---

32. Las consecuencias del abandono por parte de Lacan del estudio de los mecanismos de defensa, en tanto formas de contrarrestar la angustia, en pos de la búsqueda de condiciones estructurales ajenas a cualquier intencionalidad inconsciente, tiene consecuencias graves en la teoría de la cura. En la obra de Lacan no sólo están excluidos los mecanismos de defensa sino que, cuando toma los conceptos freudianos que los designa, los reformula de modo que les quita todo carácter de acción psíquica para contrarrestar la angustia. Así, la *Verwerfung* freudiana, mecanismo por el cual el sujeto rechaza activamente, de manera inconsciente, enterarse de una realidad displacentera, es reformulada en términos de forclusión, una condición de estructura por la que no se inscribe un significante fundamental, el nombre-del-padre (Lacan, 1966b), condición que ya no viene dada por un proceso intrapsíquico defensivo —la posición de Freud siempre que se refiere a la *Verwerfung* en los casos clínicos en que la ejemplifica— sino por la estructura en la que el sujeto está inmerso.

Repetición de vínculos masoquistas en la situación terapéutica

Durante el tratamiento se pueden activar tendencias masoquistas, tanto en el paciente como en el terapeuta. Del lado del paciente, para evitar conflictos con el terapeuta, para mantener la idealización de éste, para satisfacer tendencias autoritarias y/o sádicas del terapeuta, para contrarrestar la frustración —largos silencios del terapeuta, falta de mejoría en el tratamiento, prolongación del mismo, etc.—, el paciente pasa a representarse a sí mismo como inadecuado: él sería el responsable, el enfermo incurable, el que no puede aprovechar lo bueno que se le ofrece; el análisis y el analista sirven para los demás pero no para él debido a sus defectos, etc. Autodenigración creciente del paciente que lo va sumiendo en un sentimiento de impotencia con una depresión que se profundiza a medida que pasa el tiempo. Esta situación se complica aún más si el terapeuta, para librarse de sentimientos de responsabilidad y culpa, no capta que el paciente se está sometiendo masoquísticamente al autoadjudicarse la responsabilidad, y ve la falta de evolución del tratamiento como debida exclusivamente a la patología del paciente, a una supuesta transferencia negativa.

De manera similar, el paciente hiperadaptado que no exige nada, que vuelve una y otra vez sin cuestionarnos, o que tolera sin protestar cambios de hora o condiciones del contrato terapéutico que le son claramente desfavorables —pensemos en el encuadre técnico practicado por Lacan y por muchos de sus seguidores, en que se corta la sesión de acuerdo al criterio o conveniencia del analista, en que se tiene a varios pacientes en la sala de espera y se elige a uno de ellos al que se invita a pasar—, en estos casos, se repiten en el tratamiento formas de vínculo masoquistas. El riesgo es que el analista no vea el sometimiento de su paciente ni la hiperadaptación por la comodidad que implica el estar con alguien que posee estas características, o porque el paciente pasa a ser el *partenaire* que requiere su sadismo y necesidad de control. Esto nos obliga a estar alerta, pues suele ser el masoquismo lo que está en juego cada vez que existe una hiperadaptación del paciente al marco terapéutico. Siempre acecha el peligro de que veamos como buen paciente analítico —viene, asocia, cuenta sueños, paga regularmente— a quien, en realidad, es una personalidad masoquista.[33]

---

33. Situación que es, desgraciadamente, frecuente en los análisis de tipo didáctico, en que el grado de sometimiento y masoquismo llega a grados extremos por ser, precisamente, negado. Problema de solución no fácil y que no puede ser atribuido a una institución o a una escuela analítica en particular sino a la estructura misma del análisis didáctico: absolutamente indispensable, pues es imposible devenir en psicoanalista sin haber pasado por esa experiencia, y, al mismo tiempo, análisis que persigue una habilitación profesional, con lo que el paciente-candidato en formación está con una mirada puesta en su mundo interior y salud mental y otra en ser aceptado por una institución de la cual su analista es representante. Sólo hay una salida: si la persona que actúa de analista está firmemente decidida a aceptar como tema de análisis, y a profundizarlo, el examen de su poder por la doble función de analista y representante de la institución.

Los pacientes que convierten al análisis en un lugar dominado por el relato de sus sufrimientos pueden tener resistencia a abandonar esta posición, a dejar de padecer, pues reactualizan el placer experimentado en la unión con padres o con hermanos con quienes el único vínculo consistía en encontrarse para sufrir juntos o para recibir el consuelo por el sufrimiento. El analista, llevado por un humano sentimiento de compadecer al que sufre, a veces refuerza inadvertidamente esta forma peculiar de vínculo masoquista. Es el riesgo de las terapias de apoyo. La situación se complica aún más si en el terapeuta está narcisizada la identidad de otorgar consuelo, cuidar al otro y ser cariñoso. En este caso, el masoquismo del paciente se gratifica pues entra en connivencia con alguien que necesita de un ser sufriente para sentirse útil y valioso. Lo que lleva, por lo menos, a dos conclusiones: *a)* si habitualmente la insuficiencia de empatía con el sufrimiento del paciente es una de las limitaciones más serias que los terapeutas tenemos para hacer progresar el tratamiento, el exceso de identificación con el paciente sufriente nos aparta de nuestra tarea analítica de ayudarle a ver cómo el padecer le ha atrapado al haber sido convertido en un medio para conseguir el amor del otro; *b)* que la pareja complementaria de un masoquista no siempre es una personalidad sádica pues también puede serlo otro masoquista con el que se reúne para sufrir juntos, como dijimos antes. Los deseos de fusión, de compenetración, de intimidad del paciente y del analista pueden originar que la forma de lograrlo sea acompañar al primero en su sufrimiento.

Del lado del analista, el masoquismo no deja tampoco de estar presente. No sólo se suele tolerar patológicamente el maltrato de ciertos pacientes sádicos por miedo a perderlos, por culpabilidad de no poder curarles, sino también por sometimiento a un superyó analítico en que un supuesto analista ideal sería el que no reaccionaría, el que comprendería todo y se limitaría a interpretar soportando estoicamente el sadismo del paciente hasta que éste pueda llegar a cambiar. En el caso de pacientes en quienes el sadismo no es un momento del vínculo despertado circunstancialmente por distintos tipos de ansiedades sino la forma caracterológica de tratar al otro, consideramos que el analista debe plantear explícitamente que comprende que el paciente no pueda hacer otra cosa, que se trabajarán las razones por las que actúa de esa manera, tanto las históricas como las actuales, pero así como hay límites dados por el contrato terapéutico —horario, honorarios, etc.—, de igual manera hay límites de maltrato que él, como persona, no sólo por la salud del paciente sino porque no desea sufrir, está dispuesto a que no se traspasen. En nuestra experiencia, cuando esto es planteado francamente, se abre una posibilidad de continuar analíticamente el tratamiento hacia la comprensión de las motivaciones profundas del sadismo del paciente.

¿Cómo abordar entonces el masoquismo, tanto en la situación transferencial como en las conductas y fantasías que el paciente vive fuera del tratamiento? Todos los autores que se han ocupado de esta cuestión señalan de manera unánime la dificultad que presentan los pacientes con rasgos masoquistas para cambiar, pues a diferencia de los que sufren por sufrir —están insatisfechos si sufren—, lo que les convierte en aliados del terapeuta en el proceso de cambio, cuando el masoquismo es el aspecto central de la organización de la personalidad dejar de sufrir expone a las angustias que el padecer contrarresta. No resulta infrecuente que el proceso terapéutico se desarrolle en dos momentos, no siempre separados entre sí, dado que pueden estar entrelazados. En primer lugar, se trata de hacer conscientes las fantasías que subyacen a las conductas de autoperjuicio; es decir, que el paciente pueda ver que por detrás del sufrimiento del que se queja hay un placer que se obtiene, o una angustia de otro tipo que se intenta contrarrestar. Para ello resulta indispensable que el paciente vivencie el sentimiento de culpabilidad del que se defiende, o que se conecte con el terror que le ocasionó, y le sigue ocasionando, lo que contrafóbicamente trata de controlar a través de provocar, ahora bajo su dominio, lo que teme que suceda a pesar de él —que el *partenaire* sexual le agreda, que el interlocutor le critique ante lo cual se convierte en el primero en criticarse, que el objeto de amor le abandone para lo cual renuncia a vínculos que desea ardientemente mantener, etc.—. El carácter defensivo y gratificante del masoquismo se debe poner al descubierto para que el paciente tenga alguna posibilidad de dejar de repetir sus conductas de búsqueda de sufrimiento. Desde esta perspectiva, nada hay que reemplace a la interpretación de las motivaciones inconscientes.

En segundo lugar, cuando el paciente trata de llenar con sus conductas masoquistas un sentimiento de vacío, de déficit en la autoestima, de pánico, es decir, cuando la conducta masoquista es un intento de apuntalar a un *self* tambaleante (Stolorow, 1975), de obtener, mediante la estimulación o el vínculo con personajes sádicos idealizados, un sentimiento de propósito en la vida y actividad organizada, en todos estos casos no resulta suficiente que el paciente sepa por qué lo hace sino que resulta indispensable solucionar la situación de fondo que impulsa la conducta masoquista. Así como de poco sirve informar a alguien que se siente sin fuerzas que ello es por la anemia que padece ya que mientras no se repare ésta los síntomas continuarán, el hacer consciente la función del masoquismo no permitirá desprenderse de él mientras persista la condición que sirve para intentar compensar. Es aquí donde el vínculo con el terapeuta y la contención emocional que éste provee permiten —hasta que el paciente tome a su cargo las funciones que transitoriamente cumple el terapeuta para con él— que se pueda tolerar sin demasiada angustia el ir desentrañando el significado inconsciente del masoquismo.

Algo en lo que generalmente no se repara es que analizar el significado inconsciente de una conducta patológica —por ejemplo, la sumisión a una pareja patológica— lleva implícita la expectativa, por parte del terapeuta, de que se abandone tal conducta, lo que siempre es captado por el paciente como una incitación a hacerlo. Jamás una interpretación del analista es pura y exclusivamente un desvelamiento del inconsciente. También posee un aspecto conativo, una incitación a cierta acción, a dejar de hacer o a reforzar lo que se hace, según sea la perspectiva bajo la cual el analista valore inconsciente y/o conscientemente la conducta del paciente a la que su interpretación se refiere. No hay intercambio humano que no sea un intento de influir sobre el otro, sea en su fantasía, en sus sentimientos o en su conducta externa. Que los analistas defendamos la «neutralidad analítica» simplemente quiere decir que tratamos de no hacer juicios convencionales, que intentamos captar lo que algo significa para el paciente, que no sobreimponemos groseramente nuestro esquema de valores y estilos de vida, que nos problematizamos continuamente sobre la diferencia entre el paciente y nosotros, y sobre el respeto a su autonomía. Pero sería creer, ilusamente, que nos podemos colocar por fuera de lo que ha sido nuestra crianza y continúan siendo nuestros modos de relacionarnos con el mundo que nos rodea: intentos continuos —legítimos, por otra parte— de tratar de influir sobre los seres que nos rodean. Por ello el paciente capta algo real: que los analistas, incluso los más respetuosos, intentamos que vaya en determinada dirección. Insistir que cuando el paciente siente eso es como producto distorsionado de la transferencia o proyección de sus propios deseos de controlarnos, es intentar que el paciente niegue la realidad de sus percepciones, algo tan favorecedor de disociaciones como las que ocasionan los padres que fuerzan a que el hijo/a niegue lo que ellos hacen.

Esto posee consecuencias: cuando trabajamos con el paciente las motivaciones de sus conductas masoquistas, se alarma doblemente si aún no puede prescindir de éstas pues, por un lado, se ve incitado a perder la protección que el masoquismo representa para un nivel de su psiquismo. Por el otro, si no puede hacerlo se siente en falta ante el terapeuta, con lo cual se refuerzan sus tendencias masoquistas. De esta situación sólo se puede salir en la medida en que el terapeuta transmita, cualquiera que sea la forma de hacerlo, que las conductas masoquistas fueron hasta ese momento una necesidad, la solución que encontró para poder enfrentar situaciones difíciles, que llevará tiempo desprenderse de ellas, que se trabajará en esa dirección, pero sin repetir lo que ha sido una característica del paciente: perseguirse desde el superyó y ante la figura externa si no cumple las expectativas. La paradoja en que se puede incurrir en el tratamiento del masoquismo es que se reproduzcan ahora, bajo el peso de la persecución terapéutica y del superyó, las mismas condiciones de culpabilidad, temor e inferioridad que dieron lugar a su surgimiento. Es lo que a nuestro juicio sucede con ciertos tratamientos marcados por la fuerte autoridad del terapeuta, en que el paciente cambia en ciertos aspectos pero no en la dimensión del sometimiento masoquista.

Más allá del deseo y el principio del placer: el sujeto del displacer

Dijimos, al comenzar el examen del masoquismo, que éste debía diferenciarse de aquellas condiciones en que el sujeto cae reiteradamente en el sufrimiento sin que éste sea lo buscado, constituyendo, en cambio, el resultado de automatismos que le conducen al displacer más allá de cualquier intencionalidad consciente o inconsciente, más allá de cualquier placer que pudiera obtener en compensación por el displacer. Pura producción de displacer, sin cuota de placer acompañante, que nos separa ya de la economía psíquica básica del masoquismo en que siempre hay una vigencia del principio del placer, ya sea algún tipo de placer que acompaña al sufrimiento, que coexiste con él —masoquismo sexual o narcisista, por ejemplo—, o un displacer que se evita mediante otro más tolerable —autocastigo para disminuir culpa.

Retomemos para progresar en nuestro razonamiento el trabajo *Inhibición, síntoma y angustia* (Freud, 1926) y la tesis freudiana de que el yo es capaz de anticiparse a la situación de peligro gracias a representársela vívidamente, saliendo a su encuentro antes de que surja en su despliegue total, originándose una pequeña cuota de angustia que actúa como señal de peligro. Dice Freud: «Ahora bien, constituye un importante progreso en nuestra autopreservación no aguardar a que sobrevenga una de esas situaciones traumáticas de desvalimiento, sino preverla, estar esperándola» (pág. 155). En todo este trabajo, Freud destaca la diferencia entre la «angustia automática» que sorprende al sujeto y la «angustia señal» que surge de una búsqueda activa de aquello que pudiera resultar peligroso.

La distinción es de trascendencia, aunque los términos y la formulación no sean los más felices. En efecto, hablar de «angustia automática» en oposición a «angustia señal», y decir que el yo la emite, parecería ubicar a esta última como si estuviera bajo el control del sujeto, como si voluntariamente pudiera producir una angustia reducida para evitarse una mayor, como si fuera un calculador, un buen economista que prefiere una pequeña pérdida antes que otra que lo llevaría a la quiebra. En realidad la angustia mitigada que surge como señal también sorprende al sujeto y se desencadena por el funcionamiento automático de un psiquismo en que unas representaciones, y sus correspondientes cargas de afecto, se producen más allá de cualquier control de un sujeto o instancia. Pero si nos basáramos en la crítica al antromorfismo implicado en la descripción que Freud hace y eliminásemos el concepto de angustia señal nos estaríamos perdiendo lo esencial de lo que está en juego: la diferencia entre una condición en que el psiquismo resulta sorprendido por estímulos traumatizantes y otra condición en que *creyéndose que la situación traumática va a reaparecer, se escudriñan las representaciones que pudieran preanunciarla, contribuyendo a crearlas.*

Lo traumático, ya sea debido principalmente a lo brutal del hecho real, o a la decisiva transformación que la fantasía imprime al suceso real al capturarlo dentro de su esquema de significación, o a que sea producto exclusivo del procesamiento inconsciente sin participación de lo real externo, genera un efecto que va a resultar decisivo para su perpetuación: crea un estado de alerta, una vigilancia que escudriña en busca de lo que pudiera indicar la reaparición de la situación temida, razón por la cual se van convirtiendo en sospechosas nuevas representaciones por el mero hecho de que se *cree* que el trauma se va a repetir. El psiquismo resulta así orientado hacia el displacer no porque haya un deseo de experienciarlo, sino porque no pudiendo dejar de creer en lo que cree, por estar convencido del peligro, lo vigila hasta «descubrirlo» en los mil aspectos que la realidad le brinda como soporte posible. Todo dato, toda representación es aspirada al interior del esquema de significación dominante, desconociéndose que por medio de la mirada que se dirige a la realidad ésta se construye, momento a momento, como peligrosa.

Cualquier cosa podrá despertar, entonces, la señal de alarma a pesar de no haber formado parte de la situación primitiva que originaría la angustia automática, con lo que ya nos apartamos de un modelo asociacionista. En efecto, no es por la relación que pudiera haber entre la situación temida y lo que a ella pudiera asociarse por un nexo de semejanza o de contigüidad lo que genera la angustia, sino que una creencia *matriz pasional* —«estoy en peligro»— es la que fabrica la conexión, uniendo lo disímil, lo que si no fuera por ella no habría causa que lo vinculase. Un ejemplo paradigmático de esto es la celotipia, en que el sujeto, creyendo en la traición de su pareja, reabsorberá la realidad convirtiendo todo en un posible indicador de su repetición: el teléfono, la correspondencia cuando llega y cuando no, el saludo de los vecinos, un nuevo adorno en la casa, un vestido nuevo o el volverse a usar uno viejo porque supuestamente agradaría al amante, etc. El campo de las representaciones que actúan como indicadoras de peligro *crecerá continuamente*, siendo cada una de ellas capaz de despertar la angustia señal, es decir, de evocar la situación temida, de reconfirmar la convicción de su existencia. De este modo la vigilancia, impulsada por la creencia matriz pasional, se convierte en un mecanismo que interviene como motor del reencuentro con lo displacentero.

Sin embargo, sostener que la vigilancia interviene como elemento organizador de ciertos cuadros —delirio persecutorio, celotipia, obsesiones, hipocondría, fobias— requiere que delimitemos el papel que desempeña, en especial que aclaremos con qué otros mecanismos y condiciones se articula, en qué estructura se halla insertada. De no ser así caeríamos en algo que tanto criticamos como propiedad del pensamiento simplificante: hacer depender toda una organización de un solo mecanismo, por más importancia que queramos otorgarle. Que ello no es así lo podemos constatar volviendo a utilizar la celotipia como ejemplificación. Sin trastorno narcisista de base que haga dudar al sujeto acerca de si es digno o no de ser amado, sin representación del otro como proclive a la falsedad y a la traición —postulado básico—, sin el «enamoramiento», es decir, admiración que se siente por el supuesto rival al que se considera superior al propio sujeto, sin que esta admiración se proyecte sobre la pareja convirtiendo a ésta en alguien que tendría los mismos sentimientos hacia el objeto rival, sin la angustia narcisista de creer que se haría el papel de tonto/a al no descubrir que se le es infiel, es decir, sin la articulación con otros factores que, a su vez, cada uno de ellos remite a sus propias condiciones de génesis, sin todo ello no resulta explicable la celotipia, al menos en su forma más habitual.

UN CASO CLÍNICO DE FOBIA A LA HOMOSEXUALIDAD

La *creencia matriz pasional* que afirma que lo temido va a ocurrir la encontramos en diversas patologías obsesionantes, dentro de las cuales queremos detenernos en un cuadro clínico por la interpretación simplificante a la que ha sido sometida: la fobia a la homosexualidad. Utilicemos un caso clínico para examinar la cuestión. Una paciente comenzó su análisis presa de la pregunta obsesionante acerca de si ella no sería homosexual, angustia que se inició un día en que no sintió deseos de tener relaciones sexuales con su marido. Pensó que ello sería debido a alguna homosexualidad de la que no habría estado enterada hasta ese momento. Las primeras sesiones estuvieron dominadas por la búsqueda angustiante de pruebas de su supuesta inclinación homosexual. Al mismo tiempo, todo eso era enunciado con una clara expectativa de que yo la desmintiese.

En el transcurso de una sesión en que la paciente me habló con tono de niña mimosa de lo interminable que le pareció el lapso que transcurrió desde la sesión anterior, y habiéndose referido en la sesión anterior y en ésta a lo desafectiva que había sido su madre, le señalé su deseo de estar unida a mí, al cuerpo de una madre para acariciarla y retenerla. Inmediatamente después sueña que está con una mujer a quien le acaricia sus senos con enorme sensualidad. Se despierta angustiada, pues por primera vez tiene lo que cree ser una confirmación de que efectivamente le atrae el cuerpo de la mujer. En ese momento se me planteó la duda sobre si el temor a la homosexualidad no habría estado realmente sostenido por deseos de tal naturaleza, como la propia paciente afirmó desde el comienzo, o las cosas eran más complicadas y no habría sido mi propio señalamiento el que había generado el sueño. En otros términos, ¿se trataba de una homosexualidad que primero había penetrado en la conciencia bajo la forma de temor, una vez resquebrajada una débil barrera defensiva, y mi señalamiento lo que simplemente había hecho era contribuir a terminar de levantar la barrera de la represión, permitiendo que lo que hasta ese momento era intelectualización apareciera en lo manifiesto del sueño bajo su forma cercana a lo reprimido? O, en cambio, ¿no se trataría, más bien, que mi intervención había sido la causante de la cristalización de una creencia en la paciente, dándole su forma escénica? En este segundo caso, ¿la fantasía homosexual no la estaría protegiendo, a su vez, de deseos heterosexuales incestuosos, de una transferencia erótica? Estuve entonces atento a todo lo que en el discurso de la paciente pudiera indicar tal cosa. Pero no fue necesario tanto desvelo ya que rápidamente en el pensamiento consciente aparecieron tales fantasías, que se convirtieron en obsesionantes, provocándole enorme vergüenza.

Situación no exenta de ironía: lo que en otros pacientes requiere del mayor de los esfuerzos para hacer emerger lo desagradable a la conciencia, esta paciente lo presentaba al análisis por poco que se lo buscara, o, mejor, que ella lo buscara. A esta altura del tratamiento, toda mi larga formación moldeada en los cánones del analista-detective que, como en las buenas novelas policíacas, «sabe» de antemano que todo lo que se le presenta es coartada, maniobra de diversionista, me condujo a pensar en la transferencia negativa bajo la idea de que tanto la homosexualidad como el presunto enamoramiento de mí servían para encubrir deseos hostiles. Nuevamente la paciente me dispensó del esfuerzo de hacerlos conscientes: se angustiaba ante sus sentimientos hostiles pues temía que ellos pudieran hacer peligrar el vínculo, pero de cualquier manera no dejaban de estar en la conciencia. Simplemente los retenía, sin expresarlos en un primer momento para luego sí hacerlo. Es decir, no estaban reprimidos

Cuando nos acercábamos al primer año del análisis, la paciente quedó embarazada, comenzando el temor, también obsesionante, de que pudiera pasar algo durante el embarazo o el parto. Al mismo tiempo se intensificó la angustia de que pudiera no querer al marido, se enamorase de otro y se viera obligada a una separación justo en el momento en que traía un hijo al mundo. Para entonces los temores homosexuales habían desaparecido de su conciencia, no porque hubieran sido elaborados sino básicamente porque el embarazo la había reasegurado en su identidad femenina. Además, las nuevas preocupaciones obsesivas contribuían a hacer pasar la homosexualidad a un segundo plano. A partir del nacimiento del hijo se inició un nuevo período en que las angustias hipocondríacas pasaron a ser el material de las sesiones. Yo, a esa altura, tenía serias dudas de que el camino clásico de buscar detrás de cada obsesión otro contenido temático del que aquellos que actuasen como defensa —el mecanismo del desplazamiento— fuera una explicación suficiente. Para mí el problema no era tanto la razón del deseo homosexual o heterosexual incestuoso, o de la agresividad, o el de las fallas narcisistas en la personalidad de la paciente. El material de los sueños y los detalles que traía de su infancia me permitían —dentro de lo relativo que es tener certidumbre en nuestras construcciones— formarme una cierta idea de las experiencias biográficas y de los mecanismos de la paciente que dotaban de inteligibilidad a sus preocupaciones. La pregunta que permanecía sin una respuesta clara era por qué adquirían un carácter obsesionante y, en especial, cuál podía ser la causa de este sentimiento de que lo temido sobrevendría inexorablemente.

En esta paciente existían determinadas creencias mágicas acerca de que si pensaba algo, eso iba a ocurrir. La tan conocida omnipotencia del pensamiento en ella asumía la forma concreta «Si yo siento algo, es como una intuición, y después ocurre», frase que la paciente guardaba como un tesoro secreto, que había cultivado con placer desde pequeña para conservar un sentimiento de poder sobre la realidad, pero que una vez construida como creencia adquirió, como en el caso del aprendiz de brujo, un automatismo que la hacía funcionar en contra suya. La creencia omnipotente, hija del principio del placer y deseada de ser creída en su inicio, una vez desprendida del acto deseante que le dio origen, y convertida en núcleo mismo de su forma de pensar, comenzó a producir sus efectos automáticos: si pensaba que se iba a morir, aunque eso no fuera deseado, el hecho de haberlo pensado era indicador de que iba a suceder. Eso es lo que acaeció con la homosexualidad, o con la posibilidad de que su matrimonio se rompiera, o con ciertas ideas hipocondríacas que presentó en otros momentos del tratamiento

Pero que creyera que se iba a morir, o a convertirse en una homosexual, o que se terminaría separando de su marido, o que muriera en el parto, no llega a aclararnos el carácter obsesivo de esas creencias. Hay mucha gente que se separa o es homosexual y lo vive de muy distinta manera. En el caso de nuestra paciente, cada uno de los temores era, a su vez, aspirado dentro de otra serie de pensamientos que le terminaban dando su carácter de insoportable: «¡Es terrible que algo así le pueda pasar a una!», «¡es una vergüenza total... después de eso no podré mirar a nadie a la cara!», «¡soy una degenerada!», «¡mi vida está arruinada!». Verdadero sistema codificador en que estas creencias actuaban como *transtemáticas*, dotando de su carga de horror a aquellos pensamientos que sucesivamente iban ocupando el centro de sus preocupaciones. Sistema codificador surgido a partir de la identificación con una madre que convertía lo cotidiano en motivo de la más intensa angustia y que le había transfundido una representación del futuro como amenazante.

En el caso de esta paciente se me fue haciendo evidente que las sucesivas obsesiones resultaban de la articulación de una serie de elementos, ninguno de los cuales era de por sí suficiente para explicar el cuadro; sólo su combinación las producía. En efecto:

1. La eclosión sintomatológica tuvo lugar en un momento de su vida en que una sexualidad hasta ese instante sofocada había logrado abrirse paso para convertirse en centro de su mundo emocional, arrastrando con su empuje a que se preguntase sobre su deseo y, sobre todo, si su sexualidad era la de una persona «decente». A este respecto no resultaba un dato desdeñable que su abuela paterna, mujer muy perturbada, hubiera manifestado su temor

de que «seas una puta como tu madre». Pero fue un hecho casual, algo equivalente al resto diurno de un sueño lo que agregó algo decisivo: había estado participando con unas amigas en una conversación sobre homosexualidad en que se habían vertido juicios negativos, lo que le lleva a preguntarse dentro de sus dudas si ella es sexualmente decente: «¿No tendré yo también deseos homosexuales?». Es imposible determinar si se excitó con tal conversación o sólo se asustó. Cualquiera que sea el caso, una vez formulada tal pregunta, por el hecho de creer en el poder intuitivo de su pensamiento para captar lo oculto, y *porque duda de su decencia*, concluye: «Si pienso que soy homosexual, si tengo esa intuición, es que debo serlo». Y así se prepara el momento siguiente.

2. Aquello que no debe ser —la homosexualidad—, que no debería ocurrir, por su misma cualidad de prohibido y horroroso pone en marcha el proceso de vigilancia en busca de indicadores que testimoniarían sobre su existencia. Además, en esta paciente, como en otros casos que hemos tenido oportunidad de analizar, la idea de que algo terrible ocurre de improviso —en este caso el descubrimiento de una presunta homosexualidad— está asentada en una creencia matriz pasional del tipo «algo horrible va a suceder o vas a descubrir». Creencia matriz que se construye a través de mil mensajes del tipo de: «llegó a su casa y se encontró con su madre muerta», «estaba muy bien y le descubrieron un cáncer», «se acostó a descansar un rato y tuvo un infarto», dicho con expresión de horror y escuchado por el sujeto dependiente bajo igual estado afectivo. El niño puede no saber lo que es la muerte, el cáncer o el infarto, por lo que el peso emocional no deriva de la semántica de estas palabras sino de la mirada y el estremecimiento del adulto que las significa como terribles.

3. Construido de este modo el horror a la homosexualidad, en la mente de nuestra paciente pasa a generar un proceso que no podrá sino reforzarla: buscará pruebas de que le gustan las mujeres, las observará en lo que tienen de femenino, escudriñará sus propias reacciones, y entonces —al igual que el hipocondríaco aguzado en su semiología— no tardará en descubrir como si fuera exclusivo de ella, y por ende grave, lo que en realidad le pasa a toda mujer u hombre: que siente atracción por los de su propio género, que admira uno u otro rasgo, incluidos los corporales.

4. Una vez que lo temido —la indecencia sexual, bajo forma de homosexualidad— puede ocurrir, ya no hay más garantías. Todas las seguridades se tambalean. Como decía la paciente: «Si hasta homosexual puedo ser» —enfatizando el «hasta»—, entonces es cuestión de estar alerta a la espera del próximo suceso horrible, que en su convicción debe obligatoriamente sobrevenir. La fobia a la homosexualidad preparará el camino a otras fobias, que no serán ni generalización de la primera —error del cognitivismo asociacionista— ni meras sustituciones defensivas —error del abuso de la teoría del desplazamiento defensivo— sino consecuencia de una reestructuración de lo que el

psiquismo cree como posible: porque ahora todo lo horrible puede ocurrir; la paciente pasa de una fobia a desarrollar una panfobia.

La creencia matriz pasional, «si esto sucedió, ahora puede pasar cualquier cosa», explica el clima de horror que surge a partir de ciertos acontecimientos en la vida, ya que abren una serie infinita que mantendrá en continua zozobra al sujeto. De igual manera, la panfobia que aparece a partir de la muerte imprevista de un ser querido puede tener su base en el sentimiento de que «si ocurrió eso, cualquier cosa puede suceder». No es la muerte en sí misma, ni la pérdida del objeto protector, sino la ruptura de un sentimiento de seguridad y la apertura a la serie de lo inesperado y siniestro.

Como vemos en el caso de nuestra paciente, ciertas creencias matrices pasionales —«lo que pienso ocurre», «si me ocurre lo que no debiera ser... es terrible», «si algo tan terrible ocurre, entonces cualquier cosa puede suceder»— ponen en marcha un proceso de vigilancia que convierte cualquier cosa en aquello terrible que se ha prejuzgado que va a sobrevenir. Sistema organizador del sentido que es particularizado tanto por episodios de su vida —que no consigno, pues lo que deseo realizar aquí es sólo un cierto sector de la *estructura generativa-transformacional* de sus obsesiones—, como por acontecimientos vividos por sus padres antes de que ella naciera —algo ligado a la sexualidad—, y de sus deseos edípicos en una situación complicada por la separación de sus padres.[34]

El sujeto del displacer y el sentido de realidad

La convicción que se tiene de que algo realmente existe está influenciada tanto por el placer como por el displacer que su representación sea capaz de producir. El lactante toma contacto con el mundo y con su cuerpo a través de las sensaciones de placer o dolor que éstos producen. La percepción no es ni neutra ni uniforme: sobre el fondo de lo que ve, de lo que oye, de lo que huele, de lo que palpa, de lo que le gusta, de lo que proviene de la cenestesia, se imponen aquellos estímulos que poseen la cualidad de ser placenteros o, por el contrario, dolorosos. El placer y el dolor actúan recortando ciertos estímulos con respecto al resto, contribuyendo a definir como real lo que tenga esas cualidades. Desde el comienzo de la vida el juicio de existencia está soldado a las sensaciones de placer y de dolor, relación que se man-

---

34. Cada vez que nos refiramos a las creencias matrices pasionales y les demos una determinada concreción en su formulación debe quedar claro que las formulaciones propuestas resultan de la necesidad de utilizar en la comunicación proposiciones del pensamiento preconsciente, las que nunca podrán traducir exactamente cómo están inscritas las matrices inconscientes pero que, al menos, constituyen —en los términos de Freud— representaciones intermedias, derivadas, que nos permiten aproximarnos a éstas.

tiene aun cuando el psiquismo se haga complejo y el dolor y el placer no emerjan exclusivamente a partir de receptores somáticos sino también, y prevalentemente, como displacer y placer dados por la significación.

Si algo duele o si produce placer, entonces existe; y cuanto más intensos sean aquéllos tanto mayor será la convicción sobre la realidad de lo que está dotado de esas cualidades. El surgimiento de la capacidad del psiquismo de reconocer que algo existe independientemente de que plazca o duela, es decir de la pasión, será un logro enorme, lo que está vinculado a aquello que se denomina sentido de realidad. Pero junto a ese sentido de realidad persistirá siempre la tendencia, variable de acuerdo a los distintos sujetos, de hacer depender la creencia de que algo es real a partir de la cualidad de placer o displacer que su representación genere.

La relación estrecha entre el placer y lo que pasa a ser aceptado como real —el placer guiando y seleccionando aquello que va a ser creído como teniendo existencia— ha sido largamente conocida y goza en la actualidad de consenso. La expresión «pensamiento de realización de deseos» señala la fuerte tendencia a creer como que es real aquello que causa placer. Para ello se tiene que reprimir, proyectar, renegar, negar, hacer uso de todos los mecanismos defensivos de los que dispone el psiquismo. Lo desagradable tiende a ser excluido de la conciencia, pero también a ser contrarrestado en el inconsciente, en el que se fabrican realidades conforme al deseo. A este respecto, todo el trabajo de Freud sobre el principio de placer puede ser entendido como el intento de dar fundamento a la tesis de que los sueños y los síntomas son realización de deseos, pero especialmente de establecer las leyes que gobiernan el inconsciente, en donde aquél impregnaría libremente, sin restricciones. Cuando desarrolla la oposición principio de placer *versus* principio de realidad en *Formulaciones sobre los dos principios del suceder psíquico* (1911) deja bien establecido que el inconsciente se rige por el primero, sin que el segundo sea tomado en consideración. Dice: «El carácter más extraño de los procesos inconscientes (reprimidos), al que cada investigador no se habitúa sino venciéndose a sí mismo con gran esfuerzo, resulta enteramente del hecho de que en ellos el examen de realidad no rige para nada, sino que la realidad del pensar es equiparada a la realidad efectiva exterior, y el deseo a su cumplimiento, al acontecimiento, tal como se deriva sin más del viejo imperio del principio del placer» (pág. 230).

El funcionamiento inconsciente aparecería de este modo regulado sólo por el principio del placer, y en él sólo tendría cabida el deseo. Esta concepción vigente hasta 1920 es reformulada cuando Freud pasa a reconocer la existencia de procesos que están más allá del principio del placer en el seno del propio inconsciente y en sus ramificaciones más directas en el preconsciente y la conciencia. Cambio teórico que, sin embargo, no modifica una propiedad de los procesos inconscientes y la de sus derivados sometidos a su ley: *lo pensado es vivido como ocurriendo o como ya ocurrido (realizado), es-*

cenificado en el presente del suceder psíquico. Es lo que vemos en los sueños traumáticos y las pesadillas: lo temido aparece como ya realizado o en proceso de realización. Es lo que también constatamos en el delirio persecutorio, en que el sujeto, temiendo el ataque, pasa a creer que está siendo objeto del mismo, y esto hasta un grado tal que llega a construir la escenificación alucinatoria que lo corrobora. O en la hiponcodría, en que se van fabricando convicciones sobre las sucesivas enfermedades que amenazarían al sujeto.

Así como hay un pensamiento en el que el deseo gobierna —pensamiento de realización de deseos—, de igual manera existe otro tipo de pensamiento, de confirmación de lo temido o, mejor aún, *pensamiento de realización de lo temido*, en el sentido de que aquello que produce angustia, que se teme, se transforma en escenificación presente vivida como real. Si el pensamiento de realización de deseos deforma la realidad y la hace conforme a él, de igual manera el pensamiento de realización de lo temido asegura la convicción de que es real, que existe lo temido. Por otra parte, si en el inconsciente hubiera sólo pensamiento de realización de deseos, la angustia de castración o las mil formas de las fantasía aterrorizantes no tendrían cabida en él, serían simple e inmediatamente desechadas.

Se ha hablado metafóricamente del «sujeto del deseo» para indicar cómo los mecanismos del deseo tienen sujetado a todo ser humano y cómo dominan su funcionamiento psíquico, ya que la organización a la que habitualmente designamos como persona no puede más que seguir, sin el menor conocimiento, los caminos que el deseo le impone. En igual sentido, hay un *sujeto del displacer* cuya existencia no está dada por ningún ente personificable sino por los propios mecanismos que determinan que lo temido sea vivido como real y actual. Si somos consecuentes con la concepción de que los procesos inconscientes funcionan bajo la doble regulación del principio del placer y de lo que está más allá de él, entonces no hay otro camino que el de reformular, por ser parciales, todas las explicaciones que conceptualizan los fenómenos psíquicos normales y patológicos exclusivamente desde la perspectiva del deseo. Para tomar un solo ejemplo: los sueños de muerte de seres queridos no serán siempre reflejo de deseos de que ello suceda para desembarazarse del rival edípico —la explicación que Freud diera en la *Interpretación de los sueños* (1900), es decir antes del cambio teórico de 1920—. En no pocas oportunidades expresan uno de los más grandes temores de la infancia: el perder a aquellos que lo son todo, protección y alivio frente al dolor y la angustia, fuente de suministro vital y de satisfacción sexual y narcisista. El sentimiento de impotencia-desamparo, al que Freud diera importancia central al ubicarlo como base de la angustia señal, cada vez que es reactivado en el inconsciente se escenifica, se realiza en las mil variantes de los peligros a los que queda expuesto el sujeto por la falta de la imago reasegurante.

En consecuencia, cuando se plantea que el sueño o los síntomas son una realización de deseos, o una transacción entre el deseo y la defensa, se está eligiendo uno de los casos posibles de lo que constituye una combinatoria más amplia. Pueden haberse iniciado por la búsqueda del placer directo y realizarse éste con una pequeña deformación, o en el caso de que emerja displacer secundario —porque hay tendencias que se le oponen— llegarse a una fórmula de compromiso. Pero también pueden iniciarse como *displacer primario* —no secundario a un deseo conflictivo— y quedarse en él. O producirse una alternancia entre el principio del placer y el más allá del principio del placer, como se ve de manera privilegiada en la pesadilla en que la persecución se entrelaza con las mil formas en que el sujeto aparece escapando de ella, para volver a reencontrarse con los perseguidores, y luego volver a librarse de ellos, y así en una serie infinita.

Por igual razón resulta arbitrario intentar explicar todos los cuadros obsesionantes —se presenten bajo modalidad hipocondríaca, temores de impulsión, celotipias, etc.— como si fueran mantenidos por un deseo que se estaría realizando encubiertamente. Lo que fue explicación universal antes de *Más allá del principio del placer* (1920) no puede continuar teniendo ese carácter una vez que sabemos que en los procesos inconscientes no rige exclusivamente el principio del placer o el deseo. Sólo un cierto automatismo de nuestra teorización hace que el primer modelo que guía nuestro pensamiento ante el relato del paciente sea la búsqueda de un significado inconsciente en que se estaría realizando un deseo. Nos hemos acostumbrado tanto a pensar en estos términos que las interpretaciones basadas en el principio del placer son las que se nos ocurren más fácilmente, cuando en realidad la realización de deseos y la realización de lo temido —en el sentido que se da como realizado, como existiendo ya— se reparten el territorio de lo inconsciente.

La clínica de más allá del deseo y del principio del placer

Desde esta perspectiva, resulta indispensable desarrollar una clínica del más allá del principio del placer, no porque esta forma de organizar lo psíquico pueda desvincularse del principio del placer, de los entrelazamientos recíprocos entre ambos, pero sí porque para algunos sujetos el placer, la búsqueda de él, sólo constituye una débil corriente de agua que surge en las grietas que la enorme roca del displacer le permite. Vidas aplastadas por las representaciones de peligro que dominan el psiquismo, por la creencia que lo displacentero ya está ocurriendo o que es lo que ocurrirá indefectiblemente. Esta problemática del más allá del principio del placer es la parte de la obra freudiana que sólo pudo ser esbozada, pues los grandes historiales clínicos, la explicación de los síntomas, de los sueños quedaron dentro de los moldes anteriores a la reformulación del 1920. Problemática que marca la obra de M. Klein, aunque su concepción endogenista la hiciera subsidiaria de una supuesta pulsión de muerte que sería la que crearía las fantasías terroríficas. Pero independientemente de que su punto de partida teórico fuera inadecuado, que hiciera surgir todo de la intencionalidad agresiva, que redujera sus explicaciones al interjuego proyección/introyección, el campo que intentó encarar era pertinente: el del sujeto que sufre en vez de gozar. Igualmente Lacan, a pesar de su reemplazo de la motivación, del conflicto y de todo lo que a partir de éste se desencadena, y de un estructuralismo logicista en que la teorización progresa a partir de categorías trascendentales, con todo, supo que había un más allá del deseo subjetivo; redefinió a éste e hizo de la obsesión de repetición una cuestión a reflexionar. Su limitación en este punto preciso estuvo, sin embargo, en hacerla depender de una entidad mítica: la obsesión de repetición por la insistencia del significante, como si ésta fuera algo de por sí y no requiriera de una fuerza que la impulse. Sin la vertiente del afecto, a la cual Lacan despreciaba, todo queda en una propiedad inmanente del significante —primera época— o de lo real —etapa ulterior de su obra.[35]

Por nuestra parte, resulta evidente por el tratamiento que acabamos de hacer del tema que el más allá del deseo no implica el colocarle más allá de los afectos. Es precisamente por el poder de los afectos, en este caso de los que tienen el sello del displacer, que se impulsa la compulsión a la repetición. En esto seguimos a Freud, no por la apelación a la palabra del maestro como prueba de validez de la argumentación sino porque su insistencia en que en el psiquismo hay algo, la cualidad de afecto, que no puede ser reducido ni al significante ni a la significación, nos parece esencial para entender qué es lo que mueve al juego de las representaciones y las transformaciones que éstas van sufriendo.

Si *principio de placer* —lo placentero es creído como existente y guía la producción del psiquismo, intentándose rechazar lo displacentero— y *más allá del principio del placer* determinan que se sigan iguales derroteros aunque con signo contrario, entonces ambas formas bajo las cuales se organiza el pensamiento pasional tendrán que ser evaluadas en cada sujeto, viéndose las articulaciones y los predominios. Freud se ocupó de desarrollar extensamente uno de los polos, el del principio del placer, y sólo enunció el otro, con lo que abrió una línea a profundizar que debe intentar responder a preguntas del tipo: ¿cómo está inscrito el displacer, cuáles son las creencias matrices pasionales que lo sostienen, cómo se pasa de éstas a las fantasías particulares que en cada sujeto revisten las pesadillas, las fantasías de persecución, los temores hipocondríacos, los sentimientos de impotencia, de imposibilidad, de ina-

---

35. En este sentido, independientemente de los esfuerzos de Lacan de desprenderse de Kant, es la inspiración de éste la que preside su obra ya que la categoría de lo real, definido como lo imposible, a la que se accedería sólo por vía matemática, no puede ubicarse sino como ejemplificación del *a priori* kantiano, de lo que se ha definido como su «idealismo trascendental».

decuación? Volveremos al tema de las creencias matrices en el capítulo sobre lo reprimido, lo no constituido y la desactivación del inconsciente pero, de momento, los temas del masoquismo y de un más allá del deseo nos han hecho avanzar en el aporte de pruebas a nuestra tesis sobre la complejidad del inconsciente y de las fuerzas que lo mueven, así como para entender el psiquismo en tanto organización modular en que distintos sistemas motivacionales se van articulando, sufriendo transformaciones en el proceso de articulación.

CAPÍTULO III

LO REPRIMIDO, LO NO CONSTITUIDO Y LA DESACTIVACIÓN SECTORIAL DEL INCONSCIENTE: INTERVENCIONES TERAPÉUTICAS DIFERENCIADAS

En este capítulo nos proponemos examinar algunas cuestiones que puedan servir de fundamento tanto para una teoría de la cura como para delimitar cuáles son las múltiples funciones que el terapeuta debe de cumplir, preparando así el terreno para el capítulo siguiente en el que intentaremos mostrar que el tratamiento analítico va más allá de limitarse a ser una ampliación de la conciencia y que debe tender, para ser coherente con la tesis de que el inconsciente es determinante, a una modificación de éste. A fin de entender lo que sucede en el tratamiento, en que lo interno del paciente se encuentra con lo interno del terapeuta, en que de las características y vicisitudes de este encuentro el proceso se podrá encarrilar hacia una modificación de la patología o hacia una acentuación de la misma, comenzaremos por revisar el papel que desempeña la realidad externa en la génesis de la patología. Si el tratamiento es, en los términos de Balint, «un nuevo comienzo», si en él hay «neogénesis» (Bleichmar, S., 1986), entonces el estudio de las condiciones que intervienen en la constitución del psiquismo, especialmente el interjuego interno/externo, provee de un modelo de valor inapreciable para poder orientarnos sobre las fuerzas que inciden para que se pueda reestructurar en la terapia. En lo que sigue, el lector deberá tener continuamente presente la relación entre el terapeuta y el paciente como telón de fondo de los desarrollos que vayamos haciendo sobre la relación entre el niño y el medio que contribuye a constituirlo psíquicamente, para ir haciendo las traslaciones correspondientes que permitan diferenciar, parafraseando a Winnicott, al «terapeuta suficientemente bueno» del que puede llegar a ser terapeuta decididamente malo. No porque creamos que en la terapia se recapitule la infancia, teniéndose acceso gracias a la regresión a una reviviscencia de los primeros estadios evolutivos de la mente, o que el paciente en psicoanálisis sea el niño en vínculo con figuras parentales representado ahora por el analista, sino porque las condiciones que estructuran el psiquismo del sujeto, sobre todo la influencia del otro externo pulsional-afectivo y discursivo, que estuvieron presentes en la infancia, vuelven a estarlo en el presente de la terapia, *a igual título que en el origen y no por evocación del pasado.*

En la obra freudiana el conflicto intrapsíquico es la causa esencial de la angustia y la patología. El modelo establece una clara secuencia: cierto tipo de deseos —sexuales y agresivos— entran en contradicción con otras representaciones que codifican esos deseos como inaceptables, lo que genera angustia, determinando que el deseo sea reprimido y que desde el inconsciente reaparezca deformado, condensado con la defensa, bajo la forma de síntomas. Sería difícil dejar de ver la relevancia de este modelo y su enorme poder para entender los datos que la clínica nos presenta. La cuestión reside en aclarar los orígenes de los elementos que constituyen los pares en oposición del conflicto intrapsíquico y, sobre todo, cuánto incide la realidad externa y cuánto las propias producciones del psiquismo más allá de lo que se aporta desde el exterior. Hasta 1897, Freud daba crédito a aquello que sus pacientes histéricas le informaban —que habían sido objeto de seducción por parte de una figura significativa—. A partir de ese momento, el relato referido a una realidad traumatizante es puesto en tela de juicio, llegando Freud a la convicción de que sus pacientes se autoengañan, fabrican el recuerdo impulsadas por sus deseos. La fantasía inconsciente entra entonces en la teoría, fantasía que parecería tener una génesis propia a partir de la pulsión. M. Klein es la representante más acabada de esta concepción endógena de la fantasía: bajo la presión del instinto —ése es el término que usa para enclavarlo en lo biológico e innato—, es decir, de algo absolutamente interno, se generan fantasías que encuentran más o menos apoyo en la realidad, a la que deforman. Tanto el deseo como la prohibición surgirían de algo interior al sujeto. Así, el sadismo del superyó es considerado por Klein como originado en la propia agresividad del sujeto, que resulta ser consecuencia, a su vez, del instinto.

Desde esta perspectiva, Klein es fiel a una de las líneas existentes en Freud respecto a la realidad: ésta desempeña un papel secundario con respecto al conflicto y a la angustia. Línea que refleja el impacto que tuvo en Klein el trabajo *Más allá del principio del placer* (1920). Pero ese trabajo de Freud evidencia, en su redacción misma, sus oscilaciones respecto al papel de lo externo y lo interno. Comienza a partir de situaciones traumáticas externas —las experiencias de las neurosis traumáticas de guerra guiaban la reflexión—, pero concluye con el encumbramiento de la pulsión de muerte, algo absolutamente interno. Vaivenes y matizaciones en el interior de ese trabajo que se reproducen en todos los escritos de Freud de la década de los veinte. En algunos momentos, se inclina por lo interno y constitucional; en otros, por lo externo. En *Inhibición, síntoma y angustia* (1926) diferencia entre angustia neurótica y angustia realista —angustia producida como consecuencia de una realidad amenazante—. En *El yo y el ello* (1923) enuncia la conocida afirmación de que el yo debe lidiar con el ello —es decir, los deseos e impulsos—, con el superyó y con la realidad. O sea, el yo debe enfrentar a lo interno, el ello, pero, también, a lo externo.

Énfasis en la fantasía como creación esencialmente endógena *versus* realidad externa y papel del otro como determinante son, a partir de ese momento, las líneas que polarizarán, con todos los radicalismos, la comunidad psicoanalítica. Los partidarios de la fantasía y del conflicto intrapsíquico esgrimen como argumentos, cuya validez no se puede desconocer, que la realidad es siempre captada desde un código interno, que lo externo actúa porque encuentra algo interno que le otorga un cierto significado, que frente a la misma condición externa no todos los sujetos experimentan la misma reacción, que no hay estímulo puro independiente del estado pulsional y de la fantasía desde los cuales adquiere valor. Esta prioridad otorgada a lo interno sobre lo externo, aplicada al tratamiento psicoanalítico, condujo a una determinada concepción de éste: lo interno del sujeto, transferido sobre el analista y la situación analítica, es lo que determina el curso del tratamiento, siendo el analista sólo una pantalla para las proyecciones. Sería la transferencia la que daría vida a las reacciones del analista, a su contratransferencia. Si el analista se mantiene en una posición neutral, la evolución del tratamiento, lo que surge en éste, estaría guiado por algo interno del paciente que pugna por salir, lo que termina sucediendo si no se lo obstaculiza. Proceso semejante al desarrollo biológico de cualquier organismo vegetal o animal que sigue una evolución marcada por un programa interno genéticamente determinado.

En otra posición muy diferente se encuentran los que consideran a la realidad exterior representada por el otro como la causa básica no sólo de la estructuración del psiquismo y la fantasía inconsciente sino de la génesis de los problemas que va a encontrar el sujeto, de sus conflictos, de las angustias que distorsionarán su ser, considerando el carácter como organización patológica defensiva, reaccional, ante el impacto de una realidad traumatizante. Ferenczi (1932a, 1932b), Balint (1952, 1968), Winnicott (1965) y Kohut (1971) son los miembros más destacados de este grupo. Balint señala que si el objeto no «encaja» con las necesidades del niño, ello determina una «falla básica». En cambio, si se adapta a sus necesidades «produce un sentimiento de tranquilo bienestar, que puede ser observado sólo con dificultad dado que es natural y suave; la frustración —la falta de "encaje" del objeto— provoca síntomas ruidosos y muy intensos» (Balint, 1968, pág. 17). Algo equivalente sostiene Winnicott: «El medio ambiente, cuando es suficientemente bueno, facilita el proceso madurativo. Para que esto suceda, la provisión externa se adapta, de una manera extremadamente sutil, a las cambiantes necesidades que surgen a partir del proceso de maduración. Tal sutil adaptación a necesidades cambiantes sólo puede ser provista por una persona, y una que por esos períodos no tenga otras preocupaciones, y que esté "identificada con el niño pequeño" de modo que las necesidades de éste sean sentidas y satisfechas, como en un proceso natural» (pág. 223). Adaptación del objeto externo que denomina función de «sostén» (*holding*), la que debe ser cumplida por la «madre suficientemente buena» y el «analista suficientemente bueno» (pág. 251). Winnicott afirma: «Como Zetzel dijo en un seminario reciente: Freud primero pensó que todas las personas neuróticas habían tenido traumas sexuales en la infancia, y luego descubrió que también habían tenido deseos. Entonces, durante décadas se supuso en los escritos analíticos que no había tales cosas como traumas sexuales. Ahora nosotros tenemos que admitir también a éstos» (pág. 251).

Laplanche (1987, 1992b), por su parte, en el fino y elaborado trabajo que hace de la metapsicología freudiana, en su retorno «sobre» Freud, muestra las consecuencias que tuvo el abandono por parte de éste de la teoría de la seducción: la recaída en el endogenismo de una pulsión que iría desde el sujeto hacia el exterior, sin verse el papel que el otro desempeña en la constitución misma de lo pulsional. El desarrollo que efectúa en *Nuevos fundamentos para el psicoanálisis* resitúa el problema de la seducción no en el nivel de la forma del abuso grosero sino en el plano de cómo el adulto, atravesado por la represión, desconocedor de que se dirige sexualmente al niño en el momento de los cuidados propios de la autoconservación, injerta en éste, mediante lo que denomina «mensajes enigmáticos», una sexualidad que ni uno ni otro saben que se está produciendo. Es lo que denomina «teoría de la seducción generalizada».[36]

Trastornos por déficit

En oposición a los trastornos por conflicto, en la literatura psicoanalítica de los últimos años se ha hecho frecuente denominar como «trastornos por déficit» o «trastornos por detención en el desarrollo» a diferentes patologías que son atribuidas a la falla del medio circundante en proveer al sujeto aquello que su evolución en cada etapa requiere (Gedo, 1981; Killingmo, 1989, 1995; Stolorow y otros, 1987; Stolorow y Lachmann, 1980). Como consecuencia de ello, ciertas funciones o capacidades no se desarrollan normalmente y faltan. De ahí el término «déficit». Stolorow establece la necesidad de una distinción entre la psicopatología que es el producto de defensas activadas por el conflicto intrapsíquico y aquella que deriva de una detención en el desarrollo, con la consiguiente técnica diferente de tratamiento para cada una de estas patologías (Stolorow y Lachmann, 1980, pág. 5). Toda la obra de Gedo (1979, 1981, 1988, 1993) está dedicada a una búsqueda de especificar qué tipo de intervenciones son las apropiadas para la etapa del desarrollo evolutivo en que esté funcionando el paciente en cada momento, ya sea porque se ha quedado detenido en cierta etapa o porque habiendo alcanzado una de nivel superior sufre una regresión.

Un ejemplo que los autores que hablan de trastorno por déficit conside-

---

36. Retorno «sobre» Freud es la feliz expresión utilizada por Laplanche para indicar que no se trata de volver a Freud en una aceptación incondicional de la palabra del maestro sino de retrabajar su obra.

rarían como prototípico es el caso de un paciente nuestro que desde pequeño fue visto por su padre como inadecuado —tenía un color de piel y una estatura que consideró indicios de inferioridad—. Cuando llegó a la adolescencia, el padre decidió que no debía estudiar pues «nunca llegaría a nada» y que lo mejor sería que consiguiera un trabajo de portero en la administración pública pues, por lo menos, eso le aseguraría un ingreso estable y una protección que el hijo sería imposible de proveerse por sí mismo. La depresión crónica que desarrolló este paciente, y que le condujo a buscar el tratamiento, no era el resultado de su agresividad y ataques al objeto ni de una renuncia por culpa de las posibilidades que la vida le ofrecía sino la consecuencia de tener como base y fundamento de su identidad el sentirse un ser inferior.

Dentro de esta línea de pensamiento, todos los casos en que ha habido un déficit *primario* de narcisización —por fallas de los padres en especularizar al hijo/a como valioso/a o por identificación del sujeto con padres desvalorizados— serían entendidos como trastornos por déficit. Es el caso de una paciente, hija de una mujer que trabajaba en el servicio doméstico interno en una casa de familia acaudalada y para quien el haber sido madre soltera convirtió a su hija en el testimonio de su deshonra. Desde su nacimiento la paciente se crió en la habitación de servicio, no pudiendo prácticamente salir de ella para no molestar a la familia en cuya casa la madre trabajaba, comparándose con los hijos «legítimos», observando los cumpleaños y regalos que éstos recibían, el colegio al que iban, etc. El sentimiento de inferioridad, de ilegitimidad —ésta era la mirada de la madre bajo la cual la crió—, base de todos sus sufrimientos e inseguridades, estaba enraizado en lo más profundo de su identidad.[37]

En otras patologías —ciertas fobias, hipocondrías, paranoias, etc.—, la transmisión por parte de las figuras significativas, desde la más temprana infancia, de una imagen del sujeto como débil, en peligro, y del mundo como amenazante, mundo frente al cual debe estar siempre en guardia, crea un sentimiento básico de angustia que eclosiona bajo síntomas que tienen a ésta como su eje. El sujeto se ha constituido con un déficit en el sentimiento de seguridad básica por falla del ambiente en proveérselo. Sentimiento de seguridad básica o de confianza básica (Sandler, 1987) que tiene que ver con los núcleos más profundos de la personalidad y que condiciona la emergencia de las fantasías que lo particularizan.

Las figuras significativas pueden, por tanto, haber fallado, cualquiera sea su causa, en aportar al sujeto las condiciones que permiten desarrollar funciones esenciales para el funcionamiento del psiquismo. Pero cuando nos re-

---

37. Prueba no despreciable de que el primer tiempo lacaniano, que se supone estructural y no dependiente de la historia, en el cual el hijo sería el falo de la madre, no es obligatorio que se cumpla, constituyendo en realidad una de las versiones de la estructura que se organiza en torno al falo.

ferimos a funciones del psiquismo se podría pensar que se trata de las de la psicología clásica o de funciones yoicas tales como memoria, percepción, control de la motilidad, etc. En realidad, la referencia es a capacidades mucho más complejas como, por ejemplo, la regulación de la autoestima, de la ansiedad, o la capacidad de tolerar a ésta, o la vitalidad del deseo.[38]

Para ubicarnos en el pensamiento de los autores que colocan el déficit como eje de su concepción psicopatológica y terapéutica volvamos al tema de la autoestima que era la que estaba en juego en los dos ejemplos que consignamos. La autoestima es algo a construirse en el niño básicamente por la participación del objeto externo. Si no hubiera un otro significativo que viniera a hacerle creer al niño, ilusoriamente, que es capaz y hábil, lo único que podría éste captar sería su torpeza por contraste con la habilidad del adulto: quiere aferrar algo y se le cae, quiere caminar y tropieza, quiere pedir y no sabe cómo hacerlo. El niño, si recogiera la imagen de sí en base a su funcionamiento, la única representación que podría tener es la de alguien que no consigue lo que quiere, siendo los que le rodean más grandes y más hábiles. Solamente porque existe un otro que desde afuera le crea una ilusión —y se trata de una verdadera profecía autocumplida que permite construir las funciones que se le suponen que posee—, que le hace creer que cuando mueve las manos es maravilloso, que cuando da los primeros pasos es un corredor de carreras, que cuando balbucea tres sílabas es un orador, entonces el niño, identificado con esa imagen de sí que le viene desde afuera, logra entusiasmarse consigo mismo. La autoestima en sus comienzos es siempre una creación en que el medio externo resulta decisivo. No hay narcisismo primario asegurado. Lo que luego se irá construyendo, por internalización, será una mirada que desde adentro contemple al sujeto con admiración. Hay quienes no poseen esa forma de mirarse porque el objeto externo falló en contribuir al desarrollo de la *función autoespecularizante*.

Apaciguamiento de la angustia

Lo que en primer lugar debe proveer el objeto externo al niño es el apaciguamiento del malestar psicobiológico, incluso antes que la problemática narcisista tome relevancia. El niño no puede por sí mismo ni satisfacer la exigencia pulsional ni calmar las angustias de sus fantasías aterrorizantes, ni el dolor que sobreviene en su cuerpo como consecuencia de diversas circunstancias. Tiene que existir un objeto externo que apacigüe, que disminuya el malestar psicobiológico, que haga vivir experiencias en que el malestar no

---

38. En el relato autobiográfico que Guntrip (1975) hace de sus análisis con Fairbairn y Winnicott enfatiza el papel devastador de la falla del otro significativo —en su caso la madre— para proveer al sujeto de un sentimiento de estar en relación con ese otro.

sea sentido ni como infinito en su magnitud ni eterno, y que permita que se inscriba en lo más profundo del psiquismo el sentimiento de que el sufrimiento puede ser dominado y termina en algún momento. Ahora bien, ¿qué es lo que le pasa a un niño que por perturbación de los padres es sometido a la experiencia reiterada de que su malestar crece y no termina en un lapso que sea tolerable? Cuando el malestar persiste porque los padres no saben cómo tranquilizarlo o, peor, son los que lo provocan, cuando el niño llora y en vez de ser calmado los otros significativos reaccionan con su propia angustia o con ira y violencia, entonces ¿qué es lo que queda inscrito en su psiquismo? La experiencia de que la angustia no tiene límites en su magnitud o en su duración y, sobre todo, *que implica una situación peligrosa por despertar la angustia, la ira, o la burla del objeto externo.* Es lo que encontramos en aquellos pacientes que se angustian ante la angustia pues su presencia es captada como que será abrumadora y que no tendrá fin, o que temen una crisis de angustia en la calle, con la agorafobia consiguiente, pues imaginan a los posibles testigos de las mismas como críticos, no solícitos ni dispuestos a ayudar sino como figuras ante las cuales sienten vergüenza o pánico.[39]

El papel decisivo del objeto externo es codificar de manera no angustiante la realidad interna y externa, tanto la fantasía como los acontecimientos más cotidianos. Así, por ejemplo, cuando un niño debe realizar una tarea escolar y tiene el sentimiento de que el tiempo no le alcanzará, si se encuentra con alguien que le transmite «bueno, pongámonos a hacerlo», o «yo te hago el dibujo mientras tú haces tal cosa», o «lo hacemos juntos», o «haces primero eso, tomas la merienda y luego haces esto otro», esas intervenciones del adulto le permiten ir organizando una perspectiva sobre lo abarcable de lo exigido. Pero ¿qué sucede si se encuentra ante padres que se llenan de ansiedad y dicen «¿y ahora vienes y me lo dices?». O, en un nivel mucho más general y decisivo que estos ejemplos de la pequeña cotidianidad, si cuando tiene que encarar todas las vicisitudes del Edipo —sus acercamientos eróticos al objeto incestuoso, su agresividad con el rival—, en esas condiciones la actitud de los padres es de odio, de furia, de temor ante la sexualidad en ebullición, ¿es la reacción del niño frente a sus deseos un puro producto de su psiquismo o depende de la respuesta del objeto externo ante los mismos, de la tolerancia o intolerancia ante lo que se desarrolla en su mundo emocional? El Edipo no es ni una vicisitud interna en su génesis (Bleichmar, 1976a) ni tampoco en su codificación amenazante, lo que se comprueba porque cuando el medio exter-

---

[39]. En nuestra experiencia, cada vez que un paciente presenta temor a sufrir una crisis de pánico en la calle o en un medio de transporte, situaciones en las que se imagina dando un espectáculo cuya anticipación le avergüenza, siempre hemos encontrado una relación paranoide con un mundo poblado de figuras no empáticas, crueles, burlonas. Visión que no infrecuentemente corresponde a la experiencia vivida con padres que efectivamente tuvieron esas características, o quienes, por su parte, así veían al mundo.

no es adecuado el/la niño/a vive con júbilo el acercamiento al objeto de deseo. Si el objeto del deseo reacciona con placer y respuesta adecuada —no rechaza ni sobreerotiza—, el niño lo toca, lo acaricia con placer y picardía cómplice. A su vez, si el objeto rival contempla la escena con tolerancia el niño siente el placer narcisista de pequeños triunfos sobre el rival edípico, lo que amortigua el sufrimiento de la gran derrota de saber que éste se lleva la parte del león en la repartición de favores.[40]

El objeto externo puede apaciguar la angustia de causa interna o externa, aumentarla o, incluso, ser el que la provoca. La falta de empatía parental ante el estado emocional del niño —vale lo mismo para la falta de empatía del terapeuta con respecto a su paciente— deja librado al sujeto a exigencias emocionales que le sobrepasan. Si la falla empática tiene lugar en los períodos constitutivos de la capacidad de tolerar y controlar la angustia, esta capacidad de «autoapaciguamiento» no llega a organizarse. Bion (1959) destacó la importancia de la capacidad de la madre de «contener» la angustia y los terrores del niño, dándoles a éstos un significado, haciéndolos pensables, es decir simbolizables por la mente del niño. Esta función «continente» de la madre, que Bion (1959) denominó *reverie* —ensueño—, posibilita un proceso en, por lo menos, dos tiempos: la madre se *identifica* con lo que el niño experimenta y se lo devuelve transformado en algo que al tener ahora un significado lo saca del estado que llamó «terror sin nombre» (Bion, 1962). Creemos que con ello Bion da cuenta de estados mentales en que la ansiedad no tiene ni un objeto ni una ubicación discernibles para el sujeto, por lo que no permite ninguna defensa. Ansiedad informulada que es la captación de una tensión mental desorganizante.

Dentro de un marco conceptual muy diferente, por lo que no es equiparable, el concepto de «sostén» (*holding*) de Winnicott, alude también a una función que cumple el objeto externo: la de calmar tanto el sufrimiento físico como el psíquico (Winnicott, 1960).[41] Laplanche también destaca la importancia del objeto externo para contrarrestar la angustia desorganizante: «A partir de ello, el problema de la bondad, del apoyo, del *holding*, del apego,

---

40. Recuerde el lector que le hemos solicitado que continuamente haga una doble lectura: por un lado en el campo de la infancia al que nos estamos explícitamente refiriendo, por el otro, que traslade a la relación del analista con su paciente los efectos que poseen los tipos de vínculos que vamos describiendo. En este párrafo en particular, las consecuencias tan diferentes para el paciente de si el analista toma con alarma las conductas y fantasías que expresan rivalidad, codificándolas como transferencia negativa a resolver o, por el contrario, las observa con tranquilidad y tolerancia, y, especialmente, es capaz de reconocer cuándo la rivalidad, lejos de tener un carácter negativo, es parte de un proceso de crecimiento, de desarrollo del sentido de autonomía, de no sometimiento. Así como un buen padre/madre se presta con placer a ser un «objeto de la actividad narcisista» que permite a su hijo el placer del enfrentamiento indispensable para el desarrollo de incipientes capacidades, el analista debe saber cumplir esa misma función.

41. Para distintos aspectos de la función continente del analista, véase Amaral Dias, 1994; Quinodoz, 1994.

no debe ser negligentemente tratado, ya que constituye el fondo que permite a este traumatismo no ser pura y simplemente desestructurante...» (Laplanche, 1981, pág. 127; pág. 132 en la edición en castellano). Pero, con la diferencia importante respecto a los autores antes mencionados, que para Laplanche (1987) el trauma viene por la sexualidad que en forma de energía pura, no ligada, implanta el otro en el sujeto.

Angustias persecutorias y trastornos del desarrollo

Cuando se estudia la angustia persecutoria exclusivamente desde una teoría del conflicto se cree que la cualidad de ésta depende de la existencia de deseos transgresores sexuales y agresivos. Por ello, los analistas que se orientan por esa perspectiva buscarán siempre el deseo subyacente cada vez que se encuentren ante la angustia. Es lo que hacía Freud en 1900, en *La interpretación de los sueños,* o cuando examinaba el caso de Schreber, en que atribuía sus sentimientos persecutorios a sus deseos homosexuales. Sin embargo, Schreber tuvo un padre que le hacía alguna de las cosas que después él, en la productividad de sus fantasías, proyectaba, desplazaba y simbolizaba de múltiples formas. Si se tiene en cuenta lo que en la actualidad se sabe sobre el padre real de Schreber no se puede desconocer el papel decisivo que en su patología tuvieron las torturas a que sometió a su hijo. Cuando Schreber tenía fantasías persecutorias y creía que había un Dios perseguidor, estaba reflejando en su delirio, distorsionadamente, paranoicamente, cierta realidad histórica, aunque ello no fuera todo lo que generó su enfermedad.

Pero la situación es todavía más complicada cuando el sujeto tiene que distorsionar la representación del objeto agresor y verlo como bueno porque es el único objeto que posee. Shengold (1979) destaca que, al ser el padre o la madre que abusa y maltrata física y/o psicológicamente al mismo tiempo la figura a la que el niño debe volver en busca de alivio cada vez que experimenta angustia, «entonces el niño tiene que romper con lo que él ha experimentado y debe, por necesidad desesperada, captar al progenitor —*delirantemente*— como bueno. Sólo la imagen mental de un progenitor bueno puede ayudar al niño a enfrentar la aterrorizante intensidad del temor y la rabia que resultan de las experiencias de ser atormentado... Con la finalidad de sobrevivir, estos niños deben mantener en alguna parte de su mente la idea delirante de padres buenos y la promesa delirante de que todo el terror, dolor y odio se transformará en amor... La necesidad desesperada de aferrarse a la *promesa* de padres buenos y amorosos es la fuente de la mayor resistencia a los esfuerzos del terapeuta de deshacer la convicción delirante» (pág. 539, cursiva del autor). Agrega Shengold: «Más tarde, estos niños, en una compulsión a la repetición, se dirigen a otra gente que son torturadores con la continua expectativa delirante de que *esta* vez ellos sí serán amados» (pág. 542).

Shengold sostiene que si ante la agresión y abuso de uno de los padres, cuando el niño inicia un esbozo de protesta, el agresor se enfurece, recrimina al niño que su reacción es inadecuada, y el otro progenitor permanece pasivo, convalidando la actitud del agresor —sea por pánico o por compartir su sadismo—, entonces el niño pasa a sentirse culpable por su respuesta, dado que ésta ha sido codificada como originada no en lo que previamente le hicieron sino en su propia maldad. Shengold retoma así una tesis de Fairbairn que enfatizó el «autolavado de cerebro» que el niño realiza para preservar el vínculo con el objeto externo.[42]

En relación al tratamiento, Balint (1968) alerta reiteradamente acerca de cómo el analista puede ser iatrogénico, retraumatizando al paciente que toma las afirmaciones culpabilizantes del analista y las hace suyas a través de la introyección y la idealización del analista, pues: «Éstos son los mecanismos de defensa más comúnmente usados en cualquier pareja en que un miembro oprimido, débil, tiene que lidiar con otro que es abrumadoramente poderoso»; pág. 107). Agregando: «Aquí sólo puedo señalar que la peculiar desigualdad entre un analista quizás avasallador, seguro de sí, que lo sabe todo, usando su lenguaje e interpretaciones con absoluta consistencia y un paciente cuya única elección reside entre aprender el lenguaje aparentemente "loco" del analista o abandonar sus deseos de ayuda, indica que el trabajo analítico ha alcanzado el área de la falla básica» (pág. 107).

Ciertos pacientes —especialmente los de estructura melancólica—, cuando perciben que el tratamiento no progresa o que sus terapeutas presentan fallas reales, se aterrorizan no sólo por el conflicto que implicaría el traer su insatisfacción a la luz sino porque ello les hace sentir carentes de una figura protectora. Para mantener la idealización del terapeuta necesitan pensar que la conducta de éste obedece a razones de buena técnica, que es él/ella —el paciente— el que está fallando. En este sentido, es notable ver cómo los pacientes tienden a negar las limitaciones y la patología de sus terapeutas. Por otra parte, si ante la angustia del paciente, el terapeuta permanece frío, insensible o atribuye la responsabilidad a aquél justo en el momento en que desesperadamente se le pide ayuda, actúa de manera similar a unos padres que cuando el hijo vuelve a casa herido o humillado en vez de cuidarle le reciben criticándole, haciéndole sentir que lo sucedido es por su culpa. Cuando en el tratamiento el terapeuta actúa de esta manera no tiene en cuenta que a veces es indispensable separar el tiempo en que se apacigua la angustia de aquel en que se orienta al sujeto a examinar cuál ha sido su participación en la cadena causal de acontecimientos interpersonales, cuyo resultado final termina produciendo angustia, y de la cual se lamenta sin saber cuál es su participación.

---

42. Para el examen de esta idea de Fairbairn, véase el capítulo sobre la depresión.

El surgimiento y sostén de la función deseante

Detengámonos en otra función del psiquismo tan central como la que sostiene el deseo. Para Freud, como el deseo surgía de la pulsión —elemento limítrofe entre lo físico y lo psíquico— de las zonas erógenas, para extenderse desde allí a las más diversas actividades humanas, el deseo estaba asegurado. Posición todavía más radical la de M. Klein, en quien el deseo era casi equivalente al deseo animal: dado que existe un conocimiento innato inconsciente de los órganos genitales surge la apetencia por el órgano que satisfaría las solicitaciones que el psiquismo recibe de las zonas erógenas del propio sujeto. La fantasía inconsciente se considera como correlato del instinto y de las demandas del cuerpo biológico (Isaacs, 1948). Esta endogeneidad del deseo se encuentra, sorprendentemente, también en autores que como Winnicott o Kohut hacen tanto énfasis en el papel que la realidad externa desempeña en el desarrollo del individuo. Cuando Winnicott, en su trabajo *Distorsión del yo en términos de falso y verdadero self*, habla de dos tipos de organización del sujeto supone un «verdadero *self*» natural, espontáneo, que es abortado o deformado por un medio inadecuado. *Self* natural que resulta reemplazado por una formación defensiva, el «falso *self*» (Winnicott, 1965). Su teoría de la «regresión al servicio del yo» refleja esa concepción: el sujeto, deformado en un momento de su desarrollo, debe hacer una regresión terapéutica que le permita retomar el desarrollo interrumpido desde el punto en que la deformación tuvo lugar, para recorrer ahora un camino diferente que le lleve a actualizar lo que en él había como proyecto pero abortado. Algo equivalente encontramos en Balint (1968) con el concepto de «falla básica», al que ya nos hemos referido antes.

Toda la clínica nos señala la importancia de las ideas de Winnicott o de Balint sobre la deformación que sufre el ser deseante por la acción del medio en que se desarrolla. El concepto de «regresión al servicio del yo» se revela como particularmente importante en el tratamiento de personalidades severamente traumatizadas y distintas caracteropatías marcadas por la obsesividad, la esquizoidía, o el bloqueo afectivo. Pero la verdad que encierran esas formulaciones no deben cegarnos en nuestro reconocimiento de que implican un alto grado de concepción naturalista rousseauniana: el buen salvaje que es deformado por lo externo, algo propio del sujeto sería *intrínsecamente bueno y garantizado* en su origen y existencia. Lo externo se limitaría a ser un «medio facilitador» y, si no cumple esta función, entonces sobreviene la patología.

La concepción lacaniana de la alienación mantiene esta idea rousseauniana: el ser humano es alienado por el otro, castrado por el lenguaje que le obliga a transitar por los «desfiladeros del significante». Castración imaginaria por el peso de la figura del otro; castración estructural por el peso del lenguaje. Su concepción de la cura se basa en que la función del analista es la de permitir que el deseo emerja, circule, sin obturarlo. Nuevamente lo externo como obstáculo, dique, distorsión de algo bueno que estaría en el sujeto como existente en cuanto proceso en circulación, inagotable a condición de que no se lo perturbe. Notable combinación de Rousseau —lo bueno interno es distorsionado por la cultura— y de Heráclito —la persistencia de algo inmanente a pesar del fluir incesante.[43]

¿Medio facilitador o medio proveedor?

¿Es suficiente que el medio externo no obstaculice algo que estaría asegurado por un programa interno del sujeto —medio facilitador— o se requiere de algo que vaya más allá y sea un *medio proveedor* que aporte lo que sin él no existe? Ya hemos señalado que la autoestima no se construye desde adentro, que el apaciguamiento de la angustia requiere de algo externo que la module. Veamos ahora qué es lo que sucede con la *función* deseante.

Se suele aceptar que ciertas funciones yoicas o del superyó pueden ser desempeñadas por el otro, que ciertos aspectos de estas subestructuras nunca se han desarrollado o que han sido delegadas en el otro, pero existe dificultad para llevar a fondo esta concepción sobre la relación entre dos psiquismos y extraer todas las conclusiones que de ella se derivan. En *El yo y el ello* (1923) y en la conferencia XXXI (1933b) Freud dio un paso significativo: aunque mantuvo la concepción de que el yo se desarrolla por un proceso de maduración interna, sin embargo colocó la identificación como factor relevante en su constitución, haciendo lo mismo en relación al superyó. O sea, el objeto externo interviene pasando a formar parte de la estructura, no solamente condicionándola por sus acciones sino siendo componente. Sin embargo, con respecto al ello parecería como que fuera algo que no tuviera ni génesis ni historia: habría una fuente originaria de energía, un reservorio que luego se repartiría para las nuevas estructuras. Pero si la pulsión es diferente del instinto, esto no depende de que pasemos a hablar de pulsión cuando el instinto queda fijado a un objeto o cuando adquiera una cierta representabilidad, sino porque el otro humano activa y desarrolla estados pulsionales que sin su participación *estructurante* no existen en el sujeto. Al respecto, Laplanche (1987, 1992b) tiene el mérito de ser en psicoanálisis el que ha refor-

---

43. El atribuir a Heráclito la idea de que todas las cosas están en constante flujo es en realidad la relectura que Platón hace de aquél, cuando la preocupación central de Heráclito era no el cambio sino la persistencia de la unidad a pesar del cambio. En este sentido, la influencia de Heráclito sobre el pensamiento estructuralista y sobre Lacan es importante. Se constata en la reformulación que Lacan hace del concepto freudiano del deseo, pasando en su teorización a ser el resto que queda entre la necesidad y la demanda, y es por tanto un invariante que dará lugar a mil representaciones subjetivas del deseo. Es decir, una unidad trascendente que persiste a pesar del cambio.

mulado la metapsicología freudiana para incluir en ésta el poder del otro en la *constitución* de la pulsión en el ser humano. El instinto como potencionalidad requiere que un otro humano transfunda, por medio de la vitalidad del contacto corporal, de la caricia que erogeniza, del movimiento de brazos que arrastran, de la mirada que hace vivir y crea ciertas emociones, y luego, mediante el discurso que evoca y reestructura lo anterior y *que describe con entusiasmo la realidad,* algo que no está en el sujeto antes del encuentro. Los padres transmiten vitalidad, deseo —*no únicamente la temática sino la fuerza del desear*—, y generan algo que antes no existía.

Si somos consecuentes con esta tesis de que la *función* deseante se constituye en identificación con la del otro y bajo su influencia, que el ser humano se identifica con el otro como *sujeto deseante* y que recibe el impacto libidinizante del otro, se ve la importancia que reviste que al sujeto le puedan haber tocado en suerte padres entusiastas que se implican en todo: vínculos, acontecimientos, actividades —una comida, una salida con amigos, un espectáculo artístico, un acontecimiento deportivo, una discusión, la lectura del periódico, etc.—. Esos padres van creando una realidad atractiva pues han aportado para la identificación una vigorosa función deseante que catectiza a esa realidad. Ahora, ¿qué pasa si a uno le tocaron padres apagados, desvitalizados? La estructuración del sujeto deseante estará en déficit. Hasta la risa, para la cual existen organizadores biológicos, requiere de un otro para su desarrollo y no únicamente como compañero que comparta y estimule sino como modelo identificatorio. Hay familias que ríen y otras que apagan la potencialidad de reír hasta hacerla desaparecer.

El ello, como núcleo inicial innato, requiere ser desarrollado, su energía no está limitada a la que tuvo en sus orígenes, sus formas de manifestación no están preformadas y simplemente luego se desplegarían o serían reprimidas. Para entendernos, un símil: ¿el sujeto cuya masa muscular es producto del *body building* posee una masa y energía muscular que es igual a la del de músculos escuálidos, siendo simplemente éste alguien que tiene reprimida y contenida esa masa y energía o, más bien, éstas no existen en este sujeto? Hay un abuso en suponer que lo que notamos como ausente en un paciente está, aunque reprimido, en el inconsciente. El *body building* del ello requiere de un otro —aquí se detiene la analogía— pero no como aparato del gimnasio para practicar y desarrollar lo existente sino para incorporar del otro la pulsión, la emocionalidad, la vitalidad, el placer de comer, el placer de las distintas formas de sexualidad. En otros términos, para tomar algo que está en el otro y que tiene que adquirir existencia en el sujeto y desarrollarse. Lo que se produce básicamente por dos procesos que pueden distinguirse: por un lado la identificación; pero, además, por los efectos estimulantes/estructurantes que ciertas actividades del otro generan en el sujeto —por ejemplo, la caricia del otro contribuye de manera decisiva a crear el erotismo; igual vale para la mirada cargada de deseo—. Este efecto de la actividad del otro queda registrada en el sujeto no simplemente como representación-recuerdo sino como *función*, es decir, como capacidad de poner en acto, de ejecutar una cierta actividad.

La idea de un ello autónomo resulta de la persistencia en la obra freudiana de la concepción de un aparato psíquico cerrado sobre sí mismo, de un narcisismo primario sin presencia estructurante del otro. La afirmación de que el deseo es el deseo del otro, con la connotación lacaniana de que el otro viene a mistificar y a alienar a un sujeto deseante, no hace justicia al hecho de que el *otro interviene en la constitución y estructuración del ser deseante, en la función deseante, más allá de las temáticas del deseo*. Desde esta perspectiva, el ello psicoanalítico, a diferencia de lo instintivo animal, como centro funcional pulsional y deseante, tiene que ser entendido como algo que se construye en el encuentro con un ser pulsional, deseante. Al sujeto no se le ofrece únicamente un superyó, dique de contención de aguas plenas de energía, sino las aguas y la energía misma. No es éste el lugar para desarrollar las modificaciones a las que tendríamos que someter nuestras concepciones sobre el psiquismo si en vez de hablar de éste como ente cerrado lo pensásemos en términos de intersubjetividad (Dunn, 1995); es decir, trabajásemos con un modelo de, por lo menos, dos psiquismos en interdependencia pulsional.[44] Con esto queremos dejar sentada la limitación que vemos en todas las posiciones que sostienen la idea de un ser deseante autogenerado que viene a ser perturbado por el otro. Naturalismo ingenuo de un supuesto ello castrado por el otro o por el lenguaje sin tener en cuenta que es el otro y el lenguaje los que contribuyen para que ese ello se genere. Por esta razón nos parece que la denominación de Winnicott de *medio facilitador,* que destaca el hecho de que lo externo no debe obstaculizar lo que está como potencialidad en el sujeto, debe ser complementada con la idea de *medio proveedor,* que se refiere a la función de aporte al sujeto por parte de lo externo de aquello que éste no puede producir por sí mismo.

Características del terapeuta y la constitución de la función deseante

Si la vitalidad del deseo, su fuerza, está asegurada desde dentro, si el exterior sólo puede perturbar, entonces se entiende que los partidarios de tal concepción piensen que el analista debe mantenerse neutro no sólo en sus

---

44. La psicología del *self* ha intentado redefinir los distintos cuadros desde la perspectiva de la intersubjetividad. Dentro de esta corriente, los trabajos de Stolorow tratan de llevar al límite el cambio conceptual para la clínica y la técnica del tratamiento que deriva del modelo de la intersubjetividad (Atwood y Stolorow, 1984; Stolorow, 1984; Stolorow, y otros, 1987; Stolorow y Lachmann, 1980), siendo su concepción más radical al respecto que la de otros autores de la psicología del *self*.

juicios de valor sino en su afectividad. La imagen del analista clásico más allá de cualquier manifestación de entusiasmo, o la del analista que se restringe a poner en palabras el inconsciente reprimido, corresponden a esta concepción. Pero ¿y si el paciente es alguien que más que bloquear los sentimientos, que reprimir un deseo existente, tiene un déficit en la capacidad de entusiasmarse y no porque ello produzca culpa o persecución, no por conflicto entre un deseo y la prohibición, sino porque careció de figuras identificatorias y estimulantes —padres deprimidos, desvitalizados— para quienes nada era capaz de producir alegría? ¿Basta en estos casos que el analista señale esto, que su palabra describa adecuadamente el estado mental del paciente? ¿Acaso años de hablarle neutramente, con mínima afectividad, a un paciente para quien esa actitud de los padres ha sido la causa de su falta de vitalidad, no reproduce la condición que se desea cambiar?

El ideal del analista afectivamente neutro —insistimos en la diferencia entre neutralidad valorativa y *neutralidad afectiva*— surgió en Freud ante pacientes que eran mayoritariamente personalidades de las que hoy sería práctica considerar como *borderline*, con una emocionalidad tumultuosa, con intensos amores u odios en la transferencia. Para ellos diseñó una estrategia terapéutica: les acostó en el diván, les inmovilizó corporalmente, les hizo pensar sobre sus sentimientos, les comunicó explicaciones intelectuales; en suma, les «enfrió» emocionalmente. El efecto estructurante de tal marco terapéutico sobre el psiquismo del paciente, más allá de los contenidos semánticos transmitidos por el analista, podría ser pertinente para los pacientes que presentan las características señaladas. En cambio, para las caracteropatías desafectivizadas, para los que sólo piensan en vez de pensar/sentir, un terapeuta frío, cerebral, enfundado en el rol caricaturesco de la persona serena más allá de las emociones, lo que hace es reforzar la limitación del paciente. Conclusión: *el nivel de funcionamiento emocional del analista —la intensidad afectiva y el tipo de emociones desplegadas— debe estar modulado por el objetivo terapéutico perseguido*. El analista no se puede permitir el ser emocionalmente igual con todos los pacientes, es decir, dejarse arrastrar monocordemente por su caracterología personal o por la caracterología preconizada por la escuela de pertenencia acerca de cuál es la identidad ideal. Caracterologías individuales o «doctrinarias» de rol profesional que le llevan, en no pocas ocasiones, a reforzar la patología del paciente. Pensemos en dos extremos: el analista vital, hiperafectivo, expansivo, y el analista distante, frío, intelectualizado. A su vez ubiquemos dos tipos de pacientes: el maníaco y el esquizoide con bloqueo afectivo. Pensemos ahora en las posibles combinaciones entre esos analistas y esos pacientes. Alguna de las parejas formadas implicarán para el paciente más de lo mismo, iatrogenia. En consecuencia, resulta imprescindible la *modulación afectiva del terapeuta* según el tipo de paciente y el momento del tratamiento.

Una deuda del psicoanálisis: el desarrollo de una clínica de la *Hilflosigkeit* freudiana (impotencia/desvalimiento)

Cuando el sentimiento de impotencia domina al sujeto, el deseo puede ser inhibido en el momento mismo de su surgimiento no porque haya algo que lo prohíba, es decir por conflicto, sino por la convicción de que no se tendrá el poder o los recursos personales para llevarlo a buen fin. Como ejemplo mencionaremos el caso de un paciente que comenzó su análisis a consecuencia de una fobia severa que le había aquejado desde la infancia. Ya desde las primeras sesiones expresó dudas de que le pudiera ayudar pues decía que si bien el análisis había demostrado efectividad para otra gente que conocía, en el caso de él no sería así porque se trataba de alguien que tendría gran dificultad para contarme lo que le ocurría y para aprovechar lo que yo pudiera decirle. El comienzo de cada sesión constituía para él un verdadero suplicio pues le dominaba la convicción de que el material que pudiera aportar sería insuficiente, a pesar de lo cual terminaba relatando sueños y aspectos de su vida infantil que a mí me parecían ricos y esclarecedores. La hipótesis que me formé al comienzo del tratamiento fue que se hallaba dominado por el miedo a que yo me enojase, entre otras razones por las dudas que en el fondo tenía respecto al análisis y a mí, y que su actitud de presentarse a sí mismo como incapaz era la típica autodescalificación defensiva para aplacar al perseguidor y para inspirar lástima. Pero no parecía que allí residiera toda la cuestión, y ni siquiera que fuera lo más importante. Había un sentimiento que impregnaba toda su vida y que se hallaba en la base de sus fobias múltiples y renuncias al deseo: él se consideraba débil, impotente para superar cualquier obstáculo. El paciente recordó algunas anécdotas familiares en que el sentimiento que transmitía el padre era «nosotros no podemos», con el sentido agregado de «¡cómo se les ocurre que vamos a poder conseguir tal cosa!», pensamientos que marcaban una creencia básica del padre, transmitida de mil maneras —muchas de ellas, y las más importantes, sin que ni el padre ni el paciente tuvieran la menor conciencia de ello—, de que sólo los otros, los ajenos a la familia, tenían la capacidad de satisfacer sus deseos. Para ellos la vida sólo podría consistir en resignarse y renunciar.

Tampoco se le dejó ir a un campamento porque su salud supuestamente no le permitiría soportar el clima frío del lugar, y cuando después quiso seguir una carrera universitaria le disuadieron con el argumento de que sería muy difícil para él. De esta manera, la representación que el paciente fue construyendo de sí mismo, desde el inicio de su vida, era la de alguien impotente para conseguir lo que pudiera desear. «Yo no puedo» sintetizaba su sentimiento básico de impotencia. El poder generativo que posee una creencia matriz pasional de este tipo permitía entender cada uno de sus sentimientos parciales de impotencia: frente al análisis, la sexualidad, los estudios, y cualquier actividad que iniciase, renunciando muchas veces antes de empezar. Sentimiento de «yo no puedo» que, al articularse con el de «soy débil», daba lugar a sus múltiples fobias: debido a su impotencia y debilidad cualquier personaje con el que tuviera el más mínimo conflicto, o cualquier aspecto de la realidad que debía encarar, terminaba por ser sentido como avasallador.[45] Cuando el sentimiento de impotencia como creencia básica se articula con un código fóbico, en que lo central es la consideración de los peligros que correría el sujeto, el miedo que todo ello produce está dado por la comparación que el sujeto realiza entre sus propias fuerzas y las demandas de la realidad exterior o con el supuesto poder de sus perseguidores. Si el sujeto siente que no puede hacer nada, entonces todo lo exterior a él se magnifica y adquiere poder abrumador.

La creencia «yo no puedo...», ya sea que haya surgido como defensa a partir de una prohibición superyoica —para aplacar al perseguido e impedir el castigo—, o para disminuir la culpa por un «poder hacer» que se equipara a «poder dañar o a vencer al rival edípico, o que provenga de la identificación con padres que se sienten impotentes, o de la asunción de la representación que inoculan padres narcisistas que no toleran no ser ellos los únicos que todo lo pueden, cualquiera que sea la condición de origen, una vez que llega a estar constituida como matriz en el inconsciente, desde allí generará cada uno de los sentimientos particulares de impotencia que pueblan la conciencia de estos pacientes.

Freud consideró que el sentimiento de impotencia/desvalimiento —*Hilflosigkeit*— era algo tan central en el desarrollo de toda persona que a partir de ella se podría explicar la emergencia de las formas particulares de la angustia.[46] Hablando de la situación de peligro que despierta la angustia señal

---

45. Utilizamos la expresión creencias matrices pasionales en el sentido más literal: lo que genera, lo que produce, y análogo al que posee en álgebra, o sea estructura que mediante operaciones de sus elementos genera otros elementos. La creencia matriz, como estructura profunda, genera tematizaciones —formas de fantasías de menor poder de abstracción, *tanto inconscientes como conscientes*, a través de procesos de particularización en que se articula con otras creencias matrices—. Por otra parte, no se trata de algo puramente ideativo, aunque esto sea su componente principal y el que le otorga especificidad, sino de estructuras de significado cargadas siempre con intensos afectos.

46. El término «desvalimiento» con el que en la edición de Amorrortu se ha traducido *Hilflosigkeit* tiene el significado de desamparo, carente de ayuda, de socorro. En este sentido refleja, adecuadamente, por un lado el sentido que le atribuyen los diccionarios bilingües y, por el otro el contexto en que Freud usa el término: el sujeto se siente carente de ayuda. Con todo, el término no recoge suficientemente otra dimensión decisiva en las descripciones que Freud aporta para ejemplificar el concepto de *Hilflosigkeit*, el estado interior de *impotencia*, la vivencia de que por sí mismo el lactante no puede salir de la exigencia que la pulsión le impone desde el interior. Por el hecho de que no puede, de que él es impotente, entonces se requiere del objeto externo, que si falta genera —segundo tiempo— el sentimiento de desvalimiento, de desamparo, de carencia de socorro. Por tanto, si se recorren los ejemplos freudianos y los usos que éste hace del término *Hilflosigkeit* deviene necesario traducirlo como impotencia/desvalimiento (véase, también, Costa Pereira, 1992).

se pregunta: «¿Cuál es el núcleo, la significatividad, de la situación de peligro? Evidentemente, la apreciación de nuestras fuerzas en comparación con su magnitud, la admisión de nuestro desvalimiento frente a él, desvalimiento material en el caso del peligro realista, y psíquico en el del peligro pulsional... *que su estimación sea errónea es indiferente para el resultado...* llamemos *traumática* a una situación de desvalimiento vivenciada» (Freud, 1926, pág. 155, las primeras cursivas son mías, las segundas del original). Por tanto, *creencia* —Freud habla de «apreciación», de «estimación», es decir de lo que el sujeto evalúa, no de una condición objetiva— en la impotencia, en el desvalimiento, como principio organizador básico del psiquismo que determinará las distintas formas temáticas bajo las que se puede presentar la angustia. Por ello Freud le atribuye ser no sólo la causa de la angustia por la pérdida de objeto sino del anhelo del padre y de la creación de las religiones (*St. Ed.*, vol. XXI, págs. 24, 30), así como de la ansiedad social —temor al otro— que conduce como precursor a la constitución del sentimiento de culpa (*St. Ed.*, vol. XXI, pág. 124). El sentimiento de impotencia constituye el molde sobre el cual se origina la angustia de castración (*St. Ed.*, vol. XX, págs. 138-139), y aquello que pone en marcha las fantasías destinadas a contrarrestarlo, fantasías a las que denomina «ilusiones», que no son un simple error del juicio, sino el resultado de un deseo (*St. Ed.*, vol. XXI, pág. 30), en este caso defensivo.

Ahora bien, si se compara la importancia que el concepto de *Hilflosigkeit* asumió en la obra freudiana, especialmente a partir de la década de los veinte, no puede menos que llamar la atención el poco peso que tiene en la clínica psicoanalítica. ¿Cuál puede ser la razón de ello? ¿Simplemente descuido o, más bien, efecto de una concepción en que se enfatiza lo opuesto: un yo visto como poderoso? Si tomamos a M. Klein, por ejemplo, el yo, amenazado desde el comienzo por el instinto de muerte lo deflexiona y, luego, proyecta sobre el pecho todo el poder de una agresividad que pugna por exteriorizarse. El bebé kleiniano es un pequeño samurai que proyecta, disocia, ataca, se defiende. Lo más alejado posible de la imagen de impotencia a la que la *Hilflosigkeit* describe. Algo similar sucede para la psicología del yo: poderosos deseos incestuosos, no menos poderosos deseos hostiles y mecanismos de defensa que como centro de la teorización están continuamente activos. Lacan, por su parte, con su horror a la subjetividad y al afecto no podía tampoco dar cabida al sentimiento de impotencia/desvalimiento, a la vivencia que Freud capturara bajo la denominación de *Hilflosigkeit*. Se necesitaba de la agudeza de Bibring (1953) para que el concepto dejase de ser una mera alusión al momento inicial de la vida y pudiera ser empleado para entender toda una gama de fenómenos.

El sentimiento inconsciente de impotencia no sólo emerge en la conciencia, particularizado a través de múltiples miedos, sino que se encuentra en la base de ciertas depresiones narcisistas, como vimos en el capítulo dedicado a los trastornos depresivos. En estos casos es el resultado de que el «yo no puedo...» es metabolizado dentro de un código narcisista que lo transforma en «si yo no puedo... yo no valgo». Pero a pesar de que el sentimiento de potencia está estrechamente ligado al narcisismo —lo muestra la alegría del niño ante cada adquisición motriz o mental—, sin embargo se trata de una articulación de dos estructuras psíquicas diferentes, con lo cual retomamos una de las tesis centrales de este libro: *la estructura modular del psiquismo y la articulación de componentes cada uno con su historia generativa propia*. Así, un sujeto, ante un poder que evalúa como que lo supera puede sentir miedo —es lo que vimos con el paciente al que nos referimos más arriba— o hacer el centro de esa experiencia en el sentimiento de inferioridad, incluida la vergüenza de que los demás se enteren de su inferioridad. Igual sucede con el sentimiento de omnipotencia que puede tener como carácter prevalente para el sujeto el ser una prueba de su superioridad, de que vale más que todos los demás, que ello le conquistará la admiración del testigo privilegiado —por tanto, registro del narcisismo—, o constituir una defensa frente a la persecución: «no hay nadie que pueda hacerme algún tipo de daño».

Aun cuando a fin de mostrar el fenómeno de articulación del sentimiento de impotencia con las estructuras del narcisismo, o con las angustias fóbica-persecutorias, hayamos acentuado los casos en que la combinación se produce prevalentemente con unas u otras, es frecuente que ocurra simultáneamente con ambas. Un caso particularmente interesante se produce cuando el sentimiento de impotencia que surge por el fracaso real o imaginario en un área restringida de la actividad del sujeto sufre la transformación generalizadora —«No pude hacer tal cosa (X)... , no puedo hacer nada»—. Y luego el «no puedo hacer nada», vivido así, con carácter absoluto, se espacializa en el sentimiento «estoy atrapado». Esta particularización de la impotencia depende, a veces, de ciertas circunstancias vividas. Así, un paciente, cada vez que sentía «yo no puedo» —cualquiera que fuera la circunstancia específica que condujera a esta convicción— evocaba en su mente una fantasía privilegiada: ser sofocado por un perseguidor poderoso, lo que resultaba, entre otras razones, de momentos vividos en la relación con un padre narcisista que para demostrarle su fuerza le apretaba contra su pecho, rodeándole con brazos que el paciente recuerda como que «eran enormes».

Las creencias sobre la impotencia del sujeto y su contrapartida, las creencias omnipotentes, son los extremos de una dimensión que forma un trasfondo de toda la vida mental. *Lo que todo sujeto se plantea en primer lugar, y de manera inconsciente, ante cualquier deseo es si será capaz de realizarlo o no*. La respuesta a este interrogante, captada dentro de un código narcisista o uno persecutorio, lo llenará en el primer caso de júbilo o de dolor narcisista y, en el segundo, de terror o de alivio. El sentimiento de impotencia «yo no puedo... (X, lo que sea)» es, entonces, una creencia matriz abierta a la *particularización,* a las mil imaginaciones fantasmáticas que van dotando de especificidad a la X.

La defensa contra el sentimiento de impotencia es un factor importante en la estructuración de algunos rituales obsesivos, que no son simple ocultación a la conciencia de algo rechazado sino intentos de crear un sentimiento de dominio sobre la realidad. Es la función que desempeñan ciertos desplazamientos al detalle en situaciones de angustia: ante un viaje en avión, la meticulosidad obsesiva en el arreglo de la maleta; o cuando es necesario presentar un escrito ante una autoridad que se teme —profesor, funcionarios públicos, etc.—, el sujeto se obsesiona con los aspectos formales del mismo —tipo de papel, tipografía, encuadernación, etc.—. Estos desplazamientos trascienden el objetivo de ser ocultamiento a la conciencia de las representaciones de la muerte o los perseguidores, explicación a la que habitualmente se apela. Mediante la concentración en los detalles del viaje o en los aspectos formales del escrito, en ese *saber y poder hacer práctico del detalle*, se adquiere un sentimiento de dominio mágico sobre una realidad frente a la cual el sujeto piensa que no puede hacer nada. Por tanto, más que mecanismos de defensa —ocultamiento a la conciencia— son defensas, en el sentido que le hemos dado en otro trabajo: procesos de transformación que generan una modificación en el inconsciente, en este caso la creencia en el poder del sujeto (Bleichmar, 1986).[47]

De igual manera, ante el sentimiento de impotencia que produce la muerte de un ser querido, la febril agitación de los preparativos del entierro al mismo tiempo que distraen —disocian— del dolor de la pérdida permiten adquirir un sentimiento de dominio sobre una realidad que con la muerte se mostró estar por fuera del poder del sujeto. La hiperactividad como defensa básica que presentan algunas personas tiene ese sentido, ya que se cree, gracias a aquélla, que todo se puede: el movimiento y las mil actividades en las que se embarca el sujeto, y a las que va dando algún grado de solución, se convierten en prueba imaginaria de su potencia.

GÉNESIS DEL SENTIMIENTO DE POTENCIA: DÉFICIT Y CONFLICTO

El sentimiento básico de potencia para enfrentar los distintos peligros, que la fantasía y la realidad —ésta captada desde la fantasía— van generando es un producto complejo en que la identificación con padres potentes o la forma bajo la cual los padres representaron la potencia del sujeto constituyen elementos decisivos. Los padres pueden fallar en proveer un sentimiento básico de potencia tanto porque ellos mismos no lo tienen como porque hagan creer al sujeto que es impotente. En relación a esto último, nada más patógeno para obstaculizar el desarrollo del sentimiento de potencia que pa-

---

[47]. Volveremos sobre esta diferencia entre mecanismos de defensas y defensas en el inconsciente en el capítulo dedicado al examen de los sistemas motivacionales.

dres que generan una relación simbiótica sobreprotectora pues, al usurpar funciones del sujeto, se exponen a que éste entre en pánico cuando el objeto protector no se encuentra presente. Las crisis de pánico o la intensa ansiedad de separación que experimentan algunas personas cuando se alejan del objeto imaginariamente protector es consecuencia de que se les hizo creer que sólo su presencia garantiza seguridad. Una configuración familiar que hemos encontrado en algunos pacientes con crisis de pánico —no pretendemos generalizar todos los casos— es la de una madre aterrorizada ante un padre poderoso, amenazante, en ocasiones violento. El hijo/a mira al padre desde el terror de la madre, identificado con ésta, por lo que el padre se conviente para el niño/a en figura amenazante. Sobreviene una simbiosis defensiva con la madre quien, aunque débil, aparece ante los ojos del hijo/a como más fuerte que él mismo y, por tanto, refugio frente al perseguidor. La madre, por su parte, al proyectar en el hijo/a su propio terror, desea protegerle de la figura paterna, haciéndole ocultar bajo su «sombra protectora», con lo que refuerza la creencia sobre el carácter amenazante del perseguidor y la impotencia del hijo/a. A partir de estas condiciones cualquier separación de la madre, o sus futuros sustitutos —la pareja o el terapeuta, por ejemplo— harán sentir al sujeto en peligro.

Si la sobreprotección impide que en el protegido se desarrolle el sentimiento de potencia, ello explica por qué es tan aventurada una terapia asentada en la reedición de una simbiosis con una figura poderosa —ahora el terapeuta— que «protege» de los peligros, que «sabe» lo que le pasa al paciente, que «tiene» las respuestas acerca de qué le conviene a éste. El paciente mejora inicialmente en su angustia y sintomatología, a veces de manera espectacular, pero a condición de no separarse del terapeuta. La cuestión reside en cómo el terapeuta, teniendo como centro de sus objetivos el desarrollo del sentimiento de potencia del paciente, hace una *devolución gradual pero sistemática,* evaluando el momento y la forma, de la imagen de potencia que el paciente le ha atribuido.

Quisiéramos precisar ahora la diferencia entre trastorno por déficit y trastorno por conflicto en el punto específico que estamos considerando, o sea en relación al sentimiento de potencia y eficacia. M. Klein estudió los casos en que el sujeto, por angustia, se desprende de una imagen de sí como potente y se la atribuye al objeto —identificación proyectiva—, con lo cual, en sus términos, hay un empobrecimiento del yo al desproveerse de partes buenas de sí mismo (Klein, 1946). En este caso, el sentimiento de impotencia no resulta de un déficit estructural —algo que falla desde el comienzo— sino de algo a lo que se renuncia por conflicto, por angustia. Es lo que está implicado en la idea freudiana de la regresión ante la amenaza de la castración: se vuelve a conductas infantiles por el temor que representa el rival edípico, representándose el sujeto, defensivamente, como impotente para no irritar al perseguidor. Aquí no caben dudas de que el conflicto es la causa de una *im-*

potencia defensiva, que debe diferenciarse de una *impotencia estructural* que resulta de que el sujeto se constituyó bajo la representación básica de que él no puede realizar sus deseos o enfrentar los peligros que le amenazan —de ahí el denominarla impotencia.

Cuando el sentimiento de impotencia es defensivo, la forma de encararlo es trabajando las angustias que lo activan, los sentimientos de culpa que se tratan de mitigar a través de dotar al otro de la cualidad de potente, o la persecución que se intenta disminuir al aplacar al perseguidor haciéndole sentir que el sujeto no constituye un rival sino que es un «niñito» que acepta la grandiosidad del objeto, que busca su protección y no compite. En cambio, cuando el sentimiento de impotencia es estructural, la orientación que consideramos pertinente consiste en la reconstrucción histórica de las razones por las cuales el sujeto llegó a representarse como falto de potencia y de eficacia. Las preguntas que guían el trabajo terapéutico, y se plantean al paciente para que las haga suyas son, entre otras: ¿cómo fue que usted llegó a creer profundamente, incluso sin que jamás pensase conscientemente en ello, que no puede, que es débil, que todo es demasiado para usted?, ¿qué sentían y pensaban sus padres sobre usted; o, mejor aún, qué le transmitían de hecho, incluso sin palabras, sin que lo hicieran de un modo manifiesto y sin que ellos mismos se dieran cuenta de que lo estaban haciendo?, ¿cómo se sentían ellos cuando tenían que enfrentar una dificultad o una situación comprometida? Además, ¿le otorgaban responsabilidades, tenían confianza en usted o, por el contrario trataban de reemplazarle por la convicción de que usted no se las arreglaría por sí mismo? Para que este planteamiento, a su vez, tenga coherencia con lo que sucede en el tratamiento, se trata de que el terapeuta no usurpe funciones, ayude pero no reemplace. Todo ello junto a ir trabajando la discordancia entre la representación de potencia que el paciente tiene de sí y las facultades que desconoce poseer pero que va evidenciando tanto en la relación terapéutica como en la realidad externa al tratamiento.

Trabajo terapéutico con las creencias matrices pasionales

Toda creencia matriz genérica, como la del tipo «no puedo... nunca lo conseguiré» que acabamos de usar como ejemplificación, al mismo tiempo que se mantiene en el inconsciente con este carácter genérico, tiende a expresarse en términos de una escena fantasmática concreta, a figurarse bajo la forma de una situación particular que, a su vez, se expande inmediatamente en un relato de secuencias de acuerdo a ciertas reglas de argumentación (Barth y Martens, 1982; Vignaux, 1976), secuencias que conforman lo que se ha dado en llamar, en las lingüísticas de texto, los «mundos posibles» y los «marcos de conocimiento» (Van Dijk, 1980a, 1980b).

La relación entre ideas genéricas y representación particular es de generación recíproca, por lo que una experiencia determinada, un episodio concreto en la vida de un sujeto, puede alcanzar un valor patógeno que no se limitará a influenciar en el futuro aquello que tendría semejanza temática con la situación original. En efecto, si a partir de un intento de seducción sexual que sorprende al sujeto provocando su angustia se puede iniciar un proceso que conduce a una paranoia no es porque en cada acercamiento que realice el otro se vea la intencionalidad sexual o la amenaza de violación, sino porque el suceso primero fue *reformulado* en términos genéricos: «Se quieren aprovechar de ti... se te acerca con aire inocente pero... cuidado, ya verás lo que se propone... te atacará». Es este carácter genérico e indeterminado de «cuidado, ya verás lo que se propone... te atacará» aquello que codificará como amenazantes las situaciones más diversas, incluidas las de carácter sexual, pero no limitadas a éstas. Si el acontecimiento tiene poder estructurante, que desborda la mera repetición temática que encontramos en la neurosis traumática, ello depende de que da lugar a una abstracción de alto nivel caracterizada por su poder de traspasar sentido a otros acontecimientos particulares diferentes del primero.[48]

Cuando al niño se le transmite la convicción de que algo es de cierta y determinada manera, convicción que es por parte del otro significativo una exigencia de compartirla —el tono de voz seductor o colérico, el rostro y todo el cuerpo preñado de emoción son claros mensajes que llaman a ello—, cuando se le construye un mundo conceptual en que los ajenos a la familia son peligrosos o traicionan, en que el cuerpo es enfermable, esas diferentes creencias matrices pasionales serán las que gobernarán su psiquismo. Luego, los pensamientos particulares que surjan a partir de las creencias matrices serán ya los que se generen en la mente del niño, la transformación que esas matrices sufran en el encuentro con otras que pueden provenir de personajes distintos, o del azar de las experiencias que le toque vivir, o de la propia productividad de su psiquismo, pero esas creencias matrices siempre constituirán líneas de fuerza que constreñirán y guiarán lo que pueda pensar y sentir. Éste es el poder estructurante de ciertos discursos parentales que, calando hondamente en el inconsciente del sujeto, contribuirán a construir creencias matrices pasionales que luego determinarán mil producciones. Lo evidencia el caso de Freud conocido como el «Hombre de las ratas», en que las múltiples formas que tomaban su sentimiento básico de ser culpable y dañino no dependían únicamente de sus fantasías agresivas sino de episodios tales como aquel en que su padre, aterrorizado por lo que no era sino una simple rabie-

---

48. Esta productividad de una matriz generativa en el inconsciente la encontramos también en la identidad negativa —«como X no voy a ser»— y en el oposicionismo, en que el sujeto moldea su propio deseo contradiciendo al del otro. La sofisticación del oposicionismo inconsciente, *forma* sin un tema particular fijo determinado, en que la posición del sujeto llega a ser regida por el deseo del otro, se explica por la existencia de creencias matrices cargadas de afecto del tipo «como tú no he de ser», «no te saldrás con la tuya», «a mí no me vas a ganar», «veremos quién es más fuerte», «sólo hago lo que quiero», «reventarás de rabia», «o yo o tú».

ta de niño, se aparta de él y pronuncia el vaticinio terrible: este niño será un gran hombre o un gran criminal.

La consecuencia que tiene para la terapia que el acontecimiento singular genere creencias matrices pasionales reside en que la primitiva idea freudiana de la recuperación del episodio traumático para elaborarlo en su particularidad sólo puede constituir un primer paso, requiriéndose que en el tratamiento se aborde también la creencia matriz bajo la que se generalizó. El tratamiento deberá transcurrir, por tanto, entre el trabajo con lo singular de la vivencia fantasmática, con la anécdota concreta —entre otras razones para evitar la intelectualización— y la puesta al descubierto y elaboración de las creencias matrices, sin lo cual el sujeto se pierde en las mil producciones que éstas son capaces de generar. Proceso terapéutico en tres tiempos, que no pueden ser invertidos en su secuencia:

Primer tiempo, de la *anécdota singular:* examen detallado de un episodio concreto en que el paciente indica con su conducta, y con las fantasías que la sostienen, que cree que no puede, que siente que tiene que resignarse, que se ve abrumado por fuerzas que entiende como superiores a sus posibilidades. Episodio vivido en el vínculo con el terapeuta o fuera del tratamiento en que es indispensable detenerse, *prolongadamente*, de modo que el sentimiento de impotencia sea vivenciado por el paciente, captado en sus detalles, relacionado también con los detalles del contexto en que tiene lugar, qué hicieron o dejaron de hacer los personajes con los que interactuaba en esa circunstancia, o tarea a la que estaba enfrentado, etc. Aquí es donde la minuciosidad del trabajo analítico —preguntas del analista, búsqueda de pequeñas precisiones— es ineludible. De manera equivalente a como se suele decir, en relación con la fotografía, que una imagen vale más que mil palabras por la emoción que despiertan en el observador al captar lo esencial de una situación, en el tratamiento el papel equivalente lo desempeña la reviviscencia del episodio vivido dos minutos antes en el vínculo con el terapeuta, dos días antes con los personajes significativos del presente o veinte años antes con los del pasado. En este tiempo de lo singular de la anécdota se debe ayudar al paciente para que la palabra adquiera contenido vivencial, cuando frases genéricas como «me frustré», «estuvo desagradable conmigo», o frases de cierre del tipo «dejamos de vernos», requieren que se las abra, que se especifique qué se quiere decir con ellas, qué sentimientos y qué sensaciones en el cuerpo se despertaron en la oportunidad, y se despiertan en el momento del tratamiento en que ese episodio es evocado.

Segundo tiempo, de las variantes: recorrida por episodios similares que a pesar de parecer diferentes encierran los mismos sentimientos de impotencia. Tiempo en el que se buscan *activamente* —paciente y terapeuta— variantes, ejemplificaciones de situaciones en que ese sentimiento básico de impotencia fue el elemento central de la vivencia. O que se van «reencontrando» nuevas ejemplificaciones y variantes sin que sean buscadas pero que van surgiendo en el fluir del tratamiento. Si entrecomillamos «reencontrando» es para subrayar que aunque no se trata de una búsqueda activa consciente, sin embargo el impacto que produjo en el paciente y el terapeuta el análisis de la situación que fue punto de partida de lo que luego constituirá una serie de descubrimientos actúa como elemento que determina que sea rescatado, reencontrado, lo que de otra manera pasaría desapercibido.

Tercer tiempo, de la generalización: resumen de lo recorrido en los dos primeros tiempos, ahora bajo una fórmula creada por el paciente y el terapeuta, específica para cada paciente, que sintetice lo esencial de aquello que se fue examinando como anécdota. Fórmulas del tipo de: «Entonces, cuando la persona que me es importante se va, o no me contesta, o me desatiende y está en sus propias cosas dejándome de lado, o siente o piensa diferente..., entonces yo siento que no puedo hacer nada, me invade un sentimiento de desánimo, de debilidad, de impotencia, siento que el mundo se viene abajo... etc.»; o enunciados que pueden expresarse bajo la forma: «Me miro y me digo, tal como me decía papá o sentía él mismo: ¡no lo conseguirás..., no es para ti..., ni lo intentes..., cómo se te ocurre...».[49]

Si hemos insistido en la importancia de los tres tiempos es porque algunos pacientes tienden a fragmentar la experiencia, quedándose en la anécdota singular, aislando acontecimientos, no sacando conclusiones que permitan reconocer una nueva variante o anticipar su emergencia. Otros, en cambio, escapan de la vivencia singular, se refugian en fórmulas generales vaciadas de contenido emocional, intelectualizaciones que en su abstracción protegen en contra del encuentro con los afectos. Por otra parte, esa misma tendencia a funcionar bajo esas dos modalidades no son exclusivas de los pacientes: los terapeutas adolecemos de propensiones similares, perdiéndonos en la anécdota o pasando rápidamente a las fórmulas generales.

El sentimiento de potencia y la capacidad
de hacer rectificar al analista

El trabajo terapéutico sobre el sentimiento de potencia del sujeto no puede quedar librado a que sea simplemente un efecto agregado o dependiente

---

49. Volvemos a remarcar aquí algo que venimos sosteniendo desde que incorporamos el concepto de creencias matrices en *Angustia y fantasma:* cada vez que nos referimos a las creencias matrices y les damos una determinada concreción en su formulación es obvio que las formulaciones propuestas resultan de la necesidad de usar, a los fines de la comunicación, proposiciones del pensamiento preconsciente, que nunca podrán traducir exactamente cómo están inscritas las matrices inconscientes pero que constituyen, al menos, representaciones intermedias, derivadas, que nos permiten aproximarnos a éstas.

de la reestructuración global a la que tiende toda terapia sino que debe convertirse en foco específico del tratamiento. El paciente recorrerá los mensajes y las circunstancias que le crearon un sentimiento de impotencia, así como examinará la mutilación continua que hace de la representación de sí mismo al desatender la valoración de sus recursos y captar exclusivamente sus insuficiencias. El tratamiento debe recuperar la representación de potencia del *self*, sepultada bajo mensajes descalificantes, bajo la fijación a experiencias traumáticas, bajo el temor a la autoafirmación por persecución o por culpa. Se ha enfatizado tanto el hecho relevante de que el sujeto niega la castración que se ha desatendido que también *se niega la no castración*. Es decir, que por culpa, por sometimiento a mensajes impotentizantes, por fijación a códigos mutiladores de la representación del *self*, se termina por no reconocerse lo que sí se posee.

Si parte importante —cuando no la decisiva— de la cura sobreviene en el escenario de la relación terapéutica, que el paciente pueda vivir la experiencia de que es capaz de hacer rectificar al analista cuando éste se equivoca o se coloca en una posición inadecuada constituyen momentos estructurantes del sentimiento de potencia, de eficacia, de legitimidad. Es lo que destaca Markson (1993), quien a su vez retoma la idea de Tolpin. Sin embargo no es lo que habitualmente se hace. Ante las observaciones críticas del paciente, ante sus reclamos se suele responder o con el silencio —que no corresponde al «quien calla otorga» sino que acarrea el mensaje implícito «dado que usted deforma, tal como le estoy mostrando continuamente, por ello no le contesto»; o, si no, con interpretaciones en que se señala el carácter resistencial, de transferencia negativa, de repetición de patrones neuróticos. Pero queremos ser más claros aún: ¿qué pasa cuando el paciente tiene razón? ¿Basta con que analicemos el placer que tiene en encontrar al analista en un fallo, con que destaquemos el uso que hace de la situación externa real para obtener satisfacción narcisista o sádica? Creemos que además de esto, que podrá ser trabajado en un segundo tiempo, el primero debe consistir, simple y directamente, en un «tiene usted razón, es como usted dice», no como alarde narcisista de que se está más allá del bien y del mal sino porque la honestidad en el vínculo y el respeto del sentido de realidad son coincidentes en estos casos con la importancia del desarrollo del sentimiento de potencia, eficacia y legitimidad del paciente. No se puede utilizar el principio válido de que las confesiones contratransferenciales implican serios riesgos como excusa para salvaguardar el narcisismo del analista. Muchas veces se argumenta que el analista no debe ceder a la demanda del paciente, refugiándose en una fórmula general que no discrimina sobre qué tipo de demanda se trata. Pero una cosa es la demanda de amor del paciente y otra muy diferente la demanda de que no se le mistifique la experiencia y de que no se niegue una conducta errónea del terapeuta.

El sentimiento de aceptación básica

El señor T.P. es un hombre joven que viene al tratamiento por severos síntomas fóbicos: teme salir a la calle, no puede entrar en el metro ni subir a un autobús, le aterroriza la idea de que le pueda sobrevenir una taquicardia que le lleve a una muerte súbita. Periódicamente le dominan preocupaciones hipocondríacas tales como el temor al infarto o al cáncer. Cuando tiene que aguardar en la sala de espera se angustia con la idea de que la secretaria pueda considerarle un «loco porque necesito venir aquí». El comienzo del tratamiento se caracterizó por la angustia que le producía el contacto conmigo: evitaba mirarme al entrar o salir de la sesión, hacía largos silencios, repetía «no sé» prácticamente antes de comenzar cada frase, se quedaba en silencio a continuación de cada una de mis intervenciones, con agitación corporal que testimoniaba su intranquilidad. Los relatos que hacía de sus relaciones interpersonales no dejaban lugar a dudas de que se sentía amenazado: los compañeros del trabajo le miraban con fastidio, el suegro le tenía inquina, su pareja era insensible y él sentía gran temor de que le abandonase y dudaba que le quisiera a pesar de la dedicación y las muestras de amor que él le dispensaba. Pensaba conscientemente que yo no tendría interés en él pues seguramente habría pacientes más interesantes. Con respecto a la imagen que tenía de sí mismo era de profunda insatisfacción: creía, en contra de toda evidencia y de lo que le decía su pareja, que era una persona fea. Al respecto, se avergonzaba de que yo fijase mi atención sobre cualquiera de sus rasgos: ocupaban su preocupación del momento —la forma de su nariz o de sus manos, su estatura, etc.—. También se consideraba una persona poco inteligente.

La historia de T.P., reconstruida con dificultad, pues el material que aportaba al principio era escaso, permitió, poco a poco, ir despejando un escenario que hacían comprensible muchos de los problemas que le aquejaban. El padre había sido una figura muy patológica que cada vez que posaba la mirada sobre él era para hacerle notar un defecto o para ridiculizarle. El paciente recordó que cuando estaba asustado el padre se burlaba y con total falta de empatía le mostraba que él «nunca había tenido esas ridiculeces». Nada de T.P. era adecuado para su padre: su vitalidad infantil y placer en jugar eran codificados como indicio de que era «un revoltoso, un inquieto desordenado que no podía quedarse quieto». Además, era comparado desfavorablemente con unos primos, hijos de un hermano del padre, quienes supuestamente encarnarían todas las cualidades que a él le faltaban.

T.P. había incorporado esa manera denigratoria de mirarse, prejuicio global en contra de él que determinaba que cada vez que detenía su atención en un rasgo o una conducta, al estar el juicio decidido *a priori,* terminaba por hacer una evaluación negativa. Al mismo tiempo, por proyección de la opinión que tenía de sí sobre los que le rodeaban y, sobre todo, por esperar del objeto externo que manifestase la misma actitud hostil del padre, terminaba por sentirse perseguido y avergonzado. Sus temores al metro y al autobús no tenía que ver con el espacio sino con estar rodeado de figuras a las que sentía como hostiles. Había espacializado —ubicado en el espacio— el carácter aterrorizante que tenían las personas que se encontraban en esos espacios. Incluso su temor a tener una crisis de angustia y «dar el espectáculo» eran el resultado de que no sentía a la gente como capaz de ayudarle en un estado de necesidad sino que se burlarían como había hecho el padre.

Podemos decir que T.P. no había adquirido un sentimiento de «aceptación básica», que es el que permite que un niño o un adulto no esté observando continuamente rasgos parciales en busca de lo inadecuado. Como le dije en una oportunidad, después de que me describiera lo incómodo que se había sentido en una reunión social, especialmente por cómo iba vestido: «Si usted siente antes de llegar a la fiesta que los demás le van a mirar como lo hacía su padre, entonces es comprensible que empiece a mirarse, antes de entrar, tratando de ver si tiene una mancha en la ropa; por lo que termina encontrándola».

Con este paciente hubiera sido un error que nos hubiéramos detenido en cada una de sus insatisfacciones o temores en un intento de deshacer el supuesto desplazamiento que haría que cada uno de ellos tuviera en el inconsciente otro temor o insatisfacción parcial al que encubriera. No se trataba de una relación uno a uno —por cada idea obsesionante consciente encontrar otra en el inconsciente relacionada con ella por distintas modalidades de simbolización o de contigüidad asociativa— sino de una representación global de sí y de una representación global de cómo el otro le miraría, a partir de lo cual la máquina productiva del psiquismo va deduciendo consecuencias particulares que tomaban la forma de sus miedos e insatisfacciones. Igualmente, hubiera estado descaminado que cada vez que T.P se sentía criticado por las figuras que le rodeaban o por mí le hubiera dicho que dado que él criticaba duramente a los demás, entonces sentía que los demás le miraban con la misma actitud crítica. En primer lugar, porque lo esencial no era que él no pudiera verse como alguien crítico o agresivo con los otros y que tuviera que reprimir esta representación de sí y luego la proyectase en la figura externa. No se trataba de una proyección defensiva —desprenderse de una imagen de sí como crítico y hostil y proyectarla en el otro— sino de una identificación especular, en que no diferenciaba al otro de sí mismo: el otro le miraría como él se miraba a sí mismo. Si él se consideraba feo, torpe o tonto, ésas serían las imágenes que los demás poseerían de él. En segundo lugar, porque cuando criticaba a los demás para lograr, momentáneamente, salir de la situación de criticado —en este caso sí nos encontramos ante una identificación proyectiva—, ello era un desesperado intento de contrarrestar un sentimiento de inadecuación que le resultaba insoportable. En tercer lugar, y por encima de todo, si yo le hubiera insistido en que era él el que criticaba y que por eso se sentía perseguido, le hubiera vuelto a retraumatizar como había hecho el padre al ubicarle como alguien que tenía malos sentimientos hacia los demás. En cambio, mis indicaciones tomaban, entre otras formas, la siguiente: «Debe ser muy doloroso sentirse tan mal por dentro, tan inadecuado, sin poder darse cuenta de que pese a todas las peleas con su padre, al final terminó aceptando como imagen de usted la que él le transmitía continuamente: que era malo o tonto o feo». Este tipo de intervenciones, en que el analista habla identificado con el ser sufriente, a pesar del esquematismo con que las presentamos, resultan particularmente importantes para aquellos pacientes que han sido severamente traumatizados.

SÍNTOMA E HISTORIA GENERATIVA

De la misma forma que en el paciente que acabamos de ver, en el que la idea global de ser inadecuado le hacía reencontrar fallos en cualquier rasgo de sí mismo que centraran su atención, de manera similar, en la formación de ciertas ideas obsesionantes, interviene un proceso de particularización a partir de creencias matrices pasionales. En este aspecto el síntoma puede ser entendido como ocupando el mismo lugar que en las gramáticas generativas se otorga a las frases proferidas por un hablante: síntoma y frase son el eslabón último de un proceso generativo en que una fórmula muy abarcativa sufre transformaciones y encuentra sistemas de elementos que le van otorgando especificidad. Así como, en el caso de la gramática, el componente fonológico es el que determina cómo la frase será efectivamente pronunciada, o el componente gráfico cómo será escrita, de igual manera en el caso del síntoma una creencia matriz terminará encontrando, mediante reglas de particularización, en cierta imagen de una persona, en cierto aspecto de la realidad del cuerpo, al «fonema» que le servirá de soporte para cristalizarse.[50] Por ejemplo, la creencia matriz inconsciente «corro peligro» —obviamente no existiendo en el inconsciente en estos términos proposicionales, a los que nos vemos obligados a recurrir para transmitir la idea— *busca* en el dominio específico que en ese momento esté en juego para el sujeto, que constituya su foco de atención por las razones que sean —el cuerpo, la mente, las relaciones interpersonales—, aquellos elementos que siendo propios de esos dominios sirven para darle una forma particular, con lo que podrá producir, si se trata del cuerpo, la creencia «voy a enfermar»; o, si se trata de la mente, el pensamien-

---

50. Las reglas de particularización son los procesos por los cuales se produce el pasaje desde la matriz general hasta el caso particular que aquélla produce. No son simples reglas de correspondencia entre dos análogos ya existentes, sino de generación de lo particular a partir de lo que está en un nivel más abstracto. En este sentido se acercan más bien a las «macrorreglas» a las que se refiere Van Dijk (1980) en sus estudios sobre macroestructuras y gramáticas de texto.

to «voy a perder la memoria o a enloquecer»; o en las relaciones interpersonales se podrá particularizar como «me va a abandonar».

Hay una historia generativa-transformacional que va desde la creencia matriz pasional hasta la manifestación específica. Por poner otro ejemplo, desde «hice lo que no debía... algo terrible me va a ocurrir» se recorre el camino de particularización hasta llegar a «tengo cáncer» o «mi hijo se va a morir». De esta manera un sentimiento de culpabilidad se puede transformar en un temor hipocondríaco pues lo temido —el cáncer— sería el castigo que es, a su vez, la consecuencia de la infracción.

Lo interesante es que la matriz puede haber sido provista por el discurso parental «cuidado, algo te va a ocurrir», pero luego el sector de particularización resulta del exclusivo dominio de experiencias azarosas en la vida del sujeto —la muerte de un amigo en un accidente o por un cáncer de otro ser cercano; o una película que el sujeto vio y le impresionó—, o por el puro juego de la fantasía, de la alquimia del inconsciente en el procesamiento de representaciones. Una prueba más de que lo externo y lo interno —el discurso del otro y la productividad del inconsciente— se articulan para generar las producciones particularizadas.

Patología por identificación: su modificación

La identificación con figuras patológicas desempeña un papel de primera magnitud en la génesis de los distintos cuadros psicopatológicos. Los otros significativos envuelven al niño en un mundo de significaciones a las que resulta difícil escapar: mundo fóbico u obsesivo, de visiones paranoides, de preocupaciones hipocondríacas, de sentimientos de culpabilidad, de visiones fantásticas sobre los peligros que le acechan y de cómo defenderse de ellos. Representaciones que van impregnando el psiquismo, contribuyendo a la génesis de la fantasía y que encuentran su expresión en la sintomatología que presenta el sujeto (Kaës y otros, 1993). Origen de los síntomas que resulta diferente de la que tiene como causa el conflicto y los propios impulsos agresivos o sexuales.

Toda la teoría de formación de síntomas en Freud es anterior a sus estudios sobre la identificación que comienzan a despuntar en la década de los diez para culminar en 1921 con *Psicología de las masas y análisis del yo* (Freud, 1921). Por ello en el caso «Juanito» no estudia cuáles pueden haber sido las identificaciones que intervinieron en la creación de su mundo fóbico. Resulta sorprendente que en un caso tan completo y minucioso como «Juanito» falte la historia de las identificaciones, lo que en el momento actual, a la luz de la propia teoría freudiana, sería impensable. Tampoco el papel de la identificación en la formación de síntomas tiene peso en la obra kleiniana porque se sobredimensiona lo interno, el interjuego entre los instintos de vida y muerte, el conflicto intrapsíquico. Cuando se empieza a pensar que el sujeto se constituye a partir de un otro, es cuando se puede entrever que *la angustia, los temores y el síntoma pueden ser los del otro.*

¿Cuál es la característica de esta patología por la identificación? Que aparece como algo caracterial: se trata de personalidades fóbicas, obsesivas, con fantasías paranoides o hipocondríacas desde la temprana infancia, patología que estructuralmente —más allá de sus variantes temáticas, de que la fobia sea con un objeto u otro— la reencontramos, con las diferencias del caso, al examinar la personalidad de sus padres. Lo que no significa que no haya exacerbación de la patología por el conflicto o que cuando sobrevenga éste no eclosione una neurosis hasta ese momento ausente, o que no exista posibilidad de interpenetración entre síntomas por identificación y síntomas por conflicto, como expondremos más adelante, o que no intervengan las fantasías del sujeto, cuyo mundo interno, obviamente, no es copia mimética del de sus padres.

LEVANTAMIENTO DE LA REPRESIÓN Y CONSTITUCIÓN
DE LO NO CONSTITUIDO EN EL INCONSCIENTE

En la complejidad del inconsciente debemos diferenciar, por lo menos, tres condiciones:

1. *Lo secundariamente inconsciente:* corresponde a aquello que habiendo estado en la conciencia fue relegado al inconsciente por la angustia que producía su permanencia en aquélla. Precisamente porque antes estuvo en la conciencia, resulta adecuado denominarlo secundariamente inconsciente. Producto de lo que se conoce como *represión secundaria* o simplemente represión, fue lo que centró el interés de la obra freudiana desde sus comienzos: los deseos sexuales y hostiles que entraban en contradicción con las representaciones «oficiales» del sujeto, es decir, con las que le permitían tener una imagen valorizada de sí mismo, eran apartadas de la conciencia. Es el conflicto psíquico, por tanto, como motor de la represión que se dirige en contra del *saber consciente.*[51]

2. *Lo originariamente inconsciente:* lo que nunca estuvo en la conciencia pero se halla activo en el inconsciente produciendo efectos. Su existencia, que fue reconocida por Freud más tardíamente por necesidad de coherentizar su teoría (Freud, 1915a, 1915b), le llevó a postular la *represión originaria o primordial* como el mecanismo que lo produce, represión originaria a la que menciona en unas pocas ocasiones sin profundizar en ella, por lo que

---

51. Para una revisión amplia del tema de la represión, véase el trabajo de Le Guen y otros, 1986.

permaneció como uno de los temas freudianos a la espera de ser desarrollado. Recientemente, y gracias sobre todo a Laplanche,[52] ha sido objeto de renovado interés en un intento de clarificación.[53]

Reconocemos como originariamente inconscientes, por ejemplo, las inscripciones que genera la acción de un otro que transmite al sujeto ciertas representaciones cargadas de afecto sin que lo transmitido haya pasado por la conciencia ni de uno ni del otro protagonista de la escena constituyente de esas inscripciones. Si los padres, ante la presencia de gente ajena a la familia, hacen sentir al sujeto, de manera absolutamente inconsciente, a través de una fugaz mirada aprehensiva, o de un tono de voz angustiado, o de la rigidificación del cuerpo, o de un encadenamiento de frases, que hablan del vecino y, a continuación, se refieren sin aparente conexión consciente a cosas siniestras, en el inconsciente del hijo quedará el otro inscrito como una figura amenazante, siniestra. En la conciencia no hay nada que represente al otro bajo este carácter; incluso la imagen podrá ser la de las convenciones sociales —el otro como alguien amable al que se saluda con una sonrisa—, pero el sujeto sentirá angustia ante su proximidad física, se pondrá tenso cada vez que traspase la distancia mínima a la que debe estar, o le hable o le mire. Rehuirá su contacto sin saber que lo está haciendo y podrá sentirse agobiado en el cine, en el metro, o en otros espacios poblados de seres vividos inconscientemente como amenazantes. Algo que está en su inconsciente, que nunca fue objeto de conciencia, generará angustia y movimientos defensivos. Pero lo originariamente inconsciente, tomado en el sentido que acabamos de reconocer —lo que nunca estuvo en la conciencia— no es sólo efecto de la influencia del otro. El propio funcionar del inconsciente crea, por las distintas formas en que combina representaciones, nuevas producciones en su propio seno. En este sentido, *el inconsciente es una máquina productora de inconsciente originario*.

Mientras que la llamada represión secundaria o represión a *posteriori* concitó los esfuerzos del psicoanálisis en su primera época, y lo originariamente inconsciente como producto de la creatividad de la fantasía inconsciente ocupó luego un lugar destacado merced, especialmente, a los trabajos de M. Klein, en la actualidad el interés se está centrando en todo lo que los padres transmiten sin que ni ellos ni el sujeto tengan la menor conciencia de que está sucediendo. Desde Bollas (1987), con su concepto de *objeto transformacional* que deja su huella en el sujeto, hasta Laplanche (1987, 1992b, 1993), con los *mensajes enigmáticos*, pasando por la extensa producción de los miembros de la escuela del *self* inspirada por Kohut, hay una continua referencia —en contextos teóricos muy diferentes— a aquello que nunca estu-

---

52. Conferencia del 10 de enero de 1978 (Laplanche, 1981).
53. Véase la minuciosa investigación metapsicológica que Silvia Bleichmar (1986) hace de la represión originaria.

vo en la conciencia del sujeto pero que es lo decisivo en la organización de su inconsciente y que proviene del otro. En este sentido, gran parte de los intercambios del sujeto con el otro se inscriben directamente en el inconsciente, *fundan sectores de éste*, que luego serán la base para la creatividad de este sistema.

Si insistimos en la denominación de *originariamente inconsciente* es para destacar la necesidad de no confundirlo con lo cronológicamente anterior, confusión que viene desde Freud ya que éste habló de represión originaria —o primaria, como también se la ha traducido— como tiempo anterior al de la represión secundaria. *Originariamente inconsciente* significa que aquello que se inscribe en un momento determinado en el psiquismo lo hace directamente en el inconsciente, sin que haya inscripción consciente. Gran parte de los intercambios emocionales/pulsionales entre el sujeto y sus otros significativos, sean éstos los padres en la infancia o la pareja o el terapeuta en la vida adulta, por tanto, *a cualquier edad,* tienen esta cualidad de ser originariamente inconscientes y fundantes de inconsciente. Nuevamente, debemos agradecer a Laplanche el separar lo originario de la cronología y el destacar que «la represión originaria es una primera inscripción y una primera fijación» (1981, pág. 78), y que «...lo originario no es esencialmente lo que viene primero, sino lo que está en el fundamento; a partir de allí, en modo alguno sorprende que lo originario esté presente, de manera pregnante, en los comienzos. Pero nada tiene de imposible que una situación ulterior, el análisis, ponga en juego lo originario en su *esencia* misma» (1987, págs. 157-158, cursiva en el original).

La importancia de tomar en cuenta lo originariamente inconsciente como inscripción fundante *de* inconsciente —de inconsciente y no del inconsciente, es decir, de sectores de éste y no de su constitución inicial— es decisiva para entender qué sucede en el tratamiento analítico. Lo que hace el analista, más allá de lo que dice conscientemente y del significado manifiesto de sus interpretaciones, de sus preguntas o de cualquier otra forma de intervención técnica, los afectos que en él se activan, y que movilizan sus conductas cada vez que entra en contacto con el paciente, van teniendo consecuencias para éste, en cuyo inconsciente se inscriben estos intercambios en tanto originariamente inconscientes porque ni analista ni paciente saben que esas influencias —mutuas por otra parte— se están produciendo. Nunca más válida la expresión *inconsciente originario* para referirnos a las inscripciones en el paciente de los intercambios pasionales en el momento a momento de la sesión, puesto que es lo que se halla más excluido de la conciencia de ambos protagonistas y que encuentra su lugar en el inconsciente sin pasar por la conciencia. Son estos efectos inconscientes, estructurantes, en el paciente, dados por la relación con el analista los que merecen la máxima atención, por lo que volveremos sobre el tema en el capítulo 4 («El tratamiento: ampliación de la conciencia, modificación del inconsciente»).

3. *Lo no inscrito en el inconsciente, lo no constituido:* si cuando el sujeto entra en contacto con la sexualidad, con la comida, con el mundo, lo que los padres le transmiten, de mil maneras que escapan a la conciencia de uno y otros, es el sentimiento de «cuidado con...», entonces lo que queda inscrito es que la comida y la sexualidad y el mundo son fuente de peligro y no de placer. Si cuando el niño va de excursión con los compañeros del colegio, los padres reciben la noticia con angustia y a partir de ese momento convierten todo lo que encontrará el hijo en fuente de peligro, entonces los compañeros, el campo, el río, la comida, la noche, en vez de constituir representaciones cargadas de la anticipación del placer pasan a ser peligros a evitar, a controlar. Si el encuentro con el cuerpo del hombre es para la niña, desde el comienzo de su más temprana infancia —especialmente por el mensaje materno—, amenaza de dolor, de invasión displacentera, de embarazo y sufrimiento, de suciedad e infección, estas representaciones producen la *no inscripción* del cuerpo del hombre y sus genitales como fuente de placer. En un nivel más general, *el código del peligro produce la no inscripción de ciertas representaciones del código del placer.*

Es diferente que el cuerpo de la mujer o del hombre sean para el sujeto objeto de deseo y que por culpa o persecución —conflicto— deba eliminar de la conciencia ese deseo —represión—, y funcionar como si no existiera, que cuando el deseo y el placer fantaseado sobre el cuerpo genital del otro no se han inscrito pues, como dijimos más arriba, se hizo sentir que representaba sólo dolor y peligro. De manera similar, una cuestión es reprimir el deseo de maternidad cuando éste, a pesar del placer cuya realización anticiparía, genera culpa por sentir que se usurpa el lugar de mamá y que es producto de deseos vividos como incestuosos, que si una madre hizo sentir que los hijos son un castigo de Dios, un suplicio, que el parto fue horroroso, que la concepción significó algo no deseado sino asumida con resignación por sentimiento de obligación. Lo que se ha *inscrito originariamente en el inconsciente* es la maternidad como sufrimiento y lo que no se constituyó es la maternidad como placer.

¿Qué nos va mostrando este examen del problema de lo no constituido en el inconsciente? Que la estructuración emocional del sujeto, la constitución de su deseo no está garantizada. Generalmente se hace hincapié en que el objeto es contingente, que no hay un objeto predeterminado y asegurado para satisfacer a la pulsión pero, al mismo tiempo, se supone que el deseo sí estaría asegurado. Pero, ¿qué sucede si el deseo —cierta y específica inscripción de éste, no el deseo en general— no llegó a constituirse? El idioma emocional de los padres es constituyente original que excluye y no permite que se inscriban otros estados emocionales y las representaciones correspondientes. Los sujetos para quienes el mundo fue registrado como peligroso, y ellos como impotentes e inferiores, no es que repriman la representación de los objetos como apetecibles, protectores, y la representación de sí como ser valioso y potente: estas representaciones han estado originariamente privadas de inscripción.

De modo que lo no inscrito no puede confundirse con lo que se inscribió inconscientemente sin que el sujeto supiera que esto estaba sucediendo —inconsciente originario—, existiendo entre inscripción originaria y no inscripción una relación frecuentemente de oposición: la sexualidad se puede inscribir como amenazante y no como experiencia de placer, el contacto con los padres se puede inscribir originariamente como disruptiva para el psiquismo, por lo que la presencia de éstos no se inscribe como fuente de amor, protección y de pacificación de la angustia; el fantasear puede inscribirse como peligro, como desborde y no, por ejemplo, como fuente de placer erógeno o narcisista.

La no inscripción a la que nos estamos refiriendo es claramente diferente del concepto de *forclusión* tal como la enunciara Lacan, pues ésta designa la no inscripción de un significante fundamental, el «nombre-del-padre», que establecería el corte en la relación dual entre el sujeto y la «madre fálica», corte que posibilitaría la castración simbólica. Por tanto, no corresponde al tipo de experiencias y esquemas de significación con que hemos ejemplificado la no inscripción, en que se trata de algo del orden de lo vivencial subjetivo lo que queda excluido. Por otra parte, Lacan ha correlacionado el concepto de forclusión con el origen de la psicosis, mientras que nuestro concepto de lo no inscrito tiene un carácter no localizado a una entidad psicopatológica. Para complicar las cosas aún más, Lacan, en su táctica de convertir sus teorizaciones en la verdadera lectura de Freud para excomulgar así como traidores a Freud al resto de los psicoanalistas, sostuvo que lo que él denominaba forclusión correspondía a la *Verwerfung* freudiana, cuando este término en Freud se refería explícitamente a algo que estando inscrito era desestimado por el sujeto. Como sostuvo Freud (1984): «Ahora bien, existe una modalidad defensiva mucho más enérgica y exitosa, que consiste en que el yo desestima [*verwerfen*, aclara el traductor] la representación insoportable y se comporta como si la representación nunca hubiera comparecido» (pág. 59). Por tanto, en Freud la *Verwerfung* se refiere explícitamente al rechazo violento de una representación que sí ha sido inscrita en el psiquismo, mientras que en Lacan es la no inscripción del significante fundamental del nombre-del-padre, es decir una ausencia.[54]

---

54. Dice Lacan para sostener que su término de forclusión corresponde a la *Verwerfung* freudiana: «Extraigamos de varios textos de Freud un término que está en ellos lo bastante articulado como para hacerlos injustificables si ese término no designa allí una función del inconsciente distinta de lo reprimido. Tengamos por demostrado lo que fue el corazón de mi seminario sobre la psicosis, a saber, que ese término se refiere a la implicación más necesaria de su pensamiento cuando se mide en el fenómeno de la psicosis: es el término *Verwerfung*» (Lacan, 1966b, pág. 558 —se ha usado como traducción la que aparece en Escritos II, Siglo XXI, 1975, pág. 243).

Desactivación sectorial del inconsciente y la *Untergang* freudiana

En el *Sepultamiento del complejo de Edipo* (Freud, 1924b) introduce una concepción sobre el inconsciente que llenó de perplejidad a los analistas de su tiempo y que tiende a ser dejada de lado por la dificultad para incorporarla al conjunto de la teoría psicoanalítica. Sostiene que en cierto momento el complejo de Edipo sufre una vicisitud que va más allá de una simple represión. Afirma que debido a la falta de satisfacción esperada, a raíz del fracaso de lo deseado, como resultado de su imposibilidad interna, y por la amenaza de castración, el complejo de Edipo sufre un sepultamiento —*Untergang des Ödipuskomplexes*—, una verdadera demolición.[55] Y aclara: «Pero el proceso descrito es más que una represión; equivale, cuando se consuma idealmente, a una destrucción y cancelación del complejo» (pág. 185). Destrucción y cancelación son los conceptos aludidos por Freud para describir un estado de cosas en el inconsciente que es diferente del mantenimiento de algo en estado de represión. ¿Cómo se debe de entender esto? ¿Que se borra toda huella en el inconsciente de los deseos edípicos y sus temores, que las representaciones y afectos, las fantasías que lo conformaban desaparecen de él por completo, que es como si no hubieran existido y que cuando en un período ulterior de la vida vuelvan a reaparecer sus constelaciones afectivas se trata de inscripciones totalmente nuevas y que no tienen nada que ver con las anteriores? La experiencia clínica parece estar en contradicción con esta idea: la transferencia, la reactivación del pasado infantil por los «restos diurnos» hacen difícil aceptar que algo tan significativo puede desaparecer totalmente. Pero que se pueda objetar el énfasis y la exageración que los términos *Untergang*[56] o, más aún, *Zertrümmerung*[57] implican, no elimina la cuestión que a través de ellos planteara Freud: algo que está en el inconsciente *puede perder fuerza y dejar de constituir una presencia activa*. Idea notable pues aporta una concepción totalmente diferente de la sostenida por Freud hasta ese momento: lo inconsciente como continuamente activo, pujando por emerger, produciendo efectos derivados.

Es una pérdida de fuerza y de poder eficiente en la vida psíquica de ciertas constelaciones ideativo-afectivas que todos los autores aceptan de hecho aunque no la ubican dentro de un marco teórico que dé cuenta del fenómeno. Así, M. Klein habla de la vuelta al período de apogeo del sadismo infantil, con lo que implica que este sadismo sufre vicisitudes, pasando por épocas en que está particularmente activo y otras en que se halla en un segundo plano. O, cuando sostiene que ante las ansiedades de la posición depresiva se activan las constelaciones de la posición paranoide, ello significa que ésta se desactiva, al menos

---

55. Véase nota al pie de pág. 181 en la citada obra.
56. Hundimiento, caída, ocaso, fracaso, irse al fondo, etc.
57. Destrucción, demolición, derribo, etc., prestando el prefijo *Zer* a los términos en que interviene la connotación de romper, atomizar, desmenuzar, etc.

parcialmente, en otros momentos. En este mismo orden de cosas, el concepto de regresión a ciertas fases del desarrollo sólo se puede entender como reconocimiento de que algo pierde supremacía en el psiquismo, es reemplazado por otra cosa, para luego volver a readquirir toda la fuerza que tuvo en su momento.

Por otra parte, si el inconsciente no se activase y desactivase sectorialmente, serían imposibles las variaciones en los estados pasionales. El ser humano presa del odio, pasa por momentos o períodos en que domina el estado anímico que llamamos amor. Y no se trata de que estos estados sean meras organizaciones de la conciencia, pues si el odio y la persecución estuvieran activos en el inconsciente nadie podría alcanzar el sueño ni siquiera desconectarse y disminuir la vigilancia. El niño no podría dormirse en brazos de la madre con la que poco antes había tenido una relación persecutoria, o no podría hacerse el amor que requiere de entrega, o en el momento de la furia el amor que se ha experimentado frente al objeto tendría que amortiguar a aquélla. *Cada estado emocional inconsciente desactiva —parcial o totalmente— al antagonista*, de manera semejante a como la contracción de un grupo muscular implica un grado de relajación del que se le opone en el movimiento. Pero estos ejemplos no son, por su transitoriedad, los que mejor corresponden a la *Untergang*, que se refiere a algo que tiene mucho más persistencia en el tiempo, y sólo los utilizamos para introducirnos en todas las condiciones en que algo que estuvo en el inconsciente activo pierde fuerza, poder, porque no encuentra las condiciones adecuadas, porque produce angustia. Más cercano a la *Untergang* freudiana se halla el estado que describe Spitz para el hospitalismo, en que el lactante, ante la impotencia para hacer retornar el objeto privilegiado del deseo, termina por desactivar el desear; o, en un nivel más general, los estudios de Bowlby, ya no limitados al lactante sobre la pérdida del objeto libidinal; o, de más trascendencia clínica aún, ya que no se trata de los grandes traumatismos a los que estos autores se refieren sino de algo que transcurre de manera menos ruidosa pero que no deja de producir efectos: el niño o el adulto ante la frustración para realizar su deseo, ante la impotencia interior y la falla del objeto significativo en dar la respuesta a lo que de él se desea, va desactivando, imperceptiblemente, sectores del inconsciente que sucumben así a la *Untergang*.

Este tipo de procesos, para los que proponemos la denominación global de *desactivación sectorial del inconsciente,* dan como resultado la decatectización en el seno del inconsciente del deseo por el objeto debido a la dolorosa «carga de anhelo» (Freud, 1926) que el deseo frustrado produce, y a la decatectización de aquellas funciones del sujeto que generan angustia narcisista, también por el no logro del placer que el sujeto espera del ejercicio de las mismas. Por otra parte, la *desactivación sectorial del inconsciente* es diferente de la escisión o disociación inconsciente, en que dos núcleos permanecen activos aunque sin influenciarse. Digamos, además, que el concepto de «desactivación sectorial del inconsciente» no se opone a la idea de que existan complejos ideo-afectivos dominantes que permanecen organizando la vida de fantasía y la conducta manifiesta durante gran parte de la vida. Esto es lo que el psicoanálisis mostró desde sus comienzos: la compulsión a la repetición de ciertos deseos o fantasías. Lo que determinó la aceptación por parte de Freud del término «complejo» para referirse a constelaciones tan fuertemente cargadas de deseos o temores que el pensamiento y la acción consciente pueden entenderse como transformaciones derivadas de su presencia. Pero aun para estos «complejos» hay oscilaciones en el poder e influencia que tienen. Por tanto, por un lado persistencia y dominancia pero, por el otro, variación del grado de esa persistencia y dominancia en distintos momentos. La razón de la persistencia ha encontrado amplia justificación y no merece que nos detengamos en ella más que para recordar las fuerzas invocadas: lo reprimido no satisfecho pugna como alma en pena por alcanzar su meta; lo traumático actúa como punto de fijación que exige un trabajo continuo del psiquismo para intentar elaborarlo; el código de significaciones —producto de identificaciones con el código de los personajes significativos, de la influencia de la conducta de éstos sobre el sujeto, de la maquinaria creativa de la fantasía inconsciente— bajo el que se capta el mundo interno y el externo, una vez constituido, determina que caigan bajo su poder estructurante tendencioso cualquier estímulo externo o interno. Lo que resulta, en cambio, necesario de un examen más detallado es la desactivación sectorial del inconsciente. O sea, la variación en la fuerza de sus constelaciones, dado que el peso que ha tomado en la teoría y la clínica el fenómeno de compulsión a la repetición ha provocado un descuido relativo de aquélla. La cuestión es de trascendencia para la psicoterapia, ya que junto al objetivo fundamental de deshacer la compulsión a la repetición, es decir modificar lo que está inscrito, se abre la cuestión de cómo volver a activar aquello que ha sufrido la *Untergang*.

En ello radica la trascendencia de la pregunta ¿qué es lo que activa ciertas constelaciones ideo-afectivas del inconsciente y qué consecuencias se podrían derivar para la terapia psicoanalítica a partir del conocimiento aportado por la respuesta a esta pregunta? Hay una triple activación sectorial, entrelazada, articulada, del inconsciente: desde su propio interior, desde las estructuras neurofisiológicas y desde el medio circundante. Con respecto a la activación sectorial intrínseca, automática, del inconsciente, depende de una de las propiedades de su funcionamiento: el libre desplazamiento del proceso primario, el hecho de que se pase de una representación a otra por las relaciones más circunstanciales existentes entre las mismas: semejanza formal, coexistencia temporal; o por el juego del significado.[58]

---

58. El inconsciente posee una doble modalidad de procesamiento: por un lado, libre desplazamiento de cargas afectivas y de representaciones, encadenamiento azaroso, creativo; y, por el otro, rígido determinismo repetitivo, circuitos cerrados reverberantes, ya que de otro modo no se podría entender la compulsión a la repetición de sus constelaciones.

Con respecto a las activaciones sectoriales del inconsciente que dependen de las estructuras neurofisiológicas que gobiernan estados emocionales, aquéllas quedan fuera del ámbito del psicoanálisis. Pero no por eso los analistas podemos desconocer su poder, sobre todo cuando en las últimas décadas la evidencia es tan convincente. Comenzando por los antidepresivos que se muestran capaces de modificar la cognición y no como consecuencia del significado psicológico que su ingesta pudiera tener, ya que los estudios de doble ciego muestran que el placebo no tiene ese efecto. Es decir, una molécula química es capaz de determinar que se convoquen ciertas y definidas representaciones, las que, independientemente de su particularidad en cada sujeto, tienen el denominador común de estar marcadas por pertenecer a la serie de las alegres u optimistas. En nuestro libro sobre la depresión sosteníamos la hipótesis de que el psiquismo y el cerebro biológico funcionan, en su interrelación, como una tabla de doble entrada: algunas representaciones son capaces de activar ciertos circuitos neurofisiológicos y, por otro lado, la activación de éstos hará que las representaciones que han establecido una conexión con los mismos pasen a ser convocadas (Bleichmar, 1976b). En un artículo reciente (Shear y otros, 1993) se presenta un modelo integrado para explicar las crisis de pánico en que se entiende que el desencadenamiento por causas exclusivamente psicológicas inconscientes es seguido por una modificación en el nivel neurofisiológico; pero, también, un trastorno primario de este último, cualquiera que sea su causa, va a desencadenar la activación de las representaciones que en la historia individual han llevado la carga del horror. Con una tercera condición, la reverberación incesante entre el polo de las representaciones y el neurofisiológico, con reactivación recíproca.

Todos estos hallazgos sobre la existencia de circuitos neurofisiológicos para los estados emocionales (Shore, 1994) no hace sino apoyar lo que en un nivel deductivo hipotético había sido sostenido en psicoanálisis desde Freud hasta Edith Jacobson. Cuando Freud (1917) hipotetizaba que ciertas depresiones pudieran tener una causa biológica, alertando en *Duelo y melancolía* acerca de que el mecanismo psíquico que estaba describiendo correspondía a un subtipo de depresión, o cuando planteaba que las representaciones se inscribían en ciertas localizaciones, o que el instinto biológico encontraba su forma de expresión a través de su inscripción psíquica en determinadas ideas que pasaban a ser su representante, o cuando sostenía que la pulsión se encuentra en el límite entre lo físico y lo psíquico, todo ello apuntaba a que *hay lugar de encuentro, y de influencia mutua,* entre lo psíquico y lo biológico. Problema no simple y que expone al reduccionismo neurobiologista por un lado pero, también, al peligro no menor de la ignorancia y del encierro dentro del campo del psicoanálisis en que por la fijación de fronteras se desconocen los puentes existentes entre territorios vinculados (véase la fuerte pero interesante polémica acerca de la relación entre neurociencia y psicoanálisis en «Psychoanalysis and Neuroscience», *Journal of Clinical Psychoanalysis*, vol. 5 (Solms, 1996).

La tercera vía de activación del inconsciente viene dada por la presencia del objeto externo; en el caso del tratamiento, por el analista. Aquí es donde no basta con que éste no repita la condición que produjo en la infancia la desactivación sectorial del inconsciente. Se requerirá de un plus, en el que nos detendremos más adelante, en este mismo capítulo, al abordar el tema de la catectización afectiva de la función deseante y, sobre todo, en el capítulo siguiente, en el apartado dedicado a la posicion emocional del terapeuta.

CONSECUENCIAS PARA LA TERAPIA DE LA MULTIPLICIDAD
DE ESTADOS DEL INCONSCIENTE

El psicoanálisis comenzó siendo una teoría sobre la represión secundaria —lo que estuvo en la conciencia y que era excluido por chocar con otras representaciones, también presentes en la conciencia—. La técnica coherente con esta concepción era la del levantamiento de la represión, el rellenar las lagunas mnésicas, es decir la recuperación del recuerdo de lo «olvidado» por acción de la represión. Por algo Freud sostuvo que por no recordarse se repite (Freud, 1914b). Pero si, como acabamos de ver, *además de la represión secundaria hay represión originaria, desactivación sectorial del inconsciente y no inscripción, ¿no obliga esta ampliación del campo a examinar cuáles pueden ser las formas de encarar en un tratamiento psicoanalitico esas diferentes modalidades de existencia o de no existencia de lo inconsciente?* Una teoría psicoanalítica de la cura y de la técnica es siempre subsidiaria de la evolución que vaya teniendo la conceptualización del inconsciente, so riesgo de disociar a la técnica de la teoría y hacerla permanecer en una práctica inmovilista que se transmite de generación en generación, como en los oficios artesanales. Por ello a cada condición o estado del inconsciente corresponderá alguna modalidad de intervención que le sea más pertinente.

Comencemos por lo inscrito originariamente en el inconsciente, ya que el trabajo con la represión secundaria tiene un estatuto mucho más fundamentado. Se trata de que el sujeto pueda tener acceso, a través del procedimiento descrito por Freud en *Construcciones en el análisis* (1937b), al conocimiento de lo que actuó en la infancia, es decir a los contenidos que nunca estuvieron en su conciencia pero que sí se inscribieron. En primer lugar, la puesta al descubierto de las representaciones y estados emocionales parentales acerca de los que no tuvo la posibilidad de pensar que existieran pero cuyos efectos sufría, y que fueron los que contribuyeron a conformalo como sujeto. En otros términos, los mensajes de los padres y las emociones que éstos sentían y hacían sentir y que pasaron a ser el vocabulario básico del sujeto. Mensajes que organizaron su inconsciente y que, al no entrar en contradicción con otras representaciones que los pudieran contrarrestar, pues éstas no existían —lo no inscrito—, no pudieron dar origen al conflicto, que siempre requiere de dos conjuntos de representaciones en oposición.[59]

El procedimiento de ir reconstruyendo con el paciente la historia de las interacciones en las cuales se les transfundió parte del mundo emocional de los padres permite ir rescatándole de sus efectos. Al respecto, aun cuando formulaciones clásicas del tipo de «Ahora están hablando o actuando papá o mamá a través suyo, y están diciendo y haciendo todo lo que ellos pensaban y sentían, y que usted tomó como si fuera suyo...» que pudieran ser consideradas como una trivialización de la técnica creemos, sin embargo, que constituyen una manera vivencial de permitir al paciente que vaya saliendo del aprisionamiento del mundo imaginario en que creció. Este poder resignificante de la reconstrucción histórica se pierde en un análisis que sólo transcurriera en el aquí y ahora estricto. El trabajo terapéutico en el aquí y ahora, en el vínculo con el terapeuta, sirve y es absolutamente indispensable para desentrañar diferentes tipos de fantasías, para ver secuencias de procesos, para detectar cómo el paciente se relaciona con figuras imaginarias, pero la reconstrucción histórica permite encarar cuál puede haber sido el origen de las estructuras que se despliegan ante los ojos de paciente y terapeuta. Además, la técnica de la reconstrucción histórica es desculpabilizante pues muestra las fuerzas poderosas que moldearon al sujeto. Si el sujeto es agresivo con el terapeuta, si reacciona paranoicamente cada vez que se le dice algo, cuando puede ver que ésa era también la forma en que sus figuras significativas —objetos para la identificación— reaccionaban ante cualquier observación, cómo su sensibilidad narcisista ha sido incorporada por identificación con el furor en los ojos de papá ante el menor cuestionamiento, entonces se podrá trabajar su caracterología sin que se la considere como una especie de propiedad inmanente, prueba de su maldad. Lo que no significa depositar la culpabilidad en los padres, ya que el objetivo es llegar a que el paciente capte que su psiquismo se estructuró por los entrelazamientos entre lo que aportaron los padres y los acontecimientos que el azar de la vida proveyó, todo moldeado por la producción de sus fantasías inconscientes; y que también los padres fueron sujetados por su propia historia de identificaciones, de discursos, fantasías y acontecimientos a los que estuvieron expuestos.

Sabemos que hay recuerdos encubridores, deformación por conflicto, *verdad narrativa* (Spence, 1982) en que desde el presente y bajo su influencia se reconstruye el pasado pero, también, defensa a ultranza de las imáge-

---

59. Creemos que no se ha reparado que la técnica propuesta en *Construcciones en psicoanálisis* (1937), en que Freud no insiste más en que el paciente deba recordar, como sí enfatizaba en *Recordar, repetir y reelaborar* (1914), deriva de la diferencia entre lo originariamente y lo secundariamente inscrito. Sólo se podrá recordar lo que estuvo en la conciencia y fue objeto de la represión secundaria pero para el desvelamiento de lo originariamente inscrito el único camino es la construcción —historización— que analizando y analista puedan hacer.

nes parentales. El problema es cómo separar la verdad histórica de la verdad narrativa, es decir, lo que verdaderamente sucedió de los relatos y códigos bajo los que se organizan los recuerdos (Baranger y otros, 1988; Laplanche, 1992a; Person, 1994). Pero el riesgo es el que ya señalaba Ferenczi en 1932: intentar negar que el traumatismo existe y verlo como una falsificación de la memoria, intento en el que participa el paciente pero que es el analista quien no infrecuentemente lo promueve: «La traumatogénesis es *conocida*; la duda, es decir si se trata de realidad o fantasía... Prefieren pensar que su espíritu (y el de los seres humanos) (memoria) no es digno de confianza más que la creencia de que *tales* cosas con *este tipo* de personas puede haber ocurrido *realmente* (autosacrificio de la *integridad* de su espíritu para salvar a los padres)» (Ferenczi, 1932b, pág. 342, las cursivas son de Ferenczi, tal como figuran en las notas del 4 de noviembre de 1932 de su diario escritas en lenguaje telegráfico).

Si bien no es fácil distinguir realidad de fantasía, sobre todo por su entrelazamiento, sin embargo, al cabo de un tiempo de estar con un paciente, el terapeuta se va formando una idea del grado en que el paciente puede distorsionar —el aquí y ahora transferencial es poderoso auxiliar al respecto—, qué acontecimientos puede estar deformando y cuáles corresponden a una realidad histórica. En este sentido, hay ciertos datos sobre episodios traumáticos en la vida del paciente que a un terapeuta terminan por no ofrecerle dudas de que sí ocurrieron.

La otra cuestión, de importancia decisiva, es ¿por qué la reconstrucción histórica modifica el mundo interno del paciente, por qué hacer consciente lo inconsciente produce cambios? ¿Simplemente porque levanta la represión, porque se llenan las lagunas mnésicas, o porque se va construyendo un nuevo relato, ahora con la coparticipación de paciente y analista en que algo que nunca estuvo presente —lo no inscrito— pasa a tener existencia? En el proceso de acompañar al paciente en el lento proceso de revisar su historia, se va construyendo una nueva concepción y una nueva manera de reaccionar emocionalmente. La reconstrucción histórica reestructura el significado de la situación pasada porque permite crear distancia con respecto al código que tiene el sujeto, porque relativiza las convicciones de la infancia pero, por encima de todo, porque algo que nunca se constituyó pasa a estar en el mundo representacional del paciente.

Cuando el paciente es ayudado a constatar que vio el mundo y a sí mismo como resultado de un código emocional rígido y reducido, lo que se le permite es sentir que hay otro código posible. Un buen análisis crea epistemólogos, o sea, sujetos que revisan su visión del mundo preguntándose: ¿por qué pienso y siento de esta manera? El paciente bien analizado, al término de un análisis exitoso, lo que sabe es que gran parte de lo que pensó y sintió fue producto de haber estado expuesto a ciertos códigos y experiencias, que frente a los mismos acontecimientos los podría haber vivido de otras maneras si los padres le hubieran aportado otro vocabulario emocional. Lo que también resulta válido para revisar el código y las emociones de sus «padres actuales» —el terapeuta—, las emociones y las teorías de éste sobre el mundo, la salud y la enfermedad. Al cabo del análisis —meta nunca alcanzable, pero a la que debemos tender—, el paciente *se acercaría* al conocimiento de sus limitaciones y capacidades, las de sus padres y *las del terapeuta*. En muchos casos, las dificultades del paciente impiden que progrese en la ampliación de su conciencia respecto a sus limitaciones y las de sus padres. En no pocos, las dificultades del terapeuta impiden que el paciente avance en el reconocimiento de las carencias que caracterizan a aquél y, sobre todo, de saber que a través de lo que el terapeuta dice y hace, de lo que no dice y no hace, le va introduciendo, en su inconsciente, deseos, afectos, ideas. No hay terapia que no lo haga. Lo único que puede distinguir al análisis es si el propio analista pasa, también, a ser examinado por el paciente en sus características —no sólo en lo que el paciente proyecta en él—. Que el terapeuta sea silencioso o no, que deje circular el deseo, que haga interpretaciones o no, que analice la fantasía inconsciente, puede o no ser intervención analítica, y sólo lo será —ésa es nuestra perspectiva— a condición de que el paciente tenga la opción de terminar viendo que lo que el analista hace no deriva de una verdad técnica, de algo que no podría ser de otra forma, sino que resulta de las opciones, de los deseos, de la emocionalidad de su analista. De otra manera, se vuelve a repetir la condición de la infancia en que los padres justificaban sus preferencias como si fueran verdades eternas de cómo se debía criar a un hijo.

Si algo diferencia al análisis de la psicoterapia psicoanalítica —no siendo el primero superior, sublime con respecto a la segunda; simplemente se trata de distintos objetivos, igualmente válidos según los casos y circunstancias—, es que el análisis busca lo que está detrás de la identidad oficial del paciente *pero también del analista*. De esto se desprende que no basamos la diferencia ni en el nivel de regresión alcanzado ni en el análisis de la fantasía inconsciente ni de la transferencia, ya que estos recursos pueden corresponder a las formas más rudimentarias de la psicoterapia sugestiva cuando el descodificador y su código —el terapeuta— no son puestos en cuestión. De manera equivalente, el analista menos intrusivo, más silencioso, puede ser parte de un marco terapéutico de sugestión cuando se cree, ingenuamente, que ello es resultado exclusivo de la «buena técnica» y no se revisa qué efectos produce en el paciente y cuáles pueden ser los deseos del analista que se realizan a través de esas conductas. Tampoco garantizan nada las cuatro sesiones si se utilizan para inundar al paciente de ideología mediante interpretaciones que se cree están descubriendo el inconsciente cuando en verdad lo están creando. Pero mucho menos aún posibilita el análisis si el número de sesiones o la duración de las mismas y el período que las abarca no permiten que haya un proceso en que el inconsciente se pueda manifestar y examinar en profundidad. Si tuviéramos que definir al análisis diríamos que es el proceso en que se examina el inconsciente del paciente y su relación con la conciencia pero, por encima de todo, es algo que se caracteriza porque aquel que ocupa el lugar del analista está continuamente revisando el código y el marco desde que se está examinando ese inconsciente; es decir, los supuesto que en el descodificador actúan para ir encontrando y produciendo significados. La indispensable asimetría de la situación analítica requiere que el analista ayude al paciente a examinar su inconsciente —ésta es la tarea colaborativa— y que, al mismo tiempo, esté frente a sí mismo revisando el suyo —ésta es la tarea que el analista reserva para sí pero que debe de tener tanta presencia *continua* como la primera—. Y no nos referimos sólo a observar la contratransferencia, sino a todo el aparato descodificador —intelectual y emocional— que el analista pone en juego en cada ocasión.

Resistencias a la reconstrucción histórica

El trabajo de reconstrucción histórica para lograr que alguien se *desidentifique* del discurso parental no es tarea fácil. Además de la inercia psíquica a modificar lo inscrito nos topamos con las resistencias narcisistas que hacen que el paciente se reafirme en sus creencias pues cambiarlas es vivido como someterse a otro, reconocer que necesita de éste. Especialmente cuando los rasgos patológicos están narcisizados, como con ciertos rasgos obsesivos o paranoides que son considerados por el paciente como indicios de virtud y superioridad sobre los demás (Lax, 1989). También constituye un obstáculo para la reconstrucción histórica la desconfianza que se tenga respecto al terapeuta cuando el sujeto estuvo influenciado por el mensaje parental de «No creas en lo que te digan los demás, te van a tratar de engañar; cree solamente en nosotros». Por otra parte, examinar el carácter patológico de las figuras parentales despierta enorme angustia: sentimientos de deslealtad y culpa, o angustias persecutorias por criticarles. Si en la infancia el criticar a los padres era sentido como inminencia de castigo, el hacerlo durante el tratamiento despierta ese mismo sentimiento de peligro, y no sólo porque se transfiera sobre el terapeuta la imagen de figura amenazante. Kohut (1979), en los dos análisis del señor Z., muestra la angustia de desintegración que el señor Z. sentía cuando se examinaban los rasgos patológicos de su madre, pues desprenderse de ésta era vivido como perder un sentimiento de identidad, de cohesión de su *self*.

Sentimientos persecutorios por separarse de los padres que son más marcados cuanto mayor continúa siendo la dependencia del paciente con respecto a éstos, como se constata en el análisis de niños, especialmente cuando se presenta la tarea difícil de tener que mostrar que están asustados por figuras parentales no solamente imaginarias sino realmente patológicas. Figuras que constituyen una amenaza tanto para el niño como para el terapeuta, pues son de quienes en última instancia depende la continuación del tratamiento. En consecuencia, la *desidentificación* de la patología de los padres a la que tiende la reconstrucción histórica requiere de un trabajo consistente en encarar las resistencias que acabamos de examinar. Una matización adicional resulta necesaria: mientras que en algunos pacientes el examen de las características patológicas de los padres es lo resistido, en otros, la crítica a los mismos constituye la esencia del discurso manifiesto del paciente y su forma de contrarrestar la transferencia persecutoria con el analista, de crear una alianza con el mismo. En estos casos el análisis de la función defensiva de la crítica a los padres se convierte en tarea prioritaria.

La identificación con el terapeuta

En toda desidentificación del mundo patológico parental se corre el riesgo —es inevitable— de caer en la identificación con el mundo patológico del terapeuta. De ahí el cuidado que siempre ha tenido el psicoanálisis en alertar acerca de no usar la identificación con el analista como instrumento de curación. Pero cierto nivel de identificación resulta inevitable. Más aún, hay una identificación que se debe buscar en todo tratamiento: es con la función analítica en tanto capacidad de interesarse en el mundo interno, en las emociones, en la fantasía inconsciente, en el significado de los sueños, en las motivaciones de la conducta. En este sentido, el analista debe tener como interés esencial el desarrollo de la capacidad de autoanálisis. Y es aquí donde deseamos insistir, una vez más, en el riesgo que se corre si cada vez que el paciente se autoanaliza, el analista le señala otro aspecto del que se estaría defendiendo, o considera que el autoanálisis es siempre el resultado de la rivalidad, de la envidia, de la incapacidad de depender del otro. En estos casos, el analista funciona como los padres que no permiten el desarrollo de funciones, encerrando al sujeto en la simbiosis sobreprotectora pero mutilante. ¿Qué pasa cuando viene un paciente y nos cuenta un sueño al cual entiende en dimensiones importantes, y después habla de otro aspecto de su vida y demuestra un alto grado de *insight*? ¿Cómo se siente el analista? Generalmente necesitado de agregar —por narcisismo o por culpa por el pago que recibe— un algo que el paciente no estaría detectando. Al respecto, la iatrogenia acecha cuando el analista considera que su función es ofrecer interpretaciones sin tener en cuenta el panorama global del tratamiento, que en algunos pacientes orienta como tarea esencial hacia la estimulación del ejercicio de funciones que siempre fueron abortadas por padres «inteligentes» y «eficientes». Si nos encontramos ante un paciente al que que nunca le dejaron pensar ni hacer, el analista, aun diciendo cosas exactas, puede estar repitiendo esa situación. Sobre esto alertaba Winnicott (1965, págs. 252-253) cuando sostenía que se podía ser mal analista haciendo «buenas» interpretaciones. En especial, cuando se utilizan las insuficiencias en las funciones que el paciente empieza a desarrollar para señalarlas y afianzarse así en el rol de figura omnipotente.

Patología por déficit, por trauma, por inscripción patológica originaria en el inconsciente, y por conflicto

Cuando se estudian los ejemplos clínicos aportados por los autores que introdujeron la concepción de *patología por déficit*, y se desconstruye el concepto, se comprueba que bajo esta denominación engloban condiciones muy diferentes:

1. Cuando, efectivamente, el objeto externo dejó de aportar algo esencial para la constitución de cierta función del psiquismo —sostén de la autoestima, capacidad de autoapaciguamiento de la angustia, estructuración de la función deseante, sentimientos de potencia y eficacia, etc. Por otra parte, la denominación de patología por déficit requiere de una especificación adicional ya que el déficit de ciertas funciones puede ser, como mostró Freud en *Inhibición, síntoma y angustia*, el resultado del conflicto psíquico. Por ello debiéramos hablar de *patología por déficit del objeto externo*.

2. Cuando el objeto externo persiguió, aterrorizó, culpabilizó, controló abusivamente, traumatizó psíquica o físicamente. Creeemos que para esta condición la denominación más adecuada es la de *patología por trauma*.

3. Cuando la patología resulta, en lo esencial, de la identificación del sujeto con la patología de los padres. *Inscripción patológica originaria* que es ejemplificada por una paciente cuyos padres, fóbicos ambos, le constituyeron originariamente desde su más temprana infancia una visión del mundo como terrorífico y de ella como amenazada de muerte. En este caso su panfobia está indisolublemente encarnada en lo más esencial de su personalidad. Es diferente de una fobia por desplazamiento defensivo en que un tipo determinado de conflicto, localizado, genera angustia; razón por la cual los temores son reubicados en otras representaciones. También son diferentes las implicaciones terapéuticas. En la patología por *inscripción patológica originaria* nos hallamos ante la necesidad de algo que va más allá de reubicar la fuente y las razones del o de los miedos que son objeto de desplazamiento —el caso de Juanito, por ejemplo—. Se trata, en cambio, de un trabajo de reestructuración de la mayor parte del mundo representacional del sujeto.

Junto a la importancia que otorgamos a las distinciones que acabamos de hacer, otra cuestión que no puede dejar de abordarse es la de si resulta válido separar tajantemente la patología por déficit, la patología por trauma, la inscripción patológica originaria y la patología por conflicto; o si no se trata, más bien, de mostrar la articulación entre las mismas y el predominio relativo que pudiera existir de una de ellas. Por otra parte, el concepto de trauma requiere ser precisado. Se suele entender como algo que, habiendo ocurrido en un momento dado, tiene desde su origen el carácter de traumático, siendo el episodio ulterior algo que simplemente reactivaría lo ya completamente consolidado y no elaborado. Sin embargo el proceso puede ser mucho más complejo: «La cuestión siempre presente, teórica y de consecuencias clínicas, consiste en preguntarse si los cuadros que aparecen *a posteriori* del traumatismo, del orden que sean, se hubieran desencadenado de todas maneras sin la precipitación del acontecimiento... o si, por el contrario, lo que se ha dado en llamar "situación desencadenante" de la serie complementaria —tal como lo hemos formulado más arriba—, es parte pregnante, con igual nivel de realidad que lo previamente inscrito, y recompone las líneas constituyentes al modo de la *fijación del traumatismo*, es decir, de una fijación por encadenamientos representacionales sobreinvestidos que fracturan las defensas habituales» (Bleichmar, S., 1993, pág. 242, cursivas y entrecomillado de la autora). O sea que lo traumático puede ser algo que quedó «a la espera», como potencialidad traumática, pero que requiere que otro acontecimiento, en encuentro con el «trauma a la espera», venga a constituir algo que no estuvo en ninguno de los dos momentos, sino que surge por la interacción de ambos. Es la concepción del *aprés-coup* en la que insiste Laplanche para diferenciarla de cuando un acontecimiento ulterior otorga su significado a uno del pasado (Laplanche, 1987, pág. 158).

Dos CASOS CLÍNICOS: FUNDAMENTOS Y TÉCNICA DE LA TERAPIA

El paciente aterrorizado en el diván

Un hombre, de alrededor de 30 años, repetía sesión tras sesión, con inconfundible ira, un relato en el que alguien —su mujer, un familiar, un amigo, un compañero de trabajo, un funcionario público— se comportaba de manera inadecuada. Al describir las interacciones que habían tenido lugar lo hacía asumiendo la identidad de los personajes a los que se refería, encarnándoles, dotando a la voz atribuida a los mismos de una cualidad hostil, despectiva, enormemente desagradable, intentando que me diera cuenta de cómo le habían tratado de una manera injusta. La uniformización que hacía de todos los personajes evidenciaba a las claras que se trataba de una deformación en que proyectaba sobre ellos una figura interna agresiva y, sobre todo, malintencionada. Si yo trataba de que examinase algo suyo, si no convalidaba su percepción de la realidad, se agitaba, comenzaba a mover los pies rítmicamente y enmudecía, reflejando un sentimiento de intenso malestar. Por más que yo intentaba elegir las palabras menos persecutorias posibles, de transmitir que no le criticaba, de alentarle a que examinásemos lo que me contaba y cómo se sentía conmigo, su respuesta ante mis intervenciones durante un largo período inicial de su tratamiento era el silencio de una persona aterrorizada. Mi papel, para no despertar esa reacción, debía restringirse a ser mero testigo aquiescente de su relato. Yo creía entender lo que le pasaba y sus proyecciones distorsionantes pero poco podía hacer para ayudarle a ver qué sucedía en su interior y por qué sentía mi presencia de manera tan aterrorizante. Hasta que empezaron a haber referencias a escenas en el comedor familiar en que, sentados todos alrededor de la mesa, el padre estallaba furioso y él, lo que deseaba, era desaparecer, pasar desapercibido. Padre que castigaba corporalmente de manera salvaje a un hermano mayor de mi paciente. La madre era una mujer crítica, que a un aspecto protector añadía otro que reflejaba su sadismo y carácter vengativo: si el paciente realizaba una transgresión cuando estaban fuera de casa, la madre, para no parecer agresiva, postergaba el castigo y luego, al regresar, a pesar del llanto y las peticiones del paciente, le sometía a castigos corporales.

Su silencio en sesión era una casi reproducción del que había tenido en la mesa familiar. De igual manera, su pánico a ser una figura destacada en su actividad laboral —pese a ser un cualificado profesional huía cada vez que tenía que presentar un proyecto— poseía la marca del terror que le inspiraba que la mirada del otro se posase sobre él, deseando ser invisible. Yo, a manera de recaudo metodológico me pregunté en muchas oportunidades si lo que me relataba sobre sus padres no sería el producto de la misma deformación que hacía de los personajes con los que entraba en contacto en el presente. Sin embargo, estas imágenes de padres agresivos eran recuperadas en el análisis en contra de su intento de mantener una representación idealizada de los mismos. A diferencia de lo que hacía con los personajes del presente, a quienes activamente trataba de mostrar como inadecuados, con los padres enfatizaba sus cualidades y lo que le habían cuidado y querido.

Pero ¿resulta legítimo ver a este paciente sólo en términos de trauma infantil, de reproducción de lo sucedido con las figuras significativas? Por un lado los traumas parentales habían desempeñado un papel decisivo: la estructuración de la representación de un mundo hostil poblado de figuras intolerantes y vengativas era el resultado no de la actividad de su fantasía sino, especialmente, de los personajes con los que le había tocado vivir. Su endeble autoestima, su angustia frente a su angustia, aparecían como consecuencia de los fallos parentales en ayudarle en la construcción de la capacidad de sostener su autoestima y de la función de autoapaciguamiento de la angustia. Pero existían otras dimensiones que no podían ser desatendidas. El paciente presentaba fuertes impulsos agresivos, era competitivo, utilizaba la identificación proyectiva para defenderse del conflicto intrapsíquico, como se evidenció en una sesión en que llegó y criticó con indignación el estado de la corrupción en el país, pues se enteró de un caso concreto. Después criticó a su mujer pues parecía que estaba incorporando los valores de la sociedad actual, superficial, interesada en el dinero. Toda la sesión transcurría bajo un clima de fastidio, de mal humor, de críticas intensas a los que le rodeaban. En un momento dado, me comentó que tenía que despedir a un empleado. También me dijo que iba a tratar de pagarle la menor indemnización posible pues se trataba de una persona desleal. Habló enfáticamente durante casi diez minutos de los defectos de esta persona, con lo cual despedirla y pagarle lo mínimo parecía más que justificado porque parecía adolecer de todos los defectos posibles y haberse comportado mal. Entonces me di cuenta qué era lo que estuvo pasando a lo largo de la sesión: se sentía en falta porque despedir a alguien en beneficio de sus intereses tratando de pagarle lo menos posible estaba en contradicción con sus ideales de persona de izquierdas. Había un conflicto intrapsíquico, una parte de él deseaba hacer algo, y otra parte, guiada por ciertos ideales, se oponía. ¿Qué hacía para mantener inconsciente la crítica, para disminuir el sentimiento de culpabilidad? Proyectaba y se unificaba como persona: él era el izquierdista, el defensor de los ideales; los otros eran los inadecuados. Por tanto, típico trastorno por conflicto, en donde su narcisismo, su rivalidad y envidia de los demás, su rabia por depender de mí que le hacía sentirse desvalorizado, despertaban agresividad, que debía permanecer inconsciente para mantener una imagen de sí como justo.

La agresividad de este paciente era ostensible; a veces casi tartamudeaba pues no encontraba las palabras que pudieran expresar la «santa indignación» que sentía. Su terror podría muy bien ser entendido entonces como resultado de la proyección de sus propios impulsos agresivos: veía a los demás como intolerantes y rabiosos a imagen y semejanza de sí mismo. Para abonar a la posición teórica-clínica desde la cual el conflicto sería el motor de su patología podríamos añadir que en las situaciones triangulares experimentaba celos, rabia contra el objeto de amor y el presunto rival, retracción narcisista hacia una identidad de víctima, ataques al objeto de amor con respuesta airada por parte de éste en la realidad, proceso que era seguido de más frustración por no sentirse querido, más resentimiento, rabia narcisista y nuevos ataques.

¿Se trata de una patología por déficit y trauma o de una patología por conflicto? La pregunta en términos de opciones contrapuestas es la que imposibilita la respuesta. Debemos, por el contrario, preguntarnos: ¿cómo se han articulado los fenómenos de trauma-déficit, que en su caso fueron decisivos, y los derivados del conflicto intrapsíquico? Según nuestra comprensión del caso, el terror ante las figuras parentales y la descalificación continua a la que fue sometido determinaron no sólo una pobre imagen de sí mismo sino importantes perturbaciones en su relación con la realidad: sintiéndose inferior y no pudiendo, por terror, aprovechar todo lo que la realidad le ofrecía, sólo le quedaban la huida fóbica o la descalificación agresiva de los demás en un intento de obtener algún sentimiento vicariante de valía. Pero esto aumentaba la persecución: los demás pasaban a ser vistos como figuras agresivas, ya no sólo por mera transferencia de cómo habían sido sus padres sino por proyección de sus propios deseos agresivos sobre los que le rodeaban. El circuito trastorno por déficit y trastorno por conflicto se realimentaba, tanto fuera del tratamiento como en éste.

Los déficit y traumas no sólo exacerban los conflictos e impiden su resolución sino que los estructuran bajo las fantasías que surgen de los primeros. Si un niño ha sido aterrorizado, si le han hecho sentir culpable y no valioso, si ante su angustia el adulto reaccionó con desdén o rechazo dejándole sumido en la misma, llegado el momento en que debe enfrentar la problemática edípica, sus deseos incestuosos, sus temores al rival, la decepción por no poder conseguir el objeto de amor que lo relega ante el rival, todo estará teñido por los fallos anteriores: el rival será aterrorizante; la derrota edípica, nueva confirmación de la inferioridad; sus deseos incestuosos, testimonio de su maldad; su angustia por el conflicto, amenaza sentida como sin límites ni terminación. Las defensas que se pondrán en juego serán extremas, la sensación de peligro máxima, la agresividad defensiva tomará un carácter desorganizante pues le asustará aún más ya que se asociará a la imagen de una figura que responde a ella con furia destructiva. La tan conocida tesis de que el sujeto se asusta de sus propios impulsos agresivos, con el énfasis puesto en que ello es así porque cree que puede destruir omnipotentemente al objeto y a sí mismo, desatiende el hecho que el niño que ha tenido padres que reaccionan con odio y maltrato psíquico y corporal ante la menor muestra de agresión del hijo dejan en la mente de éste la asociación «sentimientos de rabia/peligro de respuesta destructiva del objeto externo».

Volviendo al caso del paciente que estamos relatando, el entrelazamiento entre trauma aterrorizante, déficit en la constitución de su autoestima y en la capacidad de autoapaciguamiento de la angustia, por un lado, y efectos del conflicto por el otro, es decir, entre aportes de la realidad externa y producción de su mundo interno, hicieron que cada uno reforzase al otro. Los traumas originales crearon el terreno para que los impulsos del sujeto fueran vividos como peligrosos, para que las figuras con las que se encontraba fueran, básicamente, proyecciones de figuras internas agresivas que habían existido en la realidad exterior. Pero, a su vez, las distorsiones que hacía de los personajes que iba encontrando le retraumatizaban, despertando impulsos agresivos que al ser proyectados dotaban de mayor peligrosidad a las figuras externas.

Con nuestro paciente fue necesario que primero pudiéramos examinar cómo había sido aterrorizado en la infancia, cómo las imágenes que automáticamente se activaban en él con respecto a toda figura con la que entraba en contacto estaban teñidas por esas experiencias aterrorizantes, para que después se pudiera entrar a trabajar que él poseía impulsos agresivos o de envidia y rivalidad. De haberse comenzado por éstos —la opción kleiniana— se hubiera sentido culpabilizado, rechazado por el terapeuta, fantaseando que estaba expuesto a la venganza furiosa por parte de éste por tener conductas codificadas como inadecuadas. Es decir, que el tratamiento, bajo la modalidad de la búsqueda de *insight* sobre su agresividad le hubiera retraumatizado al volverle a transmitir, una vez más en su vida, que era inadecuado.

Lo que permitió el inicio del cambio terapéutico fue el examen de la imagen parental persecutoria proyectada en mí. O sea, la distorsión que hacía de cada intento mío de acercamiento, que era sentido como presagiando descalificación, castigo, rechazo. Ello posibilitó un cambio en el clima terapéutico de modo que ulteriormente yo, a diferencia de los padres que siempre dudaron de él, le pudiese acompañar en sus proyectos, le manifestase mi placer cuando superaba una dificultad o iniciaba un camino por el que nunca se había aventurado. Es decir, en los términos de Kohut, le especularizase. Esto junto al hecho de que cuando él se interesó por mi trabajo en la universidad —lo conocía a través de su pertenencia al medio universitario— en vez de responder con silencio, o con interpretaciones que señalasen su envidia reprimida, yo no cuestionase este interés manteniéndome, al mismo tiempo, dentro de los límites que juzgaba no perturbarían el tratamiento ni que implicaban un uso del paciente para satisfacer necesidades narcisistas mías. Ese acercamiento a mí le permitía lo que antes siempre le fue negado por unos padres que rechazaban que compartiera algo de ellos que el paciente sentía valioso. Lo que los padres le transmitían en cada encuentro era «tú, a diferencia de nosotros...». Nuevamente, en términos de Kohut, acepté *temporalmente* la fusión del paciente con una imago parental idealizada que le era indispensable para ir construyendo un núcleo de autoestima.

La paciente sin legitimidad de ser

Se trataba de una mujer joven que desde el inicio me impresionó por la forma en que entraba al consultorio: caminaba como esperando autorización para dar cada paso, desde trasponer la puerta hasta acostarse en el diván. Su pasividad era grande, jamás pedía nada, ni un cambio de hora ni un comentario mío en momentos de angustia. Mi contratransferencia era la de sentirme cómodo, no exigido, me podía quedar en silencio sin tensión pues del otro lado no se me presionaba. La paciente no hacía el uso del espacio del consultorio que sí encontramos en otros casos: a diferencia de los pacientes que colocan sus objetos sobre una silla o una mesa ella siempre los conservaba consigo misma y no por temor a la pérdida sino para no molestar. Cada vez que deseaba, al término de la sesión, ir al baño volvía a solicitármelo a pesar de que mi consultorio estaba dentro de una institución en que era obvio que había baños a disposición de los que a ella concurrían. El sometimiento de la paciente al encuadre analítico y a mí era total, nada parecía despertar ni frustración ni agresividad. La relación transcurría en un clima placentero para mí, sin incidentes. El vínculo con los personajes significativos del presente tenían ese mismo sello: ni deseos por parte de la paciente ni rabia, simplemente acomodación en los intersticios que los demás le dejaban.

Sometimiento, supresión de la agresividad y de todo conflicto interpersonal, renuncia al deseo, tolerancia ante el sufrimiento, todo ello indicaban un claro carácter masoquista. Pero, ¿por qué causas? La paciente había sido hija única de padres que se separaron cuando tenía pocos años de edad. El padre, un hombre incapaz de soportar a una mujer conflictiva, culpabilizante, se fue de casa de la misma manera en que un invitado tímido lo hace de una reunión: sin saludar y tratando que los demás no se enteren. La paciente quedó al cuidado de una mujer que la quería, la protegía pero la culpabilizaba si mostraba el menor indicio de autonomía. El vínculo con el padre, muy deseado por la paciente, se caracterizaba por lo azaroso, nunca sabía si vendría o no a pesar de comprometerse en días y horarios. La paciente esperaba al padre, resignadamente, sin sentirse con derechos para reclamar pues no podía mostrar que le deseaba, ya que ello despertaba irritación en la madre.

Sin entrar en toda la complejidad del caso baste señalar, a los fines de lo que tratamos de ejemplificar, que la identificación con un padre evitativo —identificación sólo en esta dimensión pues el padre sí terminaba realizando sus deseos, aunque a escondidas—, junto al sentimiento de culpa ante una madre único sostén y fuente de seguridad en un mundo despoblado de otros objetos que fueran sentidos como protectores, contribuyeron al desarrollo de un sentimiento de falta de legitimidad en el desear, de supresión de cualquier manifestación de autonomía. Esto se fue plasmando en una caracterología dominada por la afabilidad defensiva y, especialmente, el bloqueo emocional.

La dificultad en el manejo técnico del tratamiento radicaba en el sometimiento de la paciente, en su hiperadaptación a lo que yo hiciera o dijese. Incluso cuando le señalaba esto, lo tomaba como algo a lo que se tenía que acomodar, contestándome con un sí complaciente. La falta de deseos no era porque los sintiese y los reprimiera sino que anulaba el desear, abortaba al deseo antes de que éste se desarrollase y tomase fuerza. *Esperaba que el otro desease para entonces desear.* Por ello, interpretar en cada oportunidad la existencia de cierto deseo que supuestamente debería existir y que, al no aparecer, llevase a la conclusión que se hallaba en el inconsciente reprimido hubiera sido falsear la realidad psíquica de la paciente. Más bien se trataba de una posición que dependía de un sentimiento básico de identidad: ella debía esperar que el deseo partiera del otro. El cuadro clínico tomaba la forma de lo que hemos denominado «caracteropatía apacible». Lo que nos permite ver una de las diferencias entre un trastorno por déficit y uno por conflicto. En el trastorno por conflicto las fuerzas contrapuestas —el deseo y la defensa— están intensamente activas; y éste es un elemento diferenciador: el deseo es poderoso, pugna, y es frenado en su expresión —no en su existencia— por las defensas. La patología del paciente es tumultuosa, predominando a veces la defensa pero en otras ocasiones surge lo reprimido en el acto impulsivo, en la fantasía agresiva o erótica, en el síntoma sustitutivo. El vínculo con el paciente en estos casos posee la tensión que refleja la lucha del paciente entre realizar su deseo y prohibirlo, entre someterse y rebelarse. En el trastorno por déficit, en cambio, la angustia no surge como consecuencia del deseo sino que *le precede* y determina la imposibilidad de que éste emerja o se desarrolle. Si alguien tiene, por identificación con padres aterrorizados, o por haber sido aterrorizado por éstos, la imagen de hallarse en peligro, esta angustia esencial, angustia primaria, es la que determinará que el deseo pueda o no emerger o, si emerge, sea coartado en su desarrollo. Si, como expusimos más arriba, para una mujer su madre le fijó desde el comienzo de la vida el cuerpo del hombre y sus genitales como repulsivos y peligrosos no surgirá en ella un deseo que luego será reprimido por culpa o por persecución edípica. Los genitales del hombre serán originariamente, constitutivamente, amenazantes de manera equivalente a como a los niños de dos pueblos, razas o religiones enemigas se les inscriben los miembros del grupo al que no pertenecen como seres repudiables, peligrosos, traicioneros. No es que en estas condiciones se ame al otro y luego se reprima por conflicto, sino que la primera inscripción lleva la marca del rechazo. Lo no constituido es el otro como fuente de placer.

Por ello resulta *diferente la tarea terapéutica de desreprimir lo existente que la de hacer que algo pase a tener la posibilidad de existir.* El tratamiento consiste en este último caso en algo más que en hacer consciente lo inconsciente, en poner al descubierto un existente. Hay que dar la posibilidad de que llegue a existir lo que nunca fue inscrito, lo que careció de momento constituyente.

Entrelazamiento entre déficit y conflicto

El entrelazamiento entre trastornos por déficit y trastornos por conflicto es la tesis que sostiene Killingmo (1989), cuyo trabajo merece una reseña y comentario amplios ya que ofrece algunos aportes para la comprensión psicopatológica y para las formas de intervención pertinentes en cada uno de ellos. Si bien plantea que hay pacientes cuya patología es básicamente por déficit y otros por conflicto, también reconoce que en un mismo paciente hay momentos o áreas en que predominan uno u otro. Killingmo considera que en la patología por déficit se trata de ayudar al sujeto a sentir que algo existe, que la angustia que se experimenta corresponde a una situación que se vivió y que no se pudo dotar de significado. Para estos casos propone lo que llama «intervenciones afirmativas» (Killingmo, 1995), ejemplificando con la siguiente: «Sí, usted tiene buenas razones para sentirse insegura cuando no le respondo. Es como lo que usted sentía cuando su madre no le respondía y usted necesitaba desesperadamente saber lo que ella pensaba de usted. Ahora piensa que soy como ella y que la abandonaré» (pág. 73). Killingmo aclara que ésta es una mera ejemplificación que debe ser expresada en palabras concordantes con el dialecto emocional de la paciente. La función de la intervención afirmativa es sacar al sujeto de la duda, devolverle un sentimiento de identidad de su *self*, de validez de su experiencia, todo ello amenazado por las dudas sobre una realidad que le es mistificada por una figura externa que le impide representarse aquello que el sujeto está viviendo. Killingmo intenta delimitar el papel de las intervenciones afirmativas, darle un lugar dentro de la técnica analítica. No las ve como opuestas o reemplazando a la interpretación de contenidos reprimidos sino como preparando el terreno para que este tipo de intervención pueda tener validez para el sujeto. En efecto, y en ello coincidimos con Killingmo, para que alguien pueda embarcarse en la búsqueda de lo reprimido, para que el saber tenga algún sentido para un sujeto, es condición previa que pueda creer en que lo que va a pensar corresponde a una realidad. Killingmo se apoya en el trabajo de Freud (1925) sobre la negación, en el que el juicio de existencia de algo es considerado como previo a las cualidades que luego se puedan sostener o rechazar que ese algo posea.

La transferencia por déficit es preestructural, es decir, el analista debe completar funciones que no han logrado estructurarse en el paciente y que, en consecuencia, no puede realizar por sí mismo. Lo que el paciente requiere es que el analista sea quien le valide la experiencia, que le calme la angustia. Es lo que observamos con tanta frecuencia en pacientes que nos solicitan, desesperadamente, que hagamos algo para sacarles de la angustia, a la manera de un niño que se dirige a la figura parental aquejado de un dolor que se le hace insoportable. En la patología por conflicto, en cambio, el analista es objeto de impulsos agresivos o sexuales por parte del paciente, quien capta el significado de la experiencia pero no lo puede tolerar pues entra en contradicción con otras representaciones. Por lo cual reprime un significado —sexual, agresivo, etc.— que sí se ha constituido. En estos casos, la tarea analítica es ayudar al sujeto en la búsqueda de lo reprimido, en enfrentar impulsos y fantasías no toleradas.

Killingmo diferencia —retoma a Fairbairn y a Shengold— entre «intencionalidad primaria» e «intencionalidad secundaria». Con esta última se refiere al hecho de que alguien puede atribuirse ser el responsable de algo que ocurrió presuntamente por su culpa para no sentir que lo sucedido, que se teme se repita, quede totalmente fuera de su control: «Inicialmente el niño no tiene una participación intencional en el trauma, pero es posible que como un acto de organización posterior transfiera las malas intenciones de otras relaciones conflictivas hacia el trauma con el fin de otorgarle significado a una experiencia que de lo contrario resulta confusa o aterradora. Después de todo, el mundo puede resultarle más tolerable a un niño pequeño si piensa que su madre lo dejó porque era un niño malo que en vez de tener que enfrentar el hecho de que su madre simplemente lo abandonó» (Killingmo, 1989, pág. 69).

Pero ¿por qué resulta más tolerable sentirse malo que abandonado, cuando en otros casos se ataca al objeto abandonante y se le acusa para no sentirse responsable? Si la madre —o en el caso del adulto su objeto de amor— abandona, el sujeto no tiene ningún poder sobre el objeto; incluso no sabe por qué se fue o si volverá: el objeto de amor tiene total autonomía. En cambio, si se piensa: «Se fue porque fui malo, porque hice tal cosa», entonces surge la posibilidad de fantasear que se puede hacer aquello que complacería al objeto y que permitiría recuperarlo. Lo más angustiante es pensar que, se haga lo que se haga, el objeto de amor no volverá. Es lo que vemos en algunos casos en que ante el terror que una persona siente de ser abandonado por la pareja prefiere pensar: «Lo desatendí; ahora le voy a cuidar y volverá», con lo que el sujeto se vuelve a otorgar, imaginariamente, poder sobre acontecimientos que en realidad no domina. Entre la angustia por el sentimiento de culpa y la angustia por sentirse impotente, algunas personas —aquellas en las que predomina la angustia de separación (Quinodoz, 1991)— optan inconscientemente por la primera: lo que se vivió pasivamente se fantasea que se hizo activamente. Las personalidades narcisistas con tendencias proyectivas, en cambio, apelan a la culpabilización del objeto, a señalar que el abandono es porque éste falta a una promesa de amor eterno, a la que estaría obligado, y no por fallas del sujeto.

Volviendo a la *Hilflosigkeit* (impotencia / desvalimiento) freudiana, hay una angustia permanente en el ser humano que es ante lo que no se controla, ante lo que no se puede explicar. Por ello frente a los fenómenos de la naturaleza aterrorizante el salvaje apela a la explicación de que los dioses están enojados por lo que hizo, pasando a ejecutar rituales aplacatorios que a partir de ese momento otorgarían un sentimiento ilusorio de control sobre las fuerzas desbordadas de la naturaleza. Las grandes epidemias de la humanidad siempre fueron acompañadas por sentimientos de culpabilidad. La explicación clásica es que las acciones previas del sujeto por las que se siente culpable cuando sobreviene la catástrofe se reactivan y se ubican como causa de la misma. En lo que no se repara es en que la culpa permite hacer promesas de buen comportamiento, con lo cual la epidemia o la catástrofe —en realidad fuera del control del sujeto— pasarían a ser controlables o no se repetirían.

La culpa por intencionalidad secundaria nos parece particularmente importante para explicar el sentimiento de culpa que se encuentra tan frecuentemente en aquellos que han sido objeto de abuso sexual. Hemos visto apelar con insistencia a la tesis de que la culpa testimoniaría: *a)* que el sujeto que experimentó el abuso sexual lo quería y que sedujo inconscientemente al agresor; *b)* que gozó con la experiencia y por eso se siente culpable. No caben dudas de que eso pudo ocurrir pero apelar a la excepción para generalizarla como explicación de todos los casos lo único que hace es que el terapeuta vuelva a repetir la situación que traumatizó al paciente. Así como en el momento del trauma sexual tuvo que sufrir pasivamente la invasión sobre su cuerpo, ahora tiene que soportar el abuso mental de quien, apoyándose en su poder sobre el sujeto dependiente, le injerta nuevos sentimientos de culpa. Se olvida en estos casos el movimiento defensivo del psiquismo por el cual, ante el terror, el sujeto prefiere convencerse inconscientemente de que quiso aquello que en verdad no pudo evitar.

Retomando el trabajo de Killingmo (1989), éste sostiene que no hay persona que pueda encasillarse sólo dentro de la patología por déficit y que resulta imposible concebir a un sujeto en que el conflicto esté ausente. Simplemente quiere poner de relieve la patología que se ha originado por falla del objeto externo y proponer formas de intervención en los momentos del tratamiento o para las áreas en que el déficit es lo relevante. Dice : «Lo que hace (se refiere al analista) es *confirmar la necesidad —y el derecho— que tiene el paciente de ser confirmado...* Al confirmar exactamente la manera en que se siente el paciente, el analista se relaciona con la necesidad más urgente de un paciente con déficit, es decir, la necesidad de sentir que "yo soy" y que "tengo el derecho de ser"» (pág. 76, cursiva y entrecomillado en el original). Y agrega: «Así el analista cumple tanto el papel del *objeto del self de la transferencia,* como de un *objeto del self nuevo,* teniendo este último la propiedad de estimular la construcción de estructuras» (cursiva en el original). Objeto del *self* nuevo, con lo cual Killingmo se alinea con todos los autores que no ven en el tratamiento sólo repetición y hacer consciente lo inconsciente sino, también, movimiento de creación; o sea, de acuerdo a lo que hemos sostenido más arriba: *inscripción de lo nunca inscrito.*

Dos teorías sobre la relación entre angustia y deseo

Toda la primera época freudiana se caracterizó por ubicar la angustia de castración como la causa básica de la neurosis: por los deseos incestuosos se teme al castigo. Sin embargo, cuando después reformula la angustia de castración para incluir a la mujer dice que para el varón consiste en temor a perder el falo mientras que para la niña es envidia del falo. A nuestro juicio no se ha reparado en que esto modifica la teoría del conflicto y la angustia. Mientras en el varón hay un doble deseo transgresor como primer tiempo del conflicto —poseer a mamá y librarse agresivamente de papá—, que luego origina el temor a la venganza del rival edípico, en la niña si existe envidia del falo es porque la representación que tiene de sí misma, primariamente, es la de alguien desvalorizado, o sea, una imagen generadora de angustia. Por tanto, *identidad desvalorizada que precede al deseo, que lo pone en marcha, que la impulsa a buscar una nueva identidad.* La diferencia entre la niña y el varón es de carácter tan estructural que a partir de Freud se afirma que por la angustia de castración el varón sale del Edipo —renuncia a él durante un tiempo—, mientras que la niña, por la angustia de castración —envidia al falo, sentimiento de inferioridad— entra en el Edipo al buscar al padre como proveedor del falo, elemento imaginario que restañaría su narcisismo.

En consecuencia hay dos teorías sobre la angustia en su relación con el deseo: una, en la que el deseo origina la angustia; otra, en la que la angustia causada por una cuestión estructural de identidad desvalorizada precede al deseo. Ahora bien, si se admite que en el caso de la niña la constitución de una identidad desvalorizada —el ser mujer— es causa inicial de angustia, ¿por qué no puede admitirse también que una *identidad inicial*, la de defectuoso/fallido o la de ser un sujeto en peligro, sea causa primaria de angustia?

En la primera parte de *Más allá del principio del placer* (1920), como hemos indicado más arriba, Freud ubica el surgimiento de la angustia no en el deseo sino en un traumatismo exterior. Ahora bien, frente a la angustia que sorprende al sujeto, ante la cual éste siente que nada puede hacer, ¿cómo puede alterar su psiquismo para adquirir un sentimiento de control? Mediante la *atribución de intencionalidad* a alguien, sea al propio sujeto o al otro, siendo esto último lo que caracteriza la angustia persecutoria. Si el sujeto adjudica a otro ser la causa de su angustia, entonces puede creer que si el otro se modifica, si él mismo se aleja, si ataca al perseguidor y lo derrota o destruye, entonces la causa de la angustia desaparecerá. Por ello, la angustia persecutoria —atribución al otro de ser el causante intencional de la amenaza— en muchos casos tiene un carácter defensivo. Lo muestran los pacientes con enfermedades que escapan a cualquier tratamiento: se pelean con el médico, con la atención que reciben por parte de las enfermeras, porque entonces hay algo que si se modificase —ilusión defensiva-entonces todo cambiaría—, la enfermedad sería curable.

El mismo proceso defensivo se hace evidente en las etapas que suelen tener lugar en el desarrollo del primer episodio esquizofrénico. En los momentos iniciales, cuando el paciente siente que algo ha cambiado, que no controla sus pensamientos, que su cuerpo es diferente, que se disgrega, entonces es dominado por el pavor de sentir que un proceso incomprensible se ha apoderado de él. Luego se desarrolla el delirio persecutorio, en que por lo menos ya hay un orden, una recuperación del sentimiento de causalidad y de la posibilidad de hacer algo ante el perseguidor: huir de él, contraatacar, esconderse. Frente al momento inicial, en que domina el sentimiento de impotencia de algo peligroso que está pasando y que rompe con toda la organización del mundo y de sí mismo, el delirio establece un cierto orden.

Hay una angustia que para todo niño es abrumadora, la de sentir a los padres como impotentes. Por eso, considerarlos como malos, agresivos, puede revestir un carácter defensivo. Teniendo en cuenta esto, creemos que la culpa por intencionalidad secundaria —el sujeto se autoatribuye responsabilidad— es una de las dos variantes en que la atribución de responsabilidad es defensiva. La otra variante consiste en suponer la intencionalidad de un otro como causa del sufrimiento. Cuando Bion (1962) habla del «terror sin nombre» creemos reconocer en ese concepto el terror frente a lo incontrolable, frente a la angustia cuya causa no se puede precisar, ante lo cual cualquier cosa es preferible: la culpa o la persecución localizada en el objeto. En este sentido Klein caló hondo cuando sostuvo que ante una angustia que el yo siente como amenazante —para ella proveniente del instinto de muerte— el lactante se dirige hacia el pecho, al que convierte en el objeto malo. Por nuestra parte, si nos desprendemos de esa mitología pero conservamos la descripción de las fuerzas que están en juego, la podríamos reformular en los términos siguientes: ante el sentimiento de impotencia/desvalimiento *(Hilflosigkeit)*, la autoculpabilización o la atribución a un otro concreto de ser la causa del mismo —mecanismo paranoide— constituye el movimiento defensivo básico. Desde esta perspectiva, todas las teorías ideológicas sobre la muerte —su atribución al pecado original, o la voluntad de seres sobrenaturales—, son intentos de otorgar una causalidad a lo que aparece sin explicación y, especialmente, fuera del control de cualquier ser.

La consecuencia para el tratamiento de lo que acabamos de plantear sería la siguiente: cuando se detecten fuertes ansiedades paranoides —el paciente ve a los que le rodean, incluido el terapeuta, como peligrosos—, o agresividad manifiesta o encubierta, o sentimientos de culpa, en estos casos no atribuir mecánicamente las ansiedades paranoides a la agresividad proyectada ni considerarlas defensas ante la culpa. Evaluar la posibilidad de que la culpa o la persecución sean la imaginación defensiva frente a un terror que no se puede precisar o que aparece como incontrolable. Así como un niño aterrorizado se vuelve agresivo y busca culpables, un paciente bajo ese estado emocional podrá apelar, defensivamente, a acusar a otro o a sí mismo. El miedo genera melancólicos o paranoicos pues en ambos casos, por lo menos, el causante del supuesto mal queda localizado y algo se puede hacer: actos de expiación, por un lado; lucha contra el perseguidor, por el otro.

En estas condiciones la intervención terapéutica consiste en tratar de modificar el sentimiento de terror, dado que mientras éste subsista la interpretación de la defensa —la atribución melancólica o la paranoica— conducen al fracaso, ya que sería como pedirle a alguien que siente que se ahoga que abandone el flotador. Nada hay más iatrogénico que quedar limitado a una teoría de la proyección de la agresividad para explicar el terror que un paciente experimenta y a los intentos terapéuticos de reintroyección de la misma, no porque la primera no ocurra o la segunda no pueda ser terapéuticamente eficaz para ciertos y definidos casos, sino porque cuando la proyección de la agresividad no es el mecanismo esencial, trabajar sobre ella, además de culpabilizar, no permite modificar la causa por la cual el sujeto se representa en peligro.

¿Simbiosis por renuncia defensiva, por goce, o por déficit estructural?

Es habitual que cuando un paciente solicita inconscientemente o intenta inducir en el analista que éste cumpla ciertas funciones —le tranquilice, le asegure que no se va a morir, le indique qué hacer ante una situación que siente que le desborda— se vea en esto exclusivamente un proceso defensivo: el paciente, por algún tipo de angustia ante el analista —persecución, culpa— no es capaz de hacerse cargo de algo que sí estaría dentro de su repertorio e identificaría proyectivamente la supuesta capacidad en el analista. No caben dudas de que esto sucede pero, como sostuvimos más arriba, hay condiciones en que el psiquismo del paciente no ha logrado llegar a estructurar sentimientos básicos de confianza en sí mismo respecto a su capacidad de apaciguar la angustia, o de enfrentar los peligros externos, o posee un déficit en funciones yoicas —recursos instrumentales, habilidades cognitivas, interpersonales afectivas, sociales, etc. En estos casos la apelación que hace al terapeuta para ser ayudado y completado en su estructura se debe a que se halla en una *simbiosis preestructural* y no en una simbiosis resultado de una regresión defensiva después de haber alcanzado un cierto nivel evolutivo.

La diferencia es de trascendencia clínica pues mientras, en la simbiosis regresiva/defensiva, en que se renuncia a funciones debido a la angustia, la elaboración de las angustias respectivas es lo que permite que el sujeto se reapropie de algo que ya posee. En la simbiosis preestructural, en cambio, el analista debe cumplir provisoriamente las funciones de las que el sujeto carece. En este último caso, la interpretación de una supuesta delegación de funciones en el analista por razones defensivas, o por el placer del vínculo regresivo —gozaría con la regresión—, lo único que consigue es confundir al paciente, hacerle sentir culpable, incrementando la angustia. A nuestro modo de ver, el uso monocorde de la teoría de la renuncia defensiva o de la realización de un supuesto deseo regresivo se debe al predominio de un modelo evolutivo del psiquismo en que éste seguiría una línea de desarrollo inexorable cuya única vicisitud sería la regresión defensiva. En este sentido, consideramos prometedoras las investigaciones recientes que, con distintas orientaciones, revisan las concepciones clásicas sobre el desarrollo de aquellas dimensiones del psiquismo descritas por el psicoanálisis (Fonagy y Target, 1996; Lichtenberg, 1989; Lichtenberg y otros, 1992; Stern, 1985).

INTERVENCIONES REPARADORAS: ALGUNOS SUBTIPOS

En los pacientes en que ha predominado el poder patógeno de la realidad traumática o severos fenómenos de déficit, pacientes tan perturbados que no están en condiciones de tolerar y de sacar provecho de la técnica psicoanalítica clásica, se requiere de una modificación de ésta, como va siendo reconocido por gran parte de los autores actuales. En estos casos, el terapeuta psicoanalítico está legitimado para agregar al repertorio puramente interpretativo, sin prescindir de éste, otra serie de intervenciones que hemos denominado *intervenciones reparadoras*, asumiendo transitoriamente ciertas funciones que el paciente no puede ejercer. Veámoslas, así como sus fundamentos:

1. *Legitimación del sujeto global por encima de rasgos parciales, de fallas e insuficiencias*[60]

Los padres aman a sus hijos bajo dos modalidades, que se entremezclan según los casos: una, en que el amor va más allá de cualquier juicio particular sobre un rasgo, por el solo hecho de que el sujeto es el hijo/a. Otra, en que el amor se entrega o retira, incluso completamente, según se cumpla o no con determinados cánones fijados arbitrariamente. Cuanto mayor haya sido la modalidad parental de amor por rasgos, por cumplimiento con estándares, mayor será la tendencia del sujeto a la autoobservación superyoica, a la vigilancia sobre si satisface o no los requerimientos ideales. Este tipo de autoobservación va generando una continua fragmentación de la representación del sujeto: se abstraen rasgos, se los separa del conjunto, haciendo recaer sobre cada uno de ellos un juicio que inmediatamente se traslada a la representación global del sujeto. Se trata de una actividad fragmentadora reduccionista, en el sentido de que reduce la complejidad de lo que es una persona al rasgo o conducta que está en el foco de la observación.

La *fragmentación reduccionista* debe diferenciarse de la disociación o escisión defensiva. En ésta, la separación de rasgos y su exclusión de la representación consciente del sujeto radica en la necesidad de evitar la angustia que produce la unificación de la representación del mismo —por ejemplo, el sujeto cuando ataca al objeto de amor puede escindirse bajo el peso de la culpa, necesitando excluir el reconocimiento de su aspecto agresivo—. Lo excluido de la representación de sí, y proyectado en los otros, es lo no tolerado, lo que provoca conflicto, lo que genera angustia. La angustia precede a la escisión, que es defensa frente a aquélla, como mostró Freud (1938) en *La escisión del yo en el proceso defensivo*.

En cambio, en la *actividad fragmentadora reduccionista*, la fragmentación de la imagen del sujeto tiene su origen no en un proceso defensivo sino en la falla del sujeto para integrar lo parcial en la totalidad de su ser, siendo el resultado de una identificación con la forma en que los padres miraban al sujeto: se observan sólo rasgos parciales, faltando la mirada sobre la globalidad del sujeto en que lo parcial se integre con el resto y sea balanceado por otros aspectos. Esta mirada parcial se puede deber tanto a hostilidad parental

---

60. Para una fundamentación y ampliación de este punto véase el capítulo sobre el superyó.

—se buscan activamente los defectos— como resultar de la ansiedad con que los padres miran al hijo/a: observan a éste/a bajo la perspectiva del riesgo imaginario que supuestamente correría y entonces sólo se le ve como si fuera un cuerpo en peligro o como una mente o una personalidad que posee cierto rasgo que no está a la altura de las demandas que la realidad le impondría y que harían peligrar su posibilidad de enfrentarla. La fragmentación es el efecto *directo* de la angustia que centra la atención en el rasgo que supuestamente pondría en peligro al sujeto y no una defensa ante la angustia. Así como el fóbico reduce el mundo a la observación de los peligros que podrían provenir de éste, no entrando en su mente los mil aspectos placenteros que se le abren como disponibilidad, la actividad fragmentadora reduccionista mutila la representación del sujeto.

¿Cómo contrarrestar la tendencia a la fragmentación reduccionista? En primer lugar, mediante la elaboración de la hostilidad del sujeto contra sí mismo —si éste es el factor relevante— que le hace seleccionar tendenciosamente los rasgos negativos, descartando los positivos. También, cuando sea el caso, mediante la elaboración del código mutilante que le hace verse como sujeto en peligro o fallido, lo que impide reconocer su potencia, habilidades u otras capacidades. Pero si esto es válido en general, en pacientes severamente perturbados resultan necesarias, además, ciertas intervenciones activas por parte del terapeuta, de entre las cuales quisiéramos mencionar por lo menos dos:

1. *Globalización* de la representación de sí mismo, guiando al paciente a que pueda llegar a formularse la pregunta: ¿además de ese rasgo o conducta, qué más soy, qué otros rasgos forman la globalidad que soy? ¿Qué de mí no puedo ver? Esto provee de un contexto al rasgo o conducta que se aisló, posibilitando visualizarlo dentro de un conjunto. Preguntas que, al principio, es posible incluso que deban provenir del terapeuta pero que, para ser efectivas, requieren que sea el propio paciente el que termine haciéndolas suyas. De esta manera, se podrá convocar en la mente del paciente, cada vez que vuelva a deslizarse hacia la fragmentación reduccionista, la imagen de otros aspectos de sí mismo, de otras conductas, de otros episodios de su historia. Esto vale para la representación de cualquier área de evaluación posible —una parte del cuerpo, de su mente, de sus relaciones sociales, de sus conductas desde el punto de vista moral, etc.—. Obviamente, no se trata de negar el aspecto insatisfactorio del rasgo o conducta sino que, aun aceptando la validez del juicio negativo formulado sobre ese aspecto parcial, se lo ubique dentro de un marco más vasto.

2. *Desujeción* respecto a las figuras externas y al superyó. En el caso en que cierto rasgo —físico, condición de nacimiento, etc.— constituya un foco estable para la autoobservación, punto traumático que atrae la atención y produce dolor, se requiere examinar las condiciones de constitución de los sistemas de codificación, de los discursos de las figuras significativas familia-

res y sociales a los que se sometió el sujeto, de las experiencias de haber sido objeto de crítica, de burla. Es un verdadero trabajo de desconstrucción de los códigos de valoración desde los cuales se piensa a sí mismo. Trabajo particularmente importante cuando la fragmentación y mutilación de la representación del sujeto aparecería avalada por un criterio presuntamente objetivo —presencia de ciertas limitaciones o defectos físicos.

Si no se trata de un rasgo sobre el que se asienta el sentimiento de inferioridad sino que éste resulta de un superyó severo o hasta sádico, resulta indispensable analizar la misión imposible en la que está embarcado el paciente, la de satisfacer a un superyó exigente, siempre vigilante. Es decir, cuestionamiento del superyó y de la ilusión de que se pueda llegar a aplacarlo mediante la provisión de lo que va demandando. La labor terapéutica consiste en ayudar al paciente a alzarse en contra del «tirano interior» sobre el que nunca reflexionó pues, aplastado por sus exigencias, se sintió siempre en falta sin poder llegar a entrever que lo inadecuado no era él sino la exigencia desde la que se evalúa. El paciente, cuando se trata de alguien aplastado por su superyó, requiere de una participación activa del terapeuta para empezar un diálogo de oposición en contra de las demandas excesivas internas y de la continua autoevaluación. Diálogo que tomará un carácter concreto en el tratamiento y que conduce, cualquiera que sea la fórmula que resulte conveniente en cada caso, a la pregunta por parte del paciente: ¿qué puedo hacer para no someterme a lo que siempre acepté sin que pudiera pensar que no era yo quien estaba en falta sino que la exigencia continua de perfección es la que me lleva inexorablemene a que termine sintiéndome en falta? Incluso, cuando sea necesario, iremos un poco más allá de formulaciones asépticamente neutras y el terapeuta podrá preguntar: ¿qué le diría ahora a esa voz exigente, a ese tirano interior, que no le da tregua? ¿Cómo puede defenderse de esta voz interior? Así como intentamos ayudar a nuestros pacientes sometidos a poderosas figuras patológicas de las que no pueden separarse por el momento —por ejemplo: ciertos adolescentes con padres patológicos— a que se desprendan del juicio de los mismos, de igual manera en la convivencia obligada que un paciente tiene con un «familiar patológico interno» —su superyó—, mientras éste no se modifique, por lo menos, debe escucharle con el conocimiento de que aquello que dice es resultado de prejuicios o de una actitud hostil hacia sí mismo.

Sabemos que con esto nos colocamos en terreno peligroso, que arriesgamos perder la neutralidad analítica, pero creemos que ésta no debe ser confundida con prescindencia y evasión de responsabilidad cuando el paciente está atrapado por el sometimiento a figuras externas o internas patológicas y muy poderosas. El terapeuta psicoanalítico tiene el deber de ayudar activamente a rescatarse de ese sometimiento, pues ya vendrá el imprescindible segundo tiempo en que el paciente examinará su sometimiento al terapeuta y la función de superyó auxiliar que éste se vio obligado a asumir.

2. Catectización afectiva de la función deseante

En algunos casos, el énfasis no reside tanto en desreprimir el deseo al deseo sino en dotarle de fuerza afectiva, de hacer que éste surja. Aspecto importante para aquellos pacientes que han estado expuestos a un proceso de desactivación sectorial de su inconsciente por parte de figuras incapaces de responder afectivamente a sus necesidades emocionales. Por otra parte, puesto que si el psicoanálisis es algo más que una psicología cognitiva, las diferencias con ésta no consisten únicamente en su insistencia en la motivación inconsciente y las defensas sino en que considera que, además de las ideas, hay otra dimensión, la del afecto, asentada en la pulsión. Freud, desde el comienzo de su obra, mostró que hay una articulación entre idea y afecto. Al respecto, el fenómeno del *entonamiento* afectivo (Stern, 1985) es de enorme trascendencia para la terapia pues el letargo, el bostezo o, por el contrario, la alegría del otro activan y determinan que los mismos estados surjan en el sujeto. Por ello nuestra insistencia en que el analista *afectivamente* neutro no lo es en realidad, ya que esta presunta neutralidad tiene consecuencias: en algunos pacientes los desactiva, deprime, refuerza la patología. Vemos difícil que un analista desvitalizado pueda ayudar profundamente a un depresivo o contribuir a modificar a alguien criado por padres que tuvieron esas mismas características, por más adecuadas que sean las interpretaciones que intelectualmente provea.[61] El entusiasmo del analista —basado en su vitalidad y capacidad de entusiasmarse— y, sobre todo, la comunicación afectiva del mismo, aporta algo que no es meramente del orden ideativo sino que tiene que ver con la cualidad de afecto con que algo es sentido. «Cuénteme un poco más. Entonces, si consiguiera tal trabajo.. si hace tal cosa..., podría... y entonces...» Aquí no basta el contenido semántico de las palabras, sino que lo esencial es la carga afectiva que el analista sea genuinamente capaz de aportar.

Existe una cuestión que obliga a una matización: ¿qué sucede con aquellos paciente cuyos deseos, y su actuación en forma de conductas constituyen un peligro para su seguridad? Aceptar el deseo sin más, simplemente reconocer la existencia del deseo, deja al sujeto a merced de su patología. Pero cuestionarlo, destacando su carácter inadecuado y haciendo énfasis en la negación de riesgos bajo la tan manida fórmula «Usted no quiere ver que...», significa reproducir las advertencias descalificantes de los padres cuando el paciente, en ensayos de autonomía o de exploración del mundo, se embarcaba en proyectos no acordes con el sentido de realidad. Pensamos que, sin reforzar ese deseo en particular, sí se puede reconocer la legitimidad que tiene dentro del panorama libidinal y la historia del paciente, interviniéndose mediante formulaciones del tipo: «me doy cuenta de que para usted es impor-

---

61. Para una crítica al cognitivismo que desatiende la dimensión del afecto, véase la obra de Teasdale (1993).

tante...», o «evidentemente para usted es importante intentar tal cosa porque siente que cumple un sueño largamente acariciado de conseguir..., de ser... Al mismo tiempo, para poder seguir pensando que las cosas son como usted las desea, necesita dejar de lado una serie de aspectos, tales como... (los aspectos negados) que, de ser tomados en cuenta, siente que le forzarían a abandonar tal proyecto».

3. Modificación de los sentimientos de impotencia, de ilegitimidad, de ineficacia

Ya hemos abordado extensamente la cuestión del sentimiento de impotencia, de ilegitimidad. Simplemente queremos ahora sugerir una forma de intervención que planteamos de manera obviamente esquemática pero que transmite una idea, que en cada paciente y oportunidad podrá recibir otra formulación: «Aprendió a verse como débil, como incapaz, a desconfiar de usted, a no sentir que lo que desea es legítimo porque así le veían... (mamá, papá...), o porque en esa situación de su niñez efectivamente no tenía poder ante figuras tan poderosas, y ahora ni siquiera se permite desear o intentar. Da por descontado que no debe ni podrá, que fracasará. Pero, ¿es así o, más bien, es que la hipoteca del pasado le impide verse de otra forma?».

4. Desarrollo de nuevas capacidades en el manejo de la realidad interna y del mundo externo

No basta con elaborar psíquicamente la angustia sino que resulta indispensable dar una salida positiva a aquello que la despierta, especialmente en los casos en que está basada en los requerimientos que la realidad externa va presentando. Ante lo que Freud llamó *angustia realista*, para diferenciarla de la exclusivamente producto del conflicto, el terapeuta debe, en pacientes severamente perturbados y con fenómenos de déficit, ayudarles a pensar posibles soluciones y poner en práctica conductas concretas que las implementen, especialmente ante situaciones que el paciente ve como carentes de salida. Es lo que sostuvo explícitamente Freud en *Nuevos caminos de la terapia analítica* (1919a). Actitud que ha sido muy cuestionada dentro de la técnica clásica por el temor, en absoluto desdeñable, de convertir el tratamiento en uno de orientación o apoyo. El riesgo de éste siempre acecha pero no se trata de reemplazar el yo del paciente por el del analista sino de proveer una experiencia que permita ir incorporando el sentimiento básico —carente en el paciente pues los padres fueron incapaces de ofrecerlo— de eficacia y dominio de la realidad, de que frente a un problema, por grave que parezca, siempre se pueden encontrar formas de ir encarándolo. Sólo la experiencia reiterada en el paciente de ir encontrando soluciones genera el sentimiento de confianza básica en su capacidad para superar dificultades, junto a habilidades reales para hacerlo efectivamente. Lo que requiere por parte del terapeuta de la misma sutileza que poseen los padres que se hacen cargo de funciones insuficientemente desarrolladas en sus hijos pero no para conservarlas indefinidamente sino durante el tiempo estrictamente necesario hasta que, poco a poco, éstos puedan ir tomándolas a su cargo. Desde esta perspectiva, el paciente, instalado en la transferencia, va explorando el mundo interno y el externo de manera similar a como en los brazos de papá o mamá se pueden recorrer los cuentos infantiles sin ser presa del terror. Exploración y, sobre todo, *práctica* del dominio sobre la realidad que implica el desarrollo de nuevas capacidades que no es que hayan estado reprimidas o sofocadas por el conflicto sino que no existen en el repertorio del sujeto. Nuevamente debemos diferenciar al paciente «poderoso», pleno de deseos y recursos en quien el conflicto paraliza la iniciativa, bloquea el deseo, hace renunciar a capacidades que sí posee, de aquel otro que no actúa ni realiza su deseo porque no tiene en su repertorio el saber cómo hacerlo. No basta tener el intenso deseo de cruzar el Canal de la Mancha: hay que saber nadar, y bien.

El paciente debe poder discriminar entre medio patógeno, medio facilitador y proveedor

Si el inconsciente no está activo en su totalidad, si se activa y desactiva sectorialmente de acuerdo a ciertos estímulos, de entre los cuales el medio externo es importante, resulta que el conocimiento que cada persona posea de qué consecuencias tienen para su inconsciente cierto tipo de vínculos, ciertas condiciones de vida, debe formar parte de los objetivos de todo análisis. Más aún, dado que la modificación total del inconsciente no es una meta alcanzable por ningún tipo de tratamiento, y que siempre queda una vulnerabilidad en los sectores de la personalidad que han sido afectados por condiciones patógenas, lo que alguien puede hacer al respecto es una *selección discriminada* de vínculos y condiciones de vida, buscando aquellas que le sean más favorables y huyendo de las desfavorables.

El énfasis que adecuadamente se hace en el mundo interno, en lo intrapsíquico —de eso es de lo que se ocupa el psicoanálisis— puede hacer correr el riesgo de que el terapeuta trabaje con un supuesto implícito: «Lo que importa no es cómo es la realidad externa sino como usted la vive». De esto no caben dudas, pero también este aserto se debe de acompañar del siguiente: como la forma en que el paciente vive sus vínculos, como el inconsciente no se puede poner a cero en una marcha atrás que permita comenzar de nuevo, el mejor equilibrio que puede alcanzar alguien dependerá de evitar lo que activa lo peor de su inconsciente, buscando el medio facilitador y el medio proveedor.

Se podría pensar que favorecemos una adaptación, que éste es el criterio que guiaría el planteamiento que estamos desarrollando. Pero se trata, precisamente, de lo opuesto: no es la adaptación del psiquismo al medio externo sino la selección del medio externo que mejor se adapte a potenciar al máximo las posibilidades del psiquismo y le provea de aquello que requiere para continuar creciendo o completar su estructura. Lo contrario implica plantearle al sujeto una tarea que por imposible y omnipotente —«es usted el que debe de cambiar para tolerar el medio patológico»— culpabiliza y hace sentir que se fracasa cuando no se consigue. Ésta es una de las consecuencias de una orientación analítica en que se descuida el análisis del carácter patógeno del objeto externo en aras de la meta legítima de centrar los esfuerzos en la modificación del sujeto.

Desde la perspectiva que estamos planteando, una de las pregunta que una persona se debe poder formular es: ¿dadas mis características, de qué objetos debo huir y a cuáles me debo acercar? Metafóricamente, si alguien tiene la piel sensible, o es diabético o tiene insuficiencia pulmonar, ciertas parejas o vínculos serían como el equivalente al sol del trópico, a los hidratos de carbono o al trabajo en una mina de carbón. Éste es un conocimiento sobre sí mismo que un paciente debe poseer al término de un tratamiento. Se trata de algo mucho más específico que la capacidad del paciente para detectar la patología de sus otros significativos. Es el reconocimiento de la propia estructura psíquica, de sus deseos, de sus angustias, de sus mejores aspectos y, también, de su vulnerabilidad. A partir de este conocimiento es factible dar respuesta a la pregunta: ¿qué personas, que medio circundante, potencian lo mejor de mí, cuáles activan mis aspectos más vulnerables, cuáles me desactivan?

CAPÍTULO IV

EL TRATAMIENTO: AMPLIACIÓN DE LA CONCIENCIA, MODIFICACIÓN DEL INCONSCIENTE

Ferenczi tiene el mérito de haber sido pionero en entender que: *a)* el tipo de patología del paciente requiere, para cada caso, una modalidad de intervención terapéutica que esté destinada específicamente a modificar aquélla; *b)* que la interpretación del contenido de la fantasía inconsciente es un recurso decisivo para el cambio terapéutico pero que no excluye otras formas de intervención; *c)* que el paciente debe colaborar activamente en el proceso de cambio. Con todo, la limitación esencial de la técnica terapéutica de Ferenczi radicaba, más que en los excesos que la desacreditaron en su momento, en la concepción psicopatológica de cuál era la causa del síntoma y cuál la forma en que éste se remediaría. Así, por ejemplo, cuando sostenía que la parquedad en las asociaciones resultaba de las satisfacciones sexuales encubiertas, para evitar las cuales prohibía que sus pacientes cruzasen las piernas en sesión y fuera de ellas, o los sometía a abstenerse de orinar durante muchas horas, o a abstinencia sexual, o que se atusasen reiteradamente el bigote o que se enfrascasen en intensos placeres artísticos, todo ello evidenciaba su adherencia a una teoría de la libido en que su distribución, supuestos estancamientos y descargas serían el origen de la represión y del síntoma. Por ello pensaba que la energía que se descargaría mediante ciertos actos sería sustraída de las representaciones, lo que las llevaría a permanecer no disponibles para la conciencia (Ferenczi, 1925). El fracaso de la experiencia innovadora de Ferenczi tiene que atribuirse, por tanto, no sólo a las resistencias de la comunidad psicoanalítica a aceptar cambios —ello desempeñó, sin duda, un papel importante— sino a las bases endebles sobre la que asentaba la comprensión de la psicogénesis del síntoma, lo que establecía el horizonte dentro del cual se podían mover las formas de intervención terapéutica que preconizaba. Pese a ello, cuando estimulaba a sus pacientes a fantasear activamente o a vivir estados emocionales o a asumir conductas que poseían tendencia a evitar, tenía claro que en muchos casos la asociación libre y el pensamiento son utilizados como defensas, especialmente cuando las asociaciones sirven para neutralizar al analista abrumándolo con el relato, o para evitar el sentir y el actuar.

Experiencia abortada la de la técnica activa, a la cual Ferenczi mismo hizo objeciones y matizaciones, pero que trataba de encarar una problemática válida: qué tipo de intervenciones, en cuanto a forma y a contenido, para qué tipo de pacientes. Problemática que interesó profundamente a Freud, como se refleja en *Nuevos caminos de la psicoterapia analítica*, trabajo que ha sido objeto de sólida represión en la literatura psicoanalítica y en el que, defendiendo la necesidad de un analista activo, sostuvo: «...Las variadas formas de enfermedad no pueden tramitarse por la misma técnica». Para ejemplificar, a continuación, con una propuesta terapéutica para ciertas fobias que vale mucho más por la orientación general que la inspira que por la solución específica que proponía: «Nuestra técnica creció en el tratamiento de la histeria y sigue ajustada a esa afección. Pero las fobias nos obligan a sobrepasar la conducta que hemos observado hasta el presente. Difícilmente dominará una fobia quien aguarde hasta que el enferno se deje mover por el análisis a resignarla: él nunca aportará al análisis el material indispensable para la solución correcta de la fobia. Tomen ustedes el ejemplo de un agorafóbico; hay dos clases, una más leve y otra más grave. Los enfermos de la primera clase sin duda sufrirán angustia cada vez que anden solos por la calle, pero no por ello dejan de hacerlo; los otros se protegen de la angustia renunciando a andar solos. Con estos últimos no se obtiene éxito si no se los puede mover, mediante el influjo del análisis, a comportarse como fóbicos de primer grado, vale decir a que anden por la calle y que luchen con la angustia en ese intento. Entonces, primero hay que mitigar la fobia hasta ese punto, y sólo después de conseguido esto a instancias del médico, el enfermo dispondrá de aquellas ocurrencias que posibilitan la solución de la fobia» (Freud, 1919a, pág. 161). Problemática sobre la necesidad de disponer de múltiples recursos técnicos, adaptados a las características específicas del caso, que reaparece continuamente en psicoanálisis sin que logre obtener un lugar de legitimidad en la técnica terapéutica, ya que para conseguirlo requeriría de una reformulación a fondo de la teoría de la cura.[62]

Cuando Freud descubre el poder del inconsciente para determinar hasta la más mínima acción del sujeto, paralelamente desarrolla su teoría terapéutica: los síntomas y la patología se resuelven haciendo consciente lo inconsciente, llenando las lagunas mnésicas, levantando la represión, recuperando los recuerdos infantiles, expresiones que consideró equivalentes. Su tesis básica, sostenida desde *El mecanismo psíquico de los fenómenos histéricos* (1893), fue que lo sustraído de la conciencia, alojado en el inconsciente, hacía de las suyas, regido por las leyes del funcionamiento de este sistema. La solución: incorporar lo excluido a la conciencia para que sometido a la «corrección asociativa» pasase a funcionar con la lógica de la conciencia, lógica de la normalidad. La terapia analítica debía consistir en una ampliación de la

---

62. Parte de este capítulo es una versión ampliada de lo que expusimos en otro lugar (Bleichmar, 1994).

conciencia, en un vaciamiento del inconsciente; cuanto más se recuperase de éste, más cerca de la normalidad estaría el sujeto.

Sin embargo, su práctica clínica se resistía a mostrarle los éxitos terapéuticos que la teoría del levantamiento de la represión parecía augurar. Frente a ello, Freud desarrolla una concepción de tipo instrumental para justificar por qué la sintomatología no se resuelve: el análisis no ha llegado a la suficiente profundidad, se requiere de la reelaboración, es decir, recorrer los efectos de lo reprimido en todas las ramificaciones; no basta comunicarle lo reprimido al paciente, éste lo debe descubrir por sí mismo; no es suficiente el recuerdo, lo debe revivir en la transferencia, con el afecto correspondiente, pues no se puede curar en «ausencia o en efigie». Con todo, la idea de base se mantiene sin modificación: si no se accede a la curación es porque siempre queda un resto, y cuanto más ampliemos la conciencia, cuanto mejor lo hagamos —uso de la transferencia, reviviscencia emocional, depuración de la técnica para· no contaminar con nuestra presencia lo que pueda emerger como genuino del paciente—, tanto más cerca estaremos de la meta.

Todo este edificio conceptual se construye sin profundizar en una paradoja: si el inconsciente prima, si es determinante, si la conciencia, como el mismo Freud sostiene, es un simple «órgano sensorial» que captura al inconsciente deformándolo, ¿puede la ampliación de la conciencia, de por sí, como único recurso, reestructurar al sujeto? *¿No hay una incoherencia en sostener, simultáneamente, que el inconsciente es determinante, siempre presente, no recuperable para la conciencia, y tener una teoría y una práctica de la cura que se centre exclusivamente en hacer consciente lo inconsciente?* ¿Acaso el cambio de estrategia para esta ampliación de la conciencia, el pasar desde la interpretación proferida por el analista, con todos los riesgos e inconvenientes que en este momento es común señalar, a un tipo de práctica en que sea el propio analizando el que lo haga, ayudado por el silencio del analista o por la pregunta —la clara o la enigmática— que abriría nuevos caminos, significan alguna diferencia esencial? ¿No implica un conciencialismo otorgar al saber consciente el carácter privilegiado de convertirse en la condición necesaria y suficiente de la reestructuración del sujeto?

Las resistencias dentro del inconsciente

Freud, no siempre desbordado por el optimismo sobre sus resultados terapéuticos, buscó explicación a los límites de su actuación y a sus fracasos terapéuticos, lo que le hizo ir más allá de satisfacerse puramente con la respuesta dada por el mejoramiento de la instrumentación de hacer consciente lo inconsciente, por hacer más y mejor de lo mismo. A partir de la década de los veinte el *impasse* terapéutico es planteado como teniendo su causa en aquello que ocurre en el seno mismo del inconsciente, por las peculiaridades que pueda éste tener, por las fuerzas que operan en su interior, y no solamente porque las resistencias del yo impidan la ampliación de la conciencia. Hacen su aparición en la teoría la compulsión de repetición, el masoquismo primario, la resistencia del ello, la resistencia del superyó. Dice Freud en *Inhibición, síntoma y angustia* (1926), luego de reafirmar que con relación a la resistencia del yo a hacer consciente lo inconsciente no tendría nada que añadir a lo ya expuesto: «En cambio, es cuestionable que ella sola recubra el estado de cosas que nos sale al paso en el análisis... tras cancelar la resistencia yoica, es necesario superar el poder de la compulsión de repetición, la atracción de los arquetipos inconscientes sobre el proceso pulsional reprimido; y nada habría que objetar si se quisiese designar ese factor como *resistencia de lo inconsciente*» (pág. 149, cursiva de Freud). Y agrega, poco después: «En cuanto a la cuarta clase de resistencia, la del ello, acabamos de hacerla responsable de la necesidad de reelaboración. La quinta resistencia, la del superyó, [...] se opone a todo éxito y, por tanto, también a la curación mediante el psicoanálisis». Más adelante, en el mismo trabajo: «Finalmente, cabe imaginar que las cosas no dejarán de ofrecer dificultades si un proceso pulsional que durante decenios ha andado por cierto camino debe de pronto marchar por uno nuevo que se le ha abierto. Podría llamarse a ésta *la resistencia del ello*» (pág. 209, cursiva nuestra).

Resistencia del ello al cambio, a *marchar por otros caminos*, que es algo completamente diferente de la resistencia a que algo devenga consciente. Resistencia, por tanto, en el propio inconsciente —el ello es el inconsciente por antonomasia—, por causas ajenas a las de la conciencia, y que tiene sus fundamentos en aquello que en el inconsciente esté inscrito —no igual para todos los sujetos—, en la calidad de las representaciones cargadas afectivamente, en «la viscosidad de la libido» (Freud, 1937a, 1938a), en la compulsión a la repetición, en la culpa inconsciente, en el superyó inconsciente.

De esta manera, en las dos últimas décadas de su vida encontramos a Freud realizando una cambio radical en su concepción del psiquismo, profundizando aún más la diferencia de lo inconsciente con respecto a la conciencia, no viendo en aquél solamente lo sustraído a ésta sino una estructura con *resistencias propias*, a punto tal que se le hace comprensible que la persona no cambie por el mero hecho de que cedan las resistencias del yo consciente y la conciencia se amplíe. Si con esto se aleja del momento en que sostenía que el inconsciente sólo deseaba emerger, manifestarse, y que era la conciencia la que se le oponía, lo que pasa a sostener supera el problema de la emergencia en la conciencia. La resistencia del inconsciente que está en juego no es a hacerse consciente, no es sólo la atracción de lo reprimido, no es la fuerza que desde abajo —el inconsciente— colabora con la fuerza que desde arriba incrementa la masa de lo reprimido. No, se trata de otra condición, que en los términos con que Freud trata de encarar el problema es formulada como compulsión de repetición o como «viscosidad de la libido». Las características del inconsciente de cada sujeto inciden para que la respuesta de los pacientes a las intervenciones ampliadoras de la conciencia resulten insuficientes para lograr una modificación en su forma de sentir y de actuar.

Una reformulación de tal magnitud hubiera necesitado, en aras de mantener la coherencia entre el nivel más general de la teoría —las nuevas propiedades atribuidas al sistema inconsciente— y la teoría sectorial de la cura, obligatoriamente subsidiaria de aquélla, de un replanteamiento de la forma de encarar el tratamiento: *si lo patológico no resulta exclusivamente de que algo no encuentre su lugar en la racionalidad de la conciencia, entonces la cura no puede buscarse únicamente mediante la modificación de la misma.* Pero en este punto, los desarrollos freudianos, al igual que siempre ha sucedido con la evolución de cualquier otra disciplina, se caracterizan por la asincronía, por el progreso en ciertas dimensiones esenciales de la estructura de la teoría junto al mantenimiento sin revisión de sectores que en la armazón de la misma le son dependientes. En cuanto a la teoría del tratamiento, Freud continuó creyendo hasta el final en el poder hegemónico del incremento del *saber consciente verbal* durante el análisis, provenga éste de la interpretación transferencial (Freud, 1938a), la reconstrucción o la construcción (Freud, 1937b), ofrecidas por el analista o elaboradas en colaboración con el analizando. Su concepción de la cura, y de los instrumentos con que ésta cuenta, estuvo en retraso con respecto a las reformulaciones que imprimió sin cesar a su teoría del inconsciente. Esto no significa que el problema no haya constituido una preocupación en su obra, como lo podemos ver cuando discute el problema de la doble inscripción —una en la conciencia y otra en el inconsciente— para intentar penetrar en la razón de por qué la comunicación de la interpretación no modifica al paciente (Freud, 1915b). Independientemente de la respuesta que diera al problema de la doble inscripción, allí estaba encarando la cuestión de que *hay inscripciones en el inconsciente que no desaparecen porque se las retraduzca a la verbalización consciente.*

La *interpretación mutativa* de Strachey (1934) circuló por los carriles creados por Freud en lo que a la teoría del tratamiento se refiere: el llegar a saber conscientemente, el experienciar en la transferencia que la figura del presente es diferente de la del pasado, es aquello que produce el cambio. Lo emocional-transferencial es el soporte para que la idea consciente tenga fuerza, pero el carácter de ser consciente es lo decisivo. Si su teoría de la interpretación mutativa hizo fortuna fue porque unió dos pilares a los que ningún analista podía permanecer insensible: papel transformador del hacer consciente lo inconsciente y trabajo en la transferencia, es decir, la corrección consciente de la transferencia inconsciente. El fantasma del pasado se disiparía si se contrastara en la conciencia con la realidad del presente. Por tanto, corrección cognitivo-emocional consciente.

La paradoja de una teoría del inconsciente como determinante y una confianza en el papel modificador del conocimiento consciente y verbal es llevada al extremo por la escuela kleiniana. Nadie como los partidarios de la misma pusieron tanto énfasis en la importancia de la fantasía inconsciente, en la que la cualidad de las relaciones inconscientes con los objetos internos es lo que determina las ansiedades, las defensas y los síntomas. Pero, a pesar de ello, llegaron a confiar ciegamente en que la comunicación verbal del analista, al incrementar el *insight* —aunque hablasen del «*insight* emocional» se trata de conocimiento consciente—, era lo que producía el cambio. Más aún, las interpretaciones preconizadas fueron siempre de una estructura lógica apabullante, propias del proceso secundario: «Porque tal cosa..., entonces usted siente, y como consecuencia...». Traduciendo al inconsciente, sin embargo, se le habla a la conciencia.

Frente a esta posición conciencialista, centrada en la interpretación como instrumento, se alzaron los partidarios de la escuela de Chicago, con su tesis de la experiencia emocional correctiva: lo que posibilitaría el cambio no sería el conocimiento sino el vivir experiencias diferentes, ahora promovidas por el analista, que contrarrestarían las malas experiencias anteriores (Alexander y French, 1946). La interpretación no podía constituir, por tanto, el recurso terapéutico. Todos sabemos del fracaso de esa propuesta, producto de sus propios errores, déficit teóricos, exageraciones, pero también de una institución analítica que se alarmó frente al cuestionamiento de la hegemonía de la interpretación como lo distintivo de la técnica analítica, ahogando con ello una problemática válida, aunque la respuesta dada por Alexander mereciera reparos.

Pero lo suprimido no es eliminado, cuando constituye un problema real. Antes que la escuela de Chicago, Ferenczi, y después Winnicott (1965, 1989), Balint (1952, 1968), Lacan y sus discípulos (Fundación del Campo Freudiano, 1984; Lacan, 1966, 1967-68; Laurent, 1984; Miller, 1984), Kohut (1977, 1984), Gedo (1979, 1981, 1988, 1993) y Thomä (1990) nos proponen modificaciones de la posición del analista, de su actitud, de su técnica. Un más allá de la interpretación, un analista más silencioso o, por el contrario más activo, un analista que haga acto, o un analista que apoye, que especularice, que valorice al analizando, o que deje que éste siga su camino, un analista que provea un espacio para pensar, que permita que el deseo emerja, un analista que no utilice la interpretación como elemento exclusivo de cambio, un analista que no se ofrezca como modelo identificatorio o que, al revés, permita la idealización y la identificación que compense el déficit, etc. Variantes contrapuestas, a veces en términos polares, pero que se unifican en cuestionar el papel de la interpretación. Igualmente Rosenfeld (1987), evolucionando desde un kleinianismo ortodoxo, en su trabajo póstumo alerta sobre los efectos negativos que tiene intepretar la envidia en pacientes severamente traumatizados. Sostiene que sólo cuando el paciente se siente aceptado, su envidia disminuye; o sea, *cierta actitud del analista* produce un cambio en el inconsciente que no lo logra la interpretación, por más que ésta pueda ser aparentemente adecuada en cuanto descripción del estado emocional del analizando. En la misma línea, Ogden (1982), y los trabajos recientes de Meissner (1991) y de Myerson (1993), enfatizan el lugar que la relación terapéutica ocupa en el cambio sintomal y caracterólogico. No sería lo que dice el analista lo decisivo sino lo que hace, incluso lo que hace con lo que dice, el significado del vínculo que establece más allá del contenido semántico de su interpretación.

Se podrían entender todos estos planteamientos como una modificación de la técnica que contrarresta los excesos de la interpretación, que palia sus déficit y peligros, o que conservándola, sea capaz de incrementar sus potencialidades, de encontrar el momento adecuado, sabiendo esperar para enunciarla, para construirla, teniendo en cuenta al analizando, posibilitando que sea éste quien la formule o que, por lo menos, comparta su construcción. Pero ¿se trata simplemente de un problema de la técnica, de no ser intrusivo, de no repetir el avasallamiento que el analizando pudiera haber sufrido en su infancia, o nos encontramos ante algo de mucho mayor alcance? ¿Es una cuestión que se puede resolver con la propuesta de una posición básica del analista, una especie de actitud universal válida para cualquier tratamiento? O, en realidad, nos enfrentamos ante la necesidad del desarrollo de una teoría del tratamiento que incorporando con todo rigor el papel que se cree tiene el inconsciente, que siendo consecuente con la primacía que se le otorga, se proponga como problema la cuestión de cómo modificarlo. Inconsciente, por otra parte, que tampoco puede ser encarado bajo una única forma de intervención dado que su organización es múltiple, como acabamos de ver en capítulos anteriores. Modificación del inconsciente que una vez fijado como objetivo de cualquier cura que no quiera quedarse en mero conciencialismo nos arrastra a las preguntas: ¿cómo, con qué instrumentos, con la palabra, con la actitud, con la cualidad de la relación terapéutica, con la acción (Wachtel, 1987)? Y, sobre todo, ¿en qué dirección, con qué metas? ¿Iguales éstas para no importa qué tipo de paciente?

Modificación del inconsciente que en algunos casos consistirá en contrarrestar algo existente pero que en otros tendrá como objetivo el *contribuir a crear algo que nunca existió*. Es lo que vimos con cierto detalle en el capítulo anterior y a lo que apunta claramente Balint (1968) cuando plantea lo que denomina «nuevo comienzo»: en el proceso analítico, además de levantarse la represión —permitir que algo existente emerja— se posibilita que se constituya lo que previamente no estaba. Línea que es retomada por todos los autores que ven el proceso terapéutico como encaminado a superar aquello que engloban como «detenciones en el desarrollo» (Stolorow y Lachmann, 1980) y, por tanto, a proporcionar al sujeto la oportunidad de ensayar caminos que nunca pudo imaginar que existieran. Y por caminos no nos referimos exclusivamente a nuevas relaciones de objeto o a conductas en el mundo externo sino a formas de sentir y de pensar.

¿Es la interpretación prescindible?

Si el psicoanálisis se ocupa del estudio del inconsciente, si por lo que acabamos de exponer la modificación de éste es indispensable, se podría argumentar que lo que sucede en la conciencia no cuenta, que el psicoanalista debe dirigirse al inconsciente. La hipótesis, como ocurre con todo radicalismo, presenta atractivos. No obstante, podemos esgrimir en contra de ella serias objeciones. La primera surge de la propia experiencia analítica que nos muestra que el saber de la conciencia, su ampliación, el levantamiento de la represión, produce importantes modificaciones. Hacer consciente la culpa inconsciente, los deseos masoquistas, los deseos que subtienden los grandes lineamientos de un proyecto de vida, el goce del sadismo, las negaciones omnipotentes de las angustias o de la realidad exterior, las defensas frente a los impulsos o en contra de la reemergencia de las situaciones traumáticas —la lista que podríamos hacer sería interminable—, marca para mucha gente la diferencia entre salud y enfermedad, entre sufrimiento atroz y paz interior, y posibilita las sublimaciones y el crecimiento en todos los terrenos. En este sentido, la ampliación de la conciencia, y la interpretación como un medio de llevarla a cabo (Coderch, 1990, 1995; Etchegoyen, 1983, 1986), no sólo no podrían ser relegadas sino que se trata de profundizar en las razones por las cuales actúa (Laplanche, 1992a; Spence, 1982).

Sería este argumento, basado en la probada eficacia terapéutica de hacer consciente lo inconsciente, motivo suficiente para que siguiéramos otorgando a este objetivo el mismo papel relevante que Freud le asignó en los comienzos del psicoanálisis, y a la interpretación un lugar destacado dentro del tratamiento.[63] Pero existe otra razón: si la conciencia está subordinada al inconsciente, al mismo tiempo es la única que permite al ser humano algún grado de libertad, la que le ofrece la posibilidad de no ser guiado ciegamente por su inconsciente. El racionalismo negador del inconsciente ha hecho agua, pero el irracionalismo que afirma que la única verdad serían la pulsión y el inconsciente nos amenaza como agujero en el que no faltan voces, sobre todo con las teorías de la posmodernidad, que nos alientan a sumergirnos. El racionalismo freudiano fue un intento de no solventar mediante la simplificación esas fuerzas que organizan la conducta humana: reconocimiento del inconsciente, de su poder, pero también de la conciencia. La segunda teoría del aparato psíquico, a pesar de todas las limitaciones que se le puedan encontrar, nos parece muy superior a una teoría sostenedora de un inconsciente y una conciencia en oposición, pues ésta nos clava en la disyuntiva: o la conciencia es la normalidad y el inconsciente lo patológico —la primera op-

---

63. Para un examen de la complejidad de la interpretación en psicoanálisis, véase Coderch, 1995; Etchegoyen, 1983; Gedo, 1979; Israël, 1993; Laplanche, 1992a; Lomas, 1987; Meissner, 1991; Schwaber, 1990; Spence, 1982.

ción de Freud en *Historiales sobre la histeria*—, o su reverso, la verdad está en el movimiento del inconsciente y la conciencia es pura deformación, adaptación, mala fe —la solución lacaniana.

Nos preocuparía que nuestro acento en la necesidad de modificar el inconsciente, nuestra crítica al conciencialismo y al verbalismo, sirvieran para tener un lugar entre los defensores de una concepción ideológica que tanto daño ha causado y sigue causando, la que sostiene que el objeto de estudio del psicoanálisis es sólo el inconsciente, como si su articulación con la conciencia no hubiera constituido una preocupación desde sus orígenes y a todo lo largo de la obra de Freud. Los que defienden esta tesis se tendrían que preguntar, en bien de la coherencia y para romper la disociación teoría-clínica, si están dispuestos a renunciar, como analizandos o como analistas, en el curso del tratamiento propiamente dicho, es decir en el interior de la sesión —no antes ni después—, a cualquier comprensión consciente de las motivaciones de la conducta, de la historia reconstruida en la transferencia, a toda intervención en forma de aclaración, esclarecimiento o interpretación, a cualquier intercambio verbal dirigido a la conciencia del interlocutor. No se eliminaría este requisito si se renunciase a la interpretación dada por el analista pero se aceptase que sea el propio analizando el que accediera a una comprensión que él mismo se formula en términos conscientes, pues el problema no consiste en quién es el agente que enuncia la interpretación sino en el hecho de que se trata de una construcción por y para la conciencia. Si no se hiciera abandono absoluto de todos los recursos que acabamos de mencionar, a pesar de preconizarse que el psicoanálisis tiene como objeto de estudio al inconsciente, en la práctica clínica del psicoanálisis se le estaría otorgando un papel significativo a la conciencia. Por nuestra parte sostenemos, aun cuando sea herejía para un cierto fundamentalismo que apela al arma de la descalificación, que el psicoanálisis no es sólo una teoría del inconsciente ni su objeto de estudio es exclusivamente éste. Se pueden repetir estas aseveraciones, y en el consenso narcisizante encontrarse apoyo, pero al psicoanálisis le interesa todo el psiquismo, y por ello es un campo de investigación abierto a la comprensión del inconsciente, por supuesto, porque hasta él casi nada se sabía, pero, también le interesa —y no puede ni debe renunciar a ello— el conocimiento del funcionamiento de la conciencia, de las influencias mutuas entre estos dos sistemas, el estudio de cuáles son las condiciones bajo las que cada sector produce efectos. Con una consecuencia derivada en el plano terapéutico, necesidad de un doble nivel de intervención: sobre el inconsciente y sobre la conciencia. Si el péndulo estuvo mucho tiempo detenido del lado del conciencialismo y del verbalismo, con la interpretación como su eje, no se trata ahora de inmovilizarlo del lado de las intervenciones sobre el inconsciente, menos aún de recurrir a un «real» metafísico relacionándolo con el «acto analítico» —la posición lacaniana—, sino de permitir que haga su recorrido entre los múltiples lugares por los que puede y debe circular. Lo que nos conduce a la cuestión que será motivo de reflexión en el próximo apartado.

Los efectos inconscientes de la interpretación

Ningún analista discutiría que la interpretación formulada por el analista al analizando, al igual que cualquier otro discurso, tiene un contenido manifiesto y un contenido inconsciente, que el contenido manifiesto, aun cuando resultase adecuado a la situación analítica, está básicamente determinado por el inconsciente del analista, que en el contenido manifiesto de la intervención analítica se deslizan los deseos inconscientes y que, en tanto contenido manifiesto, es un producto de transacción que siempre llevará las huellas del inconsciente. La interpretación tiene en su construcción misma la marca del inconsciente del analista: las palabras elegidas, las metáforas implicadas en lo que dice el analista; el momento en que interviene está determinado por sus deseos, ideales, temores. Pensar de otra manera sería crear una extraterritorialidad para el discurso del analista. Sobre este punto aparentemente no habría mayores dificultades entre los analistas: sabemos que debemos de estar alerta a nuestra contratransferencia, a las desviaciones patológicas de ésta; pero también se dice que si atendemos a la contratransferencia, si saneamos su participación en el proceso analítico, entonces la interpretación actuará por lo que dice —*por su contenido manifiesto*— y que la respuesta del analizando a la interpretación, distorsionando lo que el analista dijo al capturarlo dentro de sus fantasías transferenciales, debe ser el nuevo punto de observación. La mecánica del tratamiento sería supuestamente la siguiente: el analizando dice y hace algo, el analista interpreta desde su posición de analista objetivo el significado de la conducta del analizando, el analizando deforma —por transferencia— la interpretación, el analista interpreta la deformación y la motivación de esa deformación, el analizando vuelve a deformar asimilando lo interpretado dentro de su propio código/fantasía, el analista vuelve a trabajar sobre esa deformación, y así en un proceso lento, pero con una direccionalidad asegurada, se irían modificando las distorsiones transferenciales hasta que emergería en la mente del paciente el analista real.

Lo cuestionable de esta forma de entender el proceso obligó a la reformulación que hoy conocemos como la teoría de la situación analítica en tanto campo dinámico, es decir, del proceso analítico como construido por el analizando y el analista: la transferencia dando vida a la contratransferencia, y ésta a aquélla en una circularidad en la que no se puede fijar punto de partida sino constatar el proceso y mostrar los puntos de inflexión (Levine, 1994; Urtubey, 1994) A estas alturas del desarrollo del psicoanálisis no habría lugar para la ingenuidad de pensar que el analista interpreta un existente al que sería ajeno en su construcción (Gill, 1987; Goldberg, 1994). Tampoco para dejar de reconocer el abuso de sentido que la interpretación conlleva y la necesidad de no desalojar al paciente de la posición de intérprete privilegiado de sus propias producciones (Schwaber, 1990, 1992, 1995; Stolorow, y otros, 1987), porque cuando se hace, ello sólo puede fomentar la omnipotencia del analista. Si el paciente puede ser arrastrado por sus resistencias y deseos —y de eso no cabe duda—, el analista no se halla inmune a peligros parecidos.

Pero si todo está tan claro, ¿dónde reside el problema? En que aunque se acepta en general, una vez que se reconoce es frecuente que se siga creyendo que si el analista se coloca en una posición adecuada, en la actitud técnica correcta, entonces lo que suceda tendrá el carácter de un proceso natural, sometido a sus propias vicisitudes, y él no será pasible de la acusación de torcerlo. Vicisitudes del desarrollo natural del tratamiento que según las escuelas tomaría distintas formas, desde el despliegue de las transferencias no interferidas por la «mala técnica analítica», hasta la posibilidad para el analizando de retomar el desarrollo interrumpido de un *self* verdadero, sepultado bajo el «falso *self*», *self* verdadero que al retener todo su potencial no habría más que darle la oportunidad, al no interferirlo, para que se expanda. Resulta frecuente en la actualidad contraponer el silencio promovido por ciertas corrientes del análisis a la actitud de aquellos que interpretan. En realidad, los partidarios del silencio, como los de la interpretación, comparten un supuesto rousseauniano del buen salvaje aplastado por fuerzas perjudiciales. Para algunos defensores de la interpretación, si mediante ella liberamos a la persona de sus represiones, de sus defensas, todas las energías consumidas se pondrán en marcha y el camino a la normalidad quedaría asegurado. Para los abogados del silencio, si no ahogamos al paciente con interpretaciones, si no le imponemos nuestro deseo entonces su deseo podrá circular y con ello se garantizaría un despliegue hacia la salud —por más equívoca que sea su caracterización—, la cual sin buscarla, precisamente por no buscarla, termina siendo el premio.

Estamos convencidos de que la expresión «posición del analista», que hizo tanta fortuna, es una formidable defensa por parte del analista: si él se ubica en esa posición, si se «depura» de desear guiar a su paciente, entonces todo está garantizado, no tiene que preocuparse de examinar cada intervención, la que realiza y la que supuestamente no realiza —silencio, hacerse el muerto, inmovilidad, que son tan intervenciones como las otras— y de comprobar cómo ella afecta al inconsciente. La supuesta posición del analista como posición universal otorga una identidad y ahorra preocupaciones. Por ello es lo primero que hemos visto repetir como estereotipo a todos los que se inician en la práctica del psicoanálisis. El psicoanálisis surgió con la marca del intento del analista de negar su papel decisivo en guiar el proceso: la neutralidad analítica, en la que creyó Freud y que, sin embargo, puso en tela de juicio, con total crudeza y detalle en el apartado sobre la técnica psicoanalítica en *Esquema del psicoanálisis* (1938a), que constituye la exposición más clara de que disponemos acerca de cómo la intervención analítica moldea al analizando Todos los psicoanalistas retomamos el mito de la neutralidad analítica, bajo distintas variantes, aunque cada uno pensemos que son los de las otras escuelas los que perturbarían el curso del análisis. Fantasía de neutralidad analítica que encuentra su mejor manifestación sintomática en la palabra con la cual nos place definirnos, «psicoanalistas», en donde «analistas» actúa de sostén del deseo de mantener la ilusión que no construimos sino que sólo ponemos al descubierto —analizamos— lo existente.

Pero lo que acabamos de afirmar nos dejaría en el mismo nivel de generalidad que siempre hemos cuestionado, y sabemos que no hay ningún paradigma que pueda avanzar si no aporta conocimientos particulares, ya que a una ideología no se la supera con otra ideología, sino con los avances específicos que la nueva concepción permite. Una vez que se ha sostenido que el análisis es una cuestión de dos, que la transferencia / contratransferencia se dan vida mutuamente, que no importa lo que haga o deje de hacer el analista, que él siempre codetermina el proceso, debemos preguntarnos sobre los efectos en el inconsciente, para cada analizando, de cada tipo de intervención analítica y de sus variantes, sea la interpretación, el silencio, la pregunta, la contención emocional, el mantenimiento del encuadre o su modificación.

Neutralidad analítica y posición emocional del terapeuta

No cabe duda de que un factor decisivo en todo tratamiento es la empatía del analista (Kohut, 1971, 1977, 1984; Lebovici, 1994), pero también se requiere de algo más: para que en el paciente puedan emerger ciertos estados afectivos es necesario que estados homólogos se hallen presentes en el analista. Los estados de ternura, de excitación y placer por el encuentro, de complicidad en las miradas, de alegría por la alegría del otro sólo pueden existir en la intersubjetividad. No se puede contar con placer un chiste si el otro no se ríe, pues lo que se busca es, precisamente, provocar esa risa. Esta dependencia de la intersubjetividad para que determinadas manifestaciones afectivas se desplieguen es de importancia para una fundamentación de cuál debe de ser la *posición emocional del terapeuta*. ¿Basta con una actitud de empatía o en algunos casos se requiere que el terapeuta pueda desplegar ciertos estados emocionales que abrirán el campo para que éstos puedan emerger en el paciente? Pensamos concretamente en los pacientes deprimidos, desvitalizados, en que la actitud de comprensión empática por parte del terapeuta de lo mal que se sienten, acompañada de un tono afectivo de compasión por el sufrimiento del paciente, debido a la tonalidad afectiva depresiva que asume el discurso del terapeuta, termina por reforzar el estado depresivo del paciente. Más aún, si la palabra como proveedora de significados es diferente del afecto, hablar con tono monocorde sobre la falta de vitalidad del paciente, de las causas de ésta, en este caso ¿qué predominará, la verdad contenida en la interpretación o el estado afectivo que el terapeuta crea con su estado afectivo? El fenómeno del *entonamiento*, estudiado por Stern (1985), indica que más allá de la semántica, del significado de la frase, a lo que «entona» el paciente es al estado emocional del terapeuta y a dimensiones tales como la vitalidad, la intensidad, a lo que este autor denomina «contorno». Si el paciente ha tenido padres desvitalizados hay un agujero en su vida emocional: no es que los afectos estén reprimidos, pero sean poderosos en el inconsciente, sino que se hallan abortados en su desarrollo. Por más que el terapeuta le explique, a través de una reconstrucción, que es eso lo que le ha pasado no se activarán los abortados en su desarrollo. Sólo la emocionalidad del terapeuta podrá aportar algo que vaya más allá del valor semántico de las palabras.

Sabemos de los riesgos de imponer al paciente nuestros estados emocionales, de las cautelas que debemos tener al respecto, de los excesos de las técnicas activas, del uso del paciente para satisfacer necesidades emocionales del terapeuta, todo lo cual condujo a una ascesis emocional por parte del analista, ascesis más que válida. Pero también sabemos del carácter iatrogénico de una técnica monocorde en que la emocionalidad del analista no se adecua a lo que el paciente requiere. Pues de esto se trata: una *posición emocional instrumental* por parte del analista en que éste no sea monocordemente hiperemocional —bajo la coartada de la espontaneidad, cuyos excesos todos conocemos— ni tampoco monocordemente frío, sereno, máquina lógica que favorece la intelectualización. Así como la figura parental es indispensable para que el niño pequeño pueda ir diferenciando distintos tipos de afectos, para que pueda tolerar afectos contradictorios, y para darles un nombre a los mismos, el terapeuta posibilitará que esto suceda si cumple la función de captar la diversidad de afectos del paciente pero, por encima de todo, si responde a la necesidad del paciente que ese afecto le sea reconocido y aceptado. Si el paciente tiene necesidad de bloquear, de disociar, de actuar para no sentir un estado afectivo, es porque teme que la respuesta del terapeuta sea traumática: rechazante, amenazante, o de indiferencia afectiva (Stolorow y otros, 1987).

«VERDAD AFECTIVA» DE LA INTERPRETACIÓN: BALANCE ENTRE EL PLACER DE LA REPETICIÓN Y EL PLACER DEL CAMBIO

Es bastante frecuente que se considere que la interpretación es la que preservaría la neutralidad analítica, es decir, la que constituye el instrumento de un analista que no ideologiza, que no sugestiona, que no apoya, que se limita a hacer consciente lo inconsciente a fin de poner a disposición del analizando una información que le permitiría a éste elegir mejor su destino. Se contrapone así el verdadero análisis a las técnicas que hacen uso de la influencia de la persona del analista para producir modificaciones. Más aún, cuando un analista desea mostrar su fidelidad a la buena técnica, generalmente hace hincapié en que su actividad consiste sólo en interpretar, queriendo implicar con ello que no sugestiona. Pero la pregunta que podemos formularnos es: ¿en qué radica el poder de la interpretación para producir el cambio? ¿Es por la verdad intelectual que implica, o ésta se debe apoyar en algún otro elemento que le preste fuerza decisiva?

El obstáculo al cambio terapéutico depende de que la resistencia tiene por objetivo evitar afectos displacenteros que el sujeto no puede soportar y, también, que produce gratificaciones que resulta difícil abandonar. Para que la interpretación de la resistencia al cambio pueda competir con la resistencia debe producir una gratificación que sea mayor que la que provee la repetición de las formas habituales de funcionamiento. Hay un problema de economía psíquica del placer: *el resultado del enfrentamiento entre resistencia e intervención terapéutica depende exclusivamente de cuál de las dos fuerzas sea capaz de inclinar de su lado la cuota final de placer producida.*

¿De dónde deriva el placer que produce la aceptación transformadora de la interpretación? De múltiples fuentes: *a)* del amor de transferencia —esquemáticamente, se come para mamá y se superan las resistencias para el analista—; *b)* por la *promesa* al sujeto de un placer futuro; *c)* por el placer narcisista que el paciente experimenta cuando se representa como cambiando.

Puede llamar la atención que digamos de manera tan taxativa que la interpretación debe proveer una cuota de placer, pues enseguida surge el contraejemplo: ¿y la interpretación que señala algo profundamente desagradable para el paciente? Si ella es aceptada es sobre el fondo de que *promete* —ya volveremos a la interpretación como promesa— algo a cambio: «Sufro ahora, pero para algo que en el futuro significará salud, bienestar, etc.», o «sufro pero gracias a ello obtengo el amor del analista que valora mi sufrimiento como testimonio de mi valía y deseo de cambiar». Por tanto, la pregunta que debemos hacernos cada vez que interpretamos es: ¿la interpretación, además de la verdad cognitiva de poner al descubierto el inconsciente, en qué *verdad afectiva* se está apoyando para que el paciente la acepte y tenga poder de cambio? Porque una interpretación que no tenga *verdad afectiva*[64] es inútil desde la perspectiva del cambio terapéutico. El analista se puede quedar con el sentimiento de haber cumplido su misión, pero su mensaje no tiene efectividad.

Lo que nos vuelve a plantear la cuestión de la sugestión en el tratamiento analítico. Freud (1916-1917), en la conferencia 28, diferencia «suges-

---

64. Con la expresión *verdad afectiva* queremos introducir una dimensión que consideramos muy importante: aquello que es sentido como verdad en base a la repercusión emocional que posee para el sujeto, porque es cargado libidinalmente, porque gratifica deseos que le son importantes.

tión directa», grosera, de la sugestión que forma parte de la terapia analítica, sugestión que se encarga de mostrar en múltiples pasajes: «La terapia analítica hinca más hacia la raíz, llega hasta los conflictos de los que han nacido los síntomas y se sirve de la sugestión para modificar el desenlace de esos conflictos» (pág. 410). «La pieza decisiva del trabajo se ejecuta cuando en la relación con el médico, en la «transferencia», se crean versiones nuevas de aquel viejo conflicto, versiones en las que el enfermo querría comportarse como lo hizo en su tiempo mientras que uno, reuniendo todas las fuerzas anímicas disponibles —Freud se refiere a las del paciente— lo obliga a tomar otra decisión» (pág. 413). «Pero la nueva lucha en torno de este objetivo es elevada, con el auxilio de la sugestión médica, al estadio psíquico más alto; transcurre como conflicto normal» (pág. 414). «Este cambio es posibilitado por un cambio en el yo, que se consuma bajo la influencia de la sugestión médica» (pág. 414). «Me han preguntado por qué en la terapia psicoanalítica no nos servimos de la sugestión directa, ya que admitimos que nuestra influencia se basa esencialmente en la transferencia, vale decir en la sugestión» (pág. 408). «En el psicoanálisis trabajamos con la transferencia misma... Así se nos hace posible sacar provecho del poder de la sugestión» (pág. 411). «Ahora espero haberles aclarado aquello en lo cual nuestra manera de aplicar terapéuticamente la sugestión se diferencia de la única posible para la terapia hipnótica» (pág. 411).

Todo esto después de acabar de señalar en la conferencia 27: «Si el enfermo tiene que librar, batalla por batalla, el conflicto normal con las resistencias que le hemos señalado en el análisis, necesita de una impulsión poderosa que influya sobre la decisión en el sentido deseado por nosotros, el que lleva al restablecimiento. De lo contrario podría suceder que resolviera repetir el desenlace anterior y dejar caer de nuevo en la represión lo que se había elevado hasta la conciencia. *Lo que decide el resultado de esa lucha no es su penetración intelectual —que no es lo bastante intensa ni libre para ese logro— sino únicamente su relación con el médico.* En la medida en que su transferencia es de signo positivo, reviste al médico de autoridad y presta creencia a sus comunicaciones y concepciones. Sin esa transferencia, o si es negativa, ni siquiera prestaría oídos al médico o a sus argumentos... Por tanto, en general, un ser humano es accesible también desde su costado intelectual en la medida en que es capaz de investir libidinosamente objetos; y tenemos buenas razones para reconocer y temer en la magnitud de su narcisismo, una barrera contra la posibilidad de influirlo, aun mediante la mejor técnica analítica» (Freud, 1916-1917, pág. 405, cursiva nuestra).

Ante esta posición de Freud se suele invocar el argumento de que son trabajos de la época en que Freud no analizaba las resistencias, que aún no aplicaba todo los desarrollos de la segunda tópica. Sin embargo, en *Esquema del psicoanálisis* (Freud, 1938a), verdadero testamento teórico-técnico, vuelve a plantear la importancia de la influencia otorgada por la transferencia para conseguir cualquier modificación terapeútica. Por la importancia de este trabajo nos detendremos con una cierta minuciosidad[65] en su capítulo VI, el denominado «La técnica psicoanalítica». En él, Freud nos habla de las tareas del yo, no del yo representación sino del yo función (Laplanche, 1970), es decir del conjunto de funciones a las que agrupa bajo esta denominación: percibir, recordar, apartar ciertas representaciones de la conciencia mediante la acción de las defensas, diferenciar percepción de pensamiento, captar significaciones convencionales colectivas, controlar la descarga pulsional, etc.[66] Dice: «El yo está debilitado por el conflicto interior y nosotros tenemos que acudir en su auxilio» (pág. 173), para lo cual propone un medio: «Nuestro saber debe remediar su no saber, debe devolver al yo del paciente el imperio sobre jurisdicciones perdidas de la vida anímica. En este pacto consiste la situación analítica». Pero la colaboración del paciente no se sostiene en la racionalidad de la tarea que le propone el analista: las transferencias, la positiva y la negativa, intervienen como el factor decisivo: «Mientras es positiva nos presta los mejores servicios... se convierte en el genuino resorte que pulsiona la colaboración del paciente...» (pág. 175). Y, para que no queden dudas sobre el uso de la transferencia positiva, de la influencia que ésta produce sobre la vida psíquica del paciente y de su ayuda en el tratamiento, dice: «La relación transferencial conlleva, además, otras dos ventajas. Si el paciente pone al analista en el lugar de su padre (o de su madre), le otorga también el poder que su superyó ejerce sobre su yo, puesto que estos progenitores han sido el origen del superyó. Y entonces el nuevo superyó tiene oportunidad para una suerte de *posteducación* del neurótico, puede corregir desaciertos en los que incurrieron sus padres en su educación (cursiva de Freud). Es verdad que cabe aquí la advertencia de no abusar del nuevo influjo. Por tentador que pueda resultarle al analista convertirse en maestro, arquetipo e ideal de otros, crear seres humanos a su imagen y semejanza, no tiene permitido olvidar que ésa no es su tarea en la relación analítica, e incluso sería infiel a ella si se dejara arrastrar por su inclinación. No haría entonces sino repetir un error de los padres, que con su influjo ahogaron la independencia del niño, y sustituir aquel temprano vasallaje por uno nuevo. El analista debe, no obstante sus empeños por mejorar y educar, respetar la peculiaridad del paciente. *La medida de influencia que haya de considerar legítima* estará determinada por el grado de inhibición del desarrollo que halle en el paciente. Algunos neuróticos han permanecido tan infantiles que aún en el análisis sólo pueden ser tratados como unos niños» (pág. 176, cursiva nuestra).

Si nos hemos extendido en este pasaje, es decir, en la selección exclu-

---

65. Éste es un capítulo que ha sido sometido al olvido en ciertos medios psicoanalíticos, especialmente por parte de la escuela lacaniana, pues muestra cómo su proyecto es radicalmente opuesto al freudiano, a pesar de haberse reclamado como su más fiel seguidora y haber hecho terrorismo ideológico con la presunta vuelta a Freud.

66. Para un examen del concepto del yo función, véase el capítulo sobre el superyó.

yente de los momentos dialécticos contrapuestos que en él se desarrollan entre influir y respetar la autonomía del paciente, es porque es donde podemos reconocer las bases de distintas posiciones y escuelas en cuanto a la técnica analítica. El aprovechar que el paciente, por transferencia, otorgue al analista el lugar de su superyó corresponde a lo que Strachey (1934) denominó superyó auxiliar, primer tiempo que encaminaría hacia la interpretación mutativa. Posición del analista que es practicada, aunque nunca sea reconocido, por las escuelas cuyos miembros ejercen un control total sobre el paciente, ubicándose como árbitros de lo que sucede en su inconsciente, al cual leerían como un mapa abierto. La posteducación corresponde a la experiencia emocional correctiva de Alexander de la escuela de Chicago y, más actualmente, a Kohut y las distintas corrientes por él influenciadas. El alertar sobre no ahogar la independencia del paciente, a todos los que enfatizan la abstinencia del analista, desde los partidarios de un silencio casi absoluto hasta los analistas como Schwaber (1990, 1995) que, en su exquisito intento de defender la existencia de múltiples mundos emocionales y visiones de la realidad, colocan al paciente más cerca de la verdad de su inconsciente que lo que pudiera estar el analista, siendo el analista una especie de antropólogo extranjero que debe suspender sus propios valores y visiones para entender el sentido de una cultura que si no fuera por los informadores se le escaparía. La mención que hace Freud de los pacientes que han permanecido en un estado infantil, la reencontramos como fundamento de las corrientes actuales que hablan de trastornos por déficit (Killingmo, 1989, 1995).

El pasaje mencionado muestra la cautela de Freud frente al intervencionismo, y su cautela, no menor, en no dejar abandonado al paciente a su propia suerte, al poder de la resistencia, a la compulsión a la repetición. Pero sería un error creer que se trata de estar en el término medio, de encontrar el equilibrio entre influenciar y dejar libre al paciente. Lo que plantea Freud es otra cosa: tener en cuenta las peculiaridades del paciente y en función de ellas, *y del momento del tratamiento,* hacer recaer el peso de la forma de intervención del analista de uno u otro lado de ese par influenciar/autonomía. Por ello es tan decisivo dentro de la cita el fragmento en que dice «*La medida de influencia que haya de considerar legítima* estará determinada por el *grado de inhibición del desarrollo* que halle en el paciente» (cursiva nuestra). Es decir, que el analista determinará su forma de intervención, y con ello el grado de influencia, de acuerdo al caso particular y no en base a una posición que se aplicaría universalmente.

Radica ahí la causa de que Freud, después de haber descartado dialécticamente que nos convirtamos meramente en educadores, vuelve a aceptar este rol, pocas páginas después: «Al comienzo... hacemos que se nos transfiera la autoridad de su superyó, lo *alentamos* a aceptar la lucha en torno a cada exigencia del ello y a vencer las resistencias que así se producen. Y al mismo tiempo restablecemos el orden dentro de su yo pesquisando contenidos y aspiraciones que penetran desde lo inconsciente y despejando el terreno para la crítica por reconducción a su origen. En diversas funciones servimos al paciente como autoridad y sustituto de los progenitores, como maestro y educador, elevamos los procesos psíquicos dentro de su yo al nivel normal, mudamos en preconsciente lo devenido inconsciente y lo reprimido, y de ese modo reintegramos al yo lo que le es propio» (1938a, pág. 181, cursiva nuestra).

Esta actitud de Freud de idas y vueltas entre influenciar, educar, usar el poder de sugestión de la transferencia como instrumento de cambio, y respetar la personalidad del paciente —no convertirnos en sus mentores—, es la que refleja la complejidad del problema. Actitud muy diferente, por otra parte, de aquella otra en que se mistifica la realidad del proceso analítico, defendiéndose la imagen de un analista supuestamente neutro, que sólo revelaría el inconsciente o ocuparía el lugar que se ha llamado, en la escuela lacaniana, del «muerto», y que estaría garantizando, con su presencia que el deseo circule, que el inconsciente se despliegue y produzca. Vemos, en cambio, a un Freud preocupado por dar respuestas a los problemas que la terapia analítica plantea, no por ofrecer una ideología grata a los sentimientos de autonomía que todos poseemos.

Por otra parte, no puede menos que producir curiosidad que a esta altura del conocimiento aportado por la lingüística se pueda seguir sosteniendo que la interpretación actúa por la información que transmite al paciente sobre su inconsciente, es decir que un enunciado o un conjunto de enunciados puedan tener exclusivamente un valor informativo, dejándose de lado el aspecto conativo —la inducción a una cierta acción, debiéndose tomar acción en el sentido amplio de orientar la fantasía, el deseo, la conducta en una dirección—. Desde los trabajos de Bühler sobre la función «apelativa» del lenguaje, hasta Jacobson con la función «conativa», o el trabajo de Malinowski sobre la función creadora de vínculos del mensaje más allá de su significado explícito, resulta imposible restringir la interpretación a su valor referencial, pues ello implica desconocer no un concepto en particular sino todo un campo del conocimiento, el de la pragmática del lenguaje (Nöth, 1995) y el de la retórica. Función retórica que es la que destaca Roussillon (1995): «Sin embargo, junto a estos registros del funcionamiento del aparato del lenguaje, ahora muy clásicamente descritos, se ejerce también una función retórica sobre la cual los psicoanalistas se han mostrado más discretos. Por función retórica designo la *influencia inconsciente* que la prosodia, el ritmo, la organización estilística de la discursividad ejercen sobre el auditor» (pág. 1502, cursiva nuestra); agregando: «El aparato del lenguaje deviene un aparato de acción a través del lenguaje» (pág. 1503). «Se puede, entonces, tratar tanto de un acto de palabra destinado a transmitir al otro un pensamiento, un movimiento psíquico un fantasma... como de un acto de palabra que *actúa a través del lenguaje un movimiento pulsional directamente «descargado» dentro del otro, sin verdadera ligazón preconsciente pensada*» (pág. 1468, cursiva nuestra).

Si bien Roussillon no se refiere explícitamente a la palabra del analista, ¿cómo podría éste escapar cuando se dirige al paciente a esa propiedad universal del lenguaje en la comunicación humana? ¿Es que acaso cuando el que habla es el analista, por el hecho de serlo, su palabra no está atravesada por su inconsciente, por sus pulsiones, por su afectividad amorosa u hostil, por sus deseos? Basta vernos a los psicoanalistas en nuestras instituciones psicoanalíticas discutiendo con los colegas cuestiones teóricas para convencernos de que nuestra larga formación, incluido el análisis personal, no nos ha hecho perder nada de lo humano y de las pasiones del inconsciente.

Pero ¿y el silencio del analista? Nuevamente se ha adolecido en cuanto a su comprensión de la misma ingenuidad que con la interpretación. Se lo ha entendido como dejar un lugar para que el paciente pueda tener la posibilidad de hacer circular su deseo, como se suele decir: «un espacio para pensar». Se ha repetido esta fórmula con tanta insistencia que no se ha reparado que pertenece a la más simplista de todas las teorías de la comunicación, pues deja de lado una importante cuestión que un psicoanalista está obligado a pensar: que el silencio proviene de un ser, el analista, marcado también por el inconsciente, de modo que cuando lo practica, lo hace en ciertos momentos y no en otros, bajo ciertas fantasías, con lo cual *sale ya desde el analista cargado de significación.* Para ser más claro: no es sólo que el paciente dote de un sentido particular desde sus fantasías al silencio una vez que éste ha sido *emitido* —por supuesto que sí— pero en el contexto intersubjetivo en que los intercambios inconscientes tienen lugar, el silencio como mensaje cargado de significación ya orienta al receptor en una dirección dada. En especial cuando el silencio se combina con momentos de palabra en el sentido convencional del término, o con el llamado acto analítico, es decir cuando el silencio adquiere *valor* dentro de una secuencia de mensajes del analista, de igual manera que el silencio en música tiene un valor diferente si sigue a un gran acorde, a un momento de tensión dramática o es la interrupción de un adagio. Resulta notable que el movimiento lacaniano, cuya fundamentación fue la lingüística estructuralista, no haya visto que la noción saussuriana de *valor* les hubiera protegido de creer que el silencio es simplemente algo a significar desde el paciente y no que adquiere su valor dentro del sistema de mensajes del analista. Es decir, que hayan tomado el silencio como un vacío a llenar por el paciente y no como un pleno de significaciones inconscientes que el analista le propone al paciente. Han retomado el mito del analista neutro para llevarlo a su extremo con el uso del silencio como medio de conseguirlo.

Por nuestra parte, quisiéramos detenernos en algunos aspectos de la interpretación en tanto acción sobre el paciente:

1. La interpretación como *invitación, promesa;* es decir, como *seducción,* ya que implica un deseo del analista y una solicitación poderosa a que el analizando reaccione de determinada manera: que deje de reprimir, de estar bloqueado emocionalmente, de negar, de proyectar, de repetir cierto patrón, que fantasee más libremente, que permita que su deseo circule, que experimente ciertos sentimientos y no otros, que elija vínculos más apropiados, que abandone conductas nocivas, etc. Todo ello bajo la promesa implícita de alcanzar un estado mejor, más ideal cualquiera que sea éste, y, sobre todo, el amor del analista.

Que el intento de seducción no sea grosero o sexual, no cabe dudas que establece diferencias fundamentales, pero, de cualquier manera, todo analista al enunciar una interpretación tiene una expectativa en una dirección definida, expectativa que aparece como premio potencial cuando la respuesta del analizando sea acorde con aquélla. Incluso el analista cuyo tono de voz sea casi impersonal, que hable como si fuera un cronista desapasionado, al hacerlo así, aparecerá hablando en nombre de la objetividad, de la ciencia, y se puede seducir tanto cuando alguien se presenta como portavoz de la ciencia como cuando se hace con voz aterciopelada, todo depende de a qué sea sensible el interlocutor. La cuestión no es, por tanto, si un analista seduce o no —*siempre seduce y promete*— sino cómo lo hace. El desconocer que la interpretación es una seducción impide que el analista se formule las preguntas: ¿qué camino estoy invitando a seguir y bajo qué promesa implícita, seductora?, ¿amor como retribución, salud y bienestar físico-mental, expansión del placer, disminución o abolición del sufrimiento y la angustia, adaptación a la realidad, ciertos vínculos deseados, logros sociales y yoicos, etc.?; ¿qué forma toma mi incitación y promesa, cuál es el tono con que la formulo?, ¿de certeza que anuncia, a la manera del profeta, lo que sobrevendrá, y que por ello otorga seguridad?, ¿de compañero que ilusiona con seguir un camino en compañía, haciendo que importe más el permanecer juntos que hacia dónde se va?

2. La interpretación como *castigo:* por más cuidadoso que sea el analista, el hecho que del flujo de conductas que el analizando va implicando con su relato seleccione automáticamente aquellas que requieren ser cambiadas, implica una desaprobación de las mismas, una crítica implícita; por tanto un cierto grado de castigo. Por supuesto que esto puede llegar a grados extremos cuando el analista se molesta con el analizando a la manera de un padre o una madre que se resiente porque el hijo/a no hace aquello que considera lo mejor. Pero no resulta necesario llegar a estos niveles, ya que incluso el analista en plena formación reactiva profesional no puede impedir que por los resquicios de ésta se filtre su desaprobación, a la que el analizando, que no es sordo emocionalmente, será sensible.

3. La interpretación como *oráculo amenazante:* al tener la intepretación una valoración implícita de cuál es la conducta conveniente y deseable y cuál no, siempre crea un campo semántico en el que lo no conveniente conlleva-

ría consecuencias nefastas: angustia, sufrimiento, enfermedad, condena moral o dolor narcisista. No cambiar en la dirección deseada queda en la mente bajo el significado de peligro amenazante.

Por lo anterior resulta evidente, según nuestro parecer, que la interpretación ejerce una poderosa presión sobre el paciente, efecto que va mucho más allá de hacer consciente lo inconsciente. Pero, si es así, ¿por qué es tan frecuente encontrar quienes con total buena fe consciente defienden su técnica —sea la basada en la interpretación, o en el silencio, o en la pregunta que orienta a que el paciente descubra una verdad o que permite que el inconsciente haga circular sus producciones, etc.— como aquella en que no interviene la sugestión, que está ajena en los tratamientos que ellos dirigen. Porque para todos nosotros ejerce un poder de atracción formidable que se nos hable de una relación de no dominación, de respeto por el deseo del sujeto, ya que ello está enraizado en el profundo anhelo de una experiencia que contrarreste el doloroso sentimiento de sometimiento que todo sujeto ha vivido frente a sus padres en la infancia, y vivirá ante la sociedad durante el resto de su vida. Es decir, el horror que despierta la opresión y el poder. Por eso, sabedores de la fuerza que el deseo de autonomía tiene en nuestro inconsciente, debemos estar enormemente alertas a la fuerza de seducción —demagógica, diríamos— que puede presentar cualquier concepción del tratamiento que levante esa bandera como ideal y nos haga creer que lo deseado se cumple, que basta sostener que nuestra técnica respeta el deseo de nuestros pacientes para que esto sea así.

Freud es sensible como nadie a ese respeto a la autonomía del otro, se lo señala continuamente a sus discípulos como guía para el ejercicio de su profesión de analistas, pero, al mismo tiempo, no desea engañarse y plantea que el tratamiento analítico, aun el más neutro, se basa en el poder sugestivo de la transferencia, es decir, el poder que el niño atribuyó en la infancia a los adultos. Pero así como el poder atribuido a los padres en la infancia no es el resultado exclusivo de la mente infantil, ya que los padres se colocan frente al niño en el papel de los que saben y pueden, con lo cual son ellos los que transmiten una primera concepción de omnipotencia, de igual manera el paciente es sólo un factor en la construcción de la identidad omnipotente del analista. El otro factor lo constituye el propio analista, haciéndose reconocer por el paciente como poseedor de un saber y un poder. Nueva evidencia de que en la situación analítica el paciente aporta su capacidad para la transferencia pero que hay un otro que complementa —a veces activa y promueve— las expectativas de encuentro con figuras todoprotectoras.

Aclarado que la sugestión está continuamente presente en todo análisis, incluso en el mejor conducido, en aquel que apuntase como meta final, a la que se acerca asintóticamente —sin alcanzarla jamás— a la resolución de la transferencia, este reconocimiento no debe ser utilizado para solazarnos con la sugestión, para ampararnos en el hecho de que todo analista la practica y desentendernos de su manejo, de su estudio. Por algo toda la conferencia 28 es un intento de Freud de establecer los límites de la sugestión en el tratamiento analítico y de diferenciarla de la que se realiza en cualquier otro tipo de terapia. La tesis central es que la transferencia es abordada, desmontada. Pero, esto nos lleva a una serie de preguntas: ¿las características del paciente, su estado mental y vulnerabilidad constituyen puntos a ser tenidos en cuenta para evaluar el grado de sugestión —transferencia idealizada— que como analistas nos permitiremos? ¿Es exactamente igual el uso que haremos del poder de la transferencia idealizada en un paciente —psicótico o no— en medio de una crisis de pánico que en el caso de un paciente que se analiza para solucionar ciertos conflictos restringidos a sectores de su personalidad, pero que con su angustia y los aspectos prácticos de la vida se las arregla razonablemente bien, incluso mejor que su analista?

LOS EFECTOS EN EL INCONSCIENTE DE LAS INTERVENCIONES ANALÍTICAS

Cualquier intervención analítica actúa como equivalente a un resto diurno: reactiva, moviliza, es captada desde lo propio del inconsciente del analizando. No hay dos analizandos que tengan el mismo inconsciente y, por tanto, la misma intervención producirá diferentes efectos. Parecería, entonces, que no tendría ningún sentido hablar de tipos de intervenciones analíticas, categorizándolas, buscando efectos que promoverían uno u otro tipo. Sin embargo este argumento despierta sospechas cuando es esgrimido para no revisar los efectos inconscientes de nuestras intervenciones, no procediéndose de manera equivalente con lo que hace el analizando. ¿Por qué si cada analizando tiene un inconsciente diferente, los analistas, sin embargo, aceptamos categorías que recortan la normalidad y la patología de esa infinitud de analizandos en ciertos tipos caracterológicos y psicopatológicos que imprimirían un curso al tratamiento, curso que puede ser tipificado? ¿Por qué no hay una sola escuela analítica que no publique sus casos clínicos sin que al hablar del analizando lo ubique dentro de ciertos parámetros y categorías que lo distinguen de otros analizandos, sea el tipo de neurosis, el tipo de defensas, el tipo de angustias, el tipo de transferencia? ¿Por qué el número de publicaciones sobre cómo las características del analizando moldean el proceso analítico se cuentan por miles y aquellos en que se trata de ver los efectos de las modalidades técnicas de intervención son tan escasos? Creemos que la respuesta reside en que convertir como foco de examen los efectos que las intervenciones analíticas tienen de acuerdo al tipo de paciente pone en tela de juicio los recursos técnicos que cada escuela sanciona como universales. Y no nos estamos refiriendo a que no se publique sobre la contratransferencia, a cómo ésta intervino en el tratamiento de tal o cual analizando, cómo el inconsciente del analista tuvo que ser tenido en cuenta para superar un *impasse*. Esto se hace porque en última instancia define la cuestión como si se tratase de un problema de ese analista y no del tipo de intervenciones que preconiza la escuela a la que pertenece. Al colocarse en el individuo lo que tendría que ser interrogación sobre los supuestos de la teoría de la cura y los instrumentos utilizados, se protege al grupo: el problema queda planteado como una desviación por parte de ese analista de la buena técnica de su escuela. El analista individual sería el culpable de no hacer bien lo que su escuela afirma. La asimetría esencial de la situación analítica —el analizando es el único que tiene problemas, si no progresa es su responsabilidad— se reproduce ahora entre el analista y su grupo de pertenencia: él es el insuficiente frente a un grupo cuyos preceptos se erigen como idealizados, grupo que lo acepta a condición de que siempre esté revisando su propia técnica individual pero nunca los fundamentos teóricos de la técnica.

Si queremos superar este estado de cosas resulta indispensable preguntarnos sobre los *efectos estructurantes* que poseen en el psiquismo del analizando diferentes tipos de intervenciones, tanto por su contenido, por su forma, como por la modalidad de vínculo que a través de ellas establecemos. Tomemos, para comenzar, el caso de una interpretación proferida por el analista; supongamos que describe adecuadamente un momento de la vida mental del analizando, que esta descripción produce un alivio en las ansiedades que le dominan, que, incluso, promueven un cambio en cuanto a reducir temores profundamente enraizados. Aparentemente todo funcionaría bien, pero ¿qué sucede si se trata de una personalidad dependiente, insegura sobre su propia mente, sobre su capacidad de pensar y enfrentar por sí misma los desafíos de la vida? La estructura misma del vínculo terapéutico, la posición de alguien que interpreta y otro que aprende, las posiciones e identidades que se adquieren en el acto de entregar y recibir una interpretación, ¿no tienen un efecto que va más allá del contenido de la misma y que es estructurante y reforzadora de la patología de la dependencia? Supongamos ahora que el analista se da cuenta de esto y se lo comunica al analizando, ¿no es una paradoja notable que el contenido de la interpretación apunte hacia un proceso de mayor autonomía pero que la estructura que a través de ella se crea consolide lo opuesto? ¿Qué va a predominar, el esclarecimiento cognitivo-emocional consciente o la repetición en la transferencia, bajo la *estructura misma de la situación analítica*, del tipo de vínculo que rigió toda la vida del analizando? ¿Bastará que tras largos años de mantener una estructura de dependencia, sostenida en la asimetría de la situación analítica, se dedique el último período a «resolver» la transferencia, analizando esa dependencia pero bajo la misma estructura de relación de dependencia? ¿No corre el peligro de convertirse esa presunta autonomía final en una parodia para conformar a ambos integrantes del proceso?

Pero para que no se crea que la bestia negra es la interpretación en sí, y que todo se solucionaría con abandonarla o ser cauto con ella, quisiéramos valernos de un reciente trabajo de Jiménez (1993), discípulo de la escuela alemana de Thomä y Kächele (1989, 1990), que con gran agudeza se centra en los efectos de la intervención analítica. Se trata de un analizando criado por una madre omnipotente, invasora, que observó la conducta de su hijo, desde pequeño, como si continuamente tuviera que ver con ella, haciendo una constante lectura del pensamiento del hijo y de supuestas intencionalidades que la tendrían como destinataria, y por un padre esquizoide que se retiraba a una posición de silencio ante la menor contrariedad. Jiménez se encontró en la situación paradójica de que si interpretaba, reproducía —actuando— el vínculo del analizando con la madre omnipotente que «sabe» las motivaciones del otro, pero si permanecía en silencio, entonces repetía —actuando también— lo que el padre había hecho.

Lo que nos demuestra que no se trata ni de la interpretación ni del silencio sino de interrogarnos en cada caso acerca de los efectos en el analizando. Así, si nos encontramos ante un paciente de los que se suelen clasificar como *borderline*, con modalidad paranoide, que continuamente interpreta motivaciones ocultas en las conductas de los demás, apelando a hipótesis que no se preocupa de fundamentar, de contrastar con la realidad, cuando el analista le interpreta la fantasía inconsciente y no se refiere a los indicadores concretos de la conducta, ¿no refuerza acaso una creencia de que es posible tener un acceso al inconsciente del otro de manera inmediata e intuitiva? Por más que el analista le revele fantasías que verdaderamente existen en la mente del analizando, que sus interpretaciones no tengan el nivel de irrealidad de las del paciente, su estilo es de una omnipotencia similar a la del propio paciente.

En este tipo de pacientes, severamente perturbados, el problema es muy distinto que el que se presenta con los pacientes neuróticos, aquellos en quienes Freud buscaba cualquier resquicio que diera acceso a su inconsciente. Pacientes estos últimos con una conciencia organizada rígidamente de acuerdo al proceso secundario, sólida en su uso del lenguaje convencional y de las regulaciones simbólicas compartidas, plena de intelectualizaciones y racionalizaciones encubridoras de las motivaciones inconscientes, pacientes en quienes esperamos el momento del lapsus, del síntoma, del sueño que nos permita penetrar a través de la roca que su conciencia ofrece a un mundo de fantasía ajeno a la misma. Por el contrario, en ciertos pacientes seriamente perturbados o en algunos psicóticos la falla consiste en el no establecimiento de la significación convencional del lenguaje y de los signos, en su uso idiosincrásico, en el no funcionamiento de las leyes simbólicas que permiten compartir la intersubjetividad, en que la separación entre proceso primario y secundario no funciona en su función normalizante, en que la barrera de la represión, lejos de tener que levantarse, tiene que pasar a existir. Por tanto, ¿con estos pacientes la tarea analítica puede ser la misma que con los neuróticos?

Por ello consideramos que tanto desde un desconocimiento de las múltiples estructuraciones que el aparato psíquico puede adquirir, como desde un aplanamiento reduccionista de la psicopatología, se pueda pensar en una modalidad universal de intervención analítica.[67] Así, por ejemplo, el silencio, como modalidad de la escucha analítica para ir permitiendo que emerja el deseo, no deja de presentar problemas si no se utiliza en situaciones muy definidas, circunscritas, con objetivos claros, y se eleva, en cambio, al carácter de precepto que caracterizaría la buena posición del analista para aplicar en la mayoría de los casos. Siempre nos pareció curioso el supuesto lacaniano, en una de sus formulaciones de la teoría de la cura, de que ante el avasallamiento de la mente del analizando que implicó la relación con la madre omnipotente de la relación dual, que se pudo sostener por la falla en el cumplimiento de la función paterna que rompiera el abrazo mortífero, para no repetir esa relación dual propusieran un analista que con el silencio —la escucha analítica— supuestamente permitiría que emergiera el deseo y el ser del analizando. Nuestra pregunta es ¿si se permanece en silencio frente a este analizando, no se lo deja abandonado a los automatismos de su mente, al dominio de sus propias creencias, de sus fantasías, es decir de la madre omnipotente ahora hablando desde dentro de él? ¿En qué consistiría la verdadera función «paterna» del analista, por usar la terminología de esa escuela? ¿En volver a repetir el silencio del padre o, por el contrario, en intervenir activamente para rescatar del dominio de la madre introyectada? ¿No nos ha demostrado el estrepitoso fracaso de la antipsiquiatría de Cooper y Laing, cuya ideología era exactamente la misma —al paciente, mistificado en su experiencia por su familia, bastaba darle libertad para curarlo—, que la aparente libertad otorgada por el terapeuta era simplemente abandono del paciente al destino de su patología, de la compulsión de repetición, de un inconsciente que no es lo verdadero ni la salud sino que en su génesis lleva la marca del sometimiento al otro patológico?

La interpretación o el silencio, o cualquier intervención del analista, constituyen acciones sobre el inconsciente. Por ello, que el analista sea más activo o pasivo, que sus intervenciones sean más o menos frecuentes, que confronte o no al analizando con sus contradicciones, con las omisiones u ocultamientos de material, que se dirijan a desmontar defensas o permitir que éstas se consoliden, depende de cada caso en particular Así, ante un analizando con crisis de pánico, con déficit en la contención de la angustia, con necesidad del acompañante contrafóbico como figura reasegurante, y con un trastorno narcisista evidenciado en el sentimiento de desvalorización que le lleva a pensar que todo lo que hace está mal, un analista que sea pasivo, que intervenga muy de vez en cuando, que no conteste preguntas, que mantenga

---

67. Paniagua (1995) comenta críticamente la tendencia al uso de una técnica estándar para la mayoría de los pacientes «independientemente de su grado de patología o de las habilidades cognitivas».

distancia afectiva, que rehúse desempeñar durante las primeras etapas el rol asignado, coloca al analizando en la posición del abandonado, desprotegido y, sobre todo, de supuestamente inadecuado con las preguntas que formula al analista, dado que la no respuesta de éste implicaría que la pregunta no debería haber sido formulada. Ciertos «actos analíticos» de la escuela lacaniana en que se le cierra la puerta al paciente, devolviéndole al afuera de la sesión, o se le interrumpe la sesión por la palabra «vacía» en que supuestamente estaría incurriendo no actúan por la supuesta conmoción que producirían en la posición subjetiva del analizando sino porque la brutal intervención, de carácter netamente conductista, determina que aquél aprenda, mediante el premio y el castigo, qué es lo que no debe hacer.

Se impone, entonces, la necesidad de preguntarnos ante todo caso: ¿la forma, el estilo de intervención (Israël, 1993; Kantrowitz, 1992), el tipo de vínculo que imprime el analista al tratamiento, son similares a la organización defensiva del analizando, son coherentes o contradictorios con los objetivos que se esperan alcanzar, le transmiten el mismo código de significados que organiza su patología o facilitan su transformación? En este sentido, el encuadre permisivo, *laissez faire*, con un analista que, guiado por las mejores intenciones, considera que su única función es crear un espacio para pensar, ¿cómo puede incidir esta actitud en personas que fueron criadas por padres —ambos— con esas mismas características, que dejaban abandonados a los hijos a sus propias necesidades, a sus dificultades y angustias? O, por el contrario: ¿qué sucede con el analista intervencionista, que está lleno de proyectos y deseos acerca de qué es lo que el analizando debe hacer o dejar de hacer, cuando aquel a quien se dirige es alguien que ha tenido, precisamente, padres invasores, controladores, que tenían una respuesta para todo y que ahogaron el deseo en su surgimiento, la autonomía, el proceso de individuación? El analista está obligado a poder desplegar una gama amplia de estilos relacionales y de instrumentos técnicos (Fiorini, 1987). Lo opuesto a una terapia efectiva es un analista monocorde, encerrado en el conocimiento de una sola teoría o la repetición con cada analizando de lo que es su propio estilo caracterológico, ahora elevado, mediante racionalizaciones, a la categoría de ideal técnico.

Los analistas tratamos que el analizando incremente la comprensión de las motivaciones de su conducta manifiesta, que relacione el presente con el pasado, la transferencia con el afuera de la relación terapéutica. Para ello le estimulamos para que busque causas, motivaciones, que expliquen lo que hace. Pero, ¿qué sucede con las interpretaciones de tipo causal en los analizandos obsesivos intelectualizadores y racionalizadores, con bloqueo afectivo? ¿No refuerzan el estilo defensivo las explicaciones causales o la reconstrucción histórica cuando ésta siempre ha sido utilizada para escapar de la vida presente? ¿No reproduce el analista el estilo defensivo del analizando?

Si nos encontramos ante un analizando fóbico dubitativo, que utiliza la postergación como defensa prevalente frente a la angustia, a la culpabilidad o a la persecución que implican el hacer y cualquier definición, un analista cuidadoso, en el mejor sentido del término, que antes de actuar lo piensa tres veces, con un encuadre riguroso del que teme el menor apartamiento, un analista preocupado por no actuar, perseguido por su superyó analítico o por sus pertenencias de escuela, ¿no refuerza la idea de que es peligrosa la espontaneidad, que no hay que cometer errores, que no se deben correr riesgos? ¿Para ese analizando es más importante el saber o el no coartar el hacer?

Recordemos que Freud, frente a sus pacientes histéricas, que vivían el presente sin saber de la conexión con el pasado, que repetían y actuaban en vez de simbolizar, instituyó la reconstrucción histórica como una forma de restablecer una continuidad en la identidad de la paciente y permitir que pudieran simbolizar las experiencias que vivían en el cuerpo. Pero, en cambio, en el «Hombre de los lobos», después de un tratamiento estancado a lo largo de varios años, la intervención que produjo el cambio fue anunciarle que iban a terminar el tratamiento en un plazo fijo de unos pocos meses. O sea una acción y no una interpretación, acción que luego dará lugar a un trabajo de elaboración en que la interpretación vuelve a tomar el papel central.

Pero, ¿se puede promocionar irrestrictamente el actuar por parte del analista? ¿Qué pasa con los analizandos en quienes la actuación reemplaza al pensar, en las personalidades impulsivas, psicopáticas, o con tendencia al uso compulsivo de drogas ante los conflictos que no pueden enfrentar?

La pregunta que debe guiar nuestras intervenciones es, por tanto, ¿qué *efectos estructurantes* en el carácter del paciente, en sus patrones estables de conducta, tienen las intervenciones, el tipo de vínculo y el marco terapéutico que promueve el analista, el contenido y la forma de las interpretaciones, y cómo se articulan específicamente con las características del analizando? Éstas son algunas de las preguntas que comienzan a abrirse camino dentro de una línea de trabajo que nos parece prometedora (Kantrowitz, 1989; Rayner, 1992). ¿Las intervenciones para ese analizando en particular van en la dirección de los cambios que se desean estimular o consolidan la patología? ¿Cuál es el modelo identificatorio que se está ofreciendo al analizando con nuestra posición en la situación analítica?

Trabajo en la transferencia: la transferencia como resistencia

Veamos ahora la cuestión del trabajo en la relación transferencial dentro de la situación analítica, que en la experiencia de todo analista se ha revelado como terreno enormemente fértil tanto para investigar la conducta y las fantasías del analizando como para producir cambios no sean meramente intelectuales. Pero ¿y si la transferencia es el refugio para escapar del vivir, si nos encontramos con esos analizandos, similares a ciertos adolescentes que pueden ser agresivos en casa mientras que afuera son unos corderitos, y que reproducen esa situación en la terapia: discuten con el analista, agreden, pero afuera no hacen nada? ¿Se puede curar a esos analizandos sólo en la «neurosis transferencia», o ésta tiende a convertirse en la defensa privilegiada frente a la realidad? Son analizandos que prolongan su tratamiento no sólo por la gratificación que el vínculo les proporciona sino porque lo utilizan como moratoria y coartada ante el vivir. Así como la lingüística mostró la importancia de diferenciar el examen de un texto de aquel que tiene como objeto el marco intertextual, de igual manera, quedar centrado en las vicisitudes de la relación analítica, a pesar de la enorme importancia que reviste, puede hacer perder de vista que se la debe entender en el contexto de la vida total del analizando.

Aunque aquí nos enfrentamos con una condición que no se reduce a la diferencia entre trabajo en la transferencia y en el afuera, a la cuestión de interpretaciones transferenciales *versus* extratransferenciales, sino con un malentendido básico sobre el concepto mismo de transferencia. Se suele hablar de transferencia para referirse al vínculo con el analista, a las fantasías que tienen a éste como centro, sin reparar en que el uso del concepto freudiano de transferencia en su sentido amplio permitiría otra aproximación. Si transferencia clínica es mantener relación con las figuras actuales como si se tratase de las representaciones internas del analizando forjadas por el interjuego de la realidad pasada y la fantasía, ¿cuando el paciente en la sesión está hablando de su pareja, de sus amigos, de sus compañeros de trabajo en presencia del analista, es que aquellas figuras representan, encubiertamente al analista, o en verdad, el analizando está teniendo múltiples vínculos transferenciales en ese preciso momento, siendo el analista uno de ellos? Con el analista se establece siempre, sin que haya un segundo del proceso analítico en que esto no suceda, una transferencia, pero ella es parte de una constelación de transferencias simultáneas que para la realidad psíquica del analizando tienen peso. Cualquier mención del analizando en el tratamiento es transferencia pero no porque se refiera a la persona del analista sino porque aquellos de los que habla ocupan un lugar en su realidad psíquica actual, lugar marcado por los propios deseos, temores, experiencias del pasado. Cuando el analizando habla de un personaje de su vida, actual o pasada, esto no es extratransferencial. El analista puede estar ocupando, en ese momento, el lugar del hermano con el cual el analizando hablaba de los padres, o la posición de uno de los padres con quien se aliaba en la crítica al otro. Pero si el analista ocupa esos lugares es, precisamente, porque en la sesión están presentes en la realidad psíquica del analizando, con tanta importancia como el analista, los otros personajes. Incurrimos en un realismo ingenuo, que poco tiene que ver con el concepto de realidad psíquica, cuando creemos que la presencia corpórea del analista es siempre más importante que la de los otros personajes convocados por el analizando en su relato. La pregunta a formularnos es qué lugar ocupa el analista, en cada momento, en el mundo de fantasía del paciente, en relación a las otras figuras de esa «otra escena» inconsciente, siempre poblada de personajes.

Porque se sostuvo que la curación era sinónimo de curación de la neurosis de transferencia, y que la transferencia sería equivalente al vínculo con el analista, entonces no hubo más remedio que intentar forzar el material del analizando, leerlo siempre bajo una clave cuyo resultado final quedaba asegurado después de un proceso descodificador tendencioso: el analizando se refería al analista. La retraducción a la figura del analista del relato del analizando, retraducción que tuvo su apogeo en la época en que se tomaba el relato manifiesto del analizando y se reemplazaban los personajes por la figura del analista, conservándose los verbos que expresaban las acciones que transcurrirían entre aquéllos, significó llevar al extremo la tesis de confundir la transferencia en la sesión con el vínculo con el analista. La desmesura de esta actitud hizo que los analistas que no podían participar de ella se sintieran en falta y tuvieran que justificar en razones prácticas de eficacia el uso de interpretaciones «extratransferenciales», es decir no referidas al analista. El consultorio analítico siempre tiene muchos personajes, de modo que no se puede trabajar exclusivamente en el vínculo de dos con el analista.

La represión del concepto de contraindicación en psicoanálisis

El riesgo de la aplicación monocorde de una misma orientación terapéutica a no importa qué tipo de analizando es el de actuar de manera semejante a la del médico que en el pasado hacía sangría a todos los pacientes, incluso a los anémicos; pacientes que al agravarse eran considerados como necesitados de un reforzamiento del tratamiento, es decir, de más sangrías. Lamentablemente, las escuelas analíticas son reacias a tener en cuenta el concepto de contraindicación, es decir, a plantearse de manera clara y explícita para qué casos su enfoque lo único que logra es acentuar el rasgo de carácter o la condición patológica actual. Las intervenciones que pueden ser adecuadas para un tipo de analizando, y que constituyen el lado fuerte de una escuela, son las que actúan iatrogénicamente para otros casos. Sin embargo, no conocemos de ninguna escuela analítica que diga que con su modelo, con sus recursos técnicos, a ciertos pacientes no lo pueden tratar. Situación privilegiada aquella de la que pareciera que gozásemos los psicoanalistas: mientras que a nadie de otros campos se le ocurriría que una terapéutica no tuviera efectos secundarios indeseados y contraindicaciones importantes, las nuestras serían de indicación universal y siempre beneficiosas. Demasiado sospechoso.

Las razones de esta verdadera represión del concepto de contraindicación pareciera obedecer a dos órdenes diferentes de causas: en primer lugar, político-profesionales, es decir, a la necesidad de cada escuela de asentar su hegemonía suponiendo que su sistema es universal, el único válido, asegurando a sus miembros que no tienen por qué rechazar a ningún paciente, ni ampliar su enfoque, ni aprender de las otras corrientes. En segundo término, y relacionado con lo anterior, al desconocimiento de la constelación compleja de factores que intervienen en la psicogénesis, complejidad que origina los subtipos dentro de los grandes cuadros clínicos y que requiere de la orquestación de diversos tipos de intervenciones.

Dado «que no existe por el momento una teoría capaz de resolver todos los problemas» y que «ninguna obra es homogénea ni todas las propuestas de cada escuela pueden ser aceptadas por igual» (Bleichmar y Leiberman de Bleichmar, 1989) se impone la tarea de una evaluación crítica en el plano teórico y en el de la práctica clínica de las intervenciones postuladas como terapéuticas por las diferentes corrientes dentro del psicoanálisis. El problema es que una vez que un analista se ha formado dentro de una escuela, al mismo tiempo que adquiere habilidad en el uso de los instrumentos terapéuticos que aquélla le provee, su falta de capacitación en la aplicación de los recursos de las otras escuelas hace que vuelva una y otra vez a lo que sabe, incluso cuando la marcha del tratamiento le muestra que todo va para peor. Así, en el caso de algunos pacientes severamente deprimidos, con apatía como síntoma prevalente, con pocas o casi ninguna asociación, sin relato de sueños, con profunda insatisfacción sobre su propio rendimiento y desesperanza de que las cosas puedan cambiar, el acostarlos en el diván y esperar pasivamente las asociaciones para que aparezca el material revelador, lo único que produce, sesión tras sesión, es que el sentimiento de desesperanza, de fracaso y de culpabilidad se profundice, ante la impotencia y desesperación del terapeuta. Éste, para contrarrestar su propio sentimiento de fracaso y de culpa, recibe todas las sesiones a su paciente esperando que esté mejor, sin saber por qué tendría que estarlo, y cuando esto no sucede finalizará por apelar a la pulsión de muerte, a la reacción terapéutica negativa, al masoquismo o al deseo hostil de hacerle fracasar. O, en no pocas ocasiones, a atribuir el fracaso a su incapacidad personal, suponiendo que es porque no aplicaría suficientemente bien la técnica de su escuela, y que otro terapeuta, con más capacidad que él/ella sí resolvería el caso. Lo que le resulta impensable, en su necesidad de mantener la idealización, es que aquello que falla es el modelo psicopatológico de su escuela y los instrumentos técnicos que le proporciona; es decir, que ni el mejor terapeuta de la misma obtendría resultados favorables si se mantiene dentro de los límites rígidos de aquélla.

Hemos elegido algunos ejemplos para abordar el tema de las contraindicaciones que podría llegar a tener cualquier intervención analítica, incluso la que con otros analizandos sería herramienta poderosa de transformación positiva, porque lo que nos interesa es mostrar que no basta que los seguidores de un modelo se planteen las ventajas del mismo y consignen los éxitos obtenidos. Tan interesante resulta el fundamentar por qué un tipo de intervención y un modelo de tratamiento funcionan en ciertos casos como desentrañar por qué fracasan o son patógenos en otros.

Lamentablemente, no podemos ser demasiados optimistas respecto a las posibilidades de que los analistas dejemos sin gran esfuerzo de ser monocordes y que cada intervención nuestra sea interrogada en cuanto a su forma, a su contenido, a sus efectos en múltiples niveles, y que nos planteemos diferentes intervenciones alternativas, sopesando ventajas, contraindicaciones de cada una y optemos, al final, por aquella que pareciera ser la más adecuada. Al estar enrolados en escuelas, u oponernos a escuelas, nos encontramos en la misma situación de aquel que hablando un solo idioma se le pidiese que se dirigiese a su interlocutor haciendo uso del idioma que más favorecería la comunicación. No se trata sólo de aceptar la concepción de que hay intervenciones mejores que otras sino de poder tener la práctica en el uso concreto de un amplio repertorio de intervenciones posibles. Mientras esto no suceda, como todos nos resistimos a suicidarnos en nuestro narcisismo, habrá una tendencia a racionalizar como virtud de pureza lo que en realidad es ignorancia y pobreza de recursos. Aunque también el psicoanálisis y la historia reciente nos muestran que la represión no es todopoderosa ni el sometimiento eterno.

La participación activa del paciente y la cuestión de la regresión y la asociación libre

Dos de los axiomas básicos de la técnica analítica y que junto al análisis de la transferencia y al uso de la interpretación son más frecuentemente invocados para diferenciarla de cualquier otra forma de psicoterapia son la asociación libre (Freud, 1900, 1913, 1923) y la regresión. La primera es enunciada bajo la forma que se conoce como regla fundamental: se invita al paciente, en el comienzo mismo del tratamiento, a que diga todo lo que pasa por su mente sin censura de ninguna clase, sin tener en cuenta si puede ser ofensivo, inapropiado para las convenciones sociales o si le parece no revestir importancia o carecer de sentido (Freud, 1938a). La idea que sustenta esta prescripción es que si el paciente habla de esta manera, si rompe la organización habitual del discurso racional y social, si suspende todo juicio valorativo al flujo de sus pensamientos y sentimientos, se crea una condición más favorable para la emergencia de fantasías preconscientes y, especialmente, de retoños del inconsciente reprimido que serán captados por el analista dentro de esquemas de significación desconocidos para el paciente.

Busch (1994), en un excelente artículo de revisión del tema, apunta que tal formulación de la asociación libre es coherente con la primera teoría del aparato psíquico, conocida como primera tópica, en que se esperaba tener un acceso al inconsciente, a los contenidos reprimidos, sin analizar las defensas:

cuanto más material produjera el paciente más fácil sería para el analista captar aquello a lo que el contenido manifiesto aludiría por simbolización, por omisión, por resto fragmentario, por deformación en general. Una vez descubierto por el analista lo reprimido le era comunicado al paciente mediante la interpretación. Como dice Busch con ironía «el paciente asocia, el analista interpreta», es decir transmite conocimiento sobre el inconsciente; o sea, pasa *por encima* de las resistencias.

Lo que parece dejarse de lado con la concepción de la asociación libre, tal como se suele transmitir, son dos hechos relacionados entre sí: *a)* que por más que se le pida al paciente que asocie de tal manera, jamás lo puede hacer ya que se lo impiden sus resistencias preconscientes e inconscientes —miedo, vergüenza, culpa, etc.—; *b)* sólo el análisis de las defensas y de las angustias que ponen en marcha a aquéllas resulta capaz de abrir el camino al inconsciente. Al respecto, Busch hace notar que la formulación clásica de la asociación libre corresponde, a pesar que se siga recomendando como expresión de la buena técnica actual, a un período anterior a la segunda tópica, momento en que ya no sólo interesan las fantasías inconscientes sino, también, las formas inconscientes de mantener esos contenidos en estado de represión; o sea, las defensas. Por tanto, si el foco de observación es el *proceso total* de asociar —la secuencia en que se entrelazan restos de contenidos reprimidos con los obstáculos a la emergencia de éstos—, entonces el paciente está siempre en asociación libre, y no puede dejar de estarlo, ya que sus silencios, reticencias, deformaciones son parte esencial del fluir asociativo. El análisis de los obstáculos a la emergencia de las fantasías inconscientes, al estar estos obstáculos o defensas presentes en el proceso mismo de asociar, es inseparable del análisis de esas fantasías (Gray, 1986).

El desarrollo de la capacidad de autoanálisis

Al paciente se le requiere durante el análisis una doble actividad: por un lado que asocie libremente, es decir que capte pensamientos y sentimientos como unidades sin tratar de sacar prematuramente ninguna conclusión respecto a ellos, suspendiendo su función crítica; pero, también, que vaya viendo que esos pensamientos y sentimientos tienen un sentido dentro de unidades de significación más amplia, que corresponden a formas de vínculo, a sus reacciones ante los mismos, a deseos que organizan amplios sectores de su conducta actual o que tienden a repetirse a lo largo de su vida patrones complejos. En otros términos, el paciente debe poder pasar de mirar unidades elementales y suspender todo juicio a sacar conclusiones más generales. La primera actividad corresponde más a aquello a que apunta la regla de la asociación libre; la segunda, al desarrollo de la capacidad de autoanálisis, de entender las grandes fuerzas que mueven su psiquismo y la relación entre ellas, a cómo sus deseos se vinculan a las angustias, y éstas a las defensas habituales que utiliza, cómo estas defensas, a su vez, promueven angustias, etc.; o sea, las secuencias que organizan su psiquismo a corto plazo —en la inmediatez del proceso analítico, minuto a minuto— y a plazo más largo —los grandes movimientos de su vida.

Hay pacientes que utilizan la asociación libre como resistencia a reconocer el sentido más global que tiene lo que van relatando. Son capaces de decir que tienen rabia, que están asustados, que se le ocurrió determinado pensamiento, pero lo que rechazan, activamente, es sacar conclusiones sobre la relación que tiene todo ello con el proceso analítico, con vincular esos sentimientos y pensamientos con las *secuencias* del mismo. Esta tarea queda a cargo del/la analista. Son pacientes que usan de la regresión y la asociación libre como defensas: es el/la analista quien debe ocuparse del análisis, a la manera de padres que se hacen cargo de funciones que debieran realizar sus hijos. Lo que muestra, nuevamente, que la regresión, que tanta importancia posee para recuperar aspectos del paciente que han quedado sepultados bajo formaciones caracterológicas defensivas (Balint, 1952, 1968; Winnicott, 1965, 1989), no puede estimularse irrestrictamente, como una especie de panacea universal. Y esto no solamente en aquellos casos en los que la regresión es la forma frecuente de funcionar —ciertos cuadros severos o psicóticos— sino en los momentos específicos del análisis en que está al servicio de la resistencia bajo la forma de utilizar la *fragmentación* de la experiencia para no captar el significado de lo que está transcurriendo.

La conclusión, con respecto a los pares dialécticos *asociación libre/autoanálisis*, por un lado, y *regresión/progresión*, por el otro, es que no se puede sacralizar *a priori* ninguno de esos cuatro términos. Es tarea del analista, en función del paciente y del momento del análisis, ayudar a que el paciente circule, en cada momento, por aquella de esas posibilidades que sea más conveniente para su crecimiento personal. La asociación libre es sólo un primer momento de aquello que perseguimos en último término para nuestros pacientes: el desarrollo de la capacidad para el autoanálisis que le permite comprender los movimientos afectivos que determinan su vida. De igual manera, la regresión es un instrumento para reconectarse con lo excluido de su conciencia y lo abortado en su desarrollo, para luego alcanzar niveles más elevados de funcionamiento, y no algo en sí mismo.

Con respecto a la capacidad de autoanálisis, es decir, de captar la forma en que en el psiquismo se van sucediendo los estados emocionales y cómo unos promueven a otros, junto a las razones dinámicas de esos movimientos, no hay tarea en el tratamiento que la pueda superar en importancia. Por ello no puede quedar limitada a ser un simple producto espontáneo del análisis, o una especie de identificación final del paciente con una actividad que el analista desempeña para él durante todo el tratamiento, usurpando esa función a la manera de aquellos padres que mantienen en la inmadurez a sus hijos al reemplazar el ejercicio que permite el desarrollo y consolidación de funciones. Una de las resistencias más frecuentes en cualquier tratamiento es la del paciente que viene y cuenta algo que le pasa con figuras significativas, o en las diversas dimensiones y circunstancias de la realidad, esperando que el terapeuta le ayude a enfrentarse mejor a las mismas. Ahora bien, ¿cuál es vínculo que establece con el terapeuta? Uno de tipo regresivo: «Ayúdeme porque solo no puedo». No caben dudas de que en muchos casos así es y, recordando, la cita de Freud: «Algunos neuróticos han permanecido tan infantiles que aun en el análisis sólo pueden ser tratados como unos niños» (Freud, 1938a, pág. 176), el terapeuta se ve forzado a convertirse en asesor. Pero que eso suceda, que el analista entienda las necesidades del paciente, que asuma el rol solicitado, no significa que deje de lado el objetivo hacia el que debe encaminar el análisis: que el paciente reflexione sobre el significado de su conducta, en este caso sobre el uso de la regresión por angustia y el forzamiento sobre el analista del rol de protector y consejero. Aun en los pacientes con déficit severo, creemos que siempre existe la oportunidad de decirle algo del tipo: «Ahora —o ayer o la semana pasada— estaba tan angustiado por... que necesitaba que yo dijera algo al respecto, que le ayudase a encontrar qué hacer. Quizá hoy podamos ver por qué se sintió tan impotente, tan falto de recursos propios, tan necesitado de una ayuda práctica...». Con lo cual se recupera para el paciente la capacidad de autorreflexionar sobre sí, sobre las imágenes transferidas, sobre el tipo de vínculo reactualizado inconscientemente.

Para una formulación de la regla fundamental

El autoanálisis debe ser un objetivo *explícito* del contrato analítico, *parte* de la regla fundamental a transmitir al paciente, y que podría tomar la forma siguiente: «Uno de los objetivos del tratamiento es que usted pueda desarrollar una mayor capacidad de captar, de darse cuenta de lo que siente y piensa, de ver cómo va reaccionando emocionalmente a lo que le va pasando en la relación con los demás, qué cosas le hacen sentir bien, qué le produce miedo, que le ofende, qué le produce vergüenza o le hace sentir en falta, o le da rabia, cuáles son los deseos que le llevan a actuar de determinada manera, a preferir unas personas y tener un enorme fastidio frente a otras, etc. *Pero, sobre todo, a darse cuenta de que su reacción frente a lo que hacen los demás no depende exclusivamente de esas conductas de los demás, que otras personas podrían reaccionar de muchas maneras diferentes de las suyas, que la reacción es suya y depende de experiencias del pasado, de ciertos modelos de reaccionar que había en su familia, de algo que es su carácter*. En este sentido, la mejor forma de ir adquiriendo esa habilidad para ir conociendo todo esto es que intente detectar en cada momento del tratamiento lo que va sintiendo y pensando en la relación conmigo, pues esta relación es también una muestra de cómo reacciona usted cuando está con otra persona. Es una especie de práctica que le servirá para la relación con otras personas que son importantes para usted. En la medida que pueda, trate de ir transmitiéndome esos sentimientos y pensamientos. Sé que no es fácil, pues habitualmente todos hemos aprendido a no decir lo que pensamos o sentimos, pues ello nos produce vergüenza, o miedo, o preocupación por lastimar a la otra persona o por la reacción que podría tener. Parte del tratamiento es que usted pueda ir dándose cuenta de qué es lo que le impide poder funcionar de una manera más espontánea, saber por qué cuando se le ocurre una idea o un sentimiento tiende a apartarlo de su pensamiento o dejar de sentirlo».

No cabe duda de que esta formulación posee muchas limitaciones: la primera, que se dirige a la conciencia, a la racionalidad del paciente pidiéndole algo que sabemos será obstaculizado por su inconsciente, por las transferencias, por la regresión. La segunda, que desatiende la autoobservación de la relación del paciente consigo mismo. Pero creemos que, a pesar de éstas y otras imperfecciones, otorga una tarea al paciente que permite iniciar el proceso terapéutico sobre la base de metas más explicitadas y claras que formularle simplemente que diga lo que pasa por su mente. Sienta un precedente para algo que nos parece importante: en cada etapa del tratamiento el analista debe formular los objetivos más generales de ese período. Así en determinado momento podrá llegar a decirle al paciente: «Acabamos de ver cómo ese episodio de su infancia le marcó, cómo le hizo sentir que era peligroso exponerse ante los demás, cómo le creó una desconfianza sobre las intenciones de la gente, y cómo para protegerse necesitó bloquear lo que sentía. Es una buena muestra de cómo lo que le sucedió en cierto momento de su vida determina lo que siente ahora, su forma de reaccionar. Vale la pena tratar de ver más ejemplos de cómo se protege de sentir con... —pareja, amigos, familiares, etc.—; o, en otro momento: «Pudimos ver cómo se enojó con usted mismo y empezó a atacarse, a buscar tendenciosamente argumentos para agredirse, de igual manera que cuando alguien se enoja con otra persona pierde objetividad y todo lo que se le ocurre es negativo, con la finalidad de lastimar. Es un buen ejemplo de cómo usted se trata a usted mismo, cómo se relaciona con usted, cómo reacciona cuando se frustra con usted. Lo que puede servirle para ir viendo que no sólo tiene una relación con los demás sino que también la tiene con usted mismo. Esto abre el camino para ir revisando las muchas formas de relacionarse con usted». O, también: «Hemos visto cómo creyó que yo tenía intención de ofenderle con lo que le decía, de dominarle, que esa forma de verme le hacía desear sentirse totalmente independiente, no necesitar nada de los demás. Sería interesante que ahora que termina la sesión pudiera estar alerta y descubrir más ejemplos de lo mismo en los encuentros que vaya teniendo con otras personas».

No nos cabe duda que muchos analistas considerarán estas formulaciones como pedagógicas, como indoctrinantes, pero, por nuestra parte, entendemos que el paciente debe tomar un rol activo en el proceso de su curación, que el tiempo de la sesión debe emplearse como un laboratorio en que el paciente reconozca, gracias a la transferencia con el analista, patrones de sentimientos y conductas, pero que para potenciar ese momento es necesario que el paciente no delegue en el analista el sostener hasta la próxima sesión el recuerdo de lo vivido y comprendido, sino que debe ser estimulado para que el intervalo entre sesión y sesión continúe siendo un período de autoanálisis. Que sepamos que las transferencias, la hostil y la amorosa, continuamente establecerán límites a la parte racional del paciente, que no basta con las invocaciones y los deseos de que el paciente colabore con el proceso analítico, que las resistencias y los deseos profundos son motor del mismo, todo ello no autoriza a abandonar que en todo momento haya una guía, un punto de reparo, una racionalidad que codirija el proceso. La pregunta que quisiéramos formular a los analistas que esgrimen el argumento de que el deseo inconsciente, los temores y las resistencias del paciente hacen inútil cualquier apelación a la razón,es: ¿acaso eso no es válido también para ellos, como analistas?; sin embargo, piensan que su teoría consciente y racional sobre la técnica es factor que termina orientando su estar en la sesión analítica, y sostienen que pese a que su contratransferencia está siempre presente, el tenerla continuamente en cuenta les ofrece un cierto dique —nunca salvaguardia, pero al menos limitación— a ser gobernados ciegamente por ella.

Por tanto, momentos de regresión en la sesión, de asociación libre, de experiencia absolutamente vivencial y particularizada, seguidos por momentos de síntesis por parte del paciente, de actitud de *autoanálisis guiado* con la colaboración del terapeuta; para luego, fuera de la sesión, continuar con el autoanálisis. Descubrimiento en particular del pequeño episodio en la sesión para, luego, pasar de la anécdota al reconocimiento de la estructura temática que se reproduce más allá de sus mil variantes, lo que se conoce como análisis estructural del relato. Cada vez que en la sesión se alcance un cierto progreso en el reconocimiento de una forma de funcionar del paciente, es responsabilidad del analista —al principio, hasta que sea internalizado— instar al paciente a que fuera de la sesión trate de estar alerta a las ejemplificaciones de esa modalidad caracterológica. «Hoy vimos algo que parece importante; quizá haya una tendencia a dejarlo de lado, a olvidarlo. Sería conveniente mantenerlo como un foco a pensar en él, a ver cómo también existió en muchos momentos de su vida, cómo puede presentarse en los próximos días».

Al respecto, quisiéramos alertar sobre un cierto riesgo que consiste en desentenderse de tener una línea de trabajo durante un período sobre aquello que fue descubierto en un momento dado. Si bien es cierto que cada sesión el analista debe encararla abierto a lo que ella produzca y no comenzarla con una idea preconcebida rígida que la oriente, y que lo que apareció en un momento volverá a reaparecer pues la compulsión a la repetición y la estructura de carácter así lo garantizan, sin embargo, la resistencia puede utilizar la *frag-*

mentación de la asociación libre ya no dentro de la sesión sino entre sesión y sesión, el aislamiento entre las mismas, para volver a escindir aquello que fue descubierto. Que el paciente no retome la sesión anterior puede ser un foco a atender cuando es la forma prevalente que utiliza para escindir experiencias. Nuevo ejemplo de los peligros del *laissez faire* y de una comprensión equivocada de la asociación libre y de la atención libremente flotante.

Aquí convendría una aclaración: en el caso de ciertos pacientes narcisistas, su rechazo a la dependencia, a la regresión y a aceptar la palabra del analista, todo ello vivido como humillación y sometimiento, hace que sólo quieran autoanalizarse. El autoanálisis compulsivo para que otro no tenga influencia sobre ellos, en estos casos es parte de la patología, y la posibilidad de que acepten la dependencia un camino hacia el cambio. Pero, salvo en estas situaciones, hay otra patología complementaria por el lado del analista, producto también de sus angustias: el pretender que todo conocimiento provenga de él, considerando que los descubrimientos del paciente dentro y, especialmente, fuera de la sesión son expresión de transferencia negativa, de que supuestamente no tolera la posición depresiva, y que expresan un ataque envidioso analista. Sin llegar a estos extremos, creemos que el rechazo a estimular al paciente al autoanálisis tiene que ver con ansiedades del analista a perder al paciente si este posee autonomía, o a sentir menoscabado el narcisismo si se delega o comparte la tarea analítica. Los analistas somos sensibles en captar la ansiedad de separación del paciente, pero por razones defensivas no poseemos igual sensibilidad frente a nuestra ansiedad de perderle. Ansiedades de pérdida y ansiedades narcisistas que experimentamos los analistas y que impiden hacerse excesivas ilusiones sobre que una propuesta que aparece como lógica —que el paciente se autoanalice y salga de la sesión con una tarea explícita— encuentre eco y no sea rápidamente cuestionada bajo el argumento válido de que el análisis no es pedagogía, argumento que envía a la represión otro razonamiento: que el psicoanálisis no es monopolio del saber por parte del analista ni que sólo dentro de la sesión analítica tendrá lugar el cambio y su consolidación.

El que una cierta práctica haga que se comience el análisis con muy pocas explicaciones acerca de qué es lo que caracteriza su método, sus objetivos y el proceso que sobrevendrá, limitándose a indicar al paciente el camino del diván, dando por supuesto que sabe de qué se trata o de que lo irá descubriendo por la marcha del mismo, refleja una ideología, y no precisamente la mejor: la del analista que se considera a sí mismo como el único que puede conocer hacia dónde se dirige el proceso, cuáles son las metas intermedias y las finales. Sus consecuencias son el abuso de autoridad por parte del analista y la infantilización del paciente, además del hecho no despreciable de que cuando existe una sola voz, la del analista, hay más riesgo de equivocarse —lo demuestra cualquier dictadura— pues faltan los mecanismos correctores.

CAPÍTULO V

LA AGRESIVIDAD: VARIANTES Y ESPECIFICIDAD
DE LAS INTERVENCIONES TERAPÉUTICAS

La agresividad es una de las dimensiones mayores en la teoría y en la psicopatología psicoanalítica. Cuando se examina, generalmente se hace desde la perspectiva del objeto que sufre los ataques de un otro, enfatizándose su carácter destructivo. Pero ¿qué sucede si en vez de esta posición de identificación con el objeto se analiza la agresividad desde lo que significa para el sujeto, de cuáles son las motivaciones que la activan, de la funcionalidad que cumple? Esta diferencia de comprender la agresividad desde la posición del objeto atacado o desde la del atacante conduce a conclusiones diferentes. Los autores que adoptan la perspectiva de preguntarse qué significa la agresividad para el sujeto han visto en aquélla una forma de intentar superar un obstáculo que se opone a sus necesidades (Meissner, 1987), una forma de afrontar un objeto patológico, de proteger a un *self* en peligro amenazado en su integridad (Atwood y Stolorow, 1984; Balint, 1968; Fairbairn, 1952; Fonagy, 1993; Kohut, 1971, 1972; Rudolph, 1981; Stolorow, 1984; Stolorow, 1987; Winnicott, 1965). Desde esta posición, la agresividad no es inherentemente patológica y sólo cuando el medio circundante o el objeto significativo son inadecuados llega a adquirir tal carácter. Una posición diferente es la de los autores que enfatizan el carácter innato y destructivo de la agresividad (Freud, 1920; Kernberg, 1992; Klein, 1935, 1937, 1940).

Por nuestra parte, lo que nos proponemos es examinar un cierto número de condiciones que son capaces de activar la agresividad y ver cuál es su relación con los diferentes sistemas motivacionales que dirigen la actividad psíquica. O sea, desconstruir la categoría de agresividad, viendo qué es lo que hay de común en las distintas causas que la promueven y qué de diferente, y, especialmente, cómo la agresividad sirve para transformar el balance del displacer/placer dentro de los módulos —autoconservación, sensual/sexual, narcisista, etc.— que en su articulación conforman el psiquismo. Se trata, por tanto, de enfocar la agresividad desde el modelo *modular-transformacional* que hemos adoptado como guía para la comprensión de la psicopatología y la psicoterapia psicoanalítica.[68]

---

[68]. El diagrama 5 ilustra lo que iremos desarrollando a lo largo de este capítulo sobre las condiciones que activan la agresividad.

Un carácter general de las condiciones que activan la agresividad es que todas ellas implican algún tipo de sufrimiento para el sujeto. Lo ejemplifica la agresividad de un niño o un adulto con hambre —la tan conocida irritabilidad del que hace una dieta—, o cuando se está enfermo o dolorido. Como sostiene Lagache (1960): «La agresividad es movilizada por la emergencia endógena de la necesidad, sentida como amenaza en el interior del cuerpo, o, si se quiere, una frustración interna» (pág. 157).[69] Éste es un primer nivel, en que la agresividad tiene un carácter cercano a lo animal, en la medida en que en el reino animal la fiera hambrienta se torna agresiva en su búsqueda y captura de la presa que le alimentará, o en que el animal herido se vuelve agresivo en contra del atacante, agresividad destinada a defenderle. Pero cuando lo que despierta la agresividad ya no es del orden de lo biológico sino de lo simbólico, cuando el sufrimiento no es el de cuerpo sino el de la humillación narcisista, o cuando un sujeto siente culpa y se torna agresivo, todo ello nos obliga a profundizar nuestra interrogación. Por un lado, estos ejemplos apuntalan la tesis general de que cualquier forma de sufrimiento, sea el más cercano a lo físico o el más puramente simbólico, activa la agresividad del sujeto, pero mantienen sin responder la cuestión del porqué de ello. Especialmente cuando la agresividad no presta ninguna utilidad, como sí lo haría en el caso del predador hambriento, sino que responde a determinaciones puramente simbólicas. Para estos casos, si simplemente plantéaramos el par sufrimiento/agresividad a lo más a que llegaríamos es a establecer una correlación entre dos condiciones, mostrando que una, la agresividad, sigue a otra, el sufrimiento. Pero ¿cuál es la razón por la cual la agresividad contrarresta el sufrimiento, pongamos por caso el de naturaleza narcisista? ¿Acaso la agresividad es mera descarga pulsional o se trata de algo más?

Cuando el sujeto tiene una fantasía o una conducta agresiva, ésta es captada dentro de sus sistemas de significaciones; contemplando su propia agresividad adquiere una cierta identidad: por ejemplo, soy poderoso y no débil, soy el que ataco y no el atacado. O sea que si la agresividad puede, en el ser humano, constituir un movimiento defensivo en contra del sufrimiento psíquico de la humillación narcisista, de los sentimientos de culpa o de las fantasías de ser perseguido es porque mediante ella el sujeto logra reestructurar la representación de sí y del otro. Detengámonos en este aspecto defensivo y reestructurante de la representación del sujeto que es capaz de tener la agresividad.

---

69. Lagache es uno de los autores que no ha optado por la solución tajante de atribuir la agresividad en exclusividad a la pulsión de muerte, y bajo el apartado «Agresividad y "pulsión de vida"», vitalidad, sexualidad, amor» la ubica como indisociable al principio de la vitalidad: «...La indiferenciación, al menos inicial, de la vitalidad, de la actividad y de la agresividad» (Lagache, 1960, pág. 163). Para una revisión sobre la agresividad véase, también, Clancier, 1984.

La agresividad y la representación del sujeto

El niño observa a sus padres en el momento en que éstos, plenos de furia, imponen su voluntad mediante el gesto, el grito o el castigo corporal. En la mente del niño se inscribe «papá o mamá están enojados y se hace lo que ellos quieren» y, con ello, la ecuación agresividad igual a poder, agresividad igual a realización de deseos. El agresivo es representado como poderoso, fuerte. Experiencia que admite un cierto refuerzo con otra en la cual cuando el niño está enojado —protesta, llora, patalea, araña, muerde—, el resultado suele ser que también consigue influir en el mundo adulto para realizar su deseo. La agresividad deja así de ser simple descarga y adquiere un significado al que se apela como instrumento mágico-omnipotente cada vez que se desea poseer una identidad de potente. Tenemos de esta manera un encadenamiento simbólico: deseo de algo, necesidad para sentir que ese deseo se realizará de una identidad de ser potente/poderoso, y, para alcanzar la ilusión de que se tiene esa identidad: fantasías y conductas agresivas que portan sobre sí el significado de potencia. Basta ver cómo un niño asume con cierta artificiosidad la identidad de enojado y circula por la casa como si realmente lo estuviera, o como alguien da un golpe en la mesa gritando «en esta casa nunca más...», golpe que constituye un gesto, del cual el propio sujeto es también observador, de un supuesto poder que en realidad no posee, para constatar que la agresividad es captada por el sujeto como indicio de dominio sobre los otros y, especialmente, de que su deseo se va a realizar.

A su vez, cuando el poder sobre los otros y la capacidad para realizar los propios deseos se inscribe en el sistema narcisista de valoraciones, la representación del sujeto como agresivo y poderoso sirve para brindarle la identidad deseada: «Soy fuerte, no débil, los demás me tienen que obedecer, no siendo yo el que se somete a sus deseos. Por tanto, soy valioso». La agresividad ha permitido salir al sujeto de la condición de sufrimiento narcisista de verse como impotente, débil, incapaz de realizar sus deseos, sometido a figuras de las que depende, no valioso, e invertir la situación. De este modo, la agresividad, reestructura la identidad del sujeto y la del otro. Éste es el papel de la agresividad como *instrumento simbólico para generar una representación del sujeto* que constituirá el eje alrededor del cual examinaremos las distintas condiciones que activan la agresividad.

Angustias de autoconservación

Cuando alguien se asusta, cualquiera que sea la causa —angustias hipocondríacas, angustias persecutorias en que se ve a las figuras externas como amenazantes, o angustias de perder al objeto de la necesidad—, la activación de fantasías o conductas agresivas permiten, por lo que acabamos de ver, que el sujeto se represente como más poderoso o, incluso, que invierta la representación de quién es el amenazado y quién el amenazante. El tono agresivo, explosivo con que algunas personas tratan a sus seres cercanos cuando están asustados ante ciertas situaciones —entrevista de trabajo, revisión médica, presentación ante una audiencia, etc.—, convirtiéndose de perseguidos en perseguidores, de seres que pueden ser objeto de críticas por personajes supuestamente insatisfechos a constituirse ellos mismos en los que están insatisfechos con los demás, ejemplifican el papel defensivo de la agresividad ante las angustias de persecución.

Pero ¿las angustias de persecución cubren todo el espectro de las angustias que el sujeto experimenta cuando se representa en peligro? O, más bien, ¿las angustias persecutorias son una subclase de las angustias de autoconservación? Freud planteó que hay cierto tipo de angustias que se despiertan de manera inmediata ante desequilibrios biológicos, acuñando la expresión «angustia automática» para designarlas, tomando como ejemplificación de ésta a la que sobreviene en el momento del nacimiento, especialmente ante la falta de aire y las desregulaciones de los sistemas biológicos del niño en el trance de salir del equilibrio que su estancia en el vientre aseguraba (Freud, 1926).[70]

Luego, cuando el sistema simbólico domine el funcionamiento psíquico, cada vez que el sujeto crea que le falta el aire, o que puede morirse, o sienta que su mente no le obedece y se perciba extraño, ajeno a sí mismo —angustias de fragmentación, por ejemplo—, en todos estos casos le dominará un sentimiento de peligro que no puede ubicar, y que por esa misma razón hará difícil cualquier acción encaminada a enfrentarlo. Bion (1962) designó como «terror sin nombre» a condiciones muy primitivas de temor en que el peligro no es individualizado. Después de este momento en que el peligro amenaza desde un lugar y bajo forma que no se pueden precisar, en un segundo tiempo podrá imaginarse ese peligro como proviniendo de una figura externa que sería su causante. Atribución a otro de ser la causa del peligro —ahora sí angustias persecutorias— que permite alcanzar un sentimiento de mayor control: se puede escapar, contraatacar o seducir al perseguidor. Por tanto, angustias paranoides que se convierten en una defensa frente a angustias cuyo origen escapa al sujeto en su localización inicial.

---

70. Angustia automática capaz de ser activada por múltiples desequilibrios orgánicos —descargas de catecolaminas, crisis de hipoglucemia, variaciones en la tensión arterial, variaciones en los niveles hormonales como en el síndrome premenstrual, etc. «Tensión organísmica» y «angustias» son dos denominaciones que permiten distinguir dos órdenes de fenómenos: las primeras son la captación de desajustes biológicos por parte de los sistemas que la evolución ha asegurado para la supervivencia mientras que las segundas corresponden ya al orden de las significaciones y representaciones dadas por los sistemas marcados por el orden simbólico que domina el psiquismo. En el ser humano, las tensiones organísmicas tienden inmediatamente a sufrir la imaginarización que será específica para cada sujeto, que hará atribuir al sujeto o al objeto —según los casos— ser la causa del sufrimiento.

En un capítulo anterior ya habíamos planteado como ilustración del carácter defensivo de la atribución paranoide lo que sucede en el comienzo de ciertas esquizofrenias, en el momento de desorganización del psiquismo, de amenazas a la integridad psíquica, de angustias de fragmentación que se viven como amenazas que el sujeto no puede ubicar en sus causas. Posteriormente, cuando se estructura un delirio persecutorio se adquiere un sentimiento de mayor control: el otro es el supuesto causante del malestar y peligro, frente al cual escapar o atacar permiten salir de la situación de impotencia total. Este proceso en dos tiempos, el primero de angustia abrumadora e impotentizante y el segundo de angustia frente a un objeto atacante ubicable, lo vemos también en ciertas personalidades que se suelen clasificar como *borderline*. Sienten, primero, una angustia que viven como de causa interior, de ahí el terror de que pudiera crecer sin límites. La reacción de agresividad que suelen manifestar a continuación con los que le rodean —todo les molesta— es un intento de ligar la angustia a un personaje por el cual sentirse maltratados. Las angustias persecutorias aparecen en estos casos como defensa: el objeto pasa a ser la supuesta causa de una amenaza que previamente era indeterminado y que dejaba, por tanto, al sujeto en un estado de total indefensión.

Tendríamos de esta manera que ciertas angustias paranoides son provocadas porque el sujeto, defensivamente, construye imaginariamente al objeto en atacante para salir de un estado de indefensión.[71] Pero, junto a este tipo de angustias paranoides activadas defensivamente existen otros dos subtipos: *a)* el sentimiento de ser amenazado por el objeto corresponde a un código básico bajo el cual el sujeto se estructuró por identificación con padres que le presentaron los objetos como atacantes. La visión paranoide es una cualidad de la estructura de su mundo representacional; *b)* el mundo circundante de objetos ataca realmente al sujeto,[72] y no se trata de una mera fantasía del sujeto, aunque éste codifique lo externo en función de su mundo interno.

Volviendo ahora a las angustias de autoconservación en general, éstas se desencadenan siempre que las necesidades biológicas, libidinales o de mantenimiento del sentimiento de integridad psíquica se vean real o imaginariamente amenazado.[73] La agresividad que surge como defensa ante las angus-

---

71. Para M. Klein las vivencias paranoides podrían ser defensivas, pero en contra de los sentimientos de culpa. Por lo que acabamos de ver, el carácter defensivo va más allá de esa condición particular.

72. Obviamente, los tres subtipos de angustias persecutorias pueden articularse. La condición estructural puede ser activada defensivamente cuando haya una fuente de angustia que aparezca como indeterminada. Y la persecución real puede permitir proyectar sobre ella los sentimientos persecutorios que tienen otros orígenes.

73. Para una especificación de lo que entendemos por sentimientos de integridad psíquica véase «Angustias de desintegración» en el capítulo 9: «Algunas dimensiones para un modelo modular-transformacional en psicopatología y psicoterapia».

tias de autoconservación es capaz, a su vez, de incrementarlas. En parte, por el mecanismo de identificación proyectiva, en el que insistiera M. Klein (1946): se ve al objeto a imagen y semejanza del sujeto, animado también de intenciones hostiles y dispuesto a la venganza. Pero, además, por otra causa. Hemos observado en pacientes que de niños asistieron a situaciones de violencia familiar, en las que contemplaban, desde un mundo infantil de pequeñez e indefensión, las caras de los adultos en conflicto, sus amenazas y gritos, cuando no sus golpes, que cada vez que están asustados y se tornan agresivos, la percepción de su propia agresividad —las sensaciones que en el cuerpo se manifiestan, la captación de su intencionalidad agresiva— les activa la siguiente estructura asociativa inconsciente: agresividad propia=seres peléandose=agresividad del otro, y, por tanto, peligro proveniente del otro; es decir, angustia persecutoria.

A nuestro modo de ver, la importancia y la frecuencia con que las angustias de autoconservación desencadenan agresividad justifica que, como primera aproximación, cada vez que nos encontremos ante fantasías o conductas agresivas, nos formulemos la pregunta: ¿qué es lo que asusta al sujeto?, no deslizándonos automáticamente por la senda de atribuir a la rivalidad, a la envidia, a los celos, al narcisismo, el ser la causa de aquéllas.

SENTIMIENTOS DE CULPABILIDAD

Dado que los sentimientos de culpabilidad producen sufrimiento —el sujeto se siente criticado por el superyó o en peligro por la posible venganza del otro ante la infracción cometida—,[74] pueden activar una agresividad que toma como blanco ya sea al sujeto o al otro en pos de alterar la representación de ambos: autocriticarse para recuperar un sentimiento de bondad, o criticar al objeto para mostrar que éste es el inadecuado y desprenderse así del sentimiento de culpabilidad. Cuando la agresividad tiene al propio sujeto como su destinatario castigándole por la infracción en la que cree haber incurrido —masoquismo moral— , mediante la autoagresión se genera un sentimiento de que se posee la identidad de alguien bueno. El castigo aparece como testimonio de que se reprueba la fantasía o conducta que es codificada como infractora. El sujeto se identifica con el superyó, castigando a un otro del cual se disocia: «Yo soy el que repruebo, no el que cometió la falta». Esta escisión permite rescatarse al sujeto de la identidad de malo: ahora él es el que critica la acción o la fantasía considerada infractora, con lo que pasa a sentirse un ser diferente de aquel que hizo lo inadecuado.

Cuando la agresividad se dirige en contra de otros, a los cuales defensivamente se acusa de lo mismo de aquello de que el sujeto se siente culpable, o

---

74. Temor al otro por la infracción que Grinberg (1963) denominó culpa persecutoria.

de ser la causa de la conducta infractora que es justificada como respuesta supuestamente legítima a lo que el objeto habría hecho previamente, bajo el estado emocional de la agresividad se va construyendo la representación del otro como culpable, buscándose todos los argumentos denigratorios que sustenten esa intencionalidad.

Agresividad y narcisismo

Fue Kohut (1971, 1972, 1980, 1984) el autor que más ha insistido en considerar la agresividad como desencadenada por las angustias narcisistas. Su concepto de rabia narcisista como respuesta de un *self* que se siente amenazado en su integridad, que responde de esa manera ante las fallas empáticas del objeto, significó un progreso en relación al énfasis en la agresividad como motivada exclusivamente por la pulsión, permitiendo la descripción del contexto intersubjetivo en que cierta agresividad aparece. Con todo, la relación secuencial entre frustración narcisista y agresividad, entre falla del objeto del self y agresividad, no explica por sí misma la razón interna de la variación entre los dos estados. En cambio, si pensamos en términos de reestructuración de las representaciones vemos que la agresividad narcisista permite otorgar una identidad al sujeto: él es el injustamente tratado por un objeto que no reconoce sus méritos; no es que él no valga sino que el otro es injusto, no reconoce sus méritos. El ataque al objeto permite, gracias a la denigración a la que se le somete, destituirle del lugar de juez privilegiado que previamente poseía —nadie se siente ofendido por otro si no ha ubicado en éste el poder de ser el que determina su valía—. Por ello, la rabia narcisista es un intento de deshacer la posición que el otro tiene asignada. Es un juicio de impugnación al juez/otro que juzga al sujeto y le ha hecho sentir inferior y avergonzado.

M. Klein consideró la envidia como una fuente básica de la agresividad, pero al creer que aquélla era de naturaleza constitucional, unidad última de análisis, no desentrañó su estructura y su dependencia del narcisismo y de las vicisitudes de éste (Klein, 1957). La pregunta a formular, y a interpolar en el desarrollo kleiniano, es: ¿en qué consiste el displacer propio de la envidia? Digamos que se trata básicamente de displacer narcisista, de doloroso sentimiento de inferioridad, de ser menos que aquel o aquella que sería o poseería algo que le hace superior al sujeto. Lo que posee el otro y que es envidiado es lo que convierte al otro en superior al sujeto. Por tanto, no es el objeto envidiado lo que está en juego como elemento decisivo sino las identidades del sujeto y el otro. Lo que se compara es la valía del sujeto con la de un otro y, como en toda comparación, lo decisivo no es lo que cada elemento es en sí mismo sino la diferencia. La envidia surge a partir de la desvaloración previa del sujeto que, en su encuentro con un otro al cual supone prejuiciosamente superior, va a terminar por encontrarle el rasgo o posesión que testimoniaría de esa superioridad. Por ello en la envidia el punto de partida es la precariedad de la autoestima del sujeto. Al respecto, Rosenfeld (1897), que representó la posición oficial de Klein en la tesis de que era necesario señalar sistemáticamente al paciente la envidia, en el libro escrito al término de su vida destaca que la envidia no se elabora mediante la interpretación, que a veces esto resulta traumático, y que a ciertos pacientes solamente les disminuye la envidia cuando se sienten apreciados por el analista; es decir cuando se les restituye el sentimiento de valía. Paradojas de las relaciones no siempre reconocidas entre las escuelas analíticas por las que un autor perteneciente a la corriente kleiniana se acerca a Kohut, para quien la narcisización por parte del terapeuta es la condición para la elaboración de la rabia narcisista. Resulta entendible la razón por la que la insistencia por parte del terapeuta en que el paciente reconozca su envidia pueda ser traumatizante: si se suma a alguien que ya se siente inferior, y que por ello envidia, un analista que le muestre que, además, es envidioso, lo que se produce es un reforzamiento del sentimiento de inadecuación, de inferioridad, con lo cual la envidia se incrementará.

La otra gran fuente de agresividad descrita clásicamente en la literatura psicoanalítica son los celos y la rivalidad edípica. Es la base freudiana para explicar la agresividad: para poder gozar del objeto del deseo se tiene que desembarazar del rival. Con todo, esto requiere una matización, la rivalidad en la situación triangular edípica ¿es sólo porque aquello que se desea es el objeto sexual o, también, como otra posibilidad, porque lo que se desea es la posición del rival, su valía, su lugar privilegiado, su identidad, de la cual la posesión del objeto es sólo una prueba de que es superior al sujeto? ¿Es rivalidad, segundo tiempo, que se origina porque se siente al otro como obstáculo para poseer al objeto, siendo el primer tiempo el deseo del objeto? o ¿es rivalidad con el semejante para ocupar el lugar único de ser superior al otro, siendo el objeto sólo secundariamente catectizado porque sería lo que poseería aquél/la con el que se rivaliza? Los casos en que se le quita la novia o el novio al amigo o a la amiga con quien se rivaliza, en donde la tercera persona no importa, a tal punto que una vez que se la consigue pierde significación, muestran la importancia de la rivalidad con el semejante. Lacan (1948) señaló esta agresividad y rivalidad intrínseca en la relación con el semejante en la tesis IV de su trabajo *La agresividad en psicoanálisis*. Por tanto, hay dos variantes de la causa de la agresividad en la situación edípica: rivalidad secundaria al deseo por el objeto y rivalidad primaria por la lucha con el otro por la identificación con el yo ideal, modalidades que requerirían que se determinase cuál de ellas es la prevalente en cada caso.

Klein, a su manera, también se refirió a una situación de rivalidad narcisista en que una tercera persona no está presente. Consideró que la envidia era bipersonal cuando se envidia lo que el otro posee —leche, vitalidad, o lo que sea—. Es decir una cualidad del otro.[75] Pero más allá de diferenciar a la envidia como bipersonal y a los celos como tripersonal, lo que nos parece clínicamente interesante es su observación de que los celos pueden ser una defensa en contra de la envidia, una forma de mantenerla encubierta, pues mientras los celos pueden justificarse, racionalizándolos como prueba de amor, la envidia, en cambio, resulta mucho más repudiable para cualquier sujeto.

Es lo que pudimos constatar en un caso clínico. Se trataba de una mujer de alrededor de 25 años que manifestaba un sufrimiento desolador por sus celos patológicos, creyendo que el marido la traicionaba con otra mujer. Su convicción delirante era tal que le comunicó a su hija que el padre tenía otra mujer, y todos los argumentos para convencerla de que en realidad no era así resultaban infructuosos. Ya desesperado, el marido le ofrece una prueba que considera será concluyente: le propone tener un hijo con el argumento «si yo tuviera otra mujer, no querría tener un hijo contigo». A lo que ella responde que dado que la piensa abandonar quiere dejarle un hijo en compensación. La mujer queda embarazada y le anuncia a la hija que cuando nazca el hermano el padre los va a abandonar a los tres. El marido se angustia y se dedica a la mujer y a su embarazo. Cuando tiene lugar el parto, se queda en el cuarto de la clínica acompañandola día y noche. Al tercer día, viene un familiar de él a visitarles y bajan a la cafetería de la clínica a comer algo. Tardan una hora y, cuando vuelven, a la mujer se le ocurre que ha sido una maniobra del familiar quien, en complicidad con su marido, le otorga a éste una coartada para encontrarse con la amante. Celotipia prácticamente irreductible, con tratamiento psicoanalítico individual de esta mujer no demasiado exitoso, en donde lo que más me llamó la atención —yo los vi en una terapia de pareja— era el placer en el ataque al marido y en la exhibición de sus celos como una supuesta prueba de su amor. Además de ser una forma de torturar al otro, sobre todo porque entre los valores del marido estaba la fidelidad, que se confiara en él, que se le viera como un ser capaz de proveer de felicidad a los demás. Esta mujer a lo que tendía era, precisamente, a hacerle sentir todo lo contrario: que él era incapaz de tenerla a ella contenta. Los ataques de la mujer eran continuos, no solamente ante la hija sino ante la familia de él, a la que trataba de convencer que el supuestamente buen hijo y buen hermano era un hipócrita.

¿Qué es lo que yo pude detectar a lo largo de muchas sesiones con esta pareja en que el dolor lacerante de la mujer producía un intenso deseo de

---

75. Que Klein llame a esta situación preedípica pues no hay una tercera persona y que los lacanianos cuestionen que se pueda hablar de preedípico pues existe un tercer elemento —el falo, que podrá ser imaginarizado como la leche u otro atributo de la madre— se basa en que admitiendo ambas escuelas que lo edípico es, como mínimo, triangular, Klein personifica los elementos y los lacanianos los definen estructuralmente.

ayudarla? Que la mujer admiraba profundamente al marido, que le consideraba un hombre exitoso y alguien mejor que ella, poseedor de mayores méritos intelectuales y, físicamente, mucho más atractivo que ella misma. Por detrás de sus celos, lo que existía era envidia de las cualidades que le atribuía y hostilidad hacia él por ser alguien tan amado por ella y por los demás. Es decir, una endeble imagen de sí misma que supuestamente carecería de algo que sí poseería el otro. Percepción distorsionada a todas luces, pues se trataba de una mujer atractiva e inteligente.

Los celos no eran por proyección de deseos de infidelidad —ni en la terapia de pareja ni de lo que pude conversar con el analista de esta mujer ése parecía ser un motivo relevante—. Surgían, según pude entenderlos, de varias fuentes. En primer lugar, admiraba a su marido y proyectaba en las demás mujeres la misma idealización que ella sentía: todas estarían deseando poseerlo. Además, proyectaba en su marido el enamoramiento no sexual que ella sentía por mujeres que encarnarían el yo ideal que ella sentía no ser. Se comportaba de igual manera que la persona que insatisfecha de cierto rasgo de sí misma vive mirando ese aspecto en toda persona que va encontrando, convirtiéndole en el parámetro que guía su observación. Rasgo que podrá ser un atributo físico —altura, peso, forma de la nariz, pelo o imagen del cuerpo— o posición social, o cualidad intelectual. Rastreo sistemático que determina que cuando entre en cualquier lugar público lo primero que hará será una rápida revisión de los presentes bajo el parámetro en el cual le duele el narcisismo. Una vez que encuentra la persona con el atributo idealizado mira a su pareja y proyecta en ésta el mismo sentimiento que ella tiene sobre el tercero que encarnaría su yo ideal, con lo que pasa a sentir celos del presunto interés de su pareja por el/la rival así construido.[76] Condición totalmente intrapsíquica que se complica por el hecho de que en esa situación tripersonal, dado que la persona celosa mira al/la tercero/a, atrae la mirada de la pareja sobre éste/a, con lo cual se le confirma que su pareja mira al/la rival.[77]

Volviendo al caso de la paciente, lo anterior permitiría dar una explicación de la causa por la cual su pareja estaría enamorado de una tercera persona.

---

76. El uso del término proyección no deja de tener complicaciones pues no se trata de un desprendimiento de cierto sentimiento por no poderlo tolerarlo en sí misma y necesidad inconsciente de atribuirlo al otro sino de un mecanismo más cercano a la identificación especular: se ve al otro a imagen y semejanza.

77. Esta idealización que hace el/la celoso/a de un tercero/a que encarna el yo ideal, verdadero enamoramiento, permite retomar la tesis freudiana de que detrás de los celos existe homosexualidad, a condición de que se entienda este carácter «homo» como enamoramiento del semejante, enamoramiento no necesariamente sexual sino idealización, admiración. Desde esta perspectiva, cierto subtipo de celos no sería una representación encubridora por razones de censura, para mantener oculto a la conciencia el enamoramiento que se tiene hacia un tercero, y que por no ser tolerado por la conciencia se tiene que atribuir a la pareja, sino la resultante estructural —no defensiva— de un doble proceso: enamoramiento del tercero y no diferenciación entre el sujeto y su pareja, a la que se le atribuyen los sentimientos que el propio sujeto posee.

Pero ¿por qué la convicción de que él la engañaría? Esta mujer era una persona profundamente desconfiada, que llegó a creer que un documento oficial que le presentaron era falso, y en cuya falsificación habría participado un importante funcionario. Todos los esfuerzos para convencerle de que no era así tropezaban con su empecinamiento, encontrando siempre una razón que avalaría su idea de la falsificación. Por otra parte, la familia de la paciente parecía también compartir este rasgo patológico. En una oportunidad en que el marido, desesperado por los celos, resuelve viajar al país de origen de su mujer —ambos eran extranjeros— cuando le cuenta a los padres de la mujer la situación desesperada en que viven y los celos que atormentan a su esposa, el padre prácticamente sin tomar en cuenta sus argumentos le respondió respecto a los celos: «Por algo ha de ser», aliándose con su hija en la convicción delirante.

Celos y envidia que en esta mujer tenían su origen en un trastorno narcisista, en una profunda alteración de su autoestima, que le hacía ver como superior tanto a su pareja como a la presunta rival. Pero el aspecto digno de atención consistía en que esta mujer era capaz de sentir conscientemente sus celos mientras que la envidia tenía que ser mantenida por fuera de su conciencia. Los celos eran justificados porque podían ser exhibidos como la prueba de su amor. «Tengo celos porque te amo, mientras que tú no tienes celos porque no significo nada para ti.» La paciente no sentía, al igual que toda persona celosa, que el maltrato, la denigración de la imagen del otro, el odio y el rencor ostensible —llegaba a arañarle y pegarle— poco condicen con la tesis del amor que se supone se profesa a la pareja. En esta paciente el sentimiento más rechazado era la envidia que sentía hacia su pareja y, especialmente, el odio y deseo de atacarle que aquélla generaba. Los celos le servían como coartada para justificar su odio y ocultar su envidia que tenían como base, como dijimos antes, un déficit narcisista.

Autoagresividad por frustración narcisista

Cuando alguien está frustrado narcisísticamente y ello se articula no con tendencias proyectivas, en que se atribuye el sufrimiento a otro, sino con tendencias a la autoatribución de responsabilidad, la agresividad se puede volcar en contra del sujeto. Dentro de las modalidades de autoagresión, quizás una de las que pasa más desapercibida es el descuido hostil de la propia persona por rabia narcisista, pues el estudio de las formas de autoagresión por culpa o por persecución la han relegado en la literatura sobre el tema. Es un abandono de los cuidados al *self* por autoagresión que se debe distinguir del que presentan aquellos que por angustias de distinto tipo —absorbidos por aquello que les preocupa— no pueden cuidarse ni a sí mismos ni a los otros. En cambio, en el descuido hostil del *self* el sentimiento básico es «total para qué... con el físico que tengo, no vale la pena», «con lo tonto/a que soy, para qué voy a...». El punto a enfatizar es que no se trata de un «total para qué» desesperanzado sino de un «total para qué» rabioso, militante.

Así como una de las formas de hostilidad con el objeto es el abandonarlo, el no cuidarlo, el dejarlo sufriendo —padres agresivos que piensan «que llore, así aprenderá», o «¿para qué le voy a pagar los estudios, si es un vago y no los aprovecha? Es idiota, etc.»—, algo equivalente ocurre en el descuido hostil del *self*. Es lo que vemos en algunas crisis bulímicas en que la persona, insatisfecha por no haber podido refrenarse, enojada consigo mismo, se autoataca bajo la fantasía «ahora come hasta reventar». Motivación que funciona como un segundo tiempo, muy diferente de un primer momento, el comienzo del acceso bulímico, que resulta ser consecuencia de múltiples tipos de ansiedad que se tratan de contrarrestar mediante la gratificación oral, con los significados simbólicos que ella tenga.

La «agresividad-instrumento» como acción sobre el otro y el propio sujeto

Habíamos dicho al comenzar este capítulo que la agresividad permite reestructurar la representación del sujeto. Cuando alguien se percibe rabioso, puede tomar sus sentimientos como una prueba de la razón que le asistiría, convenciéndose a sí mismo de que la intensidad de su enojo es proporcional a la importancia de aquélla. En este sentido, la rabia y la agresividad pueden ser el equivalente a un despliegue histriónico que el sujeto, de manera inconsciente, hace ante sí mismo y los demás para conseguir convencerse y convencer de la razón que le asistiría. Así como la rabia y la agresividad quedan inscritas en la mente infantil como equivalentes a poder, de manera similar, debido a que los padres al manifestar su agresividad no lo hacen diciendo «estoy rabioso, y este sentimiento es por cosas que me pasan a mí» sino que la acompañan de argumentos que la avalarían —la supuesta inadecuación del destinatario de agresividad sería su causa—, por este tipo de experiencias la rabia y la supuesta razón que tendría el sujeto quedan asociadas. Cada vez que alguien necesite *representarse* como teniendo razón, la rabia y las distintas formas de agresividad podrán ser instrumentos para lograrlo. Por algo existen expresiones como «darse cuerda» para describir el proceso de autoenardecimiento que tiene lugar no sólo porque el sujeto se va convenciendo en base a los argumentos que va fabricando sino que, también, cuanto más rabia se siente más razón supuestamente se debe de tener. Por eso, al relatarse un incidente, se dice «¡y me dio una rabia!», como si esto fuera una prueba decisiva de que la conducta del otro fue inadecuada.

Este carácter «histriónico» —en el sentido de despliegue de un afecto que se activa inconscientemente con una finalidad, no porque sea menos verdadero que otro— de la agresividad nos introduce en la dimensión intersubjetiva de la misma, en que el estado afectivo no es expresión «de» sino medio «para»: *forma de comunicación y de acción sobre el otro*. En el caso de la rabia —y la agresividad en general—, éstas constituyen un instrumento poderoso para hacer que el otro se someta al deseo del sujeto. Es lo que Rado denominó «rabia coercitiva» (Rado, 1928, 1951). Kernberg ha llamado la atención, también, sobre esta dimensión manipulativa de cierto subtipo de agresividad (Kernberg, 1992). Por nuestra parte, quisiéramos destacar que la *agresividad-instrumento* pasa en algunas personas a ser la forma privilegiada de intentar forzarse a sí mismas a ser de determinada manera. La rabia del narcisista consigo mismo por no constituir el yo ideal que desearía ser no es simple reacción a la frustración narcisista sino una forma imaginaria de intentar empujarse por el camino deseado. Si alguien se dice a sí mismo «idiota, ¿no te das cuenta que?...», este diálogo interno lleva la misma intencionalidad que cuando es utilizado por una persona para dirigirse a otra: intento de dirigir la conducta. En general, se tiende a enfatizar el carácer expresivo de la agresividad en detrimento de otra de sus dimensiones —la comunicacional y conativa— debido a una concepción de la afectividad en que las determinaciones intersubjetivas, tanto en el origen como en el mantenimiento de la misma, no reciben el peso que merecen.

La *agresividad-instrumento* puede desplegarse por el poder efectivo de condicionar la conducta del otro o por la creencia ilusoria sobre su poder mágico, como hemos sostenido más arriba. Este carácter mágico-omnipotente es lo que determina que algunas personas, cuando tienen una dificultad en la vida real, en vez de buscar una solución lo que hacen es protestar. Lo que subyace es la fantasía «si protesto, las cosas tienen que cambiar... por el mero hecho de mi protesta», por lo que se renuncia a cualquier otro tipo de acción.

En terapia, la interpretación del significado mágico-omnipotente de la rabia-instrumento permitirá producir alguna salida al circuito: impotencia en la realidad/ rabia/ renuncia a emprender conductas en la realidad; y, en consecuencia, más impotencia. Creeemos que las interpretaciones en términos de los antecedentes de la rabia —la circunstancia o el personaje que la despierta— sin trabajar la rabia-instrumento omnipotente resultan insuficientes. No basta señalar «le dio rabia que....» sino que resulta necesario señalar que «mediante la rabia cree que conseguirá que las cosas sean como desea, casi de manera automática, por el solo poder de su rabia». Por supuesto que esta formulación esquemática requiere su adecuación para cada caso.

AGRESIVIDAD E INTENTOS DE SEPARACIÓN-INDIVIDUACIÓN

Cuando el objeto resulta avasallante, cuando invade el espacio psíquico del sujeto intentando regular todos sus deseos, coartando los que no satisfacen los propios, cuando le impone su presencia física restringiéndole el espacio o violentando la libertad de su cuerpo, entonces, frente al sufrimiento y la angustia por la anulación de satisfacción a las necesidades físicas y psíquicas, la *agresividad-instrumento* es un intento de apartar violentamente al objeto, de lograr un espacio físico y psíquico. Mahler (1975, 1981) y otros autores influenciados por su pensamiento han trabajado esta dimensión (Fisher, 1989). Dimensión de la agresividad como una forma de lograr autonomía que también ha sido remarcada por los autores de la psicología del *self*.

Esta forma de agresividad la hemos visto activarse en nuestros pacientes cada vez que les imponíamos nuestra presencia psíquica, o en los casos que tuvimos ocasión de supervisar cuando la actitud del analista revestía igual carácter. Agresividad que al manifestarse, obviamente no bajo la temática de la necesidad de autonomía sino como cuestionamiento desplazado hacia otros aspectos —tal o cual interpretación, un cambio de horario, etc. —, o como mal humor, resistencia, ausencias, tiende a ser reinterpretada como envidia o transferencia negativa, sin reconocerse, por la resistencia del analista, que constituye un intento por parte de un *self* amenazado de sacudirse al objeto asfixiante; y no por pura proyección del paciente sino porque eso realmente está sucediendo.

Pero es sobre todo en la adolescencia donde esa agresividad, que no la llamaríamos defensiva sino autoafirmativa, adquiere su máxima violencia. La hostilidad de los adolescentes en el hogar —«afuera se lleva bien con todo el mundo»—, que tiende a ser entendida desde un modelo centrado en la rivalidad edípica como la expresión de la exacerbación de los conflictos derivados de esta configuración, posee como otra causa, que no se puede descuidar, la necesidad vital de lograr un espacio psíquico. La hostilidad que algunos adolescentes despliegan frente a los padres, en que hasta la voz de éstos les parece demasiado fuerte, en que apartan la mano que les toca, y que les hace cerrar violentamente la puerta de su habitación, puede entenderse como resultado del desencuentro entre un ser que está adquiriendo una necesidad creciente de autonomía y padres que se asustan ante ella, aumentando su control, o que por razones narcisistas no la toleran.

AGRESIVIDAD Y SADISMO

Es muy diferente que alguien se torne agresivo para desprenderse del objeto que le asfixia psíquicamente o para contrarrestar el miedo, en cuyo caso la agresividad se limita a intentar eliminar la causa de la angustia, de una otra condición, en que la persona obtiene intenso placer mediante la agresividad, sexual y/o narcisista. En estos casos, el goce sádico implica un plus con respecto a la eliminación del sufrimiento de la agresividad defensiva: la agresividad se ha articulado con el placer narcisista o el sexual. Ha habido una erotización o una narcisización de la agresividad

Mientras en la agresividad defensiva, ésta se mantiene exclusivamente en la medida en que persista el sufrimiento en contra del cual protege, en la agresividad sádica la búsqueda de placer es lo que constituye la fuerza que la impulsa, por lo que tiende a perdurar, a ser una modalidad caracterológica que va más allá de los momentos puntuales que activan la agresividad defensiva (Blum, 1991; Levin, 1990; Sacks, 1991; Stolorow, 1975). En algunos casos, lo que comenzó siendo una agresividad defensiva —por ejemplo, para defenderse de un progenitor agresivo— puede sufrir la narcisización como segundo tiempo. Una vez convertida en fuente de placer, la agresividad se desencadena no por la presencia del sufrimiento sino por la huella mnésica de una forma de placer que se desea reencontrar. Aquí resulta indispensable no confundir entre causa inicial —la agresividad como defensa— y la condición que mantiene activo el eslabón final, el goce sádico.

Esta agresividad sádica era un rasgo importante en una paciente que presentaba un narcisismo omnipotente como componente importante de su personalidad y que vino al análisis porque «me parece una experiencia interesante que debo hacer». Frecuentemente aparecían en sus sesiones relatos del placer sádico que obtenía al hacer sufrir a distintos personajes. Por ejemplo, en una ocasión fue invitada a una reunión en casa de unos amigos y en un momento dado sacó a colación un tema que sabía que era muy desagradable para uno de los participantes. Me contó cómo introdujo en la conversación algo que sabía que pondría ansioso al personaje en cuestión, y cómo de una manera muy amable, hasta aparentemente cariñosa, iba profundizando sobre la cuestión, al tiempo que veía cómo la otra persona «se retorcía sin poder hacer nada». Esta paciente relató, también con orgullo, cómo en una oportunidad, en ocasión de un pequeño accidente de tránsito en que el otro coche quedo dañado, «me acerqué supertranquila y le empecé a decir: ¡qué lástima, no va a tener el coche hasta dentro de quince días, no se preocupe que mi seguro lo paga todo!». Enfatizó cómo el otro conductor quedó desarmado, no pudiendo reaccionar debido al tono amistoso que ella empleaba y a la solución que le proponía, destacando, con placer, que «se iba poniendo cada vez más nervioso porque yo le decía que iba a tener que dejar el coche en el taller». El placer consciente en prolongar el sufrimiento del otro era repetido en diferentes tipos de circunstancias. En esta paciente pudimos constatar su identificación con el sadismo de una madre que durante su infancia se había caracterizado por el hecho de responder con deliberada y ostentosa indiferencia cada vez que ella lloraba. La madre, en esas circunstancias, obtenía placer en mostrar a toda la familia que permanecía impasible ante el llanto o las peticiones de los demás.

Negación hostil y negación «beatífica» omnipotente de la realidad

Hay casos en que la agresividad no se dirige únicamente en contra de las personas sino en relación con cualquier aspecto de la realidad que implique algún grado de limitación al deseo del sujeto. Si alguien puede reaccionar agresivamente contra el tiempo, o contra el tránsito, o contra las mil regulaciones que la vida social impone es, entre otras causas, porque se transfiere sobre estas condiciones la forma de vínculo que se tuvo con padres abusivos que hacían sentir que todo era arbitrario. Los padres son el primer y más importante representante de la realidad externa. Si lo que provenía de ellos era básicamente hostilidad y causa de sufrimiento, el sujeto tenderá a captar la realidad —humana y material— como hostil. De ahí la agresividad que toma la forma de negativismo, de rechazo de las restricciones que la realidad impone, o de disociación: no se escucha la realidad, no se quiere saber nada de ella.

Lo que se llama negación de la realidad puede ser debido a dos condiciones muy diferentes: una, la que acabamos de examinar, en que hay rechazo hostil por anticiparla como frustrante, agresiva, arbitraria. La otra: el sentimiento omnipotente de que nada desagradable puede ocurrirle al sujeto, en que la realidad es sentida, básicamente, como proveedora de satisfacción a un sujeto que, además, no tendría que hacer nada para armonizar con ella. Hay una fenomenología que permite distinguir estas dos modalidades de negación de la realidad: en el primer caso —negación hostil—, la disforia, el malhumor domina el encuentro con la realidad, en que ésta causa fastidio y es rechazada activamente. En el segundo caso, el sentimiento de «beatitud negadora» es lo que está presente, sentimiento que se rompe únicamente cuando sobrevienen las consecuencias adversas. En cuanto a las condiciones de psicogénesis, igualmente se pueden individualizar dos constelaciones causales: por un lado, para la negación hostil de la realidad, la presencia de padres abusivos, persecutorios, frustrantes. Por el otro, para la negación beatífica omnipotente de la realidad, padres que han contribuido a crear un sentimiento de que todo estaría garantizado para un sujeto que supuestamente no tendría obstáculos en conseguir lo que desee.

LA AGRESIVIDAD Y LA TEORÍA PULSIONAL

Si como acabamos de argumentar, la agresividad es activada cada vez que el sujeto se siente en peligro, si como la clínica nos evidencia sirve para apuntalar a un *self* amenazado (Kohut, 1971, 1977; Mitchell, 1993), ¿esto significa que no existe una pulsión agresiva? Como sostiene Fonagy «es evidente a partir de las investigaciones evolutivas que tanto la teoría innatista de la agresividad como la reactiva son modelos parciales» (Fonagy y otros, 1993, pág. 472). En efecto, para que haya posibilidad de utilizar la agresividad de manera defensiva es imprescindible que ésta se halle en el sujeto como una disponibilidad. Parecería insólito pensar que la agresividad, asegurada por la biología a través de mecanismos innatos que son indispensables para la supervivencia, desapareciera en el eslabón humano. La cuestión no es si hay agresivad innata —para nosotros está fuera de duda su existencia— sino cómo las estructuras neurofisiológicas son activadas o desactivadas por las representaciones, es decir desde lo psíquico, pues ello se relaciona con la cuestión de cómo la psicoterapia, actuando sobre las representaciones en que el sujeto se representa en peligro, modificando a éstas, desactiva la estructura biológica, la «enfría». Es el efecto de la psicoterapia sobre el cuerpo.

Sabemos de las argumentaciones que han polarizado a la comunidad psicoanalítica en cuanto a si la pulsión es biológica e innata o, por el contrario, el resultado de la implantación en el sujeto de la pulsión del otro humano. Nos resulta difícil adscribirnos a una de esas dos posiciones, a pesar de reconocer los fundamentos de las razones invocadas, por lo que nos sentimos más cerca de la idea freudiana de que la pulsión está en el límite entre lo somático y lo psíquico, a condición de no considerarla en un lugar de extraterritorialidad entre estos dos dominios, sino *abarcando* a ambos, como puente que los une (Freud, 1915c). El concepto freudiano de pulsión, del que todos los autores han señalado su complejidad y oscilaciones en cuanto al papel de lo biológico y lo psíquico, tendría así esa naturaleza bifronte de articulación entre lo biológico y lo representacional-afectivo, entre lo propio del sujeto y lo que el otro activa o implanta y construye. Por otra parte, creemos que esta concepción en que lo biológico y lo representacional se articulan es la que va recibiendo apoyo creciente a través de los hallazgos más recientes en el campo de las neurociencias (Kandel, 1995; LeDoux, 1994; Shore, 1994; Solms, 1996).

Pero que la afectividad tenga un sustrato neurobiológico posee consecuencias adicionales respecto a ciertas tesis freudianas. Estudios recientes tienden a aportar bastante evidencia de que las emociones tienen, por lo menos, dos circuitos: uno, relacionado con la corteza prefrontal en que el significado más o menos complejo de una experiencia es el que determina una respuesta emocional modulada, graduada, bajo un cierto grado de control. El otro circuito, en que la amígdala cerebral intervendría (Damasio, 1994; Kandel y otros, 1995; LeDoux, 1994), es activado por señales fragmentarias —por ejemplo, la vista de sangre, un sonido, un tono de voz, un ruido— que desencadenan automáticamente intensas reacciones emocionales sin modulación, verdaderas descargas explosivas. Es interesante comprobar que la neurofisiología reciente otorga así base científica a una intuición freudiana: una modalidad de funcionamiento, el proceso primario, en que los restos de experiencias, fragmentos significantes, son los que provocan estados afectivos. Verdaderos cortocircuitos en que basta que dos experiencias, dos objetos, tengan un elemento en común para que la reacción emocional que provocó uno sea despertado por el otro —recordemos el efecto para Dora del humo del cigarrillo, presente en Freud y evocando todo el complejo afectivo de la relación con otros fumadores, el padre y el señor K. Por otra parte, lo interesante es que el fragmento significativo que puede despertar un estado emocional puede ser un significante corporal: la percepción de palpitaciones, un estado de activación neurovegetativa, un ligero sentimiento de mareo o de descoordinación mental, ante los cuales el sujeto, sintiéndose en peligro, reaccionará con una respuesta agresiva no modulada.[78]

¿CÓMO ESTÁ INSCRITA LA INTENCIONALIDAD AGRESIVA EN EL INCONSCIENTE?

La intencionalidad hostil tiene su existencia en el psiquismo en términos de representaciones definidas, y si el término intencionalidad alude a que se trata de un movimiento que tiende hacia algo, movimiento estable durante un cierto período, por más corto que éste sea, por encima de las variantes que vaya asumiendo, ello nos pone en el camino de interrogarnos acerca de cuáles son las representaciones que sostienen en el inconsciente ese deseo de hacer mal. ¿Se trataría acaso de una boca mordiendo, desgarrando, de un ano con heces que ahogan, de un pene que golpea y perfora, de un pecho que vacía, como lo supuso M. Klein? ¿Nos encontraríamos ante el poder de una pulsión parcial oral, anal, genital, que desde el inconsciente más profundo sostendría todo el edificio de la intencionalidad agresiva?

Empecemos por lo que nos enseña la clínica, que aunque no tenga el carácter de verdad autoevidente no deja de proveernos de una orientación sobre la dirección en que van las cosas. En el psicótico y en la furia epiléptica, en que el pasaje al acto de la fantasmática agresiva deja a ésta más al descubierto, las mayores muestras de ensañamiento con el objeto no revisten la forma de morderlo o de ahogarlo con materia fecal o de orinarlo. Situación notable para cuestionar la omnipresencia de ciertos tipos de fantasías inconscientes a los cuales se les atribuye el subyacer a toda agresión, sobre todo si se tiene en cuenta que la ruptura con la realidad en ambas condiciones y con la organización del proceso secundario nos tendrían que dar un mayor acceso a aquéllas.

En el caso del sádico, vemos que acomoda —sobre esto descansa nuestra argumentación— su forma de agresión a aquella que sea la más idónea para destruir lo que resulta valioso para el otro: su belleza, su cuerpo, su autonomía, su inteligencia, o una producción artística que deshace lentamente ante la mirada desesperada de su creador. El goce no depende en este caso de una zona del cuerpo del sádico ni de otra específica en la víctima, sino de la afirmación del narcisismo, de su poder de hacer mal, de su impunidad, del deseo: «Te haré sufrir horrores... No podrás aguantar ni impedírmelo». Todo lo cual va mostrando que el deseo de hacer mal (Stoller, 1984) determina que el medio empleado interese menos que el fin perseguido y que éste es el que condicio-

---

78. Creemos que en este momento es posible apreciar con nuevos fundamentos la importancia de una serie de propuestas freudianas: la diferencia entre afecto e idea, al mismo tiempo que su articulación, y, especialmente, el concepto de pulsión que intenta romper con la separación mente-cuerpo mostrando, también, su interrelación. Para una revisión de las bases neurobiológicas de la ansiedad y de su relación con lo estrictamente psíquico, véase Roose y Glick (1995).

na la búsqueda del objeto con el que se ejecuta. La fantasmática es del tipo «sufrirás para probar así mi poder», siendo el «sufrirás» una *fórmula abierta, un deseo que se expande hacia las infinitas variaciones de su realización*. El deseo de hacer mal, cualquiera que sea su causa y su desencadenante, se halla así en un orden de anterioridad con respecto a los medios empleados. Si hay una fase de agresividad oral, anal, genital no es por una cualidad intrínseca de las mismas, sino porque cuando el niño desea hacer mal fantasea poder realizarlo con aquello que está a su disposición *como elemento representacional*, y porque el sufrimiento del que tiene al principio noticia es el de la materialidad del cuerpo. Pero rápidamente el niño pequeño descubre que hay otras formas de sufrimiento terrible: el de la falta de amor cuando éste se anhela, el de la humillación. Por eso cuando vuelve la madre después de una separación, una forma frecuente de agresión es volver la cabeza, seguir jugando como si el otro no existiera. Es lo que pude ver en un paciente catatónico, cuyo mutismo absoluto y desconocimiento del otro era una respuesta no sólo defensiva para tratar de desconectar su mente del dolor, sino, y especialmente, una venganza por los abandonos del objeto de amor, su esposa. «Sufre lo que yo sufrí» u «ojo por ojo y diente por diente», fórmulas que ofrecen la ventaja de dejar en claro que el problema no se reduce a ser cuestión de la zona con que el agresor produce la agresión ni tampoco de aquella sobre la que recaerá el daño. «Sufre lo que yo sufrí», y más especialmente, «sufre en lo que más te duela», fórmulas abstractas de la intencionalidad hostil articulables en el inconsciente que, al dejar abierta la expresión final que adoptarán, colocan bajo su dominio tanto el instrumento agresor —zona corporal o no— como a aquello que en el otro será el centro del ataque. Por lo que la intención hostil debe de estar inscrita en el inconsciente bajo forma de un deseo genérico que buscará, no importa en qué condiciones, para realizarse. La consecuencia, a los fines del trabajo con la agresividad inconsciente durante el tratamiento, es que la fantasía bajo la que está inscrita no puede ser «revelada» al paciente en términos de una forma restringida de agresión, creyéndose que por tratarse de algo profundo tendría que revestir la modalidad bajo la cual el lactante habría fantaseado la agresión —morder, escupir, arañar, etc.—. Por el contrario, lo más profundo es un deseo que, debido a que estamos obligados a comunicarlo al paciente en términos del lenguaje convencional, asumiría, aunque sólo sea una aproximación a lo original del inconsciente, las formas de: «sufrirás», «te retorcerás de dolor», «te haré llorar», «veré el dolor en tu cara», etc.

Implicaciones para la terapia de la desconstrucción de la agresividad en modalidades y condiciones que la activan

La distinción entre una agresividad básicamente defensiva y una agresividad sádica en busca de placer nos permite adentrarnos en las implicaciones que tiene para el tratamiento una desconstrucción de la categoría de la agresividad, especificando subtipos y motivaciones que la activan. Mientras en la agresividad defensiva la terapia tendrá como objetivo fundamental el trabajar sobre las angustias que la promueven —sentimientos de amenaza a la autoconservación y a la integridad del *self*, sentimientos de culpabilidad, de sufrimiento narcisista, de ahogo psíquico—, en el caso de la agresividad sádica, en cambio, el obstáculo a la modificación es el goce que la sostiene. Por ello, al paciente le resulta más difícil renunciar a esa modalidad de agresividad. Mientras no haya otra forma de placer que pueda competir con el derivado del sadismo, o hasta que ese placer no se transforme en displacer para otra parte del sujeto —displacer que proviene del superyó, o de la identificación con el sufrimiento del otro, o de la mirada de un objeto de amor que lo reprueba, mirada con la que el sujeto termina identificándose— no se abandonará. Si la interpretación del sadismo puede modificar a éste no es por la verdad que encerraría —jamás la verdad puede competir por sí sola contra el placer— sino porque en el vínculo de la transferencia —¡desgracias y beneficios del poder sugestivo de la transferencia!— se dota al sadismo de otras significaciones que «arruinan» el placer que lo sostenía, y porque se indican para el sujeto otras vías para el placer en las que se logra encarrilar la búsqueda de éste. Pero que el sujeto abandone el goce sádico por presión del superyó o por una de las formas del amor de transferencia —convertirse en «bueno» para ser aceptado— es de alcance limitado y nos coloca siempre en el camino no exento de riesgos de la adaptación al objeto externo. En cambio es de alcance mayor el trabajar en pos de la elaboración del narcisismo en su carácter de estado de desligamiento de la identificación con el sufrimiento del otro, de ruptura de la *intersubjetividad emocional* que ha quedado convertida exclusivamente en un conocimiento «sobre» la intersubjetividad. Al respecto, Sade era un experto en el *conocimiento* sobre los estados emocionales del otro, al igual que sucede con ciertas personalidades que se denominan psicopáticas, pero sin que esos estados sean sentidos como propios. Sólo la identificación emocional —sentir como propio lo que el otro siente— posibilitará que el goce sádico encuentre un dique. Para ello se requiere que el paciente encuentre a un terapeuta que, sin culpabilizarle, pues eso es lo que no suele soportar, le permita acercarse al estado emocional del otro sufriente, a sentirlo como propio. Cómo se logra esto no se puede formular como una receta, dado que deberá ser encontrada en cada caso, pero lo que sí resulta indispensable es que el terapeuta sepa que el camino de la identificación emocional es el decisivo y no la descripción de las razones por las que el sujeto agrede, pues ante éstas el goce sádico hace que el paciente responda: «Sí, es cierto, pero a mí me causa placer».

Quisiera ejemplificar la importancia de la identificación con el sufrimiento del otro como elemento central en el abandono del goce sádico con el caso de un paciente en cuyo tratamiento la interpretación de las motivaciones de su conducta no permitían ningún progreso. El paciente sabía intelectualmente que hacía sufrir, que eso estaba mal desde la perspectiva de las convenciones sociales; llegó también a saber que ésa era su forma de sentirse superior, que agredía cada vez que estaba frustrado narcisísticamente, que tomaba al otro como instrumento para asentar su superioridad. Su inteligencia le permitía captar rápidamente las interpretaciones que iban poniendo al descubierto las motivaciones de su conducta, a tal punto que una vez conocido el código de su analista tenía placer en adelantarse diciendo: «Sí, ya sé que es por tal cosa». El tratamiento transcurría sin que el goce sádico fuera modificado y si continuaba concurriendo era por unas molestias de causa psicosomática que su médico, al que respetaba, le había insistido que sólo la psicoterapia podría solucionar. Todo transcurre así hasta que un día tiene un sueño en que hay un niño al que encierran en una habitación a pesar de que llora desconsoladamente. Ello le hace recordar algo que no había mencionado nunca: cómo el padre tenía placer en humillarle delante de sus amigos —los del padre—, burlándose de él para mostrar su ingenio. Yo traté de que no abandonase esa vivencia, que la recrease con todo el sentimiento que la impregnaba, y entonces sí pudo hacer una identificación emocional con los personajes actuales a los que sometía a su sadismo, superponiendo su ser sufriente con los sentimientos de los demás. El tratamiento vino a instituir en él algo que había faltado en su vida: una madre o un padre que sienten que el otro siente y *se identifican con ese sentimiento*, lo que posibilita que el sujeto se identifique con esta forma de vivir la intersubjetividad. Sin esta organización intrapsíquica de la intersubjetividad toda interpretación analítica es mera descripción intelectual que no moviliza nada en el paciente. Lo que el paciente logró en el tratamiento no era, en sentido estricto, identificarse con el otro sino identificar al otro consigo mismo, con el ser sufriente infantil hasta ese momento reprimido.

Pero la agresividad del goce sádico no debe hacernos perder de vista que, en cuanto a frecuencia, es de mayor importancia la agresividad como defensa ante situaciones del presente dominadas por las angustias persecutorias o de autoconservación. Motivaciones múltiples de la agresividad que cuestionan el creer monocordemente que siempre por detrás de ésta se encuentran la rivalidad, la envidia o los celos. Esta concepción conduce no sólo a dejar de lado la elaboración psíquica de las angustias que impulsan la agresividad, sino que intensifica esas angustias pues el terapeuta se convierte en un nuevo acusador-perseguidor, más allá de su buena actitud, tono de voz y cuidado. Al sujeto, enfrentado a un analista omnisciente que le denuncia como agresivo, le quedan pocas opciones: o se somete masoquísticamente o, para defenderse del ahogo psíquico, vuelve a movilizar agresividad, con lo cual se entra en un círculo en que ambos miembros de la pareja terapéutica refuerzan sus concepciones y conductas. De igual manera, entender monocordemente la agresividad como respuesta del sujeto a las fallas del objeto del *self* hace correr el riesgo de desatender el goce sádico, la rivalidad narcisista y la envidia —véase, por ejemplo, el caso del señor K. en el capítulo sobre trastornos depresivos.

Trabajo sobre la agresividad que debe reconocer, por tanto, las múltiples determinaciones que la promueven, y que puede pasar por distintos momentos en su elaboración; entre otros por:

1. El reconocimiento por parte del sujeto de las formas de agresividad encubiertas que no son aceptadas por su conciencia. Aquí es donde la interpretación, por ejemplo, de la identificación proyectiva en que el otro pasa a ser visto como agresivo o la negación de que la conducta del sujeto sea agresiva encuentran su mejor aplicación. Sería el nivel en que un analista, digamos de orientación kleiniana, encuentra una práctica para la cual está preparado. No es el caso del sádico consciente —recuérdese el paciente consignado más arriba— que no sólo sabe de su agresividad sino que goza con representarse como ser agresivo.

2. El reconocimiento de las condiciones que en el sujeto anteceden frecuentemente a sus fantasías y conductas agresivas —miedo, ofensa narcisista, sentimientos de culpa, amenazas a su espacio psíquico, etc.—. Es el tipo de intervenciones sobre la secuencia «angustia en el presente/ agresividad defensiva» que Kohut enfatiza como eje del trabajo terapéutico cuando la agresividad ocupa el primer plano. Kohut insiste en que el foco de la interpretación no es el análisis del significado de las fantasías inconscientes hostiles, sino que el paciente pueda captar una secuencia que transcurre en el presente: trauma que da lugar a agresividad. Más específicamente, la falla empática del objeto externo actual —en el tratamiento, la falla del analista— para dar respuesta adecuada a las necesidades emocionales del sujeto (Kohut, 1971, 1984).

Pero hacer consciente la agresividad inconsciente o la condición que la antecede y la desencadena, a lo más a que puede conducir es a un mejor manejo por parte del sujeto de la exteriorización de su agresividad, a una contención de la misma, a que reconozca que agrede, a ver que esto acarrea consecuencias negativas para a él y el objeto. No es tarea nada despreciable y ojalá siempre lo lográsemos, ya que para algunas personalidades agresivo-impulsivas constituye un progreso importante. Con todo hay una limitación a esta aproximación al problema: si la agresividad es activada porque el sujeto se siente amenazado de una u otra manera, sólo en la medida en que se encare esta condición de fondo se hará desaparecer la compulsividad a la agresividad. Por ello el verdadero trabajo analítico consiste en una modificación del inconsciente del sujeto, modificación que afecte a la representación de sí mismo como la de alguien en peligro, así como un cambio de la representación del otro como poderoso y amenazante, modificación del inconsciente que acabamos de abordar en el capítulo anterior.

CAPÍTULO VI

PSICOTERAPIA DE LOS TRASTORNOS NARCISISTAS

Subtipos de trastornos narcisistas

Aplicando a los trastornos narcisistas el modelo de articulación de componentes que hemos tomado como punto de partida para el desarrollo de una psicopatología modular-transformacional, nos tendremos que interrogar acerca de cuál es el elemento distintivo que permite construirlos como categoría psicopatológica y cuáles son las configuraciones que resultan de la articulación de ese núcleo básico con otras dimensiones, por ejemplo con la agresividad o con la forma con que se utiliza al objeto para compensar el sufrimiento narcisista o con los diferentes mecanismos de defensa. Lo específico del narcisismo, en la clínica,[79] es el *sistema de significaciones* o perspectivas desde las cuales se organiza la captación de cualquier actividad, pensamiento, sentimiento, o tipo de vínculo: todo es vivido en términos de valoración del sujeto, de su ubicación dentro de una escala comparativa de virtudes o defectos, de superioridad/inferioridad con respecto a modelos ideales o a personajes del entorno que los encarnarían. Para ilustrar lo anterior, si la persona se enferma, a diferencia de lo que sería la captación desde un código fóbico en que se teme la muerte, o desde un código paranoide en que se piensa que alguien provocó la enfermedad, cuando predomina el código narcisista lo que se siente es inferioridad por tener un cuerpo que es considerado como débil o enfermizo. De ahí la vergüenza y el ocultamiento que algunas personalidades narcisistas hacen de sus afecciones, pues las viven como si les colocase ante los ojos de los demás como defectuosas.

Desde la perspectiva del sistema de significaciones narcisistas, hasta las sensaciones o funciones corporales son tomadas como indicadores de la valía o inferioridad del sujeto: si siente frío puede avergonzarse pues otra gente poseería, supuestamente, una temperatura corporal que queda categorizada valorativamente como superior. Por eso se suele decir con orgullo «yo no siento frío», y el no abrigarse pasa a ser exhibido. De manera similar, si el có-

---

79. Decimos el narcisismo en la clínica pues no abordaremos la metapsicología del narcisismo.

digo narcisista domina, cuando se presta ayuda a alguien el centro de la vivencia no se halla en qué le pasa al otro sino en lo meritorio de ser el que está ayudando. Incluso, cuando el sujeto se conmueve por el sufrimiento del otro, se autocontempla conmoviéndose, constituyendo esto para él un indicador de valía por tener tal tipo de emociones.[80]

Esa autoevaluación, que eclipsa cualquier otra perspectiva desde la cual el sujeto se relaciona consigo mismo y con el mundo, sólo es el núcleo común de los trastornos narcisistas mientras que las variantes —que la autoestima esté aumentada o disminuida— y, especialmente, el interjuego con otras dimensiones —por ejemplo, la agresividad— será lo que determine la forma que asumirá el cuadro psicopatológico. Así, una persona con un trastorno narcisista en la variante baja autoestima, si simultáneamente es agresiva, para salir del sufrimiento narcisista podrá atacar a los demás y defenderse mediante la descalificación de éstos; o si la tendencia fuera la de dirigir la agresividad sobre sí misma —cualquiera que sea la causa que originó esta tendencia—, la insatisfacción narcisista podrá dar lugar a verdaderas orgías de sadismo del superyó, cebándose en las presuntas insuficiencias de la que adolecería la persona. Baja autoestima y autoodio que se realimentarán recíprocamente. Pero si el descenso de la autoestima, en vez de articularse con la agresividad, formase parte de una personalidad con fuertes componentes libidinales, con predominio del amor sobre el odio, podrá desear fusionarse con alguien a quien idealizar y, por participación de la valoración que hace del otro, reequilibrar su narcisismo. O podrá, empleando las mil formas de seducción, intentar recibir del otro un baño de amor cuyo significado será «yo cuento para él/ella; por tanto, soy valioso».

Si el trastorno narcisista coexistiera con un núcleo fóbico, generado por intensos miedos infantiles ante figuras aterrorizantes, el sujeto podrá mejorar defensivamente la autoestima fusionándose con una figura autoritaria a la que se someterá e idealizará, y de la que esperará valorización a la vez que protección a través de otorgar, a cambio, pleitesía; o, sintiéndose inferior y aterrorizado, renunciará a todo deseo o derecho, sometiéndose masoquísticamente a figuras explotadoras; o, si la baja autoestima se combinase con un código paranoide, producto de padres que hicieron sentir al entorno como amenazante y malévolo, ante el sufrimiento narcisista, el sujeto tenderá a atribuir su infelicidad a los ataques de los demás, quienes supuestamente no le

---

80. El psiquismo funciona bajo el dominio de sistemas de significaciones o códigos que otorgan sentido a lo que procesa, códigos que se pueden articular entre sí entrando en combinaciones de distinto tipo. El código paranoide hace que toda conducta del otro sea vista como malintencionada, engañosa, peligrosa, representándose el sujeto como estando en peligro. Lo central es la atribución que se hace sobre el otro de supuestos deseos hostiles. El código fóbico comparte con el paranoide el hecho de que el sujeto se sienta en peligro pero no necesariamente como consecuencia de un ataque exterior, pues puede temerse una falla en el cuerpo o una enfermedad como el cáncer, sin que haya atribución de intencionalidad.

brindarían aquello que necesitaría para sentirse bien; o, combinada la baja autoestima con fuertes tendencias pulsionales sexuales, el sentimiento crónico de insatisfacción del sujeto consigo mismo será capaz de determinar una búsqueda compulsiva de aventuras sexuales para adquirir un sentimiento de placer que saque del malestar narcisista.

Por tanto, resulta indispensable cuando se ubica a una persona como afectada por un trastorno narcisista especificar, además, si la variante es la de baja autoestima o la de megalomanía, así como con qué otros códigos o perspectivas desde las que se capta al mundo se articula —códigos fóbicos, paranoides, culpabilizantes, etc.—. Códigos que constituyen el nivel imaginario, las fantasías que organizan la representación del sujeto y del mundo, pero que sólo son una parte de la personalidad y que están articulados con condiciones estructurales que van más allá del contenido temático de aquello que procesa el psiquismo. Condiciones estructurales tales como la mayor o menor tendencia a la disgregación, a la regresión, a la irrupción del proceso primario en la conciencia, al uso de ciertos mecanismos de defensa, al completamiento de la estructura psíquica merced a las funciones que cumple el objeto, etc. En este sentido, una persona podrá tener un trastorno narcisista —nivel del código, de la problemática de la que se ocupa su mente— y funcionar a diferentes niveles estructurales —neurótico, borderline, *psicótico*— de acuerdo a la tendencia a la pérdida o no de la separación entre proceso primario y secundario, a la pérdida del sentido de realidad, a los mecanismos de disociación, al reemplazo del pensamiento por formas primitivas de representación como la alucinación, a la confusión entre sujeto y objeto, a formas más primitivas o más evolucionadas de organización de los afectos, etc.

En la literatura sobre el tema se consideran trastornos narcisistas tanto los casos en que la autoestima está aumentada —sentimientos de grandiosidad, de ser alguien excepcional merecedor de un trato especial por parte de los demás— como aquellos otros en que el sujeto se siente profundamente inferior, avergonzado, inseguro en cualquier actividad que emprenda. Estas dos condiciones corresponden, por un lado, a las descripciones que de las personalidades narcisistas hacen el DSM-IV (American Psychiatric Association, 1994) y Kernberg (1975), con el énfasis en los sentimientos de grandeza y excepcionalidad, desprecio por los demás, falta de empatía y de captación de las necesidades del otro, rivalidad, envidia, agresividad destructiva ante la menor falla de reconocimiento, dificultad para depender, etc. Y, por el otro, a las descripciones de Kohut (1971, 1977, 1979, 1980, 1984) y la psicología del *self* en que se destacan la dificultad o fracaso en el mantenimiento de la autoestima, con un profundo sentimiento de inferioridad, tendencia a la dependencia de figuras de las cuales recibir admiración o con las cuales intentar fusionarse, y dificultad en mantener un *self* cohesivo (Gedo, 1981, 1993; Goldberg, 1994; Goldberg y Stepansky, 1984; Lichtenberg, 1984, 1989, 1992; Stolorow, 1980, 1987).

Dos patologías, por tanto, muy diferentes: la caracterizada por hipernarcisización, incluso por un sentimiento básico de megalomanía, y, en contraposición, los cuadros en que lo central es el déficit de narcisización. Al respecto, creemos necesario poner en tela de juicio que la diferencia entre aquellos sujetos que tienen una baja autoestima y los que muestran arrogancia, sobrevaloración y desprecio por los demás consiste únicamente en una diferencia a nivel de la conciencia y que ambos compartirían un mismo sentimiento de inferioridad inconsciente, del cual la arrogancia e hipervalorización consciente sería siempre simplemente una defensa. Hay sujetos con una *hipernarcisización primaria:* elegidos por sus padres como dioses, identificados desde los comienzos de su vida con padres megalómanos que volcaron sobre sus hijos su propio sentimiento de grandiosidad y excepcionalidad. Si la denominamos primaria es para destacar que no resulta de una compensación defensiva del psiquismo frente a traumatismos narcisistas sino de una identificación primaria a la grandiosidad de los padres y a la imagen que los padres tuvieron del sujeto. Que hayan tenido traumas narcisistas, que en determinados momentos de la vida se hayan sentido inferiores a sus padres o a otras figuras del entorno, que ante esto se moviliza una megalomanía defensiva, no significa que esta megalomanía no sea la *reactivación* de algo que ya formaba el núcleo más profundo y predominante de la personalidad.

Las implicaciones para el tratamiento de distinguir entre una megalomanía primaria y una defensiva son importantes. Es diferente que ante la presencia de arrogancia, omnipotencia y descalificación de los demás, el terapeuta oriente al paciente a buscar sus sentimientos de inferioridad, los traumatismos actuales e infantiles que supuestamente habrían impulsado a la creación de la defensa megalómana que si considera que la megalomanía primaria, las expectativas de reconocimiento y admiración sin límites, las ambiciones grandiosas, son las que crearon —y continúan creando— las condiciones que convierten las mínimas faltas de gratificación narcisista en traumáticas. Debido a la no gratificación de las expectativas de la megalomanía primaria, este tipo de personalidad narcisista pasa a sentirse ofendida y herida. La megalomanía primaria precede al trauma, es su condición de existencia. En estos casos, el trabajo terapéutico no consiste en hacer ver al sujeto que en el inconsciente se siente inferior sino lo contrario: por considerarse superior, por creer que se le deben reconocimientos especiales y que está destinado a la gloria, cuando nada de esto ocurre cada episodio deviene en traumatizante para su narcisismo.

Tomando en consideración lo anterior, creemos útil distinguir, por lo menos, tres condiciones:

1. Sujetos con *hipernarcisización primaria:* identificados a la grandiosidad parental y/o a la imagen grandiosa bajo la cual le vieron sus figuras significativas.

2. *Déficit primario de narcisización no compensado:* son aquellas personas que ya sea porque sus padres no la especularizaron positivamente, o porque sus padres no aportaron una imagen valorizada de sí con la cual el hijo/a pudiera identificarse, o porque la rivalidad edípica del hijo/a impidió a éste/a la identificación con la imagen valorizada de los padres, o porque el entorno social ubicó al sujeto como inferior, o por una condición física o psíquica del sujeto que le hizo sentirse inferior desde su temprana infancia, por cualquiera o la combinación de todas estas condiciones el sujeto no ha podido construir una imagen valorizada de sí mismo; y, además, ha sido incapaz de compensar este déficit.
3. Sujetos con *hipernacisización secundaria compensatoria,* defensiva, frente a traumas narcisistas infantiles.

Creemos que estas categorías de *hipernacisización primaria, hipernarcisización secundaria compensatoria* y *déficit primario de narcisización no compensado* permiten entender el porqué de la polémica entre Kernberg y los partidarios de la psicología del *self* sobre la psicopatología de los trastornos narcisistas. Además de las diferencias sobre el papel de la agresividad y el conflicto —enfatizado por Kernberg— y el del déficit —la posición de Kohut y los que se orientan dentro de la psicología del *self*—, parte de la divergencia entre estas dos corrientes reside, a nuestro juicio, en que se tiende a universalizar las conclusiones obtenidas a partir de dos poblaciones diferentes de pacientes. El retrato robot que Kernberg tendría en mente para caracterizar al trastorno narcisista sería el de alguien que por no poder tolerar la dependencia, por envidia, construye defensivamente un sentimiento de grandiosidad que mantiene merced al ataque de los objetos internos y de las figuras externas. Es decir, *hipernacisización secundaria compensatoria,* producto del conflicto que la envidia promueve, con agresividad en contra del objeto interno y externo. En cambio, el trastorno narcisista que Kohut posee como referente es el que corresponde a un *déficit primario de narcisización no compensado,* con intentos, aunque siempre fallidos, de compensación.

Más arriba mencionamos la importancia de estudiar la articulación de agresividad y las tendencias libidinales con la problemática narcisista. Desde nuestra perspectiva resulta imposible desatender la improntaque cada una de estas dimensiones tiene sobre los trastornos narcisistas, tanto cuando la autoestima está descendida como cuando existe una hipernarcisización primaria. En este último caso, el predominio de la agresividad o de las tendencias amorosas genera dos tipos muy diferentes de personalidades narcisistas: la *personalidad narcisista destructiva* y la *personalidad narcisista libidinal,* ambas compartiendo la cualidad de hipernarcisización. Veamos estos dos tipos.

Rosenfeld (1964, 1987) denominó *narcisismo destructivo* al que presentan ciertas personalidades que por envidia y rivalidad atacan al objeto, al que desean destruir. La megalomanía se sostiene en el sentimiento de omnipotencia destructiva, en las fantasías de que se puede forzar al objeto mediante las amenazas y agresiones, o de que pueden prescindir totalmente de éste. Es el caso del paciente K. al que nos referimos en el capítulo sobre los trastornos depresivos: admiraba a un dictador que tenía aterrorizado al mundo ante la posibilidad de que contase con armamento nuclear; paciente que se solazaba con la fantasía de que él podría ir haciendo explotar bombas en sucesivas ciudades hasta que los países poderosos tuvieran que someterse a las condiciones que les impondría. Por tanto, para este paciente la grandiosidad no se alcanzaba a través de hacerse amar por el objeto sino mediante el sentir que se le respetaba bajo el terror que su poder sería capaz de inspirar.

En el caso de la *personalidad narcisista libidinal*, en cambio, nos encontramos ante un sujeto expansivo que engloba a los demás en su megalomanía, que los quiere incorporar a su circuito de admiradores, que si no lo consigue los deja de lado pero sin atacarles, pasando a buscar otros admiradores. El ejemplo sería el del personaje que organiza fiestas, invitando a sus amigos, convirtiéndose en el centro de la reunión, esperando que los demás compartan sus bromas y su placer de vivir, teniéndoles en cuenta sólo en la medida que encajen dentro de sus necesidades narcisistas, pero dejando el objeto de existir no bien esas necesidades están satisfechas o son puestas en otras personas o metas. Podrán lastimar, incluso dañar severamente, pero por desatención y por la frustración que producen en el objeto tras haberle ilusionado y hecho partícipe de su grandiosidad, aunque no poseen la intencionalidad agresiva, el placer de hacer sufrir, el sadismo de la *personalidad narcisista destructiva*.

El balance narcisista: polígono de fuerzas

En el diagrama 6, que constituye un desarrollo a partir del modelo planteado por Freud en *El yo y el ello* (1923), se indican los elementos que intervienen en el descenso de la autoestima.[81] Cada uno de los sectores —representación desvalorizada del *self*, elevadas ambiciones e ideales, severidad de la conciencia crítica— es capaz de generar un desbalance de la autoestima, dando origen, cuando predomina uno de ellos, a un subtipo particular, con su consiguiente abordaje terapéutico específico. Es diferente que alguien tenga una pobre autoestima porque desde pequeño le hicieron sentir que era incapaz, tonto, feo —*déficit primario de narcisización*—, que el caso de aquel

---

81. Es obvio que este diagrama es una variante —para el caso de la autoestima disminuida— de un modelo más general en que las categorías serían: a) *representación del self*, b) *ambiciones e ideales*, c) *conciencia crítica*, pudiendo especificarse para cada una de ellas si corresponden a estados en que se encuentran aumentadas o disminuidas.

otro sujeto al que consideraron un genio —*hipernarcisización primaria*— pero que, simultáneamente, le inocularon metas tan ambiciosas, tan por fuera de sus posibilidades, que luego, haga lo que haga, quedará por debajo de las expectativas megalómanas, con el consiguiente sentimiento de fracaso. Aquí nos encontramos ante un *colapso narcisista secundario* a una hipernarcisización primaria.

En el primer caso, cuando lo que domina es una representación desvalorizada del *self* —*déficit primario de narcisización*—, la persona se deprime por no ser como los demás: observa a todos y sufre por sentirse más fea, más tonta, menos hábil, etc. En cambio, cuando hay descenso de la autoestima como resultado de expectativas patológicamente altas, la persona se siente mal por ser como los demás, lo que para su codificación narcisista pasa a otorgarle la imagen de mediocre, ya que espera ser superior, excepcional.

En otras personas lo que conduce especialmente al descenso de la autoestima es la severidad de la conciencia crítica. A su vez, bajo dos variantes:

1. La persona no tolera ningún apartamiento con respecto a los ideales y ambiciones, a las normas y valores bajo los que juzga su conducta. Respecto a los ideales, normas, valores, y ambiciones, en sí mismo podrán ser elevados o no, incluso podrán corresponder a los valores promedios para su cultura, pero lo central es la no aceptación de condiciones atenuantes que permitieran justificar que el sujeto no alcance lo que fijan esos ideales. En este caso la actitud es opuesta a la de un juez benévolo que sabe del código —las normas e ideales— pero es comprensivo con las limitaciones humanas y tiene en cuenta justificaciones para el apartamiento de la conducta con respecto a las que el código prescribe. El sujeto con esta modalidad de conciencia crítica severa posee unas reglas que prescriben cómo se deben de cumplir las reglas: nunca es aceptable el apartamiento de las mismas —«las reglas son para cumplirlas», «cómo se te ocurre tal cosa... mentir, no ser generoso, no cuidar siempre al otro, no comportarte como una persona de bien lo hace, etc.»—. Por ser ideales acerca de cómo se deben aplicar los ideales —«nunca te apartarás de ellos»— cabe denominarlos metaideales. Corresponde a las personalidades que rígidamente juzgan, a sí mismos y a los demás, bajo normas e ideales sin matizaciones: si se cumplen con ellos se aceptan a sí mismos o aceptan a los otros; pero si no, rechazan.

2. Sujetos plenos de hostilidad contra sí mismos, que se autoobservan con el mismo ensañamiento que podría tener alguien que odiando a otra persona le buscase sus defectos. En estos casos la intencionalidad agresiva es previa, preside, organiza y moldea al proceso de autoevaluación. El deseo de agredir hace que el juicio esté decidido de antemano: se elevarán los ideales y metas o se rebajará la representación de sí mismo tanto como sea necesario para llegar a la conclusión más negativa posible, buscándose los argumentos que la justifiquen. Es muy diferente de la categoría anterior, en que la

severidad de la conciencia crítica consiste en la intolerancia al apartamiento del ideal, pues en esta última condición la persona si cumple con el ideal se siente bien consigo misma y sólo se rechaza cuando su conducta o atributos se distancian de aquellos que el ideal fija. En cambio, cuando la severidad de la conciencia crítica está dada por el autoodio, no hay un momento de paz porque la intencionalidad agresiva tiene decidido de antemano que el sujeto es inadecuado y merecedor de rechazo.

Si bien las tres áreas mencionadas que intervienen en el balance narcisista pueden dar origen a subtipos diferenciados de descenso de la autoestima, sin embargo no debe perderse de vista que se trata de un triángulo de fuerzas, en donde el resultado final depende, por un lado, del peso relativo de cada uno de sus componentes y, por el otro, de la articulación entre ellos. En algunos casos, confluyen las tres dimensiones en la misma dirección —alguien con una representación desvalorizada de sí mismo, elevadas ambiciones y una conciencia crítica severa, incluso con marcada autoagresividad—, mientras que en otras configuraciones una de las dimensiones puede servir para compensar la anomalía de las otras. Así, que alguien tenga elevados ideales o expectativas no indica de por sí que se desemboque obligatoriamente en el descenso de la autoestima. Podrá desear grandes realizaciones, incluso formar éstas parte de su vida de fantasía diurna, soñando con la gloria u otras metas narcisistas pero, al mismo tiempo, si su conciencia crítica no es severa, podrá convivir con sus deseos sin exigirse el cumplirlos.

De manera similar, alguien podrá tener una baja representación de sí mismo, no creerse ni inteligente ni agraciado físicamente, pero si se mira con cariño, si incorporó una conciencia crítica tolerante que justifica las propias limitaciones en función de su historia, de atenuantes que siempre encuentra, y si sus ambiciones e ideales no son elevados, entonces su autoestima podrá ser mejor que alguien con una buena imagen de sí mismo pero con metas y conciencia crítica tan desmedidas que no logra mantener esa imagen valorizada. Lo que vuelve a evidenciar que es diferente el descenso de la autoestima resultante de un trastorno primario en la representación del *self* de aquel otro que se origina en la crueldad de la conciencia crítica.

El balance narcisista intrapsíquico y su relación con el objeto externo

La obra freudiana centra su estudio del balance narcisista en el interjuego entre el superyó y la representación del yo. Esta dimensión intrapsíquica del narcisismo es la que hemos considerado en el apartado anterior dedicado a examinar el triángulo de la autoestima. Sin embargo, el objeto externo interviene de manera decisiva en el balance narcisista y no sólo como mero soporte del superyó —el sujeto sintiéndose amado o rechazado porque proyecta en el objeto externo la forma bajo la cual se mira a sí mismo— sino porque puede modificar la representación del sujeto o actuar como su instancia crítica. El concepto de Strachey (1934) del analista actuando como superyó auxiliar señala, precisamente, que el objeto externo es el que toma a su cargo la función crítica, pasando a ser adoptados por el sujeto los juicios del objeto externo como si fueran los propios. Esta idea de un superyó auxiliar ya estaba expuesta en la concepción de Freud sobre la relación entre los componentes de la masa y su líder. En el trabajo *Psicología de las masas y análisis del yo* (1921), cuando aún no había acuñado la expresión superyó y utilizaba para designar a éste la expresión ideal del yo, Freud señala que los seguidores del líder han colocado en éste su ideal del yo, lo que también sucede con el enamorado/a que delega en el objeto de amor las funciones que habitualmente realiza su superyó

La existencia de un superyó colocado en la figura externa en la que se delegan funciones, o de un superyó proyectado en el otro para no hacerse cargo de la culpa o responsabilidad que las críticas del superyó conllevarían, la podemos encontrar en los sujetos en quienes el superyó sí se ha constituido como estructura intrapsíquica. Pero hay personas en quienes el superyó, que requiere para su estructuración de un lento y nada garantizado proceso, no alcanza, por las razones que sean, a tener la característica de una estructura del psiquismo o a disponer del estatus y poder que en otro sujeto sí posee. El superyó ha quedado en lo que se ha denominado estado preestructural, es decir, no interiorización de las normas e ideales; o no ha sido catectizado con libido idealizante (Kohut, 1971). En estos casos, la figura externa desempeña un papel esencial en continuar siendo la que genera representaciones del sujeto y en ejercer las funciones del superyó: proveer de ideales y normas, y actuar como función crítica que compara en qué medida la representación del *self* se aparta de las que fijan estos ideales y normas.

Kohut fue el autor que con mayor insistencia y especificación describió cómo el objeto que llamó objeto-del-*self* cumplía las funciones de especularización —admirar al sujeto— y de ser una imago parental idealizada con la cual el sujeto podía identificarse y gozar de esa idealización.[82] Para Kohut (1971, 1977, 1979), estas funciones que corresponden primariamente al objeto externo son luego interiorizadas por el sujeto, transformándose en estructuras intrapsíquicas, lo que sólo sucede en la medida en que hayan existido condiciones de «frustración óptima». Es decir, que la frustración con el

---

82. Kohut comenzó hablando de objeto del *self* y luego, para enfatizar que este objeto era sentido como parte del *self* y cumplía funciones que el *self* no podía realizar por sí mismo, unió las dos palabras y pasó a llamarlo *selfobject* (objeto-del-*self*, que también ha sido traducido como objeto-sí-mismo).

objeto externo haya sido gradual y no masiva pues en la medida en que el sujeto se va desilusionando del objeto externo puede ir tomando, poco a poco, las funciones que éste cumple. En los casos de trastornos narcisistas que Kohut describe, al haber fallado la «internalización transmutadora», el sujeto continúa dependiendo del objeto externo, del que espera obtener valoración, sea a través de recibir admiración por parte de éste o de fusionarse con su valía.

Blatt, por su parte, distingue dos tipos caracterológicos: por un lado los «dependientes» o «anaclíticos» que sostienen su autoestima en base al objeto externo; y, por el otro, los «introyectivos» o «autocríticos», para quienes lo que cuenta es el juicio que formulan sobre sí mismos desde su superyó (Blatt, 1974; Blatt y Behrends, 1987; Blatt y Homann, 1992; Blatt, 1982; Blatt y Zuroff, 1992). En un interesante estudio comparativo Blatt destaca la coincidencia al respecto entre diferentes escuelas y autores (Blatt y Maroudas, 1992). Así, la polaridad «anaclíticos» o «dependientes» *versus* «introyectivos» o «autocríticos», correspondería al par de opuestos «sociotrópicos» *versus* «autónomos» en la psicología cognitiva de Aaron Beck (1983), al par «sometido a un otro dominante» *versus* «sometidos a una meta dominante» en Arieti (1978), y al par «ansiosamente apegados» *versus* «compulsivamente autoconfiados» de Bowlby (véase Parkes, 1993) La importancia de los trabajos de Blatt radica en que correlacionan dos dimensiones de la personalidad, la «dependiente / anaclítica», por un lado, y la «introyectiva / autocrítica», por el otro, con: *a)* dos tipos de depresión; *b)* dos tipos de condiciones o acontecimientos que desencadenan la depresión; *c)* dos modalidades de tratamiento, cada una de ellas más efectiva para su correspondiente subtipo de depresión.

Las personalidades dependientes o anaclíticas, para quienes la satisfacción y gratificación son sentidas como proveniendo exclusivamente del vínculo con el objeto, harían un cuadro depresivo cuando pierden el objeto de amor —abandono, muerte, separación—, cuadro al que Blatt llama *depresión anaclítica*, inspirándose en Spitz (1946). La depresión anaclítica que sobrevendría en esas condiciones estaría caracterizada por sentimientos de soledad, de indefensión, de debilidad, teniendo el sujeto necesidad de sentirse amado, de estar en contacto físico, de ser cuidado, calmado, alimentado y protegido por el objeto de amor. Durante el tratamiento, buscan el contacto con el terapeuta, presentando fuertes angustias por la separación.

Por el contrario, la *depresión introyectiva* se produciría cuando la persona siente que no alcanza las realizaciones, metas y ambiciones que su superyó le exige. Son personas competitivas, perfeccionistas, esforzadas, predominando la autocrítica, el superyó severo, los sentimientos de culpa, de inferioridad. Las relaciones interpersonales no cuentan tanto como los logros en el trabajo o en las metas que se han impuesto. Por ello, la condición que precipita la depresión no es una pérdida amorosa o un conflicto en las relaciones interpersonales sino la falla en la realización del *self*, en el sentimiento de dominio para alcanzar las metas, en el sentimiento de autonomía y de poder controlar su vida. El prototipo sería el personaje que ha sido llamado adicto al trabajo, que puede no ser afectado por la perturbación de su vínculo de pareja pero que se deprime si no consigue llegar a poseer la posición económica o profesional que constituyó la meta dominante de su vida.

Respecto al tratamiento, Blatt sostiene que los dos tipos de depresión requieren y son sensibles a diferentes formas de tratamiento. En las depresiones anaclíticas —dependencia frente al objeto externo—, el apoyo y el vínculo terapéutico cálido son esenciales para el paciente, quien mejora, a veces espectacularmente, en el marco de una transferencia positiva. Son las «curas por la transferencia». En cambio, para las depresiones de las personalidades que dependen de su superyó, el apoyo del terapeuta o del medio circundante no se tiene en cuenta y, frecuentemente, se descarta. «Si usted me conociera como me conozco» es el sentimiento de fondo que les hace impermeables a las intervenciones terapéuticas de apoyo. Más aún, son pacientes para quienes el apoyo terapéutico les hace sentir humillados pues al tener valorizada la autonomía, la no dependencia, el necesitar del tratamiento se convierte en un fallo más. Entran en rivalidad con el terapeuta pues la autodefinición de sí y el autogobierno es un valor altamente jerarquizado. En estos pacientes sólo el análisis del superyó y de sus expectativas exageradas, así como la aceptación de las limitaciones, son capaces de producir alguna modificación.

Blatt admite que sus descripciones de los dos subtipos de depresión corresponden a modalidades polares y que es posible encontrar formas mixtas, y hasta un gradiente que se extiende a lo largo de un continuo que va desde las depresiones anaclíticas a las depresiones introyectivas. Por nuestra parte, una problemática que nos parece interesante es aclarar cómo se articulan ambas dimensiones de la personalidad, la tendencia a la dependencia amorosa con respecto al objeto y la tendencia a depender de la crítica del superyó. Algunas personas que en general funcionan con arrogancia, autosuficiencia y despreocupación por el objeto, cuando les falla el sostén de su propio superyó y se sienten mal por un fracaso en el logro de las metas o ambiciones, pueden entonces buscar al objeto, intentando un vínculo regresivo en el que el amor del objeto actúe como antídoto del superyó. En esas condiciones se tornan cariñosos y humildes.

Otras personas, por el contrario, cuando les falla lo que hasta ese momento había sido el objeto externo como sustento del narcisismo, se vuelven hacia sí mismas, rechazan al objeto, se tornan arrogantes, se narcisizan desde su propio superyó en base a mostrarse que son más valiosos que el objeto al que pasan a rechazar activamente. Es lo que Kohut (1971) denomina «removilización del *self* grandioso», es decir apelación defensiva a un *self* grandioso, soberbio, despectivo, insensible ante el objeto externo, y hasta cruel con éste, para no seguir sufriendo por lo que se siente como falta de empatía, de reconocimiento por parte del objeto.

El narcisismo: código y estructura

Acabamos de plantear que la patología narcisista resulta, por un lado, de un código desde el que se capta al sujeto —la pregunta básica es: «¿cuánto valgo?»— y, por el otro de las características de tres subestructuras del psiquismo —representación del *self*, ambiciones e ideales y conciencia crítica— que en su articulación determinan el balance de la autoestima. Frente a la *tensión narcisista* —sufrimiento por el sentimiento de ser insuficiente con respecto a los modelos ideales de perfección física, moral o mental—, se activan en el psiquismo movimientos defensivos y compensatorios destinados a contrarrestarla. En otros trabajos (Bleichmar, 1981, 1986) hemos insistido en la necesidad de diferenciar entre mecanismos de defensa, en el sentido clásico y riguroso de la expresión, y defensas compensatorias. Los mecanismos de defensa son actividades del psiquismo tendentes a ocultar a la conciencia aquello que le es intolerable al sujeto. Lo no aceptado es rechazado al inconsciente —represión, negación, proyección, etc.—, pero permanece tal cual en el inconsciente. Para el caso de la patología narcisista, el sujeto se siente inferior, mal consigo mismo, pero todo este malestar es ajeno a su conciencia.

En el caso de las *defensas compensatorias*, en cambio, el psiquismo es capaz de construir una realidad psíquica, incluso en el inconsciente, que intenta contrarrestar el sufrimiento narcisista. Así, por ejemplo, si alguien se siente narcisísticamente insatisfecho consigo mismo puede buscar una figura de la cual recibir admiración, o fusionarse con una figura idealizada que le haga sentir que participa de la grandeza del objeto externo. En estos dos casos, el bienestar del sujeto no es simplemente algo que ocurre en la conciencia: en su inconsciente se activa una representación valorizada de sí mismo, pasa a ser un *self* ideal. Más aún, puede no tener ni idea de que se siente fusionado a la grandiosidad del otro y que esa grandiosidad pasa a vivirla como parte de su identidad, pero aumenta su vitalidad, su interés por el mundo, sus deseos, etc. Lo que evidencia que el problema no es el saber de la conciencia sino la emergencia o la activación en su inconsciente de otra representación de sí mismo.

Pero antes de continuar con el desarrollo del tema de las defensas compensatorias en el seno del inconsciente resulta indispensable abordar la cuestión de la existencia de contradicciones en el inconsciente, de representaciones que contrarrestan unas a otras. Es decir, discutir la tesis de que en el inconsciente no existe contradicción, de que los contrarios coexisten sin influenciarse, tema al que nos hemos referido en la introducción de este libro y al que queremos volver por la importancia que posee.

La contradicción y la lógica en el inconsciente

No deja de resultar sorprendente que se siga sosteniendo que en el inconsciente no existe contradicción y que, al mismo tiempo, se considere que parte esencial de éste es el complejo de Edipo reprimido, es decir una estructura articulada de oposición entre el sujeto y el rival, de deseos hostiles y de temores a la venganza del otro. Si en el inconsciente no existiera contradicción ni organización lógica, en el Edipo clásico del varón, por ejemplo, éste podría desear a la madre y no tendría por qué desear la eliminación del padre de la escena pues en su inconsciente el que el padre posea a la madre no entraría en contradicción con que él también sea su dueño. La rivalidad inconsciente con el padre —que sólo puede estar basada en el supuesto «o él o yo»— sería inexistente. Igualmente, que se tengan deseos hostiles hacia el padre no tendría que generar culpa pues no entraría en contradicción con los deseos amorosos hacia éste ni con normas que se estarían infringiendo. Dentro del mismo orden de cosas, no podría haber conflicto inconsciente entre el deseo y la prohibición superyoica pues el conflicto requiere que el primero esté en contradicción con la segunda. O, para poner otro ejemplo, si algo no contrarrestase otra cosa en el inconsciente sería insostenible pensar que frente a la culpa inconsciente existiera necesidad inconsciente de castigo para aliviarla. Tampoco la angustia de pérdida tendría lugar en el inconsciente, ni la angustia de castración, ya que ésta exige el reconocimiento de dos estados en oposición: el fálico y el castrado.

Toda la teoría del conflicto inconsciente quedaría sin fundamento si no se aceptase que en el inconsciente, junto a un funcionamiento en que hay fragmentos sin conexión, cerrados a sí mismo, o que cuando se conectan lo hacen por pura analogía o por contigüidad, también existen unidades con un alto grado de organización. Es lo que hemos llamado el doble inconsciente. Ésta es la posición de Freud en el artículo «Lo inconsciente» (1915b), en *El yo y el ello* (1923), y en la Conferencia XXXI (1933b). Dice Freud: «El descubrimiento, en verdad incómodo, de que también sectores del yo y del superyó son inconscientes en sentido *dinámico* produce aquí como un alivio, nos permite remover una complicación. Vemos que no tenemos ningún derecho a llamar "sistema Icc" al ámbito anímico ajeno al yo...» (Freud, 1933b, pág. 67, cursiva nuestra). Este párrafo contiene dos puntos importantes: primero, Freud especifica que el yo y el superyó inconsciente no lo son en sentido descriptivo sino dinámico, es decir pertenecen al inconsciente sistemático, no al preconsciente; segundo, afirma que no hay derecho a llamar «sistema Icc» a lo ajeno al yo, o sea que éste también pertenece al mismo. Previamente, en el trabajo sobre «Lo inconsciente», en que la elaboración freudiana comienza con las tesis de la primera tópica, la de *La interpretación de los sueños* (1900), termina reconociendo que hay fantasías inconscientes, incapaces de ser conscientes, en estado de represión, pero con un alto grado de organización: «De esta clase son las formaciones de la fantasía tanto de los normales como de los neuróticos, que hemos individualizado como etapas previas en la formación del sueño y en la del síntoma, y que, a pesar de su *alta organización,* permanecen *reprimidas* y como tales *no pueden devenir conscientes»,* (Freud, 1915b, pág. 188, cursivas nuestras). Además, dice Freud pocas líneas antes, estas organizaciones, si bien «cualitativamente pertenecen al sistema Prcc, pero de hecho al Icc». Es decir, por la cualidad de su organización —rigen las leyes de la lógica— tienen los atributos del preconsciente pero por no poder ser hechas conscientes, por estar reprimidas en el sentido que Freud le otorga a esa expresión, pertenecen al inconsciente. Es de destacar que Freud utiliza aquí la notación Icc, que introdujo, precisamente, para referirse al inconsciente en sentido estricto, psicoanalítico.

Por otra parte, para que no queden dudas sobre la reformulación de su primera tópica, afirma Freud, también en la Conferencia XXXI: «Además, ven ustedes que estamos en condiciones de indicar para el ello otras propiedades y no sólo la de ser inconsciente, y disciernen la posibilidad de que partes del yo y del superyó sean inconscientes sin poseer los mismos caracteres primitivos irracionales» (1933b, pág. 70). O sea que para Freud hay un doble inconsciente en sentido estricto, reprimido: uno, organizado de acuerdo a las leyes del proceso primario, al cual llamará el ello; pero, también, un otro inconsciente en sentido estricto, reprimido, diferente del preconsciente, y que posee un alto grado de organización, en que la contradicción existe y por lo tanto el conflicto es posible, y al que corresponden sectores importantes del yo y del superyó.

No queremos extendernos más en este aspecto que hemos tratado en extenso en *Angustia y fantasma* (Bleichmar, 1986) pero sí deseamos señalar que cuando se continúa afirmando que en el inconsciente no hay contradicción, que son sólo restos fragmentarios y, por otro lado, se trabaja con la idea de conflicto inconsciente es porque se mantiene una incoherencia entre teoría y clínica: en la formulación sobre las leyes del inconsciente se toma la primera tópica pero la clínica pasa a ser sustentada en la segunda tópica, sin repararse que el mantenimiento de ambas tópicas es incompatible. En la primera tópica (Freud, 1900), el conflicto era entre el saber de la conciencia y lo existente reprimido en el inconsciente, siendo ambos ámbitos heterogéneos entre sí pero homogéneos internamente. En la segunda tópica hay conflictos dentro de la conciencia y dentro del inconsciente. Es suficiente con observar el diagrama que Freud presenta en la Conferencia XXXI de *Nuevas conferencias de introducción al psicoanálisis,* en el que ubica a parte importante del superyó y del yo en el inconsciente, junto al ello, para que se comprenda cómo esta representación del aparato psíquico permite dar cuenta de la clínica del conflicto inconsciente.

COMPENSACIONES NARCISISTAS INCONSCIENTES

Las diversas formas en que se puede manifestar la tensión narcisista —sentimientos difusos de malestar del sujeto consigo mismo, de desvitalización, de vacío, de aburrimiento, de apatía, de inferioridad o de vergüenza— impulsan diferentes movimientos para salir de ese estado penoso. Han sido Kohut (1972, 1977, 1979, 1980, 1984) y los autores que de una manera u otra se han inspirado en sus trabajos (Gedo, 1979, 1981; Gedo y Gehrie, 1993; Goldberg y Stepansky, 1984; Stolorow, 1975; Stolorow y Lachmann, 1980; Tolpin, 1983) quienes han descrito distintas modalidades de intentos de compensación, que van desde el uso del objeto como forma de obtener un sentimiento de valía hasta la obtención de un tipo de placer muy primario, corporal, que por lo menos proporcione un mínimo de satisfacción: sexualidad compulsiva o la ingesta patológica; o el masoquismo erógeno, que permite volver a conectarse con el placer después de la pérdida de interés que la depresión ocasiona (Richard, 1989).

En el diagrama 7 intentamos presentar no sólo una enumeración de la variedad de defensas compensatorias frente a las angustias narcisistas sino, especialmente, el encadenamiento de procesos que van desde esas angustias hasta las consecuencias que tienen para el psiquismo, y cómo pueden desembocar en depresiones narcisistas o reforzar aún más el sufrimiento narcisista. El diagrama nos hace preguntarnos, cada que vez que nos encontramos ante un cuadro de anorexia o ante formas compulsivas de sexualidad, o ante conductas exhibicionistas, o de dependencia patológica con respecto a objetos que se idealizan, o frente a una agresividad patológica, o ante un placer sádico en las relaciones interpersonales, o ante una independencia a ultranza y rechazo de cualquier tipo de ayuda, si detrás de estas manifestaciones psicopatológicas no hay un sujeto con sentimientos de inferioridad, de vacío, de desvitalización, para quien todo es preferible antes que permanecer atrapado en sentimientos tan dolorosos. En caso de que las **angustias narcisistas** sean las determinantes, sólo su elaboración psíquica permitirá alguna modificación de las conductas patológicas que son su consecuencia. Por ello, ante una anorexia nerviosa en que el sujeto intenta compensar con una determinada imagen corporal un trastorno narcisista de otro tipo —por ejemplo, sentimientos de no ser querido/a—, por más que nos centremos en la anorexia mientras persista el trastorno narcisista, aun en el caso de que lográramos que el síntoma de anorexia desapareciera, nos quedaría la tarea de encarar el trastorno de fondo. De otro modo, la anorexia podría ser reemplazada por una adicción, o por una sexualidad compulsiva, o por una búsqueda frenética de vínculos.[83]

Por otro lado, las compensaciones pueden articularse con ciertos mecanismos de defensa. Una ilustración: R., un hombre de alrededor de 45 años, que había sido abandonado afectivamente por su mujer como consecuencia del maltrato a la que le sometía, estaba pasando por un prolongado período de depresión narcisista con sentimientos de vacío, de aburrimiento, no pudiendo dedicarse a las actividades comerciales cotidianas que eran su fuente de vida pues las veía como de poca monta. Solía recurrir al alcohol o a aventuras sexuales que debían tener un carácter exótico para entusiasmarle. Pero, por encima de todo, se embarcaba en proyectos económicos sin ningún asidero en la realidad, en los que supuestamente ganaría en pocos meses grandes sumas de dinero. En una oportunidad contactó con un grupo de personajes al margen de la ley para los cuales haría cierto servicio por el que supuestamente le pagarían medio millón de dólares. Me relató este proyecto con entusiasmo casi infantil y cuando le pregunté si no había ningún riesgo se mostró sorprendido pues para él la operación era muy segura. Lo que analizamos, entonces, fue una secuencia: había tenido un fracaso económico en las semanas previas —también por falta de anticipación de las dificultades—, se sentía desvalorizado, sin saber qué hacer, por lo que el proyecto actual se le aparecía capaz de devolverle no sólo una imagen valorizada de sí mismo sino, especialmente, un sentimiento de entusiasmo y vitalidad. Pero, para poder mantener la confianza en esa empresa quimérica, tenía que negar aspectos importantes de la realidad, además de disociar y reprimir el recuerdo de aventuras que también había iniciado con el mismo entusiasmo y que habían terminado desastrosamente. La misma negación que debía mantener con respecto a los daños que el alcohol podían producirle en su salud —padecía de una afección física crónica.

R. había tenido un padre que le humillaba, haciéndole sentir que era un tonto y que no compartía la imagen grandiosa bajo la cual el padre se describía a sí mismo. El padre padecía, de acuerdo a la impresión que fui haciéndome en el análisis, de un trastorno narcisista de la personalidad, en el sentido de Kernberg —agresividad, envidia, denigración de los demás, aspiraciones megalómanas—. Mi paciente se había identificado con el padre agresor tanto en su uso de la denigración para sostener su autoestima —todos eran vistos como idiotas— como en las expectativas grandiosas y la negación omnipotente de la realidad, y en el placer sádico con que humillaba a

---

83. No debe inferirse del diagrama que pensemos que todas las anorexias o las crisis de pánico o el alcoholismo, por ejemplo, se deban a trastornos narcisistas. Pueden ser consecuencia de otros tipos de angustia —persecutoria, sentimientos de culpa—. Sólo el análisis de la secuencia en que un paciente presenta un tipo determinado de angustia y luego aparece el cuadro sintomático, y el análisis de las fantasías presentes, pueden legitimar la atribución de la patología a un tipo de angustia en particular.

aquellos a los que lograba pillar en un error. Su megalomanía consciente, su actitud soberbia y despectiva, eran claramente defensivas, pues por detrás de ellas se hallaba un niño inferiorizado, asustado, sin placer. Pero había un aspecto que sirve, además, para mostrar que la transferencia con el terapeuta no es mera repetición de vínculo real vivido en la infancia. Conmigo funcionaba como un ser a la búsqueda de un padre idealizado: no me atacaba, me escuchaba con atención, se enojaba si no le especularizaba pero se sentía protegido y apreciado por mí. En la relación conmigo actuaba una fantasía infantil frustrada: el tener un padre al que pudiera idealizar, que no le humillase y frente al cual hacer despliegues exhibicionistas.

En muchas circunstancias en que yo entendí que corría peligro —el episodio con el grupo delictivo, por ejemplo—, me vi obligado a abandonar una actitud analítica neutra y a encarar su negación de la realidad. Pero con este paciente lo que permitió un cambio importante no fue el análisis de su negación sino una reconstrucción minuciosa de su relación con el padre, de las humillaciones sufridas, de la identificación con ciertos rasgos de éste, todo lo cual activaba su narcisismo patológico y la expectativa de realizaciones grandiosas. Las veces en que el análisis se limitaba a trabajar la negación de la realidad, R. escuchaba con atención, trataba al principio de rebatir los argumentos implicados en las preguntas que yo le hacía pero, aun en el caso de que los aceptara, tuve siempre la convicción de que eso no garantizaba que la próxima vez no volviera a reincidir. Para R., la «reeducación» mediante el desarrollo de un sentido de realidad, en un diálogo con alguien que en esta dimensión fuera diferente de su padre, aunque tarea no desdeñable, sin embargo no tenía el poder de contrarrestar la fuerza de fantasías megalómanas impulsadas por viejos traumas narcisistas e identificaciones. En la medida en que iba comprendiendo el significado de sus proyectos grandiosos y que pudo sentirse valioso sin ser un superhombre fue capaz de retomar su actividad comercial cotidiana, obteniendo éxitos realistas y no fantaseados. Como dijo en una oportunidad: «Tengo que dedicarme a lo mío y dejar de criticar lo que hacen los demás». Paralelamente, disminuyó su agresividad, la que era básicamente rabia narcisista; es decir, defensa de un *self* vulnerable y, por ello, hipersensible.

PSICOTERAPIA DE LOS TRASTORNOS NARCISISTAS

En el capítulo 3 —«Lo reprimido, lo no constituido y la desactivación sectorial del inconsciente»— examinamos cómo junto a los trastornos por conflicto existen otros que han sido denominados por déficit. Esta doble dimensión de la patología ha encontrado en el tratamiento de los trastornos narcisistas sus correspondientes orientaciones. Por un lado, se hallan aquellos autores que como los kleinianos (Rosenfeld, 1964, 1965) o Kernberg (1975,

1986) ponen el énfasis en el papel de la agresión, de la envidia, de los ataques al objeto, en el conflicto intrapsíquico e interpersonal, considerando esencial encarar desde el comienzo la transferencia negativa, la hostilidad no aceptada por la conciencia, las expectativas grandiosas, todo ello mediante la interpretación sistemática de estos aspectos. Con las diferencias del caso, también la psicología del yo (Brenner, 1982) se centra en el conflicto, en la ambivalencia, en los deseos hostiles y el carácter defensivo del narcisismo. Desde esta perspectiva, los kleinianos, Kernberg y la psicología del yo tratan los trastornos narcisistas como lo harían con cualquier otra patología: hacer consciente lo inconsciente, poner al descubierto los deseos agresivos, la rivalidad edípica o preedípica, observando cómo estos conflictos se desenvuelven en la relación con el terapeuta y con las figuras significativas del paciente. La grandiosidad es entendida como un intento defensivo de contrarrestar la intolerable aceptación de la superioridad del rival edípico o como rechazo de la inevitable dependencia del objeto.

Con todo, este tipo de pacientes requiere que durante el tratamiento se tengan en cuenta ciertas peculiaridades. Por un lado, no cabe duda de que presentan un rechazo a la dependencia y a la regresión, que son sentidas como humillantes, con lo cual luchan activamente en contra de la percatación de los aspectos positivos del tratamiento y del analista. El análisis de su rivalidad y agresividad resulta un paso insoslayable pero, al mismo tiempo, las interpretaciones que tiene este contenido son sentidas como nuevas injurias narcisistas. Por ello, a veces resulta necesario enfatizar primero las condiciones intrapsíquicas antes que las interpersonales, por ejemplo: «Tengo la impresión de que se exige mucho a sí mismo, que se siente muy obligado a ocupar posiciones importantes, a no tener ninguna debilidad, etc.».[84] El objetivo es que puedan detectar la exigencia de un superyó que no les da tregua. En un segundo momento se puede trabajar cómo esa exigencia interna incide para dificultar recibir ayuda e impulsa la denigración del objeto: «Claro, si tener necesidades es sentido como una debilidad, el necesitar del tratamiento o de mí es vivido como sentirse inferior. Ahora creo entender por qué necesita buscar y remarcar mis errores...».[85]

Cuando el narcisismo destructivo es una defensa en contra de experiencias traumáticas —hipernarcisización secundaria defensiva—, puede ser útil mostrar el temor a reexperienciar esas situaciones: «Me parece importante eso

---

84. Esta formulación, como las que siguen, tienen un carácter esquemático, casi caricaturesco, pero si nos arriesgamos a presentarlas es porque nos hemos autoimpuesto la obligación de vencer la tendencia que todos los analistas tenemos a protegernos en contra de la posibilidad de que los colegas nos vean como ingenuos si exponemos cómo trabajamos. No cabe duda que el ropaje teórico, como traje de luces, viste más que la clínica cotidiana y que lo que le decimos a nuestros pacientes.

85. El «Claro», del comienzo de la intervención tiene por finalidad crear un clima en que el paciente sienta que se habla no desde enfrente de él sino desde el interior de su propia vivencia.

que usted me cuenta porque le debe de haber dejado un fondo de angustia ante cualquier situación en que alguien pudiera verle una falta. Es como si se hubiera hecho la determinación de nunca más mostrar o aceptar un error».

Dentro del cuidado que debemos tener con los pacientes narcisistas para no retraumatizarles, en caso de que consideremos útil señalar la identificación proyectiva, una formulación podría consistir en: «No le quedó otro remedio, para no ser la persona ridícula que le hacía sentir su... (padre o madre u otro personaje) que tratar de ganarle de mano a la otra persona, ahora a mí, y adelantarse y ser usted el que critica».

En el caso de que la personalidad narcisista se haya originado en una hipernarcisización primaria, resultado de un vínculo privilegiado con un progenitor narcisista que especularizaba u obligaba a una fusión con su propia imagen grandiosa: «Claro, esa situación en que (la madre o el padre) le hablaba a usted en la intimidad, criticando a... (el otro progenitor), no podía menos que ser placentera para un niño, haciéndole sentir muy importante. Ahora espera el mismo trato privilegiado por parte de las personas con las que se encuentra...».

EXAMEN CRÍTICO DE LA ORIENTACIÓN TÉCNICA KOHUTIANA:
INDICACIONES, LIMITACIONES Y CONTRAINDICACIONES

En una orientación terapéutica muy diferente con respecto a la kleiniana, a la de Kernberg y a la de la psicología del yo se encuentran aquellos autores que consideran que al haberse originado la patología en la falla del objeto externo en satisfacer legítimas necesidades narcisistas, el centro de la intervención terapéutica debe ser la comprensión empática y la satisfacción de esas necesidades *hasta tanto* el paciente pueda ir tomando a su cargo las funciones de sostén del narcisismo y de un *self* cohesivo que cumple, vicaria y provisoriamente, el terapeuta (Goldberg y Stepansky, 1984; Kohut, 1971, 1977, 1979, 1980, 1984; Stepansky y Goldberg, 1984; Tolpin, 1983). Pero respecto a este punto, hay que hacer notar que ha habido una deformación de la obra de Kohut, en parte debida a los excesos de algunos de sus seguidores que redujeron sus intervenciones a una especularización del paciente o a permitir su fusión con un terapeuta idealizado, con lo que poco se diferenciaría este tipo de tratamiento de una psicoterapia de apoyo. En realidad el modelo terapéutico de Kohut es mucho más matizado y abarca los siguientes componentes:

1. Un vínculo terapéutico de intenso apoyo emocional, en que el terapeuta especulariza y se presta como objeto idealizado con el cual el paciente pueda fusionarse. Éste es un componente no interpretativo, no se busca hacer consciente lo inconsciente sino que el paciente se sienta aceptado, cal-

mado en sus ansiedades narcisistas, legitimado en sus deseos. Va más allá del *holding* —sostén— de Winnicott (Winnicott, 1965, 1989), y tiene similitudes con la actitud terapéutica de Balint (1952, 1968) y con la experiencia emocional correctiva de Alexander (1946). El terapeuta podrá llegar hasta alabar y mostrar su entusiasmo y admiración ante un rasgo o conducta del paciente, permitir que el paciente le idealice sin poner al descubierto esta dimensión ni mostrarla como una defensa, todo con la finalidad de que el paciente se consolide en su autoestima al sentirse parte de un idealizado. Dentro de este clima emocional, el terapeuta, en vez de tratar de analizar las fantasías grandiosas para reducirlas, estará más interesado en ayudar al paciente a que disminuyan sus resistencias en contra de la emergencia del *self* grandioso. La idea básica es que el paciente, frustrado en la infancia en sus necesidades exhibicionistas, que eran adecuadas para la correspondiente etapa evolutiva, teme volver a exponerse a igual traumatismo si despliega esas necesidades en el tratamiento. Por tanto, la preocupación del terapeuta no se halla en que el *self* grandioso sea reemplazado por el yo de realidad sino en que pueda emerger de la represión cuando éste ha sido su destino. Para Kohut, la represión del *self* grandioso priva al sujeto de una fuente de entusiasmo y vitalidad.

El hacer consciente lo inconsciente queda subordinado durante buena parte del tratamiento al objetivo básico de narcisizar al paciente, *no en la conciencia sino en el inconsciente*, a través de un vínculo que le transmita una representación de sí como valioso, aceptado, legítimo en sus deseos. Dentro de este proceso de narcisización, las inevitables fallas de empatía por parte del analista, y su disposición a reconocerlas explícitamente ante el paciente, van determinando que éste se desilusione del analista gradualmente, de manera no traumática, desilusión que le permitirá ir asentándose en sus propios valores, en la validez de su juicio crítico. De esta manera, las funciones que el analista cumple durante parte del proceso terapéutico serán introyectadas por el paciente, proceso al que Kohut denominó «internalización transmutadora».

Por otra parte, mediante las «intervenciones selectivas» el analista intenta que el *self* grandioso se vaya integrando en el yo de realidad, es decir, se vayan canalizando los deseos infantiles de ser admirado hacia logros realistas y desarrollo de las capacidades del paciente. El *self* grandioso quedaría como el alimento, o el impulso hacia la búsqueda de satisfacción narcisista, a la manera de los sueños diurnos de grandiosidad que no afectan los proyectos realistas que son los que permiten satisfacer aspiraciones narcisistas. Las intervenciones selectivas consistirían en ayudar al paciente a que vaya reconociendo las limitaciones que la realidad impone a sus proyectos. El paciente, en la medida en que no es frustrado narcisísticamente no tendría la necesidad compulsiva de buscar la especularización o la fusión con el objeto idealizado. El supuesto básico es freudiano: es la frustración, en este caso de las necesidades narcisistas, la que origina la fijación a lo no satisfecho que pugna entonces por emerger, lo que ocurre bajo formas patológicas.

2. Interpretaciones en el sentido clásico de hacer consciente lo inconsciente y mostrar las escisiones —por ejemplo, entre un *self* grandioso y simultánea vergüenza consciente—. Junto al elemento de experiencia emocional correctiva, Kohut destaca la importancia de la interpretación tanto en la transferencia con el terapeuta como con los personajes significativos del paciente. Pero ¿cuál es el contenido temático de esas interpretaciones? Lo que Kohut intenta es que su paciente vea la *secuencia* entre ciertas frustraciones narcisistas y las conductas y fantasías que le siguen. Así, por ejemplo, si el paciente adopta una actitud arrogante, se aísla, toma un aire provocativo, usa un lenguaje hostil o rebuscado para adquirir un sentimiento de superioridad, lo que hace Kohut es orientarle hacia el examen de qué es lo que precedió a esa «removilización del *self* grandioso». No va a interpretar la reemergencia de la grandiosidad en términos de rivalidad o de agresividad sino como una forma por la cual el sujeto intenta salir de una situación traumática. Centrará la atención del paciente en la experiencia emocional de frustración que le produjo cierto comentario del analista, o su silencio, o la no comprensión de su necesidad emocional. El paciente es llevado a la captación de sus necesidades narcisistas no reconocidas.

Cuando se repasan los historiales clínicos, tanto de Kohut como de sus discípulos, resulta claro que no interpretan los mecanismos de defensa a la manera de los analistas de otras escuelas. La preocupación terapéutica no se dirige a que el paciente pueda ver su agresividad, o la identificación proyectiva de tal o cual aspecto de sí, ni cómo intenta desprenderse de los sentimientos de culpa frente al objeto, sino en cómo lograr que el paciente sostenga el narcisismo de un *self* debilitado. Para los kohutianos una actividad terapéutica orientada a que el paciente vea cómo proyecta, niega o disocia colocaría a éste en la misma situación de descalificación que vivió en la infancia: antes los padres le hicieron sentir que no era bueno o capaz; ahora, el analista le haría sentir que es defectuoso en cuanto a un supuesto criterio de salud mental que consistiría en tener la fortaleza de enfrentar su realidad psíquica sin negar o proyectar. En este aspecto creemos que subrayan correctamente el carácter traumatizante que tienen ciertas actitudes técnicas que hacen sentir al paciente que oculta o deforma continuamente. Las intervenciones analíticas del tipo «Pero, fíjese usted que» —sobre todo el «pero» del comienzo—, o las del tipo «usted no desea darse cuenta de que...», aun cuando puedan decir algo que es cierto en una dimensión, poseen, en un sentido más global, el carácter de verdadera deslegitimación del paciente. Si esto es realizado sistemáticamente por el analista, el paciente siempre es ubicado como el que está haciendo algo inadecuado. Por ello la validez de una interpretación no viene dada por el hecho de decir una verdad sobre una forma de funcionamiento del paciente sino que debe ser juzgada, también, por el efecto que produce en su psiquismo. La interpretación puede ser descriptivamente correcta pero patogénica desde el punto de vista de los objetivos del tratamiento si no tiene en cuenta las necesidades del paciente para cada momento en particular. Nada más fácil que mostrarle a un paciente cómo niega, cómo proyecta, cómo se autoengaña mediante la racionalización, pero nada más difícil que acertar sobre qué necesita para seguir un proceso de crecimiento emocional.

La diferencia de Kohut con un analista clásico consistiría en que mientras éste ve la conducta del paciente como motivada por sus conflictos internos, por sus deseos agresivos y su rivalidad, Kohut la entiende como repetición en la transferencia ante algo que ha hecho el objeto externo, en este caso, el analista. De esta manera la transferencia no es considerada como algo predeterminado en el paciente que sería impulsado por los conflictos internos, por el interjuego entre deseos y prohibiciones de su superyó, y luego volcado sobre un analista neutro que no incidiría en el proceso. Uno de sus discípulos, Goldberg (1994), sintetizó esta postura con un trabajo que se llama «Adiós al analista objetivo». El centro de las intervenciones terapéuticas consiste en poner al descubierto las secuencias dinámicas entre frustración narcisista y reactivación de transferencias especulares o idealizantes, o actuaciones sexuales, o apelación a la droga para autoexcitarse tras la depresión por la nueva falla del objeto-del-*self* encarnado por el analista.

Es un mérito de Kohut el haber colocado la conducta del analista como foco de examen, al destacar su papel en la codeterminación de lo que sucede en el campo analítico. La pregunta deja de ser exclusivamente ¿qué hace el paciente?, para pasar a ser complementada con otra de igual importancia: *¿qué hace el terapeuta que incide para que ciertas disposiciones transferenciales se reactiven?* Este cambio de la mirada sobre el proceso analítico —el examen de la actitud del terapeuta, del clima afectivo que crea— ha dado lugar a toda una línea de investigación, previamente descuidada, en la que destacan los trabajos de Kantrowiz (1989, 1992, 1993), de Schwaber (1990, 1992, 1995) y de Stolorow y su grupo (1980, 1987). Mientras que, clásicamente, la preocupación del analista se hallaba centrada en proveer de interpretaciones cuyo contenido fuera cierto en relación a las fantasías inconscientes del paciente y a sus mecanismos de defensa, desde esta línea de pensamiento lo que se intenta observar es cómo la personalidad, la actitud del analista, los juicios de valor y la afectividad que inevitablemente conlleva su intervención tienen un efecto que excede con mucho el contenido de verdad de puesta al descubierto del inconsciente. Los efectos emocionales de las interpretaciones, silencios y señalamientos del analista, que producen en el paciente algo que va más allá del contenido semántico de lo que dice, fue un área descuidada, así lo creemos, hasta los trabajos de Kohut y su escuela. Freud y M. Klein, por ejemplo, estaban preocupados porque aquello que transmitían a sus pacientes correspondiera a la verdad de lo que pasaría en el inconsciente de éstos. Funcionaban como lectores del inconsciente, sin reparar que eran productores de inconsciente.[86] Lo sorprendente es que durante tanto tiempo se creyera que la interpretación actúa por su contenido manifiesto y no por cómo ubica, *qué identidad otorga,* al paciente.[87]

En la técnica kohutiana, las interpretaciones transferenciales se entrelazan con reconstrucciones de la infancia del paciente en que se intenta que recupere el recuerdo emocional de aquellas experiencias con el objeto-del-*self* parental que fueron traumáticas para su narcisismo. Especialmente, que el paciente pueda ver los rasgos patológicos de sus padres, sus limitaciones y cómo fallaron en el proceso de narcisización normal. Kohut destaca la angustia que siente el paciente al descubrir la patología de los padres y su resistencia a embarcarse en su exploración, pero no sólo por culpa o persecución sino porque afecta su sentimiento de identidad que depende, en buena medida, de la identificación con esas figuras. El paciente, unido a las vivencias de los padres, compartiendo su visión del mundo y la que tenían sobre él, siendo lo que ellos le dijeron que era, cuando cuestiona a sus padres siente que todo se tambalea, que no sabe quién es él o sus padres. Para Kohut esta reactivación de las angustias de desintegración/fragmentación y de pérdida del sentimiento de coherencia del *self* requiere que en esos momentos el paciente se apoye en la transferencia, incluida la idealizada, dado que si se intentase desmontarla mediante su análisis impediría la tarea de individuación con respecto a los padres, tarea jerárquicamente más importante para el paciente.[88]

Se puede considerar —y lo que sigue es sólo una esquema que no debe verse como rígido en su secuencia— a un tratamiento orientado bajo la modalidad kohutiana como sucediendo en etapas: primero, instalación del paciente en una transferencia especularizante o idealizada, con predominio de

---

86. Lacan, que captó esto, sin embargo se desentendió de estudiar y de poner al descubierto los efectos concretos que las distintas formas de intervención que preconizó tienen sobre el paciente, especialmente cómo pueden afectar a las diferentes estructuras de personalidad y cuadros psicopatológicos. Su desdén por el análisis de la transferencia y la contratransferencia —serían simplemente lo imaginario, siempre denigrado— impidió que se preguntase, por ejemplo, qué consecuencias podía tener para un paciente con tendencia al sometimiento y al masoquismo que el analista interrumpa la sesión a su total arbitrio —la célebre escansión.

87. La mejor ejemplificación de una u otra forma de entender el proceso analítico está dada por dos tipos de supervisiones: una, en que se examina qué dijo o hizo el paciente; la otra en que se presta igual atención a lo que hizo el analista y a cómo su conducta, su tono afectivo, etc., pueden haber contribuido para que ese paciente en particular reaccione de cierta manera. Sabemos que este tipo de análisis de la interacción paciente-analista desencadena mucha ansiedad narcisista en el supervisado y tensión en el supervisor pero no vemos otra posibilidad de entender lo que pasa en un análisis (véase el apéndice, al final del libro, «Una guía para la presentación de material clínoco a supervisión»).

88. Para una descripción de qué se entiende por angustias de desintegración / fragmentación, véase el apartado «Las angustias de desintegración y fragmentación» en el capítulo 9.

una u otra, u oscilaciones entre ambas. En esta etapa, cumplimiento por parte del analista de las funciones de especularización y de imago parental idealizada, con intervenciones básicamente de apoyo y mostrando las secuencias de frustración narcisista en la transferencia y de reactivación de rasgos, conductas y fantasías que intentan sacar al sujeto del sufrimiento creado por esas frustraciones. Etapa en la que se intenta que el paciente tome conciencia de sus necesidades narcisistas, especialmente de ser especularizado —reconocido, aceptado, querido, admirado—, necesidades negadas y reemplazadas por actuaciones —sexualización de la conducta, rechazo arrogante, retracción narcisista y aislamiento, bloqueo emocional, etc.—. También, poco a poco, examen de la patología de los padres, de las interacciones del sujeto con éstos, de los abandonos a que fue expuesto por parte de los que fueron sus objetos-del-*self* (padres u otros personajes significativos). Posteriormente, a medida que el paciente se va consolidando en su autoestima y en su sentimiento de cohesividad del *self*, examen de la idealización del analista, incluida la detección de rasgos patológicos captados realísticamente por el paciente y no simplemente como resultado de una deformación defensiva. Todo ello, junto al estímulo por parte del analista de aquellas actividades y vínculos del paciente que puedan ir dando satisfacción realista a sus necesidades de sentirse apreciado, amado, inmerso en proyectos que sean los que corresponden a sus intereses más profundos. Proyectos que nunca pudo encarar por sometimiento a los deseos de sus objetos-del-*self*.

Un aspecto importante dentro de la línea de que el paciente vaya reconociendo y aceptando sus necesidades narcisistas consiste en que pueda ir discriminando entre personajes que son adecuados para su crecimiento y consolidación de su *self* y aquellos que resultan nocivos. La elección de objetos-del-*self* adecuados es uno de los criterios bajo los cuales Kohut juzga la evolución de sus pacientes en el tratamiento. Así como para M. Klein uno de los indicadores de salud mental es el cuidado del objeto, para Kohut consiste en reconocer cuál objeto es nutricio del narcisismo y bienestar del *self* y cuál resulta patológico.

La terapia kohutiana cumple, para los deseos narcisistas, el mismo papel que la freudiana tuvo respecto a la sexualidad: permitir su emergencia de la represión e integración dentro de formas maduras de expresión. Así como en el psicoanálisis clásico, la sexualidad y la agresividad primitivas deben encontrar su camino hacia su satisfacción directa y/o sublimada, de manera similar, el narcisismo infantil, coartado en su expresión, frustrado en su satisfacción, debe hallar su salida bajo nuevas formas que sean una suerte de transación entre el deseo primitivo y las demandas de la realidad. La metáfora que expresaría esta orientación terapéutica sería «gozar como un niño con los proyectos y actividades de un adulto». Como se ve, en las líneas más generales, hay mucho en común con el proyecto terapéutico de Winnicott (1965, 1989) en que se trata de rescatar a un *self* sofocado bajo un «falso *self*» a través de una «regresión al servicio del yo» que permita retomar una evolución torcida por la falla del ambiente; o con la concepción de Balint (1952) de superación de la «falla básica», es decir, de la cicatriz deformante provocada por un medio que falló.

Por otra parte, los terapeutas influenciados por Kohut intentan mirar al paciente desde sus necesidades, desde su interior y no desde el objeto. Es interesante, al respecto, preguntarnos ¿con quién se identifica el analista, tanto al teorizar como en su práctica clínica? ¿Lo hace con el sujeto o con el objeto? Aun, con todo el riesgo de esquematizar, Klein se identificaba básicamente con el objeto: éste es el atacado por el sujeto y aquel al que se debe reparar. Hay en ella un predominio de una concepción moral en que los intereses del otro son los que el sujeto debe de tener en consideración. Esta concepción de Klein es un fundamento tan básico, una perspectiva desde la que deriva todo, que encuentra su aplicación en el campo analítico en la relación entre paciente y terapeuta: se considera que el paciente ataca, envidia, rechaza lo bueno del objeto, del que no tolera depender. La perspectiva de los kohutianos es la opuesta: identificación con un sujeto que sería el agredido, el no suficientemente narcisizado, el culpabilizado, siendo el objeto el que falla, el que ataca.

Habiendo hecho resaltar hasta aquí algunas características y aportes de los trabajos de Kohut, veamos ahora algunas de sus limitaciones:

1. No diferenciar entre los pacientes a los que la teoría de la cura y la técnica propuesta les resultaría pertinentes y a los que, en cambio, les resultaría iatrogénica. A pesar de que esto fuera reconocido inicialmente por Kohut —habló del «hombre trágico», con trastornos narcisistas de déficit, y del «hombre culpable», cuya patología es la del conflicto y la culpa—, admitiendo que su enfoque se aplicaría prevalentemente al primero, sin embargo existió crecientemente en Kohut y en sus seguidores una tendencia a olvidarse de las formulaciones cautelosas que restringen las observaciones, deslizándose hacia otorgarles un carácter universal. La orientación terapéutica kohutiana basada sobre un supuesto déficit de narcisización presenta grandes inconvenientes si se aplica a sujetos que, por el contrario, han sido hipernarcisizados por padres patológicos, con cuya grandiosidad se han identificado —hipernarcisización primaria—. En estos casos, la especularización o la fusión con el terapeuta idealizado lo único que haría sería duplicar la experiencia infantil, reforzándola. Igualmente, el modelo kohutiano es de imposible aplicación para los casos de narcisismo destructivo, con intenso odio y rivalidad, con transferencia negativa —a veces manifiesta y no sólo reprimida o disociada— que se instala desde el comienzo del tratamiento por más esfuerzos que realice el terapeuta para narcisizar al paciente. Si en estos casos no se hace el centro en las tendencias destructivas, en las ansiedades y deseos grandiosos que las impulsan, si no se ponen al descubierto rápidamente, mediante las interpretaciones correspondientes, las descalificaciones y las identi-

ficaciones proyectivas, el tratamiento corre el riesgo no sólo de interrumpirse sino, en caso de continuar, de que el terapeuta quede sometido a un paciente tiránico, sin espacio para un verdadero trabajo analítico. Cuando el odio, el resentimiento y la visión paranoide dominan la vida emocional del paciente haciendo que la conducta del objeto externo sea continuamente reinterpretada desde la perspectiva patológica, la actitud afectuosa del terapeuta es incapaz por sí sola de producir una modificación. En estos casos, esa actitud debe existir pero sólo como telón de fondo cuyo escenario principal deberá estar ocupado por interpretaciones y señalamientos que muestren cómo la rivalidad, los ataques, las proyecciones son las que crean una visión tan amarga de la vida y de los objetos significativos. El paciente debe poder llegar a vivenciar no sólo que su mundo interno está poblado de personajes imaginarios agresivos que proyecta en su entorno, deformando a los personajes con los que va relacionándose en el presente, sino que con su conducta promueve y activa conductas de estos personajes de las cuales después se queja.

También vemos una limitación seria de la orientación kohutiana cuando se intenta utilizar con aquellos pacientes paranoides que han vivido reprochando a sus padres los fallos que, supuesta o realmente, han tenido; pacientes que reclaman lo que éstos o los objetos actuales no le brindan, y que siempre han enfatizado las insuficiencias del objeto externo. En estos casos un enfoque que básicamente considera que el que falla es el objeto externo no hace sino confirmar, iatrogénicamente, la visión del paciente.

2. Incluso dentro de los trastornos narcisistas que se acercan más a los indicados para la técnica kohutiana no hay paciente que esté libre de conflictos, de agresividad, de proyecciones, de mecanismos de defensa que son un lastre para la expansión de sus posibilidades. En estos casos, la combinación ponderada sobre cuándo intervenir bajo una modalidad de reparación del déficit y cuándo bajo la de hacer consciente el conflicto inconsciente y la rivalidad nos parece indispensable.

3. En un nivel más general, y ésta sería a nuestro juicio la limitación de fondo de la obra de Kohut, aun cuando el narcisismo y su patología son de enorme importancia, el psiquismo no se limita a esta dimensión. La sexualidad, la agresividad, las ansiedades paranoides prenarcisistas no están suficientemente exploradas en la obra de la escuela kohutiana. Frente a la complejidad del psiquismo, a las dimensiones que están en juego, el modelo kohutiano nos parece simplificante tanto desde el punto de la teoría de la personalidad como de su concepción psicopatológica.

Ahora bien, si tuviéramos que esquematizar, exclusivamente a los fines de proveer cierta ilustración, el tipo de pacientes para el cual la orientación kohutiana, en cuanto a comprensión psicopatológica y actitud técnica, tendría su mejor aplicación se trataría, entre otros, de los siguientes:

1. Pacientes con pobre autoestima, que nunca se han sentido con derechos, que tienen tendencia a renunciar a sus deseos y a someterse a los demás, que buscan ansiosamente ser especularizados o fusionarse con objetos a los que idealizar atribuyéndoles méritos o poderes que éstos no tienen —niegan las fallas del objeto externo—, que han reprimido su agresividad y una sana asertividad, que están deprimidos y/o con sentimientos de vacío o de vergüenza, que muestran compensaciones tendentes a conseguir una módica cuota de satisfacción narcisista —actuaciones sexuales, abuso de alcohol o de drogas, etc.—. Pacientes que han tenido padres depresivos, con baja autoestima manifiesta, quienes asustados por las figuras externas han transmitido a sus hijos su propia sumisión, incitándoles a que la reproduzcan ante las figuras externas. Pacientes que desarrollan una transferencia «blanda», con tendencia al sometimiento y a la idealización del terapeuta, lo que se manifiesta porque buscan desesperadamente su aprobación, deprimiéndose y sintiéndose ellos fallidos cuando no la obtienen. Incluso cuando hay conflicto con el terapeuta, el deseo es el de volver rápidamente a una relación armoniosa, siendo la agresividad una forma de tratar de forzar al objeto que le quiera y no un deseo de destruirlo como rival.[89]

2. Pacientes inferiorizados, culpabilizados, aterrorizados por padres narcisistas o paranoides, pacientes que han aceptado las imágenes que estas figuras patológicas les han inoculado, que no han tenido la posibilidad de poder sostener incipientes convicciones sobre la patología de las mismas por el terror de enfrentarles, o que han tenido que guardar en su interior sus juicios sobre el objeto externo por las mismas razones. Pacientes que muestran dudas y confusión sobre su identidad, que no han podido consolidar una representación y un *self* cohesivo, que poseen tendencias masoquistas y que, como consecuencia de lo anterior, pueden presentar crisis de angustia, o patología fóbica —incluida crisis de pánico—, o temores hipocondríacos.

Un ejemplo de este tipo de pacientes es el caso de W., un hombre de 25 años. En la entrevista inicial, rehúye la mirada, manteniendo los ojos prácticamente cerrados, y a los pocos minutos comienza a llorar diciendo que tiene muchos defectos. Me informa que presenta dificultades en su trabajo, que está siempre inquieto, con problemas digestivos —una úlcera que le obliga a regí-

---

[89]. Esta diferencia entre una agresividad para intentar forzar al objeto a que preste atención al sujeto, a que le ame, y una agresividad que tiende a hacer desaparecer al objeto para que el sujeto emerja como único ser valioso nos parece decisiva para distinguir el «narcisismo libidinal» del «narcisismo destructivo». Cuando la agresividad es un instrumento patológico al servicio de conseguir el amor del objeto está siempre abierta la posibilidad de su disminución y del mantenimiento del vínculo. En cambio, en el narcisismo destructivo, la existencia misma del objeto sería la que estaría amenazando la grandiosidad del sujeto. De ahí que sólo la eliminación, mediante la denigración o la destrucción psicológica —hacer enloquecer— o, incluso, la física, sea la meta a la que inconscientemente apunta este tipo de pacientes.

menes especiales—, que no puede tener buenas relaciones sexuales con su esposa —se casó hace 2 años— a consecuencia de que a poco de iniciar la penetración se pone nervioso y pierde la erección. Esto es relatado con frases entrecortadas por el llanto. Pero este llanto, más que formando parte de un estado depresivo, me parece el de alguien asustado por la situación de entrevista. Se lo digo y se tranquiliza, dejando de llorar. Luego me cuenta que estuvo en análisis durante varios años, que le sirvió para ver su agresividad y cómo ataca a la gente que le rodea. También elogia a su mujer, considerándola más capaz, inteligente, organizada que él. Toda su actitud con respecto a mí es de sumisión, su trato es excesivamente respetuoso.

El relato que hace de su análisis anterior sugiere el de alguien que se sometió a una orientación analítica que le culpabilizaba y que la visión que tiene de sí como agresivo y destructivo corresponde, más bien, a una aceptación de lo que se le dijo antes que a la realidad de sus vivencias. Una vez comenzado el análisis conmigo, me entero de que su padre, un inmigrante que llegó al país a los 20 años y se labró una posición trabajando duramente, era un verdadero tirano, castigando a los hijos con una correa que colgaba detrás de la puerta. El padre consideraba, y así se lo manifestaba, que W. no debería estudiar sino dedicarse a un cargo burocrático en la administración pública que le protegiera, pues no tenía ni personalidad ni valores para salir adelante en la vida. Los recuerdos infantiles son los de un niño aterrorizado por un padre paranoico, ante el cual la madre también se sometía.

El vínculo que establece conmigo es el de un ser supuestamente defectuoso que le relata a alguien, a quien teme e idealiza, todo lo que él no hace adecuadamente. Yo, por el contrario, me formo la imagen de alguien inteligente, serio, trabajador, que nunca se ha podido ver bajo otra perspectiva diferente de la que le inoculó su padre, imagen de sí que se deteriora aún más por las fallas en la realidad que ocasionan sus temores en las relaciones interpersonales. Me planteo si no debo trabajar, precisamente, esa autodescalificación, para que pueda emerger de la represión la imagen valorizada de sí que, según voy comprendiendo el caso, ha sido, y es continuamente, reprimida como defensa frente a la angustia persecutoria —se denigra para no promover la ira de un objeto paranoico narcisista—. Una posibilidad sería, entonces, intentar especularizar a W., mostrándole los rasgos valiosos que él no puede ver de sí mismo. Sin embargo, el aspecto que me resulta más evidente en la transferencia conmigo, en la relación con la mujer y en el vínculo con el anterior analista es la idealización del objeto externo. Ésta es la línea en la que me embarco a poco de iniciado el tratamiento: que pueda ir viendo los defectos del objeto idealizado. W. se muestra desconcertado, está demasiado acostumbrado a dirigir la mirada sobre sí —por miedo a mirar los defectos del objeto—, defiende los méritos del objeto externo y reafirma que en realidad el defectuoso es él. Yo elijo una línea de confrontación, sabiendo de las paradojas que implica: le digo, reiteradamente y en distintos contextos y referidos a mí y otras personas, que por temor «baja» la mirada —en sentido literal y metafórico— y que la dirige hacia él, que ello le lleva a una descalificación de sí mismo y a una exageración de las supuestas virtudes de su mujer, de su anterior analista y de mí. Le pregunto si no hay rasgos en mí, dado que él también puede observar y sacar conclusiones, que le parezcan inadecuados. Con muchas dudas dice que pensó una serie de cosas de mi carácter pero que se da cuenta que son puras imaginaciones de él, que me atribuye a mí cosas que son de él. Le contesto que puede ser pero que lo que más temor le produce es que no sean imaginaciones sino que correspondan a defectos reales míos, pues si pensase así tendría que entrar en conflicto conmigo. Entonces se anima y alude a dos o tres rasgos míos que le parecen inadecuados. Yo internamente concuerdo con él y de alguna manera, sin explicitarle mi pensamiento, le respondo que él sí es capaz de ver mis defectos. No le digo, lo que estaría dentro de la técnica más clásica: «Que usted *siente* que son defectos» sino que «él sí es capaz de permitirse ver mis defectos», lo que sin pronunciarme sobre su juicio de realidad me permite algo que me parece importante: no descalificar como pura proyección los juicios en que capta rasgos inadecuados del objeto. El análisis queda establecido así, como una relación en que él se mira a sí mismo pero también a mí, así como yo le miro a él y a mí. Por mí parte me planteo el riesgo de la vanidad contratransferencial, es decir, tener una conducta que me otorgue una imagen aún más idealizada: soy el que tolero que mi paciente no me idealice. Es decir, utilizar a mi paciente para narcisizarme a través de una supuesta honestidad intelectual. No se lo digo pero estoy alerta ante este riesgo de favorecer una idealización por parte de él en un nivel más profundo por el hecho de incitarle a que vea defectos en mí.

El resultado de esta línea terapéutica es que el paciente se torna cada vez más asertivo conmigo. Yo me pregunto, ahora en voz alta para compartir con él esta preocupación, si no se está sometiendo a lo que sería un deseo mío. Él entiende las paradojas implicadas en la situación de desidealización pero me confirma tanto con conductas externas —puede tener una discusión importante con su mujer a la que le señala sus rasgos patológicos; discute con su jefe manteniendo su opinión contraria respecto a un proyecto—, como con el estado de mayor tranquilidad que empieza a experimentar, que se trata de un cambio real.

¿En qué se diferencia este tipo de tratamiento —del que no preconizamos su aplicacion universal sino que lo restringimos a casos de este tipo— de otro que hubiera transcurrido bajo la orientación del análisis del conflicto? Desde la perspectiva del conflicto, se hubieran buscado los impulsos y deseos agresivos del paciente, se hubiera visto el terror como resultado de la proyección de esa agresividad, se hubiera enfatizado la rivalidad edípica con el padre, los deseos incestuosos, el deseo de ocupar su lugar y los temores por la respuesta vengativa de éste, se hubiera examinado la rivalidad, la envidia respecto al analista, las renuncias masoquistas por culpa —conflicto entre deseos y el superyó—, se le hubieran señalado al paciente los mecanismos de defensa para no enterarse de estos conflictos. Este énfasis en ver al paciente como *iniciador* de procesos impulsados por sus deseos incestuosos —por tanto, deseos inadecuados—, por su rivalidad y agresividad —por tanto, actitudes y sentimientos inadecuados—, deformados por sus mecanismos de defensa —por tanto, ocultamiento inadecuado—, refuerza la desvalorización del paciente e impide que observe al objeto real, que vea que también posee limitaciones y defectos. El analista, al quedar ubicado en el lugar del que supuestamente no incide en el proceso, del que sólo es pantalla de transferencias o garante de la verdad, adquiere una dimensión de figura más allá del bien y del mal, similar a la del padre como amo absoluto de la identidad y de la validez o no del paciente.

Por otra parte, no se trata de que el analista tenga una actitud de especularizar al paciente, haciéndole sentir valioso, o de que permita la fusión del paciente con su figura idealizada. El proceso requiere de algo que excede una actitud tolerante, sea ésta silenciosa o expresada por la palabra comprensiva. Resulta indispensable que el paciente vaya comprendiendo el sentido del proceso analítico, hacia dónde apuntan las intervenciones del analista, para poder ser artífice del mismo y para que se pueda colocar en una posición menos asimétrica —nunca será totalmente simétrica en cuanto al poder pero, por lo menos, no tan asimétrica—. De otra manera, el paciente sería arrastrado nuevamente a una posición de pasividad y sometimiento. Por ello una vez que el analista tiene una idea acerca de qué le pasa al paciente, de las tareas que tiene por delante para poder cambiar su compulsión a la repetición, de los obstáculos que se opondrán a ello, creemos útil —con las matizaciones requeridas para cada caso particular— compartir con el paciente esta orientación general del tratamiento. Que el plan terapéutico no pueda ser jamás definido de una manera rígida, que a medida que progresa un análisis surgen aspectos, datos insospechados que obligan a que el analista siga el proceso y que no trate de imponerle su curso, ello no significa que no hayan líneas parciales, pequeños tramos en el camino analítico que no tengan un sentido y unas metas que pueden definirse *y de cuyo conocimiento debe participar el paciente*.

Nuestra perspectiva técnica más general, y muy específicamente para aquellas personas con tendencia al sometimiento masoquista y a la pasividad, es que la posición del paciente en el tratamiento debe consistir en un entrelazamiento de dos procesos: por un lado sumersión en vivir la experiencia analítica, en asociar casi suspendiendo la reflexión crítica. Por el otro, un emerger del automatismo de la vivencia transferencial y entender no sólo el momento vivido, el sentido de la fantasía y la conducta particular que están en ese momento en juego, sino, también y esencialmente, cuál es la tarea que se está realizando. Creemos que este último aspecto no ha recibido suficiente atención.

Explicitación al paciente de la línea de trabajo

Volviendo al caso de W., además de trabajar ejemplos concretos, vivenciales y con clara repercusión emocional de su sometimiento en la relación conmigo, con su mujer y en el trabajo, le explicité, ya en un nivel más general, que lo que estábamos trabajando en ese momento de su análisis eran dos aspectos: por un lado, que él pudiera captar el poder relativo, menor que lo que él imaginaba, que los distintos personajes pudieran tener sobre él, personajes que también lo necesitaban a él, lo que les obligaba a tomar en cuenta lo que él deseaba. Poder relativo de estos personajes claramente diferente del poder absoluto de su padre en la infancia. Le destaqué que a él le resultaba difícil darse cuenta que le atribuía a los otros el poseer naipes más poderosos y que por ello se retiraba del juego, dándoles la partida por ganada. Por el otro lado, en este caso me creí autorizado a plantear, también explícitamente, que sólo si él podía ver las limitaciones mías y las de los demás, la autoobservación de sus limitaciones no tendría el carácter de ser inferiorizante. Con esto traté de contrarrestar lo que es un efecto de la estructura del vínculo analítico: el paciente se autoobserva y descubre fallos frente a un personaje que no es puesto en tela de juicio, por lo que se puede llegar a producir un efecto de inferiorización, que en estos casos es claramente iatrogénico, más allá de las intenciones del terapeuta. De ahí la importancia de aceptar que el analista sea objeto de examen por parte del paciente y no se entienda que las conclusiones que obtiene son producto exclusivo de distorsiones transferenciales sino que también pueden derivar del sentido de realidad. En otros términos, en el tratamiento todo debe estar sometido a examen por parte del paciente: el paciente y el analista, lo que dice aquél y lo que afirma éste. Yo le pregunté, en más de una ocasión: «¿Qué limitaciones o defectos le ve a esta visión que yo tengo de lo que a usted le pasa?».

La explicitación al paciente de la línea de trabajo de qué es lo se está buscando descubrir o modificar requiere cautela. Sólo puede utilizarse como generalización después de que se hayan trabajado ejemplos concretos en que el paciente vivencie el aspecto en cuestión. En caso contrario se corre el riesgo de favorecer la intelectualización, en especial con los pacientes en quienes este rasgo es destacado. Pero incluso con estos pacientes se puede explicitar la línea de trabajo: precisamente, su tendencia a reemplazar el sentir por el discurrir lógicamente, el hablar en general en vez de vivir las experiencias emocionales concretas, etc.

Sabemos de las objeciones que se pueden esgrimir en contra de explicitar al paciente la línea de trabajo: perturbaría la espontaneidad de la regresión, favorecería la intelectualización, permitiría los cuestionamientos por parte de pacientes paranoides. Cuestiones que deben ser tenidas en cuenta y sopesadas en cada caso pero que no invalidan la importancia que tiene que el paciente comparta el conocimiento de las líneas que orientan el tratamiento en cada uno de sus tramos. Más aún, si el paciente sabe qué es lo que se busca puede, entonces, autoobservar sus fantasías y conductas fuera de las sesiones, con lo cual el análisis no se reduce a lo que transcurre durante unas pocas horas semanales sino que pasa a ser algo que acompaña el vivir del paciente. Por otra parte, la regresión es sólo parte del proceso analítico, un instrumento y no un fin en sí mismo. La regresión debe ser óptima, es decir regulada, sino ya sabemos qué sucede en los pacientes severamente perturbados, con rasgos psicóticos, o en las personalidades dependientes infantiles.

En cuanto a los pacientes paranoides, aquellos que colocan siempre en el otro las fallas, cuya patología reside en la dificultad para asumir que son agentes activos de lo que les pasa, que para evitar autoobservarse centran la atención en el objeto —durante el tratamiento, en el analista—, no cabe duda que no resulta aplicable el principio de favorecer el examen del objeto externo, tal como sí es aconsejable en aquellos pacientes que, como W., se someten masoquísticamente y dirigen su crítica en contra de sí mismos.

Frente a lo que durante mucho tiempo ha sido un abuso de poder del analista, de inoculación de un imaginario al paciente, una de las soluciones propuestas ha sido la del analista silencioso. Para nosotros no se trata de que el analista renuncie a ofrecer su visión al paciente sino de que la perspectiva que vaya teniendo sea propuesta como tal, es decir, simplemente una manera de ver una realidad compleja, sometida al cuestionamiento del paciente, sin considerar a éste como alguien que deforma siempre la realidad con fines defensivos, dado que tampoco hay razón para excluir que pueda suceder lo mismo para lo que el analista asevera. Por tanto, ni un paciente cuya función sería asociar para que el analista interprete desde la posición de la verdad, ni un analista silencioso que abandona al paciente a los discursos patológicos interiorizados, creyéndose que la perspectiva del paciente es la válida y que éste sabe lo que le pasa y necesita. En otro lugar hemos sostenido que el analista silencioso deja al paciente librado a la compulsión de la repetición, a que repita mil veces, dentro del análisis y fuera de él, el sometimiento al mundo interno, parte importante del cual es el discurso de los padres (Bleichmar, 1994). No deja de ser una paradoja que los analistas que sostienen que el nombre-del-padre debe establecer un corte en el discurso patológico de la madre, que sólo la intervención de un tercero saca al sujeto de la relación dual en que está sometido a la «madre fálica», no reparen que el silencio equivale al padre que se sustrae de sus responsabilidades. De igual manera, que no tengan en cuenta seriamente que el corte arbitrario de la sesión —la llamada «escansión»—, en que el analista decide cada vez cuánto dura aquélla, o el llamado «acto analítico», implican a la «madre fálica» que establece la ley a su arbitrio.

CAPÍTULO VII

LA MODIFICACIÓN TERAPÉUTICA DEL SUPERYÓ

Después de haber presentado, en capítulos precedentes, los fundamentos de una teoría de la cura que tenga en cuenta la especificidad de sus intervenciones en función de la estructura de personalidad y no solamente de los síntomas o de categorías nosológicas fenoménicas, deseamos mostrar la aplicación de la misma en relación a una subestructura del psiquismo, la del superyó. Estructura cuya patología se encuentra en la base de cuadros muy diversos: ciertas depresiones, ciertos cuadros persecutorios en que se proyecta en figuras externas a las que se pasa a temer, ciertas obsesiones y rituales o fobias que son defensas ante los temores que aquél infunde, ciertas anorexias en que los mandatos narcisistas o prohibiciones por culpa impiden la ingesta. El énfasis que hacemos al colocar el término «ciertos» antes de cada uno de estos cuadros es para señalar que en no todos los casos se debe buscar su psicogénesis en una patología del superyó. Pero en aquellos subtipos de depresión, obsesiones, fobias, anorexias, que sí son expresión de perturbaciones del superyó, la modificación de éste es condición para la desaparición de los síntomas. Desde esta perspectiva, el superyó es transtemático —va más allá del tema de la culpa, la vergüenza, el sentimiento de inferioridad— y transcategorial nosológico —no se circunscribe a una patología de las descritas por la psiquiatría clásica.[90]

Esta aproximación a la psicoterapia, la delimitación de componentes estructurales a modificar —en este caso el superyó como uno de ellos—, establece una diferencia con los intentos de diseñar estrategias de cambio terapéutico para los cuadros psicopatológicos como entidades globales. Como expusimos antes, no creemos que haya *una* psicoterapia de las depresiones o de la histeria o de las obsesiones o de las anorexias sino una *orquestación de intervenciones dirigidas a los componentes que vertebran, en cada caso,* esos cuadros.

A modo de introducción a la modificación terapéutica del superyó, partiremos de un ejemplo que nos servirá para dotar de cierto referente clínico a

---

[90]. Parte de este capítulo es una versión modificada y ampliada de lo que expusimos en otro trabajo (Bleichmar, 1995).

la teorización que haremos sobre la misma. Una paciente relata que el día anterior se le ocurrió «de pronto» —insiste en este aspecto— que iba a comprar un determinado objeto de precio muy elevado, que entró en un comercio y averiguó todo lo referente a él, que casi estuvo a punto de hacer lo que en tantas ocasiones le sucedió, que era incurrir en grandes compras que luego terminaba sin poder pagar. Me dice esto con tono de fastidio evidente, para concluir su descripción con la afirmación «¿por qué carajo me tengo que meter en estas cosas?», refiriéndose a comprar objetos que están fuera de su alcance.

Ante este material, aparte de sus connotaciones transferenciales, cabrían diferentes posibilidades de comprensión y de intervención. La primera, que el analista, aliándose con el supuesto yo de realidad de la paciente, hiciera hincapié en que ahora sí pudo no repetir la vieja historia de dejarse llevar por su impulsividad, dándose cuenta de sus limitaciones. Una segunda opción sería orientar a la paciente a interrogarse acerca de la razón de su impulso, a examinar las razones biográficas y actuales que promueven un deseo que aparece como impulsado por una necesidad de dotarse de una imagen grandiosa de sí misma. En ambas modalidades de entender lo que la paciente relata, el analista se detiene en la temática de ese deseo particular, en juzgar si es adecuado o no a la realidad. Pero hay una tercera posibilidad que nos pone a cubierto de los riesgos de pretender convertirnos en árbitros del sentido de realidad y que consiste en examinar —independientemente de la temática del deseo, de su adecuación o no a la realidad— la forma en que la paciente reacciona frente a ese deseo, el vínculo que establece consigo misma. Es aquí donde el «¿por qué carajo me tengo que meter en estas cosas?» adquiere toda su importancia. Es el tono de odio lo que nos pone sobre la pista de que se trata de algo que poco tiene que ver con la captación de que aquello que desea comprar no sea pertinente. Para que se vea la diferencia, la paciente podría haber dicho: «Casi me meto en otro problema; no estoy en condiciones de comprar ese objeto, corrí el riesgo de repetir una vieja conducta». Es decir, haberse opuesto a su deseo pero sin atacarse. En cambio, lo que hace —enfatizamos el término «hace», pues se trata de una acción que la tiene a ella misma como objeto—, lo que hace es agredirse. Es una situación equivalente, en cuanto relación intrapsíquica, a aquella otra de naturaleza interpersonal en que un niño pidiera algo difícil de ser otorgado y uno de los padres reaccionara con odio diciéndole: «Tonto, ¿cómo se te ocurre esto?». Se trata de un cuestionamiento que va más allá de ese deseo en particular y que apunta a la identidad del sujeto en cuanto ser deseante. Lo que existe es una deslegitimación del ser y, sobre todo, el utilizar una excusa racional —lo inadecuado del deseo— para poder encubrir el odio al sujeto.

En el caso de nuestra paciente, el foco estructural, y el punto de intervención terapéutica con fuerza vivencial, lo constituyen no el análisis del porqué se le ocurrió comprar el objeto o del proceso que *a posteriori* le hizo desistir sino en poner al descubierto al sujeto de la enunciación —el que habla, el que produce enunciados—, sujeto de la enunciación que va desarrollando un vínculo de odio consigo mismo en que se va satisfaciendo el sadismo de su superyó. Por eso le pregunté si podía captar la rabia con que pronunció el término carajo, el gesto de fastidio, la fuerza, especialmente en la boca, que puso al decirlo, la rabia que tenía contra ella en ese preciso momento. Ante estas preguntas, la paciente, sin entender todavía hacia adónde apunto, se detiene y tras un momento de reflexión, para recuperar el recuerdo de lo experimentado hacía unos pocos segundos, me responde, con tono asertivo: «Claro, pero es que me pesqué *in fraganti*». Entonces le digo: «*In fraganti* se utiliza para los delincuentes». Sonríe y comienza a vislumbrar que la cuestión central es la forma que ella tiene de disciplinarse, de normativizarse y castigarse mediante la autoagresión cuando hace algo que considera una transgresión. Aparece, a continuación, el recuerdo de tres episodios vividos en la relación con su padre, episodios cargados de odio mutuo, de los cuales me limitaré a uno en que ella, siguiendo un camino independiente y opuesto a lo que era el deseo del padre, se encuentra con la respuesta furiosa del mismo, quien resuelve castigarla y privarla de cierto objeto, vendiéndolo, objeto que ella amaba. La respuesta de la paciente fue amenazar con destrozar el objeto —lo que no me cabe duda, conociendo otras conductas de ella, que estaba absolutamente dispuesta a hacer— antes que desprenderse del mismo.

El examen de lo vivido en la sesión al comienzo de ésta —la relación consigo misma—, así como el significado de los tres episodios examinados permitió trabajar con la paciente cómo la amenaza, el castigo, el odio son formas superyoicas bajo las cuales tiende a regular su deseo. Lo que repite de manera clarísima en la transferencia, cuando se autorregula coercitivamente para imponerse el cumplimiento de las reglas analíticas. Este ejemplo nos conduce a introducirnos en la diferencia, que consideramos significativa, entre dos modalidades de funcionamiento del superyó: un *superyó normativo* y un *superyó indiferenciado sádico*, a fin de examinar sus formas de manifestación, sus condiciones de génesis y, especialmente, su estructura.

Superyó normativo y superyó indiferenciado

En la Conferencia XXXIII, en la que se encuentra la descripción más acabada sobre la estructura del superyó, Freud (1933b) diferencia entre distintas activades que lo conforman: *a)* la función de ideal, que corresponde a los ideales y normas con respecto a los cuales el sujeto compara sus conductas, sus deseos, sus distintos atributos físicos, morales o mentales, y que prescriben cómo se debe ser; *b)* la función de autoobservación; *c)* la conciencia crítica, que contrastando las normas e ideales con las representaciones del sujeto —lo que éste cree ser— formula dictámenes, y castiga o premia. Estableciendo una analogía, las normas e ideales serían equivalentes al código bajo el cual un juez —la conciencia crítica— dictaría sentencia.[91]

Tres funciones interrelacionadas del superyó, que se condicionan mutamente pero que es necesario diferenciar. Volviendo al símil del juez: el código podrá ser detallado y exigente —equivalente a normas e ideales elevados en el caso del superyó— pero siempre el juez podrá, a su vez, ser más benévolo o más severo ante el apartamiento por parte del sujeto de la conducta o rasgo deseable. Además, así como hay jueces que se ajustan para su sentencia al código existente, otros, en cambio, se desprenden del código o lo van creando a su arbitrio para establecer un dictamen que surge exclusivamente a partir de su deseo, muchas veces marcado por el odio. De manera similar, existen padres que vigilan las conductas de sus hijos y las evalúan en función de ciertas normas y, de acuerdo a que el hijo cumpla o no con éstas, le aceptan y aman o, por el contrario, le rechazan y castigan. Las normas podrán ser elevadas, la tolerancia al apartamiento mínima, pero siempre se abre la posibilidad para el niño de cumplir con ellas pues las normas sí existen y la respuesta afectiva de los padres depende de cómo el hijo se adapte a aquéllas. Hay otros padres, en cambio, que odian al hijo, habiendo quedado éste instalado, desde el momento mismo de su nacimiento o poco después, cualquiera que sea la causa, en objeto de su odio. Piénsese en esos padres en quienes sus perturbaciones profundas, la insatisfacción, la angustia y la imposibilidad de lidiar con las demandas de la realidad —de entre las cuales la vida del hijo puede convertirse en carga abrumadora— despiertan el odio más primitivo. En estos casos, haga lo que haga el niño, incluso no haciendo nada, ese padre o madre perturbados, al posar la mirada sobre el hijo, le hace sentir a éste todo el impacto de su odio. No hay una norma que preceda al juicio condenatorio sino que existe un ser, el niño, que queda investido del rechazo aterrorizante. Incluso, la infracción a la norma que podrá llegar a realizar será simplemente la excusa para la descarga del odio parental en contra del hijo.

Ahora bien, cuando se interioricen, mediante ese proceso complejo en que intervienen la pulsión, la realidad exterior, la fantasía creativa del sujeto que incorpora modificándola, como parte de su propia producción temática, a la fantasía del otro, cuando se interioricen estos tipos de vínculos que acabamos de mencionar y se estructure el superyó podrán crearse dos modalidades bajo las cuales el sujeto se relaciona consigo mismo: una, en que un superyó vigilante acepta, valora o desprecia y castiga según se cumpla con las normas. El superyó podrá ser severo, incluso aplastar al sujeto con las limitaciones que

---

91. Diferencia entre norma e ideal: la norma prescribe una conducta bajo la coerción externa o interna, bajo la amenaza de castigo; no es un ideal para el sujeto cuyo cumplimiento le haga sentir valioso. Después, la norma podrá pasar a ser idealizada y entonces su cumplimiento será buscado porque gratifica con el amor del superyó. La idealización es un proceso complejo, uno de cuyos determinantes es negar la frustración que el cumplimiento de la norma implica.

impone, pero éste logrará alcanzar, si se somete a sus imposiciones, algunos momentos de paz interior. Es lo que vemos en ciertos pacientes obsesivos quienes, mediante la ritualización de sus vidas, el acerrojamiento del deseo, son capaces de alcanzar un nivel de equilibrio bajo la forma de lo que se conoce como caracteropatía obsesiva, en la cual la angustia es mínima por la adaptación que se ha realizado frente a los reclamos del superyó; o lo que sucede en aquellos individuos que continuamente tienen que hacer ofrendas al superyó cuando lo ofrecido a éste satisface lo que se espera del sujeto —«Hoy me puedo ir a dormir tranquilo, he trabajado mucho».

En cambio, si la relación del sujeto consigo mismo es básicamente de odio, de rechazo, de fastidio, no hay cumplimiento con normas que le deje en paz. Se trata de una conciencia crítica que se desprende de tener en cuenta normas e ideales preestablecidos. El sujeto, partiendo de mirarse con odio construirá innumerables representaciones de sí mismo como malo e inadecuado en los terrenos más diversos. Estas representaciones de sí mismo, a su vez, realimentarán el odio, pero en lo que queremos insistir es en que la mirada hostil precede a las representaciones que se vayan constituyendo: es el funcionar odiando, la intencionalidad agresiva, lo que construye las representaciones que van teniendo esa marca del odio. Esto lo podemos constatar en aquellos pacientes en quienes no hay un solo momento de tranquilidad: siempre enojados, amargados, insatisfechos consigo mismos, atacándose, buscando cualquier excusa para justificar esa autoagresión. Y no se trata de masoquismo —el yo buscando el sufrimiento como contraseña del placer— sino del sadismo del superyó: el sujeto, identificado con el superyó, tiene placer en hacerse sufrir, tratándose como si fuera un otro. Diferencia entre dos modalidades de sufrimiento autoinfligido —masoquismo del yo, sadismo del superyó— avanzadas por Freud y que consideramos de gran relevancia clínica (Freud, 1924a).

La relación del sujeto consigo mismo

Que el sujeto establece una relación consigo, pese a no ser en absoluto una noción nueva en psicoanálisis —está ya en la base de *El yo y el ello* (1923) y claramente expuesto en los trabajos de Horney (1950)—, ha tenido sin embargo un desarrollo que, como sostiene Bollas, «...No ha sido adecuadamente conceptualizado y no parece ser un elemento prominente en nuestras formulaciones interpretativas a nuestros pacientes, tal como debiera serlo» (Bollas, 1987, pág. 41). La actividad del superyó —vigilancia del cumplimiento de normas e ideales y sanciones o perdón ante la infracción— ejemplifica una de las múltiples escisiones del sujeto, que siempre está en una relación consigo mismo similar a la que dos personas podrían mantener. Relación en la que se habla a sí mismo, se amenaza, se disculpa, se castiga, se incita seductoramente a acciones grandiosas bajo promesas de gratificación narcisista, se provee de satisfacciones corporales a la manera de padres indulgentes o se niega activamente las mismas —como en la anorexia, por ejemplo—. Diálogo interior, totalmente inconsciente la mayoría de las veces, aunque en otras ocasiones pueda tomar la forma de autorreproches manifiestos.

Esto nos permite encarar, ahora con más elementos, la comparación entre un *superyó normativo* y un *superyó indiferenciado*. En cuanto al *superyó normativo*, el ideal del yo tiene existencia propia y la instancia crítica utiliza los ideales y normas como parámetros de comparación. En cambio, en lo que denominamos *superyó indiferenciado* la instancia crítica se convierte en la autoridad arbitraria que se desentiende de cualquier normatividad. La instancia crítica, impulsada por la pasión, creará o modificará los ideales y las normas. Volviendo al símil usado más arriba, actuará a la manera del juez de un Estado totalitario que tiene decidida la sentencia antes del juicio, sin que haya norma o correspondencia que restrinja su acción, siendo juez-legislador-ejecutor. Pero, sobre todo, ejecutor que obtiene placer en el acto del castigo.

Precisamente por la falta de diferenciación entre subestructuras, porque todo es instancia crítica, creemos conveniente denominarlo superyó indiferenciado. Además, podremos hablar de *superyó indiferenciado sádico* cuando lo que domina es el placer de odiar, porque el superyó podría ser indiferenciado pero, como en el caso del maníaco, no juzgar al yo bajo ninguna norma sino que pasa a admirar incondicionalmente, haga lo que haga el sujeto. Al respecto, que se suela decir que en el maníaco hay una fusión entre el yo y el superyó se debe entender exclusivamente como metáfora y no como descripción rigurosa pues en el alarde exhibicionista que realiza, ante sí mismo y los demás, conserva la representación del yo como entidad que es objeto de la idealización del superyó.

Se podría caer en la tentación de considerar que el *superyó indiferenciado sádico* es más primitivo que el normativo, como si hubiera una línea evolutiva, la misma para todos los sujetos, en que el superyó al principio odia irrestrictamente y luego pasaría a juzgar por normas, y que la diferencia entre los que tienen un superyó indiferenciado sádico y uno normativo consistiría en que los primeros quedaron fijados a un estado que no evolucionó. En realidad se trata de dos líneas separadas de desarrollo las que se siguen en la estructuración de un tipo u otro de superyó. En efecto, si el niño no fue odiado desde el principio, si su propia agresividad pulsional o la reactiva ante los traumas no fueron desmedidas, como resultado del interjuego entre estas tres condiciones estructurantes aquello que se desarrollará será un superyó que no toma al sujeto como objeto de odio. El superyó normativo, a su vez, podrá ser más primitivo o más evolucionado, más severo, pero en todo caso no es global, es decir no constituye una posición identificatoria funcional desde la cual se ataca *a priori* al sujeto antes de juzgarlo bajo las normas del ideal.

Por ello no se debe superponer el superyó indiferenciado sádico, tal como lo acabamos de conceptualizar, con el concepto kleiniano de superyó primitivo (Klein, 1958). Para Klein, como consecuencia del impulso agresivo ya en los comienzos de la vida se pone en marcha la respuesta del superyó. El superyó al que considera primitivo amenaza con el destripamiento, pero siempre como respuesta a algo que fantaseó o hizo el sujeto. El sadismo del superyó estribaría en la desmesura con que castiga, pero por una infracción a la norma. Klein lo denominará sádico también, lo verá como puro cultivo del instinto de muerte, pero siempre es segundo tiempo con respecto a la infracción. En cuanto a su origen, lo considera como básicamente interno: a mayor intensidad del impulso agresivo, mayor agresividad del superyó, y ambos —deseo agresivo y respuesta del superyó— derivando su fuerza del instinto de muerte.

Por nuestra parte, nos ubicamos del lado de los que ven una dialéctica mucho más compleja, en que la agresividad del sujeto, incluso la innata, requiere, para conformar al superyó sádico, de la agresividad de los padres, siendo el odio de éstos una variable que autores como Piera Aulagnier (1984) trataron de rescatar de la represión teórica. Odio de los padres, de uno o del otro y no sólo de lo que se llama la madre mortífera en esa ideologización de la teoría psicoanalítica que con la selección de ciertas denominaciones para lo que son funciones impregna de sentido imaginario los conceptos —¿madre fálica..., y por qué no padre fálico?

El papel del otro en la constitución del superyó es decisivo, es otro adulto que cuando le impone al niño sus imperativos lo hace, a su vez, para asegurar que lo reprimido en él no emerja: «...este otro compuesto y marcado por un aparato psíquico escindido entre lo consciente y lo inconsciente. Precisamente, por estar así constituido el otro adulto, éste no puede ser dueño completo de la situación y, entonces, a la hora de atender y de cuidar al sujeto infantil (momento que se caracteriza por una especial reactivación de su propio modo «infantil» de funcionar) no tendrá más remedio que operar acudiendo a unos imperativos categóricos que le reaseguren contra lo inconsciente reprimido o contra la emergencia de lo pulsional» (Gutiérrez Terrazas, 1996).

Imperativos categóricos del otro que, cuanto más arbitrarios sean, más terminarán perturbando al *yo de realidad*. En efecto, ¿qué sucede si las mismas figuras significativas de las cuales proviene la prohibición arbitraria del deseo son, simultáneamente, las que introducen el sentido de realidad, las que alertan, incluso adecuadamente, sobre los peligros que provienen de ésta? El oposicionismo a los mandatos arbitrarios abarcará el sentido de realidad: el sujeto, para desprenderse de un superyó que vive como injusto o sádico rechazará el *yo de realidad* que ha quedado fusionado con él. Más aún, la coalescencia *superyó-yo de realidad* incidirá para que la realidad, incluso aquella que resulta beneficiosa para el sujeto —no solamente la que le limita—, sea sentida como arbitraria y a la que hay que oponerse. El abrazo que algunas personas hacen de la marginalidad —entendida ésta en sentido amplio: marginalidad social, de la familia, de las instituciones, etc.— tiene en esta coalescencia *superyó-yo de realidad* a una de sus causas. La otra causa está dada por el sentimiento de satisfacción narcisista que ocasiona el sentirse diferente.

¿Cómo diferenciar, entonces, lo que es oposicionismo por coalescencia *superyó-yo de realidad* de los casos en que se busca la identidad marginal para obtener un sentimiento de superioridad asentada en simplemente ser diferente? Por un indicador que en la clínica se nos revela como clarificador: cuando se trata de oposicionismo al *superyó-yo de realidad*, lo que domina es la hostilidad. El sujeto es un marginal rabioso, agresivo, malhumorado, que siente la realidad como si fuera su enemiga, molestándole el sentirse obligado a tenerla en cuenta. En cambio, en la marginalidad como emblema que asiente una diferencia por la que se afirma la superioridad narcisista, el placer del sujeto se evidencia en la forma en que exhibe su diferencia: «Yo, a diferencia de..., hago tal cosa..., me gusta tal cosa, etc.». Es decir, la identidad diferencial es asumida y esgrimida con júbilo en búsqueda de admiración.

Dos modalidades de estructuración del superyó y la activación de la agresividad

Aun cuando hayamos descrito estas dos modalidades de estructuración del superyó —superyó normativo y superyó indiferenciado— como separadas, a fin de hacer más claras sus diferencias, en la mayoría de los sujetos se puede funcionar por momentos bajo la modalidad del superyó normativo, mientras que en otras ocasiones, bajo la presión del odio hacia sí mismo, dejan de estar presentes las subestructuras del superyó —las normas y los ideales bajo los cuales se juzga— y la conciencia crítica pasa a ser el centro funcional global desde el que se ataca al yo. Cuando la agresividad catectiza la conciencia crítica desaparecen normas e ideales como entidades independientes, como subestructuras diferenciadas del superyó. Lo que muestra, una vez más, que: *a)* ninguna estructura del psiquismo puede entenderse sin incorporar a la comprensión de su funcionamiento el papel pulsional de la libido y la agresividad en su carácter organizador de las mismas; *b)* el psiquismo funciona mediante la activación/desactivación de diferentes estructuras o configuraciones integradas por elementos pulsionales, afectivos, representacionales que desactivan parcial o totalmente a las que le son agonistas. Por eso en el momento del odio extremo desaparecen totalmente los sentimientos, las representaciones y las conductas amorosas. Es lo que hemos denominado desactivación sectorial del inconsciente, retomando el concepto freudiano de *Untergang*, que en nuestra opinión fue desatendido en su importancia.[92]

---

92. Véase el capítulo 3, «Lo reprimido, lo no constituido y la desactivación sectorial del inconsciente».

En cuanto a la terapia, en el caso del superyó normativo, el análisis del conflicto entre las motivaciones que entran en contradicción, la del deseo y la del mandato prohibidor, abre el camino hacia una elaboración de este conflicto. En cambio, en cuanto al superyó indiferenciado sádico, el tratamiento no consiste en poner al descubierto un deseo repudiable que desencadenaría la reacción del superyó sino en hacer que el analizando pueda tomar contacto con el odio que siente hacia sí mismo, que pueda captar que ese odio precede a cualquier juicio, que vea que utiliza las infracciones reales o supuestas como racionalizaciones para justificar el odio y, sobre todo, que pueda desentrañar las raíces, en su pasado y en el presente, del odio. Si el analista, ante las manifestaciones del paciente de odio hacia sí mismo, sostuviera la idea de que ese odio es, sin duda, deseo infractor que se tendría que poner al descubierto, entonces estaría haciendo el juego al imaginario del paciente y a sus racionalizaciones.

Mandatos superyoicos morales y narcisistas

Acabamos de ver la diferencia estructural entre dos modalidades de funcionamiento del superyó. Resulta necesario distinguir ahora entre dos tipos de mandatos superyoicos, diferencia no ya en el orden de la estructura sino de la temática de las normas y ideales. Un tipo de mandatos superyoicos son los de orden moral, aquellos que fijan qué es lo moralmente aceptable —qué deseos sexuales son lícitos, con quién se puede tenerlos y con quién están prohibidos, la forma en que el sujeto se debe comportar en relación con el objeto, con su bienestar, con la agresividad permitida y la prohibida, etc.—. Junto a estos mandatos, existen otros que exigen del sujeto grandes hazañas, realizaciones importante, triunfos sin par.

El primer tipo de mandatos es aquel en el que Freud centró su interés, el superyó de la culpa. Toda la obra freudiana sobre el superyó, tanto teórica como clínica, gira alrededor de la culpa por deseos incestuosos u hostiles, aunque dejó abierta una vía a desarrollar, y que es la que deseamos retomar, cuando sostuvo que el sentimiento de inferioridad, el sufrimiento narcisista, resulta también de la distancia entre la representación del yo y los ideales, es decir en la no satisfacción de las exigencias del superyó (Freud, 1933b).

Para aproximarnos a la clínica del superyó de mandatos narcisistas, y poder distinguirlo del superyó moral, pensemos en esos padres que están esperando de sus hijos que hagan grandes hazañas, no preocupándoles en absoluto la moralidad. Es el caso del padre sociópata que *exige* de su hijo que sea un pillo, un audaz, un triunfador, siendo este un mandato que en caso de ser satisfecho convierte al hijo en querido. Si no, es rechazado, vilipendiado, considerado un idiota, un fracasado. Mediante el castigo se moldea la conducta del hijo que se ve impulsado a intentar logros espectaculares, a identificarse con el yo grandioso para escapar de caer en la identificación con un yo denigrado y, sobre todo, perseguido. Podemos decir que en realidad huye del castigo hacia la grandiosidad bajo el imperativo categórico parental.

Hay una diferencia entre este tipo de mandatos amenazantes que obligan a la grandiosidad y el vínculo que unos padres narcisizantes mantienen con sus hijos, premiando con su admiración sus logros, dotándole de placer narcisista, con lo que impulsarán que éste realice acciones reales o fantaseadas en las que anticipa el placer de la grandiosidad. Aquí la fijación es a una experiencia primaria de placer de identificación con un yo ideal. Para entender la diferencia entre aspiraciones grandiosas que se dan por el placer que se anticipa ante su consecución e imposiciones hacia la grandiosidad que se deben alcanzar para escapar del castigo, digamos que una cosa es saltar del trampolín ante la mirada de admiración de papá/mamá y otra tener que hacerlo ante el grito de ¡cobarde, salta! El primer salto no es resultado de un mandato sino de un placer que se avizora como asegurado. En el segundo, se trata de huir de una cierta imagen de sí mismo y de una situación persecutoria: la persona, presa de la angustia, es impulsada a la realización de ciertas acciones para no caer en una identidad temida, para no ser atacada.

Existe una clara diferencia, en consecuencia, entre aspirar o desear algo y estar obligado a conseguirlo bajo amenaza. El yo aspira y sueña con ser un yo ideal; el superyó, en cambio, obliga bajo la amenaza. En este sentido, cuando las exigencias de grandiosidad —mandatos narcisistas— ya no provienen de la autoridad externa sino del propio sujeto, por tratarse de mandatos bajo la presión de la amenaza de castigo, estamos en el ámbito del superyó, dado que lo característico del accionar de éste es, como acabamos de sostener, la existencia de imposiciones más allá de sus contenidos temáticos. El superyó de los mandatos narcisistas ha sido el más descuidado en la literatura psicoanalítica y, sin embargo, es el que resulta más importante en ciertas personalidades narcisistas en las cuales la culpa desempeña un papel secundario. Personalidades que se zahieren, se denigran, que están siempre en falta, pero no moral sino de realizaciones grandiosas, que se adjudican —atribución activa, militante, bajo la motivación del odiar— la identidad de fracasados por no alcanzar las cotas exigidas. Personalidades en quienes el análisis no puede centrarse en las aspiraciones grandiosas, en las fijaciones a un *self* grandioso arcaico sino en la persecución activa por parte de un superyó que encarna la agresividad en contra del propio sujeto al que exige lo que éste no puede conseguir.

Lagache (1961) enfatizó la diferencia que consideró irreductible entre el *yo ideal* —representación de perfección del sujeto, por fuera de cualquier crítica, constituida en los momentos en que el niño está identificado primariamente a la imagen parental omnipotente— y el *ideal del yo* en tanto normas a las que el sujeto debe someterse para ser aceptado, ideal del yo que forma parte del sistema del superyó. Winograd (1983) distingue entre el *ideal del yo*, en tanto estructura estable, y el *yo ideal* que se constituye en los momentos en que el ideal del yo coincide con el yo. Chasseguet-Smirgel (1975) señala una diferencia entre una formación en que el narcisismo aparece satisfecho —la llama ideal del yo— y el superyó. Pero con una doble diferencia con relación a Lagache: una, terminológica —denomina ideal del yo a la estructura que en Lagache correspondería al yo ideal—; la segunda, de orden conceptual: el ideal del yo sería una organización que se forma según esta autora espontáneamente —es lo que recalca—, sin participación del exterior, por una maduración del niño que trata de recapturar la perfección narcisista de la que gozó, no compartiendo la importancia que Lagache le otorga a la intersubjetividad como estructurante, especialmente a la identificación con la figura parental idealizada. Lacan, al diferenciar el *yo ideal* del *ideal del yo,* dice: «Uno está en el plano de lo imaginario, y el otro en el plano de lo simbólico —porque la exigencia del *Ich-Ideal* (ideal del yo) encuentra su lugar en el conjunto de las exigencias de la ley—» (Lacan, 1953-1954, pág. 154, el agregado entre paréntesis es nuestro). Edith Jacobson (1964) también postula una clara diferencia entre el ideal del yo —representación de la perfección narcisista— y el superyó, especialmente desde el punto de vista evolutivo por la prioridad del primero con respecto al segundo, aunque progresivamente se va integrando en el sistema del superyó mediante un doble proceso: despersonificación —la normas se van haciendo abstractas desligándose de un personaje en particular que sería modelo— y modificación temática hacia restricciones de tipo moral, de control de la agresividad, de los deseos edípicos incestuosos. Como vemos no hay coincidencia terminológica en la aplicación de las denominaciones yo ideal e ideal del yo.

Nosotros, por nuestra parte, más cercanos a la posición de Lagache, hemos denominamos *yo ideal* al conjunto de imágenes de perfección que se van construyendo como resultado de un *discurso totalizante* guiado por la idealización que el sujeto hace de sí mismo (Bleichmar, 1978). Es decir que aquello en lo que hacemos hincapié no es en el producto —*el yo ideal*— sino en el estado pasional del sujeto que va seleccionando tendenciosamente las imágenes que aseguren su sentimiento de perfección narcisista. Con esto queremos remarcar el concepto de intencionalidad inconsciente impulsada por un estado pasional. En el caso del *yo ideal,* por un estado de enamoramiento del sujeto en que toda crítica es suspendida. Su opuesto sería el *negativo del yo ideal* que va siendo construido, también tendenciosamente, por ejemplo por el paranoico respecto al otro, o por el melancólico, cargado de autoodio, como imagen de sí mismo. O sea que lo propio de la construcción del *yo ideal* o del *negativo del yo ideal* —a éste lo denominamos también *yo denigrado*— es el tipo de discurso que los va constituyendo: el juicio, decidido *a priori,* sienta las bases para que se vaya afirmando la perfección o, por el contrario, la absoluta imperfección del sujeto.

En el caso del discurso que va construyendo las representaciones del sujeto en tanto *yo ideal* no se toman en cuenta parámetros o unidades de medidas externas con respecto a las cuales se le compara sino que los rasgos del sujeto pasarán a ser aquellos a partir de los cuales la perfección pasará a ser definida. Por ello, el enamorado, bajo el discurso pasional totalizante, habiendo decidido que su objeto de amor es maravilloso y suma de todas las perfecciones —yo ideal—, tomará los rasgos de éste —ojos pequeños o grandes, azules o negros, redondez de las formas o delgadez extrema— como aquellos que caracterizarán la belleza. Es lo que Freud destaca en *Introducción al narcisismo* respecto a cómo los padres, habiendo convertido a su hijo en un yo ideal, pasarán a dejar de lado cualquier crítica que pudiera cuestionar la imagen de perfección bajo la que desean verle.

El *ideal del yo*, en cambio, constituye una unidad de medida, un estándar que la persona debe satisfacer, pudiendo ésta cumplirla o no. El *ideal del yo* permanece siempre como una condición, un requisito exterior al sujeto al que debe acomodarse. Incluso cuando cumple con este requisito, puede en otro momento transgredirlo, por lo que para él nada está asegurado de entrada.

La prohibición superyoica como creencia matriz

En el capítulo «Lo reprimido, lo no constituido y la desactivación sectorial del inconsciente» nos referimos a las creencias matrices pasionales y a su capacidad para generar mil fantasías que son variantes de la misma. Queremos ver ahora cómo ciertas prohibiciones superyoicas están inscritas en el inconsciente en forma de creencias matrices y no de imágenes parciales. Comencemos con uno de esos sueños en cuyo contenido manifiesto el sujeto está continuamente a punto de alcanzar, pero postergándose siempre, un deseo de los que habitualmente son sentidos como prohibidos. Un paciente soñaba reiteradamente que se disponía a tener relaciones sexuales con su madre. El deseo siempre era intenso, no había angustia manifiesta, la madre también lo deseaba, sólo que constantemente surgía algo que impedía su realización: llegaba un visitante inoportuno —que a veces era el propio padre—, o no podía efectuar la penetración pues en el lugar donde debiera estar la vagina, la piel no presentaba ningún orificio, o, de pronto, la madre o él recordaban la existencia de algún compromiso ineludible que obligaba a dejar el deseo en suspenso. El principio organizador del sueño es el del tabú del incesto: «Con tu madre no te acostarás».

Otro paciente, un homosexual que vivía su orientación sexual con gran conflicto, soñó en repetidas ocasiones que encontraba un hombre que le manifestaba su amor y con el que iba a formar pareja, pero cuando se disponían a ir a la cama siempre surgía algo que lo impedía. En uno de los sueños, la que aparecía en el momento culminante era la madre, ante quien él y su pareja debían disimular apresuradamente lo que estaba por suceder. Nuevamente un principio general —«con un hombre no te acostarás, no serás homosexual»— que en contra de su deseo impedía que éste se realizase, cuando lo que dominaba era el poder de la prohibición inconsciente.

Son sueños edípicos de imposibilidad en los que la fuerza del deseo y las condiciones de la censura permiten que ésta sea superada y el deseo se manifieste sin disfraces, pero la prohibición culpabilizante y persecutoria busca activamente las condiciones que terminen coartándolo. Lo significativo es que la prohibición no aparece como tal, bajo la modalidad del «no» manifiesto, sino como prohibición ya realizada, en términos de una situación que la concreta de hecho.[93]

La interdicción es la que escapa a la conciencia de manera semejante a como un sujeto puede fabricar continuamente obstáculos —que en su conciencia cree que son el producto de circunstancias externas—, para no alcanzar algo que le hace sentir culpable. Es lo que también vemos en la tan frecuente imposibilidad que en algunas pesadillas de persecución se experimenta para poder atacar al perseguidor —los puños no tienen fuerza, el cuchillo no penetra, el revólver no dispara—. La causa radicaría, según lo entendemos —cuando no es el resultado de un sentimiento de impotencia del sujeto—, en uno de los grandes tabúes de nuestra cultura: el de «no agredirás». Incluso cuando ese deseo de hacer mal logra aparecer sin disfraces en el contenido manifiesto del sueño, algo desde el superyó reprimido continúa imposibilitándolo.

Esta estructura productiva de una prohibición genérica que convierte algo en inalcanzable es la que organiza el relato en *El castillo*, de Kafka. Cuando K. cree que por fin se halla ante la posibilidad de llegar al castillo anhelado, la aparente solución se transforma en un inconveniente, en una nueva postergación. Si K. hace gala de una habilidad infinita para aprovechar todo, para colocarlo al servicio de la tarea a la que está consagrado, choca también con una habilidad similar por parte de todos los que tratan de impedir su acceso al lugar protegido como un santuario. El impedimento, más allá de sus vicisitudes, está rígidamente guiado por una creencia matriz: «A ese lugar no has de arribar». Esto es lo que Kafka pone al descubierto con toda intención en el pasaje en que K., haciéndose pasar por un ayudante, pregunta: «¿Cuándo puede ir al castillo mi patrón?». «Nunca», es la respuesta. «Bien», dice K. y cuelga el auricular. El poder de los señores del castillo —equivalente al del superyó— es tan superior al del pobre K., que ante cada jugada suya aquéllos sacarán la carta de triunfo para derrotarlo. Poder omnímodo del otro, ahora interiorizado como prohición superyoica, que va a exigir que el «nunca» se cumpla.

---

93. Freud, refiriéndose en *La interpretación de los sueños* al sueño en que al no encontrar su sombrero se ve impedido de irse de un lugar, sostiene: «Por lo tanto, el "no ser capaz de hacer algo" en este sueño era una forma de expresar una contradicción, un no...» (*St. Ed.*, vol. IV, pág. 337).

Gran parte de los mandatos superyoicos, que no son sólo prohibiciones sino también imperativos de lo que hay que ser o lograr, y que deben ser puestos al descubierto en el análisis, tienen ese carácter de formulaciones que trascienden a la anécdota singular y que son, como Freud destacara, principios muy abarcativos —«has de ser como tu padre»—, y que, si nos viéramos forzados a enunciarlos en términos del preconsciente, lo que en realidad pertenece al inconsciente, asumirían la forma de enunciados del tipo: «no agredirás», «no gozarás, pues a papá y mamá no les gusta», «te sacrificarás y serás bueno», «dejarás lo mejor para los demás»; o, como mandatos superyoicos narcisistas: «tienes que ser el primero», «tienes que triunfar para que papá y mamá sean felices», «tienes que llegar a ser...».

Estos imperativos abarcativos, creencias matrices, son los que necesitan ser puestos al descubierto en nuestros pacientes. No nos interesa tanto cómo sean finalmente formulados —cada paciente y analista encontrará aquella forma de expresión que mejor capte estos imperativos superyoicos—, pero en lo que insistimos es que resulta indispensable que tras considerar las mil variantes particulares que asumen —los pequeños episodios en que está obligado a hacer tal cosa o tiene que dejar de hacer tal otra— se arribe a la formulación más general. De otro modo se pierden, paciente y analista, en la anécdota, y el superyó permanece intocado.

Resistencias a la modificación del superyó

La pregunta que podemos formularnos es ¿por qué resulta tan difícil modificar el superyó? Si éste maltrata, ¿por qué el paciente no se alía rápidamente con el analista y colabora activamente en el camino hacia un superyó benévolo?[94] Para entender esto hay que tener en cuenta que el superyó no es sólo una estructura que provoca angustia sino también una *estructura defensiva en contra de la angustia,* especialmente ante la ocasionada por el sentimiento de persecución exterior: gracias a que el sujeto ha tomado a su cargo la tarea de autoimponerse la norma, de vigilar su cumplimiento, puede sentir que no será castigado por el objeto externo ya que se adelantará antes que la infracción ocurra. Gray es el autor que más ha destacado este aspecto defensivo del superyó, lo que en general tiende a ser descuidado al enfatizarse que el superyó persigue desde adentro y produce angustia (1987, 1991).

Para entender al superyó como estructura que surgió para proteger de la recaída en la situación de angustia, función que conserva una vez ya formado, nos serviremos de la diferencia que Freud hace en *Inhibición, síntoma y angustia* entre angustia automática y angustia señal. El sujeto, para proteger-

---

94. Dejamos de lado lo que se ha llamado superyó protector a fin de poder concentrarnos en cómo modificar terapéuticamente al superyó en tanto perseguidor.

se de la emergencia de la angustia automática incrementa su vigilancia, surgiendo la señal de angustia cada vez que avizora el riesgo de que pueda recrearse una situación como aquella en que por primera vez sintió la angustia. Ésta es exactamente la situación del superyó y cómo entendió Freud su génesis. Primero hay angustia que se denomina «social»: el sujeto no siente la norma como propia y sólo la cumple en presencia del objeto externo cuyo castigo teme. Luego, para evitar exponerse a ese castigo, la norma es internalizada, con lo que pasará a ser el sujeto quien vigilará sus conductas y fantasías. Desde esta perspectiva se hace comprensible por qué todo lo que incremente el sentimiento de persecución e inseguridad reforzará el superyó. Ningún ciudadano de un Estado totalitario, aterrorizado ante las consecuencias de la infracción, dejará de estar autovigilando su conducta.

Las angustias narcisistas, específicamente el temor a experimentar vergüenza, determinan también una hipervigilancia del sujeto, un escudriñar su conducta, así como los diversos aspectos de su personalidad para no exponerse a aquélla. Por otro lado, que en el proceso de psicogénesis el superyó sea un segundo tiempo con respecto al momento en que la norma aún no está interiorizada, momento en que se cumple sólo ante la presencia de la autoridad exterior, no significa que una vez constituido el superyó éste pase a poseer total autonomía con respecto al objeto externo. Entre superyó y autoridad externa se mantiene una articulación compleja, variable según los individuos y momentos dinámicos. A veces, la presencia real de la autoridad externa es la que *activa* el superyó; en otros es el superyó el que es proyectado en la autoridad externa. Al respecto, el punto a remarcar es que las estructuras intrapsíquicas funcionan siempre en interdependencia con los objetos externos: la intersubjetividad no es sólo un momento en la psicogénesis sino la condición permanente que interviene en el *mantenimiento* de la estructura del psiquismo.

La consecuencia para el tratamiento es que si no sólo existen angustias ante el superyó sino que éste funciona defensivamente ante la persecución real o imaginaria proveniente del exterior, mientras no se trabaje y disminuyan los sentimientos de persecución y vergüenza ante el mundo externo —en la situación analítica, ante el analista—, el sujeto no abandonará los mandatos que el superyó le impone. Lo que hace evidente que el análisis del superyó no puede desvincularse del análisis de la relación con la realidad y cómo ésta es imaginada por el sujeto.

Pero junto a la resistencia a abandonar el sometimiento al superyó por angustias persecutorias existe otra condición: las normas del superyó pueden secundariamente narcisizarse, idealizarse y servir al sujeto para afirmar su superioridad sobre los otros. Esta narcisización secundaria del superyó es lo que señala Freud en *Inhibición, síntoma y angustia* (1926) cuando destaca que algunos pacientes obsesivos obtienen satisfacción narcisista y se sienten superiores a los demás por su fiel cumplimiento de la norma, cumplimiento que elevan a la categoría de virtud. Entonces, si el superyó es fuente de satisfacción narcisista, el placer que otorga hará que no se deseen modificar sus mandatos. El sujeto pagará con gusto el esfuerzo de cumplirlos pues precisamente en eso asienta su sentimiento de superioridad.

Vemos así que en el trabajo de modificación del superyó resulta indispensable la elaboración de las angustias persecutorias y narcisistas que lo sostienen. Sin lugar a dudas, esto no es todo: los sentimientos de culpa juegan un papel decisivo. A ello debemos agregar que así como el mantenimiento de la tradición sirve para sentirse vinculado a los objetos perdidos, de igual manera el superyó y la defensa de sus mandatos permiten el sentimiento de fusión, de ser uno con el objeto del cual esos mandatos partieron, de conservarlo, dado que se comparten los valores y normas del mismo. Si se es igual al otro, se está más cerca del mismo. La aparente paradoja freudiana de que el superyó es el que determina la declinación de los deseos edípicos y al mismo tiempo el heredero del Edipo se aclara si se entiende que el superyó toma a su cargo el proteger frente al eventual ataque exterior y, simultáneamente, una vez perdido el objeto, permite que éste se conserve mediante la identificación. Los célebres *family values* no son sólo mandatos morales, sino también elementos narcisizantes para el que los asume, y, sobre todo, una forma de sentirse unido con los objetos que participan en su transmisión. Por eso cuando Freud veía en el superyó a lo heredado culturalmente quedaba implícito que el superyó es una forma de mantener la unión con el otro. Creemos que este aspecto no ha sido tenido en cuenta y, sin embargo, se convierte en obstáculo poderoso para su modificación. Cambiar los valores del superyó es sentido como romper con los seres que han sido más importantes para el sujeto; y no es la culpa lo que está en juego sino la angustia de separación, el dolor por distanciarse del objeto de amor.

Dentro del proceso de idealización del superyó quisiéramos examinar una de sus variantes que se convierte también en foco de resistencia para cualquier intento de transformación. Es decir, cuando el superyó, en su carácter de representante de la autoridad que castiga, ha sido elevado por el sujeto al papel de instrumento mágico para conseguir ser lo que se desea. Es lo que constatamos en un paciente que se mostraba crónicamente disgustado consigo mismo pues no había triunfado como esperaba —en su trabajo, en una gran empresa, seguía ocupando un lugar que consideraba secundario; tenía continuas dificultades económicas, y se sentía insatisfecho con su agresividad respecto a los hijos, especialmente el mayor, un adolescente con serio oposicionismo que él sentía que tendría que saber cómo encarar sin entrar en la provocación del hijo—. Este paciente, en vez de preguntarse qué podría hacer para avanzar en la solución de los problemas que le aquejaban, ocupaba sus sesiones —lo mismo hacía fuera— en una rumiación en que se atacaba despiadadamente. Siempre estaba mirando hacia atrás, sobre las huellas de sus errores e insuficiencias, deteniéndose en los fallos. Cuando le señalé esta actitud, como primera aproximación para iniciar lo que podría conducir al esclarecimiento de las motivaciones que conducían a esta autoagresión, me dijo con naturalidad: «Pero si no me critico, si me dejo estar, nunca voy a cambiar», mostrando que la crítica en sí era vivida como instrumento mágico de cambio, como suficiente para que la modificación se produjera. No cabe duda que se trataba de una racionalización consciente, de una justificación equivalente a la de los padres que castigan sádicamente a sus hijos bajo la excusa de que de esa manera aprenden, pero implicaba algo de más trascendencia: el castigo es sentido como algo que se merece por lo que ha hecho. Desdoblado en dos, él se identificaba, y legitimaba, a la parte de sí mismo que gozaba con el castigo. El supuesto de fondo es: si algo falla, alguien debe de ser culpable, y éste debe ser sancionado. Sometimiento al sadismo del superyó que reproducía cómo había reaccionado, sometiéndose, ante las acusaciones y reproches de sus padres. En lo intrapsíquico, lejos de cuestionarse la legitimidad de la agresión del superyó, la apoyaba, convirtiéndose en equivalente al acusado que ante lo que considera contundencia de la argumentación del fiscal toma la pena como justa; o más aún, como indispensable para la enmienda.

Modificación del superyó: la desidentificación

La persona que está bajo un mandato superyoico considera legítimo lo que éste le ordena. El superyó trabaja desde dentro y no está cuestionada su legitimidad. A diferencia de la autoridad externa, de la que se puede pensar que tiene o no legitimidad, los mandatos del superyó son vividos como algo natural, tal como sostiene Le Guen (1995), desarrollando la tesis de Freud del superyó como portador de ideologías inconscientes. Al respecto, deseo aportar un ejemplo: es una paciente que se ha separado después de más 10 años de matrimonio muy infeliz porque se trata de alguien muy necesitada de contacto emocional y físico, y su marido posee una dificultad grande para gozar con la intimidad —mental, emocional, física—. Esta mujer, después de diez años de insatisfacción, conoce a otro hombre, y ella, que se sentía medio muerta, que, en sus palabras, se había amoldado a la vida sin ningún tipo de interés, sin ninguna vitalidad, pasa a experimentar algo totalmente distinto: se vitaliza, empieza a estar entusiasmada y a sentir la sexualidad. Sus principios morales le impiden llevar una doble vida; se separa físicamente de su marido y se va a vivir sola a un apartamento, sin poder consolidar la nueva relación ni divorciarse pues se siente culpable. Con la actual pareja tiene un tipo de experiencia de contacto corporal que le sorprende a ella misma. Me describe que cuando acaricia a este hombre tiene una sensación —lo dice explícitamente en estos términos— «como que sus propias manos desaparecieran en el cuerpo de la otra persona, como que no hubiera separación entre sus manos y el cuerpo del otro». Por contraposición a esta experiencia, ¿qué es lo que cuenta del contacto con su marido? Que a él le siente siempre como un cuerpo separado, que ella está ahí y él se encuentra al otro lado, que cuando acaricia a su marido siente los brazos de éste mientras que con su actual pareja no siente que sean brazos sino como si fuera todo el cuerpo. Evidentemente, la paciente ha trasladado al cuerpo lo que en realidad es un sentimiento de compenetración más global, casi de comunión total.

Viene al análisis porque se siente terriblemente culpable de separarse. Piensa que si estuvo tantos años con su marido, ahora no lo puede abandonar. Cuando yo le pregunto, como primera aproximación, y funcionando de manera muy cercana a un superyó auxiliar —en los términos de Strachey—, si no siente como legítimo que quiera estar con otra persona con quien se encuentra mejor, con quien comparte aspectos importantes para ella, me responde con total naturalidad, convencida de la verdad absoluta que habría en lo que me manifiesta: «Pero llevo diez años viviendo con él, ¿cómo me puede decir eso?». Dejo de lado la proyección en mí de algo que ella misma piensa y no puede aceptar, para destacar que aquí falla la posibilidad de que el analista actúe como superyó auxiliar —límites del superyó auxiliar que con todo acierto muestra Gray (1987)—. Ella vive el mandato de «no te separarás» como algo que está fuera de cuestión. Ante esto, le respondo que la comprendo, que es una persona de sólidas convicciones morales y que resultaría interesante que empezáramos a ver cómo se fueron formando esas convicciones, cómo fue recibiendo desde pequeña esa formación moral que posee. Por tanto, no la cuestiono sino que le propongo una línea de investigación que ella acepta. Me refiere que el padre es un hombre rígido y que la madre es igual. Entonces, empezamos a analizar qué le decían, es decir, a hacer una reconstrucción histórica muy minuciosa del proceso de normativización, nuevamente sin cuestionarlo. Lo que quiero, simplemente, es que vaya recordando tanto lo que decían explícitamente, pero sobre todo implícitamente, la madre y el padre.

Ese proceso de reconstruir pequeñas anécdotas nos colocan, a la paciente y a mí, poco a poco, en una línea de progreso. Empieza a constatar que aquellas convicciones que ella posee en la actualidad tuvieron un origen en ciertas relaciones del pasado, en ciertas «verdades» que le transmitieron. En otros términos, que no se trata de verdades eternas sino que se fueron adquiriendo poco a poco, en el largo camino de formación de sus sistemas normativos. Éste es el punto básico de la posibilidad de modificación del superyó: lo que parece ser una verdad eterna pasa a ser una verdad histórica, algo construido bajo ciertas circunstancias, por la influencia de ciertas personas. Nada ayuda tanto a relativizar los valores, normas e ideales como mostrar que tuvieron un origen en acontecimientos específicos y, sobre todo, que fueron instaurados por personas particulares.

Mi paciente es una mujer inteligente y se sumerge en el proceso analítico, lo que me permite, al cabo de unos meses, preguntarle: «¿Y qué hubiera pasado si hubiera tenido otros padres, un padre que no le hubiera dicho, por ejemplo, "Ese tipo es inmoral"?». Se queda pensando un rato y me responde: «Bueno, entonces, quizá yo... bueno... hubiera visto las cosas de otra manera», y ése es el momento en que empieza el cambio, el momento en que siente que las cosas podrían haber sido diferentes. De esta manera, la reconstrucción histórica de la génesis y desarrollo del superyó, a pesar de presentar riesgos —intelectualización, alejamiento defensivo con respecto a la transferencia, confundir verdad histórica con verdad narrativa (Spence, 1982)—, constituye, sin embargo, un instrumento terapéutico de primera línea para poder desidentificarse del superyó, para relativizar sus exigencias tiránicas, para verlas en perspectiva. Permite tomar distancia con respecto al discurso parental y social, al discurso de uno mismo, distancia con respecto a lo que se incorporó sin ningún tipo de cuestionamiento. Posibilita ver que se ha sido sometido a algo equivalente a un «lavado de cerebro», con castigos y premios de amor. El examen minucioso de las interacciones con las figuras significativas en que éstas transfundieron sus valores e ideales, sus proyectos de grandeza, fama, gloria, riqueza, triunfo, sus temores, conduce a captar cómo desde fuera se forzó al sujeto a aceptar ciertas normas e ideales y, especialmente, las razones por las cuales éste las aceptó —temor al abandono, al castigo, deseo de ser amado.

La reconstrucción histórica posibilita también examinar cómo frente a experiencias sentidas como traumáticas se construyeron mandatos, por ejemplo, del tipo «nunca más depender», o mandatos hacia metas megalómanas compensatorias, pues el origen del superyó no es solamente externo ni una copia mimética del de los padres, y tiene un papel relevante el que sea esencialmente una *instancia que intenta anticiparse a la repetición de lo traumático*. Pero lo traumático no en general —no es el accidente de tren o la inundación del estímulo de la necesidad pulsional— sino al referido específicamente a experimentar miedo, vergüenza, culpa.

Por otra parte, en la relación que el paciente sostiene consigo mismo identificado con el superyó, es indispensable que pueda ver que en no pocas ocasiones le ha sido mucho más fácil rebelarse ante las figuras externas —madre, padre, hermanos maestros, discurso social de la televisión, de los cuentos, de los periódicos, de los amigos, de los grupos de pertenencia— que hacerlo ante el superyó. La pregunta que debe guiar el pensamiento del paciente —constituye tarea del analista ayudarle para que la pueda formular por sí mismo— es: «¿Por qué tengo que aceptar, sin cuestionar, lo que yo mismo me exijo?». O sea, una pregunta que le conduzca a *desidentificarse* del propio superyó, a dejar de idealizar su palabra, de temerla. En este sentido, no deja de prestar su utilidad en el curso del tratamiento el uso de expresiones que, pese al carácter novelesco que tienen, movilizan más por su poder metafórico que las interpretaciones asépticas, expresiones como «el tirano interno» o «el perseguidor interno».

Pero la reconstrucción histórica del origen y desarrollo del superyó, con todo el valor que acabamos de acordar, es uno de los tres pilares técnicos sobre los que se asienta el análisis del superyó. Los otros dos transcurren en el aquí y ahora. Son, por un lado, el vínculo que el paciente mantiene consigo mismo durante el transcurso de la sesión y, por el otro, el que establece con el terapeuta. Respecto al vínculo consigo mismo, aquello que orientará nuestra observación, tal como lo ejemplificamos al comienzo de este capítulo, será el examinar cómo el paciente va reaccionando, segundo a segundo, ante su propio discurso, cómo se interrumpe sin permitirse terminar una frase, cómo intercepta su deseo en el momento en que surge, cómo se ataca. Este vínculo superyoico consigo mismo se detecta en los momentos en que el paciente entrecorta su discurso, hace una matización antes de completar la frase diciendo: «Bueno..., claro que... por supuesto que..., pero...». Indicando el «bueno» un cuestionamiento, el «por supuesto que» una disculpa que presupone que otra frase se ha cruzado en su mente estableciendo una restricción. También se detecta la participación del superyó cuando sacude la cabeza a medida que habla indicando así su disconformidad consigo mismo; o cuando la insatisfacción se refiere a la supuesta imprecisión con que nos estaría transmitiendo sus ideas. Fenómeno característico de esos pacientes que continuamente sienten que no nos comunican adecuadamente sus sentimientos o sus pensamientos, sin darse cuenta que reproducen con respecto a la manifestación de éstos la misma insatisfacción con que los padres recibían cualquier conducta de ellos. Si algunos pacientes se problematizan continuamente acerca de si lo que están haciendo en el análisis es lo que tendrían que hacer, si se analizan bien, si transmiten fidedignamente su mundo interior, no es porque lo hagan de manera más inexacta que otros pacientes que no tienen este orden de preocupaciones sino porque se hallan bajo el peso de un superyó vigilante y cuestionador que determina que, hagan lo que hagan, siempre será considerado algo defectuoso. Es decir, patología de la autoobservación que no da un instante de reposo, y patología de la instancia crítica que persigue al sujeto con exigencias de pensar o sentir de determinada manera.

Dos formas de entender la asociación libre

Desde la perspectiva que acabamos de exponer, cada segmento del proceso analítico, sea ésta una frase o la sesión entera, no es simple expansión de una fantasía, como muchas veces se ha considerado, sino expresión de un vínculo múltiple: consigo mismo y con el terapeuta. La secuencia asociativa es *diálogo secuencial* entre partes de sí mismo y con el terapeuta. El paciente asocia algo y la próxima asociación es, por ejemplo, réplica desde el superyó a la asociación anterior, o réplica del superyó ante el propio superyó, o es asociacion sobre la réplica que supuestamente haría el analista a su asociación. Cada asociación es, en consecuencia, parte secuencial de un diálogo múltiple, por lo menos tripartito: entre partes del sujeto y con el terapeuta.

Esta concepción de la asociación libre es muy diferente de aquella otra que supone que las sucesivas asociaciones del paciente son expansión de un núcleo al que aluden, aclarando su sentido, sea el núcleo un sueño, un recuerdo o un síntoma. La intersubjetividad y lo intrapsíquico están incluidos en el seno mismo de la asociación libre. Es lo que diferencia al psicoanálisis de cualquier modelo que tome en cuenta la interacción entre personas, el paciente y el terapeuta, pero creyendo que cada uno cuando habla responde al otro. Cuando Freud establece su primera teoría de la asociación libre, la que utiliza para analizar el sueño de Irma, parte del supuesto de que si se toma un fragmento del sueño o un síntoma y se piensa en relación al mismo, las sucesivas asociaciones estarán determinadas por el contenido temático del fragmento o del síntoma que, como punto de partida, presidiría el camino que se recorre. Lo que en el análisis del sueño de Irma dejó de lado era que parte de las asociaciones se referían al hecho mismo de estar asociando, a las motivaciones que impulsaban este asociar para descubrir un sentido al sueño. Cuando quince años después del momento en que fuera analizado el sueño de Irma, Freud, tomándolo de Silberer, incorpora el concepto de fenómeno funcional, se abre toda una forma de entender la asociación libre: ésta no está determinada únicamente por el punto sobre el que se piensa sino también, a veces centralmente, por la actividad de pensar asociaciones y por la motivación que la impulsa. Por ello resulta de una regresión a la primera teoría de la asociación libre que algunos analistas crean que pidiéndole al paciente asociaciones sobre cada fragmento del sueño lo que emerja se referirá a ese fragmento y les aclarará en el presente el sentido del sueño en el momento en que fue soñado. La asociación a la pregunta «¿qué se le ocurre sobre...» será, por encima de todo, una asociación del paciente sobre la pregunta, es decir, sobre las motivaciones del analista al preguntar, sobre qué espera éste del paciente, sobre el sujeto de la enunciación que está construyendo contenidos asociativos, sobre la forma en que está asociando. También sobre el fragmento temático que fue punto de partida de la asociación.

No hay secuencia asociativa que no tenga la estructura, variable en su complejidad de acuerdo al paciente, del tipo siguiente: «Siento que el analista siente que yo estoy sintiendo que él siente sobre lo que yo siento acerca de lo que él estaría sintiendo»; y, simultáneamente, entrelazadamente con lo anterior: «Como respuesta a lo que yo mismo siento, siento tal cosa; y frente a esto que estoy sintiendo, siento que..., etc.». Reverberación infinita de respuestas a nuestras propias respuestas; o, más complejo aún: respuesta anticipada a una respuesta que todavía no se produjo pero que suponemos que tendría lugar si nuestra conducta o fantasía fuera una determinada, por lo que acomodamos nuestro sentir ante un supuesto sentir que nos invadiría o sería el sentir del otro si sintiéramos cierto sentimiento.

Lo anterior nos permite desembocar en el tercer instrumento, tercero en la exposición y no en el orden de importancia, que sirve para examinar al superyó: el vínculo con el analista. Pero no solamente porque la persecución que el paciente vive como proveniente del analista nos permita reconocer un superyó que critica desde dentro y que secundariamente sería proyectado sobre la representación del analista. Esto es suficientemente sabido para que no debamos extendernos sobre este aspecto. Pero, al respecto, quisiéramos simplemente hacer notar que el paciente, además de proyectar, percibe y responde al superyó del analista, se acomoda a éste, se rebela frente al mismo. La pregunta sobre el superyó del analista —jamás éste es neutro, jamás está garantizado que sea protector— no puede estar ausente, aunque no sea el centro del presente trabajo.

La situación analítica, el encuadre o marco terapéutico (Villamarzo, 1995), el deseo del analista, posibilitan reconocer cómo funciona el superyó del paciente, cómo éste se mantiene en interdependencia con el del analista. Lo que llama la atención no es que nuestros pacientes, como producto de la persecución, acepten reglas que escapan a su experiencia previa e incluso a las formas sociales habituales de comunicación, sino que pasen a idealizarlas, a incorporarlas a su superyó. Por poner un ejemplo: siempre nos pareció notable que la mayoría de los pacientes no se dieran la vuelta en el diván para ver a su analista inhibiendo lo que es uno de los impulsos más fuertes del ser humano, el mirar, a tal punto que se ha acuñado la expresión «pulsión escópica» para esta tendencia. No se trata sólo de que no se den la vuelta por la persecución que origina la presencia del analista; lo sorprendente es que el paciente toma las reglas de la situación analítica, sin duda bajo el peso de la persecución, para después pasar a verlas como naturales, y las defiende, con convicción, aun cuando no esté el analista para sostenerlas. Basta, al respecto, ver cómo funciona cualquier persona en formación como analista durante su análisis personal para que en su aceptación acrítica de las reglas de su grupo de pertenencia —reglas que luego pasan a ser idealizadas y que despiertan la crítica y el horror ante el no cumplimiento de esas reglas por parte de otros grupos— tenemos un ejemplo en la forma en que se estructura el superyó en relación con la autoridad externa y los sentimientos de persecución. El no darse la vuelta para mirar —cosa que a todos los analistas nos parece tan natural ya que sólo se lo examina cuando se infringe— es la repetición, generalmente no analizada, de la represión del mirar en la infancia, de todo lo que los padres prohibían mirar. El dispositivo analítico, descubrimiento freudiano revolucionario pues permite concentrar la mirada en la propia fantasía, en el mundo interno, al mismo tiempo lleva la carga de poder convertirse en reedición de la prohibición de mirar que los padres imponían al niño. La solución no consiste en el abandono del dispositivo analítico, sino en el levantamiento de la represión de lo que está en juego en él, analizando las fuerzas que operan y cómo el paciente se hiperadapta, superyoicamente al mismo, o, por el contrario, aspira a que sea el analista el que se adapte a sus deseos.

Todo esto nos muestra que el análisis de la respuesta del paciente ante el marco analítico, ante las variables que constituyen lo que llamamos el *setting*, ofrece una oportunidad excepcional para examinar cómo alguien pasa de una regla externa a incorporarla a su sistema de ideales, las razones por las cuales así procede, el tipo de ansiedades que se contrarrestan o los deseos que se satisfacen en esta estructuración del superyó. Y también, nos ilustra acerca de la cooperación que el inconsciente del analista hace al proceso de la represión y de reforzamiento del superyó.

El analista puede funcionar como un superyó permisivo con respecto a ciertas áreas temáticas, la sexualidad, por ejemplo, o a ciertas conductas o fantasías que los padres o el paciente codificaron como egoístas, o a diferentes tipos de deseos, pero, sin embargo, puede, simultáneamente, en la promoción de ciertos valores —por ejemplo, los vinculados a la salud mental: no proyectarás, contendrás la tendencia a la actuación, protegerás al objeto, repararás los daños producidos, o, dentro de otra orientación, reconocerás el deseo, te separarás de la madre fálica, realizarás tu deseo, etc.—, actuar de la misma manera coercitiva que hicieron los padres. La pregunta a formularnos es: ¿qué tiene más importancia estructurante, la modificación de los contenidos temáticos de las normas e ideales que guían la conducta del paciente o que en el vínculo del analista con el paciente se refuerce un superyó tan rígido y persecutorio como sucedió en las condiciones originales de desarrollo, simplemente que ahora con otras temáticas? ¿No se corre el riesgo de privilegiarse la modificación temática del superyó en detrimento de su modificación estructural?

La transformación del superyó que interesa en el análisis va más allá de la aceptación de ciertas áreas temáticas del deseo y consiste, más bien, en un cambio, por un lado, de la conciencia crítica, de su severidad, de su sadismo, y, por el otro, en la ruptura de la identificación con el superyó, es decir, que éste deje de ser el centro funcional dominante del sujeto. Pero, sobre todo, y en un nivel más general, un vínculo del sujeto consigo mismo en que predomine la aceptación del ser por el hecho de existir por encima de la aceptación porque cumpla escrupulosamente todas las normas e ideales con que se mide.

¿Superyó auxiliar o interpretación del superyó?

En el diagrama 8 se esquematizan algunos de los aspectos a tener en cuenta para la modificación del superyó. Si bien existen pacientes que por su gran vulnerabilidad, por sentir cualquier observación sobre sus movimientos defensivos como una crítica, por haber estado expuestos en su infancia a la presencia de figuras amenazantes, requieren que el analista actúe durante largos períodos como figura benevolente, permisiva —superyó auxiliar—, este desempeño del rol por parte del analista no puede constituir un objetivo en sí mismo sino una etapa mientras sea indispensable. Como señala Gray (1991), si el analista desempeña este papel, se convierte en una figura que favorece la defensa, que contrarresta la culpa sin poner al descubierto al superyó inconsciente que ataca y critica continuamente, consiguiendo únicamente un alivio transitorio de la persecución interior mientras se halla presente el antídoto representado por su actitud de figura que apoya. Por ello creemos que si en pacientes muy vulnerables la actitud técnica adecuada es actuar como un superyó auxiliar benévolo, apoyando, disminuyendo la culpa, la vergüenza, los sentimientos de persecución, es necesario simultáneamente ir tratando de analizar el superyó dentro de las líneas expuestas más arriba, siendo sensibles a la vulnerabilidad del paciente, a la angustia que experimenta. Continuo vaivén técnico entre apoyar y promover *insight*, pero con una clara tendencia a que en el largo proceso sea este último lo que termine siendo hegemónico.

Quisiéramos también enfatizar la importancia de incluir, en la formulación de la interpretación, la forma en que el paciente codifica superyoicamente su fantasía o conducta. Supongamos, para ejemplificar, un paciente que ataca al analista, si éste le dijera simplemente «porque se siente de tal o cual manera —digamos inferior, humillado, etc.—, para salir de ese sentimiento necesita atacarme, y por ello se siente malo, agresivo, culpable», aun cuando se le mostrase la motivación de la agresividad no se le aclararía que el sentimiento de culpa, a su vez, resulta de que el ataque es captado desde una determinada perspectiva. Es muy diferente esa interpretación de otra en que se ampliase a la formulación siguiente: «Porque se siente de tal o cual manera —digamos inferior, humillado, etc.—, para salir de ese sentimiento necesita atacarme. *Y por mirar el atacarme desde cómo su padre/su madre/otros juzgaban tal tipo de conducta, entonces por ello se siente malo, agresivo, culpable»*. En este caso, el agregado de mencionar el código o perspectiva desde la cual es captada la agresividad abre el camino al examen analítico del superyó.

El centro funcional dominante del sujeto

Freud, constatando la existencia de una serie de funciones del psiquismo, de *actividades* que se van realizando durante su funcionamiento —desear sexualmente, desear agredir, percibir, recordar, diferenciar entre realidad psíquica y realidad externa, controlar la motricidad, huir de representaciones displacenteras mediante la represión, juzgar comparativamente, criticar, autocastigarse, etc.—, entendió que ciertas actividades estaban relacionadas entre sí, que se podían agrupar. A estas agrupaciones resolvió entenderlas como formando estructuras funcionales, provincias del psiquismo, y pasó a designarlas bajo las denominaciones de ello, yo y superyó. Las denominaciones usadas trataban de sintetizar el carácter más general de sus funciones, el denominador común: el ello, como lo que está más allá de lo que el sujeto sabe y de su organización racional, como lo ajeno al control voluntario pues su poder reside en las fuerza pulsional de la sexualidad y la agresividad. El yo como conjunto de actividades con alto grado de organización que permiten percibir, recordar, apartar ciertas representaciones de la conciencia, diferenciar percepción de pensamiento, captar significaciones convencionales colectivas, hacer uso del lenguaje, controlar la descarga pulsional, construir representaciones del sujeto, etc. El superyó: actividades de vigilar, comparar representaciones del sujeto con modelos ideales, juzgar, dictaminar qué deseos son lícitos y cuáles no, criticar, imponer coercitivamente ciertas normas, castigar, etc.

Resulta obvio, entonces, que cuando hablamos de *ello*, *yo* y *superyó* no se debe presuponer que constituyen entidades-cosas sino conceptos para referirnos a conjuntos de actividades del psiquismo, que son en última instancia las que sí tienen existencia. Las agrupaciones son arbitrarias, podrían ser otras, y constituyen simples recortes de una totalidad, de la misma manera que cuando tomamos un continente podemos hacer un mapa político, otro hidrográfico, otro orográfico, todos ellos de acuerdo a los intereses particulares con que se confeccionan y que determinan que varíen la forma y el tamaño de las regiones que en cada uno quedan delimitadas.

Estas actividades, así agrupadas conceptualmente en términos de ello, yo, superyó, están en un continuo balance de fuerzas contrapuestas. Pero balance no implica que en ciertos momentos algunas de esas agrupaciones de actividades no tomen el mando, predominen sobre los otros y pasen a ser un *centro funcional dominante del sujeto*, concepto en el que quisiéramos detenernos. Para especificarlo debemos comenzar por distinguir lo que es la *identidad representacional* de la *identidad funcional*. En el funcionar del psiquismo se forman representaciones, algunas de las cuales son representaciones sobre el sujeto. La identidad representacional es, entonces, el conjunto de imágenes o representaciones conscientes e inconscientes que el sujeto se hace de sí mismo mientras que la identidad funcional corresponde a las actividades, a las acciones, a las funciones que realiza ese sujeto en particular, independientemente de cómo estén representadas, incluso aunque no estén simbolizadas. Es una diferencia conceptual que se relaciona con la distinción que Laplanche (1970) estableciera entre el *yo representación* y el *yo función*.

El funcionar del psiquismo, inconsciente para cualquier sujeto, es equivalente al funcionar de cualquier órgano: se elaboran productos, se producen transformaciones. Pero el psiquismo tiene una peculiaridad que lo distingue de cualquier otra organización de la naturaleza: su producto —la representación— puede referirse al propio psiquismo. Esta representación, por ser producto del psiquismo, no por ello asegura que refleje adecuadamente el funcionamiento de aquello que lo crea. De igual manera que si sobre una pantalla se proyecta la imagen de un proyector que es el que está proyectando esa imagen, esta imagen no nos informa acerca de cómo funciona internamente el proyector, ni de sus mecanismos ni de su estructura material. En este sentido, los contenidos del inconsciente —las fantasías— no tienen por qué reflejar cómo funciona el inconsciente. Es un error pensar que la conciencia engaña y sólo el inconsciente dice la verdad: las representaciones que por él circulan no son reflexión creíble sobre su funcionamiento; exactamente igual que el recuerdo de algo no contiene los procesos psicofisiológicos de la inscripción del acontecimiento.

No siempre se ha tenido clara esta distinción entre el funcionar y la representación producto del funcionar. Se le ha atribuido al inconsciente un conocimiento sobre su funcionar. No viene al caso detenernos detalladamente en cómo las distintas escuelas del psicoanálisis se han ido ubicando al respecto ni tampoco cómo algunas de ellas atribuyen al paciente el tener reprimidas representaciones que corresponderían a las representaciones que el analista posee sobre el funcionar de su psiquismo. Razonamiento que sería el siguiente: el analista capta desde su propio esquema, por tanto desde un modelo conceptual, un tipo de funcionamiento del paciente —represión, escisión, proyección, etc.— y supone que esa misma captación representacional tiene que estar presente en el inconsciente del paciente, dado que el paciente no posee representado en su conciencia el funcionamiento. Un ejemplo es ilustrativo de esta forma de entender las cosas. Una paciente hospitalizada, afectada de un cuadro diagnosticado de parafrenia, se presenta una mañana con una cinta en la cabeza, cinta que rodea su frente y termina con un moño atrás, en la nuca. Se trataba de una paciente que presentaba esa característica que tanto enfatizaba la psiquiatría clásica acerca de la parafrenia: un delirio, en este caso místico, en el que creía tener poderes sobrenaturales, siendo ella una sacerdotisa en comunicación con Dios. En total contraste, y coexistiendo con este delirio de tipo megalómano, existe una marcada dependencia con respecto al personal del hospital y una adaptación perfecta, con sumisión, a la rutina del hospital. Es decir, una fuerte escisión.

Ahora bien, frente a este funcionar caracterizado por la escisión, un analista partidario de la escuela que afirma que el inconsciente capta en sus fantasías su propio funcionar hizo la interpretación de que la cinta estaba representando la separación entre la parte psicótica y la no psicótica de la personalidad. Por tanto, suponía que la paciente captaba esa escisión a nivel inconsciente y la simbolizaba a través de dividir su cabeza en dos partes separadas por la cinta. Fue más lejos, supuso que la paciente deseaba mantener separadas esas dos partes de su personalidad para preservar un cierto nivel de salud mental. No se debe tomar esta ejemplificación como un simple error de ese analista, persona inteligente y con una sólida formación, sino como expresión de una concepción que aplicaba, con talento además, a ese caso particular.

Lévi-Strauss mostró que el rito —lo que se hace— por parte de una cultura no tiene por qué estar representado por los mitos de la misma, es decir por las representaciones que la cultura tiene de cómo funciona. Más aún, en ese magnífico artículo de 1949 sobre la eficacia simbólica, sostuvo: «El inconsciente, por el contrario, es siempre vacío o, más exactamente, es tan extraño a las imágenes como lo es el estómago a los alimentos que lo atraviesan. Órgano de una función específica, se limita a imponer leyes estructurales a elementos inarticulados que vienen de otra parte —y esto agota su realidad—, pulsiones, emociones, representaciones, recuerdos...», y luego agrega que las representaciones son un vocabulario individual que recibe su ordenación por las leyes estructurales del inconsciente (Lévi-Strauss, 1968, pág. 184).[95]

Corresponde a Lacan el mérito de haber incorporado al psicoanálisis esta diferencia entre la estructura y lo imaginario sobre la que trabajó Lévi-Strauss, y en señalar que la fantasía inconsciente no explica ni la estructura ni el orden simbólico que la organizan, y que no describe los procesos inconscientes, sino que son éstos los que deben ser tomados en consideración para dar cuenta de ella. Por tanto, el *yo representación*, el consciente y el inconsciente, es una creación imaginaria que tiene el mismo valor que cualquier otro mito. Pero este aporte sobre una de las connotaciones que el término *Ich* tiene en Freud —la de representación que el sujeto se hace de sí mismo en tanto formación imaginaria, ilusoria, máscara— hizo que Lacan dejase totalmente de lado otro sector decisivo de la obra freudiana: el estudio del *yo función*, es decir el yo en tanto agrupación de funciones (Lacan, 1954-1955, 1966). Más aún, el modelo del espejo, el plano o el cóncavo, utilizado por Lacan para metaforizar la formación del yo testimonia que retuvo de éste exclusivamente el carácter de imagen, desatendiendo que para Freud el yo es también un órgano, un *funcionar*. Por esta reducción a uno solo de los múltiples sentidos que *Ich* tiene en Freud, Lacan valoró la identificación como estructurante de la imagen y desatendió que también es estructurante del *yo función*.

Si enfatizamos que el yo, el ello y el superyó designan funciones es porque creemos que estas agrupaciones pueden ser utilizadas en la elucidación del concepto de *centro funcional dominante del sujeto*. En algunos momentos, el sujeto en su funcionar está ejerciendo predominantemente las actividades que se agrupan como ello, mientras que en otros momentos ejecuta las actividades del superyó o del yo. Hablando con más rigor: las actividades que se realizan *de manera dominante en esos momentos* son las que sirven para caracterizar a una u otra de estas instancias. Son momentos en que las activi-

---

95. El inconsciente así descrito por Lévi-Strauss no es superponible al inconsciente psicoanalítico tal como lo entendemos, pero tomamos su formulación exclusivamente en la dimensión de la lúcida distinción que realiza entre el funcionar de una estructura y su representación.

dades adscritas al ello, por ejemplo, son las que ocupan el primer plano: el sujeto es arrastrado por sus impulsos agresivos o sexuales, la crítica moral a esos impulsos desaparece —desactivación temporal del superyó, en el sentido con que nosotros hemos tomado el concepto freudiano de *Untergang*—, en que el yo de realidad y los frenos a la impulsividad pasan a un segundo plano. Momento no mítico sino real en que el sujeto desbordado por la pasión hace casi desaparecer el sentido de realidad, la forma de razonar propia del proceso secundario, los cuestionamientos éticos o estéticos; por lo que resulta legítimo sostener que el *centro funcional dominante* corresponde al ello. En otros casos, lo que domina, ocupando prácticamente toda la escena, es el superyó, el sujeto se ha convertido en su encarnación: vigila el cumplimiento de las normas, prohíbe, manda, se autocritica, se castiga, se perdona pero a condición de promesas de enmienda.

CAPÍTULO VIII

PSICOTERAPIA DEL DUELO PATOLÓGICO

En este capítulo nos proponemos responder a las siguientes preguntas: ¿por qué alguien queda fijado a un objeto perdido —ser querido que murió, objeto de amor que abandonó, trabajo que perdió, etc.—, no pudiendo dejar de hacer girar su pensamiento y vida emocional en torno al mismo?, ¿por qué no puede vincularse a un nuevo objeto cuando la realidad se lo presenta como disponible?, ¿qué condiciones se tendrían que modificar y qué constituiría, en consecuencia, el eje del tratamiento, para que el sujeto supere su fijación al objeto perdido? Éstas son las cuestiones que desde *Duelo y melancolía* no dejan de estimular la investigación psicoanalítica (Freud, 1917; Grinberg, 1963; Hagman, 1995; Haynal, 1977, 1987; Klein, 1940; Pollock, 1989).

En primer lugar están los sentimientos de culpa que después de la muerte de un ser querido determinan que se vuelva, una y otra vez, al recuerdo del mismo, a cómo no se le cuidó adecuadamente, al daño que presuntamente se le infligió, al sufrimiento que precedió a la muerte. Por otra parte, la identificación con el muerto — sufrimiento de éste o placeres de la vida de los que queda privado—, todo ello acrecienta los sentimientos de pena. Identificación compleja con el muerto en que el sujeto lo representa como si pudiera experimentar el dolor que él, sujeto vivo, sentiría si estuviera en su lugar.

En el marco de los sentimientos de culpa, dejar de pensar en el objeto o intentar reemplazarlo es vivido como falta de lealtad, como traición. La fidelidad al muerto actúa como mandato superyoico que obliga a mantener el contacto con el mismo, a no dejar de extrañarle y a penar por su ausencia. El sufrimiento del sujeto, su pena, es una forma de mostrarse a sí mismo que se amó y se continúa amando al ser perdido, convirtiéndose en una defensa en contra de los sentimientos de culpa. Por ello, el paciente se resiste consciente e inconscientemente a cualquier intento terapéutico de disminuir su dolor y tristeza, los que son testimonio de su amor y bondad. Esta forma de extrañar al objeto perdido por culpa es diferente de la añoranza durante el duelo normal, ya que en éste no existe la obligación de seguir penando como forma de aplacar al superyó culpabilizante. Además, los sentimientos de culpa impiden que el sujeto se resigne a la pérdida, intentando rehacer la historia de lo sucedido bajo la fantasía «y si se hubiera hecho tal cosa...; si yo...», con lo que se mantiene la fijación al objeto.

Cuando la pérdida es vivida como ofensa narcisista —abandono por parte de la pareja, preferencia de los padres por uno de los hermanos, rechazo amoroso— el odio que se activa contra el objeto perdido con la finalidad defensiva de intentar erradicarlo del lugar de juez supremo de la valía del sujeto, lugar en que se le continúa teniendo ubicado, impide quitar al objeto de la mente. La vida del sujeto puede llegar a organizarse en torno al vínculo de odio con el objeto: se ataca para desvalorizarlo pero, a la manera de las ideas obsesivas, con ello se mantiene como centro de interés, pasándose a estar absorbido por la actividad de conocer los más mínimos movimientos del objeto. Pero, cuanto más se sabe del objeto, de la vida que éste lleva fuera del control del sujeto, tanto más sufrimiento narcisista, odio y fijación al mismo se produce. Nada fija tanto al objeto de amor que ha abandonado al sujeto como el narcisismo herido que obliga a consumir todas las energías en la vigilancia del objeto y en el intento frustrado de eliminarlo, mediante el odio, como objeto atractivo. El paranoico narcisista tiene el mundo a su alrededor para amar, pero el odio le impide desprenderse del objeto perdido. La ejemplificación paradigmática la encontramos en la persona que no concede el divorcio aun cuando hayan pasado años desde la separación. Pero como el odio resulta insuficiente para librarse del objeto perdido, el sentimiento de impotencia consiguiente precipita al sujeto en la depresión.

Si el sujeto sufre simultáneamente de sentimientos de culpa y de dolor narcisista, el odio defensivo para salir de este último reactiva los sentimientos de culpa, para desprenderse de los cuales necesita, a su vez, incrementar el odio. Es el caso de una paciente a quien, después de una relación matrimonial de varios años vivida con intensa idealización, su pareja le comunica que se ha dado cuenta de que no está enamorada de ella, que la aprecia y que desearía continuar con su amistad pero que ha decidido separarse. La reacción de la paciente es de profunda herida narcisista: recrimina a la otra persona que la engañó, intentando demostrar que es una mala persona no merecedora de su amor. Después de cada estallido de agresividad se siente culpable, insatisfecha con su propia conducta, lo que la impulsa a intentar encontrar en la conducta de la otra persona una justificación a su odio, recayendo así en la búsqueda de defectos de su ex pareja. Reverberación entre odio defensivo ante el dolor narcisista y sentimientos de culpa que la atan al recuerdo de cada momento que vivió con la persona que rompió con ella. Por otra parte, los ataques a la ex pareja no originaban sólo culpabilidad sino el temor a perder lo poco que le quedaba de la relación, temor que intentaba contrarrestar mediante conductas expiatorias para volver a ganarse el amor del objeto perdido —hacía regalos, se disculpaba por su agresividad, prometía enmienda—. Conductas de acercamiento que volvían a hacerla sentir humillada al representarse como excesivamente necesitada del otro, necesidad que se daba cuenta que no era recíproca. Por otra parte, al fracasar en recuperar a su ex pareja culpabilizándola durante los accesos de rabia coercitiva, o a través de actos de contrición y expiación, se sentía impotente; sentimiento de impotencia que reforzaba su depresión narcisista.

Pero con toda la importancia que tienen las dos condiciones mencionadas —culpa y ofensa narcisista—, la experiencia clínica muestra que lo que adquiere un papel decisivo en el duelo patológico es la existencia en el pasado del sujeto de pérdidas en momentos en que la inmadurez emocional y yoica no dejaban otra posibilidad de reacción que quedar sometido pasivamente a la situación de pérdida: muerte de padres en edad temprana, abandonos o separaciones (Brown, 1991; Brown & Harris, 1989). Lo que queda inscrito en el psiquismo es que nada se puede hacer más que penar por el objeto perdido. Es lo que se conoce como duelo no elaborado, en que ante la pérdida en el presente se vuelve a activar el mismo sentimiento de impotencia que se tuvo en el pasado. El sujeto no puede distinguir entre la impotencia real con que en edad temprana sufrió la pérdida de sus objetos significativos —y en verdad únicos desde el punto de vista emocional— y su condición actual en que sí existen otros objetos de reemplazo posible. Lo que la pérdida actual reactiva no es la equiparación entre el objeto perdido actual y el del pasado sino entre dos estados del sujeto, como enfatizara Bibring (1953). No es que el objeto actual represente al pecho o a la madre o al padre sino que es la representación del sujeto, en tanto impotente, la que vuelve a ser la del pasado. Por tanto, la línea interpretativa no puede revestir la forma, a la que se apela muchas veces monocordemente, «siente a X (el objeto perdido actual) como si fuera la madre o el padre cuando murió o se fue...» sino que el énfasis debe estar en cómo el sujeto se representa: «Se siente ahora tan pequeño e indefenso, sin posibilidad de hacer nada, de reencontrar a alguien a quien querer, como cuando era niño/a y mamá o papá murió o se fue». La diferencia entre los dos tipos de interpretaciones no es meramente de formulación sino de fondo: mientras la primera se centra en el objeto, la segunda lo hace sobre el sentimiento de impotencia del sujeto, lo que va más allá de un objeto particular y apunta hacia un cambio en la representación del sujeto.

FUNCIONES QUE EL OBJETO PERDIDO CUMPLÍA PARA EL SUJETO

Si el objeto perdido era indispensable para el mantenimiento del equilibrio psíquico del sujeto en múltiples niveles —balance narcisista, vitalidad, sentimientos de seguridad y protección, etc.—, su desaparición hace emerger las angustias que su presencia, al completar funciones y complementar déficit, contribuía a contrarrestar y ocultar. El objeto desempeña en estos casos el papel de *objeto de la defensa simbiótica*, es decir, complemento de un psiquismo que sólo puede funcionar mediante la fusión con otro que provea aquello de lo cual carece el sujeto. Propiedades del objeto e insuficiencias del sujeto que pueden ser reales o producto de la fantasía pero que, tanto en un caso como en otro, constituyen la condición que determinará, ante la ruptura de la *simbiosis de estructura psíquica,* que se intente desesperadamente recuperar al objeto, con la consiguiente fijación al objeto perdido.[96]

¿Cuáles son las funciones que el *objeto de la defensa simbiótica* puede desempeñar y que ocasionan, cuando éste falta, que se busque compulsivamente en la realidad o en el recuerdo?

1. Función narcisizante

Freud, en *Duelo y melancolía* (1917), tratando de establecer la diferencia entre el duelo normal y el patológico, sostuvo que en este último caso el objeto había sido elegido de acuerdo a la modalidad narcisista. Es decir, que se trata de un objeto inextricablemente unido al narcisismo del sujeto, sostenedor de su autoestima. De ahí que la pérdida del objeto sea vivida como una pérdida en el yo, a cuya valoración aportaba. Esta función narcisizante del objeto —eje en la obra de Kohut (1971)— es la que cumplen cada uno de los dos integrantes de la dupla del primer tiempo del Edipo en Lacan (1966) —madre fálica e hijo fálico—, que se constituyen como tales en recíproca dependencia narcisista, dado que cada uno de los términos del par es condición de existencia del otro. Es, también, la función que cumplen los objetos que denominamos *objeto de la actividad narcisistas* y *posesiones narcisistas del self* (Bleichmar, 1981. Véase, también, el capítulo sobre trastornos narcisistas).

2. El objeto transformacional

Bollas (1987) describió bajo la denominación de *objeto transformacional* al que en su relación con el sujeto produce una modificación del estado afectivo de éste, de ahí el nombre de transformacional. De entre estos efectos sobre el estado emocional del sujeto quisiéramos destacar el que ciertas personas poseen sobre su pareja, quien de por sí sería incapaz de una mínima cuota de vitalidad —salir con amigos, ir a un espectáculo, organizar una co-

---

96. Si hablamos de simbiosis de estructura psíquica es porque queremos remarcar que es de partes del aparato psíquico, diferente por tanto del concepto psicosocial de simbiosis, en que lo que se complementan son roles.

mida, interesarse en un proyecto, etc.—. Es la pareja la que vitaliza al sujeto y la que transforma su estado afectivo, llevándole desde la apatía hasta el entusiasmo, activando sus deseos a la manera de un ello vicariante. Deseos que una vez puestos en marcha pueden seguir un camino propio pero que sin el empuje inicial no llegarían a existir.

Cuando el objeto perdido cumplía esta función vitalizante, su pérdida deja librado al sujeto a su suerte, es decir a un vacío, a la falta de entusiasmo. De ahí la añoranza de un estado afectivo que sólo existía gracias a la presencia del objeto. La no infrecuente frase «era la alegría de la casa» debe tomarse como expresión de que el sujeto capta el vacío profundo que deja la pérdida del objeto transformacional. Cuanto más abúlico haya sido el sujeto, y más haya dependido de la vitalidad que le aportaba el objeto, tanto más se lo extrañará.

Pérdida de objeto, pérdida en el ello

Que la pérdida de objeto implica una alteración profunda en la identidad representacional y funcional, que el sujeto puede quedar en situación precaria cuando el objeto cumplía funciones vicariantes, ha servido para afirmar la tesis tan conocida de que la pérdida de objeto implica una pérdida en el yo. La relación entre el objeto y el yo ha hecho pasar a un segundo plano la que el objeto mantiene con el ello, lo que obliga a revisar la concepción que se tiene sobre éste, en cuanto a su génesis y mantenimiento. En el capítulo «Lo reprimido, lo no constituido y la desactivación sectorial del inconsciente» planteamos que si la pulsión posee algo que la diferencia del instinto se debe, esencialmente, a que el otro humano es el que interviene en su estructuración y mantenimiento. El otro resulta decisivo en crear mediante la vitalidad del contacto corporal, de la caricia que erogeniza, de la mirada que hace vivir y crea ciertas emociones, y, especialmente, por el poder del discurso que evoca y reestructura parte de lo anterior, algo que no está en el sujeto antes del encuentro. En este sentido, el ello, como núcleo inicial innato, no deja de desarrollarse, y sus formas de manifestación no están preformadas y luego simplemente se desplegarían o se reprimirían. El ello no es una especie de pila de uranio en actividad de la que se liberaría la energía almacenada. Por eso, el encuentro con un maníaco seductor —esto puede haber sucedido desde los primeros días de vida— crea un estado de estimulación, de activación de todo el psiquismo, de vitalidad mientras que el bostezo de otro produce, vía identificación, el propio bostezo, con el concomitante estado afectivo y neurovegetativo.

Ahora bien, si esta función estructurante del ello por parte de un otro estimulante ha fallado, si nunca ha existido identificación estructurante dotando de vitalidad y entusiasmo al sujeto, y éste sólo puede ser activado exclusivamente ante la presencia del objeto, cuando se pierde se va con él la fuente de energía, de vitalidad y entusiasmo.[97] Lo que determina que el sujeto, comparando su estado actual desvitalizado con el que tenía cuando el objeto estaba presente, pase a desear su reencuentro y a sufrir por su ausencia.

1. Función de creación del sentimiento de seguridad básica

El objeto puede ser para el sujeto el equivalente de lo que constituyen los padres para el niño en cuanto mediadores ante la realidad y capaces de satisfacer las necesidades pulsionales. En ese caso, la pérdida del objeto origina un estado de alarma que activa la memoria del mismo, y el deseo de su presencia por la más elemental angustia de autoconservación. El cariño que se despierta ante el recuerdo del objeto aparece así impulsado por el sentimiento de desamparo del sujeto. En los términos de Freud, en *Introducción al narcisismo*, se ama al objeto nutricio y protector.

2. Creación y/o sostén de la cohesión del self

Parte importante del sentimiento de identidad depende de las actividades e interacciones con otras personas que son las que otorgan señas bajo las cuales el sujeto puede reconocerse. No se trata únicamente de cómo el otro mire al sujeto, de la identidad que le atribuye, sino de algo más básico: la repetición de ciertos esquemas de funcionamiento del sujeto —palabras y sentimientos que se despiertan habitualmente en la interacción o en la actividad,

---

97. La idea de un ello autónomo resulta de la persistencia en psicoanálisis de la concepción de un aparato psíquico cerrado sobre sí mismo, de un narcisismo primario sin presencia estructurante del otro, de un concepto del sujeto como unidad termodinámica cerrada. El aforismo de que el deseo es el deseo del otro —en la doble dimensión: se desea lo que desea el otro, y se desea ser deseado por el otro— que presupone que el otro viene a mistificar, alienar, a un sujeto deseante no hace justicia al hecho de que el otro interviene en la constitución y estructuración del ser deseante, en la función deseante, más allá de las temáticas del deseo. Desde esta perspectiva, el ello psicoanalítico, a diferencia de lo instintivo animal, como centro funcional pulsional y deseante, tiene que ser entendido como algo que se construye en el encuentro con un ser pulsional, deseante. Al sujeto no se le ofrece únicamente un superyó, dique de contención de aguas plenas de energía, sino las aguas y la energía misma. No es éste el lugar para desarrollar las modificaciones a las que tendríamos que someter nuestras concepciones sobre el aparato psíquico si en vez de hablar de éste como ente cerrado lo pensásemos en términos de intersubjetividad de aparatos psíquicos; es decir, trabajásemos con un modelo de, por lo menos, dos aparatos psíquicos en interdependencia estructural. Pero sí queremos dejar sentada la limitación que vemos en todas las posiciones que sostienen la idea de un ser deseante autogenerado que viene a ser perturbado por el otro. Naturalismo ingenuo de un supuesto ello castrado por el otro o por el lenguaje sin tenerse en cuenta que es el otro y el lenguaje los que contribuyen a que ese ello se genere.

los movimientos que se ejecutan, los hábitos que quedan posibilitados— proveen al sujeto del sentimiento que Erikson caracterizó como de mismidad (Erikson, 1959). El sentimiento de extrañeza que se tiene en las situaciones de migración, con la angustia consiguiente, tiene relación, precisamente, con el hecho de que, al faltar los objetos con los cuales interactúa el sujeto, desaparecen las propias conductas y sentimientos que son referentes que permiten reconocerse como poseyendo cierta identidad.

Por otra parte, el objeto puede proveer, cuando es el que organiza el tiempo y los proyectos del sujeto, de un sentimiento de coherencia temporal de la identidad, de intencionalidad en la acción. Por ello, no es sólo el sentimiento de identidad —¿quién soy?— lo que está en juego ante la ausencia del objeto que cumplía esas funciones sino, también, el sentimiento de coherencia de la actividad mental misma, de que el psiquismo está funcionando armónicamente, de que no está desorganizado, disgregado. El malestar que sobreviene durante los fines de semana, o en los períodos de vacaciones, en que la persona se siente mentalmente diferente, como faltándole un sentimiento de unidad mental, de coherencia, de sentido y propósito de la acción, se deben a la ausencia de los objetos y las actividades con ellos relacionadas. Nuevamente, como en el caso del sentimiento de seguridad, el malestar en el sentimiento de coherencia mental, de unidad psíquica, de identidad, hacen que se añore al objeto que contribuía a sostenerlos.

Los déficit del sujeto y la fijación al objeto

Como acabamos de ver, los déficit del sujeto —reales o imaginados—, al requerir que sean compensados a través de la unión con un objeto, pasan a convertirse en obstáculo importante para la superación del duelo al mantener al objeto perdido como aquel que dotaba de sentido, de valía, de organización psíquica al sujeto. En consecuencia, *la elaboración del duelo requiere de un trabajo sobre los déficit en la representación y en la capacidad funcional del sujeto*. Con todo, la verdad que pudiera estar incluida en este aserto no agota el problema ni da respuesta a la pregunta ¿por qué el sujeto, requiriendo del objeto para completarse, no se dirige a un nuevo objeto en la realidad con el cual volver a establecer la misma relación de simbiosis psíquica que compensa sus carencias? Se suele invocar, como causa de la fijación al objeto, la idealización del objeto perdido, al que se consideró excepcional. No cabe duda de que la idealización, especialmente el atribuir al objeto el carácter de ser único, no duplicable en la realidad, desempeña un papel importante, ya que si no se espera encontrar algo no se busca, o, cuando se encuentra, no se reconoce. Como dijo un paciente, con ironía, una vez que trabajamos extensamente la idealización bajo la cual veía a su ex pareja, y que determinaba que estuviera ciego a la presencia continua de mujeres interesantes en su entorno: «¡Yo que creía que Dios la había hecho y después había roto el molde!».

M. Klein señaló el carácter defensivo de la idealización que sirve para contrarrestar angustias paranoides y de culpa en relación al muerto, que siempre inspira terror. Por algo se coloca en cementerios con una lápida encima, y muy poca gente dejaría de sentir temor de hallarse por la noche a solas en un cementerio pese a que desde un punto de vista real es el lugar menos peligroso del mundo. Para contrarrestar ese terror, se tiene que idealizar al muerto, describiéndoselo como infinitamente bueno, idealización que también muestra ante los ojos del propio sujeto que no se le tiene hostilidad. Desde este punto de vista, la idealización del objeto muerto es una autoidealización acerca de la bondad de los sentimientos del sujeto. Nuevamente, un reaseguramiento frente a los sentimientos de culpa y persecución.

Por otra parte, de manera similar a como la fantasía del paraíso terrenal se construye a partir del sufrimiento del vivir cotidiano, la progresiva idealización del objeto perdido surge como un intento de creer que se tuvo un objeto maravilloso. Es un proceso activo de conseguir algo que nunca existió. Existe un tipo de tristeza romántica por la cual al añorar algo del pasado se crea la ilusión de que sí existió. Duelo doloroso, pero a pesar de ello, mucho menos penoso que llegar a la conclusión de que se careció de cierta experiencia que se desearía haber vivido. El objeto del pasado sirve como soporte para esta forma de duelo, objeto que después pasa a convertirse en perdido y añorado.

La *idealización secundaria* del objeto del pasado, que ahora pasa a ser sentido como perdido, permite entender por qué alguna gente no estuvo en depresión desde el momento en que se perdió al objeto primitivo. No se trata de que la pérdida presente reactive el dolor por la pérdida del pasado ni de una simple sumación, acumulación de traumas, sino porque desde el presente se resignifica —*après coup*— todo el pasado. Es lo que sucede en la vejez, en la que lo no vivido pasa a ser sentido como perdido. Lo que nos alerta del riesgo de aplicar monocordemente la tesis —válida para algunos casos— de que para la elaboración de una pérdida actual se requiere de la reelaboración de las pérdidas del pasado. Muchas veces es al revés: elaborando la pérdida actual, las del pasado son resignificadas.

Pero la idealización del objeto perdido —idealización previa a la pérdida o consecutiva a la misma— sólo es un factor para la imposibilidad del sujeto de acercarse a un nuevo objeto. Si el encuentro con nuevos objetos produce angustia persecutoria, si el sujeto tiene una relación hostil o de desconfianza ante las personas que le rodean, o si el sujeto está inseguro de ser atractivo, si por una estructura de personalidad paranoide o narcisista teme el ataque, la crítica o el rechazo, entonces se aislará y construirá una barrera fóbica-evitativa que impedirá el encuentro, aun cuando lo desee. Además, si el sujeto carece de recursos yoicos —habilidad emocional para suscitar interés y atracción en el otro— o, en el caso que el objeto perdido sea un trabajo, si no posee habilidades instrumentales —conocimientos, práctica—, entonces, los intentos de acercarse al nuevo objeto, que podría reemplazar al perdido, terminarán en fracaso. Razón por la cual el objeto perdido será recordado con más añoranza.

La imposibilidad por angustias persecutorias o déficit en recursos yoicos de entrar en contacto con nuevos objetos produce una regresión al objeto del pasado que pasa a adquirir entonces el carácter de objeto perdido. Nuevamente, como expusimos más arriba, éste es un proceso complejo en que la situación actual es la que resignifica a la del pasado. Es lo que destaca Silvia Bleichmar (1993) para mostrar cómo el trauma actual no es mera reproducción de uno existente, evocación del trauma del pasado: «...el traumatismo desencadenante interviene *con igualdad de derecho* que las representaciones previas, y otorga a éstas una recomposición productiva» (pág. 87, cursivas agregadas). Es lo que constatamos en lo que se suele denominar regresión defensiva: ante las angustias que plantea la etapa fálica se vuelve a la oralidad, que ya no es simplemente fuente de la gratificación que tuvo originalmente sino que se le agrega un plus de placer, que deriva de contrarrestar las angustias del presente. Es lo que también ocurre cuando ante las angustias de la adolescencia o de la vida adulta se regresa a vínculos infantiles que pasan a tener un carácter pacificante que no poseyeron en su momento.

¿CÓMO DIFERENCIAR ENTRE FIJACIÓN PRIMARIA
Y FIJACIÓN SECUNDARIA?

Como acabamos de ver, a veces es la fijación al objeto perdido, su añoranza, su idealización, el recuerdo de lo vivido en relación con aquél, y los sentimientos de culpa, lo que frena el acercarse a un nuevo objeto —*fijación primaria*—, mientras que en otras ocasiones, ante el fracaso real o esperado de encuentro con un nuevo objeto, se retorna al objeto perdido y se pasa a desearlo dolorosamente —*fijación secundaria*—. Dado que en el primer caso el objetivo terapéutico estará encaminado a examinar la relación con el objeto perdido mientras que en el segundo el foco lo constituirá la superación de los obstáculos para que se pueda entrar en contacto con el objeto sustituto —angustias persecutorias, angustias narcisistas de ser criticado, humillado, limitaciones yoicas, etc.—, resulta indispensable determinar cuáles son los indicadores que pueden orientar para decidir si lo que predomina es una u otra condición.

La secuencia del tratamiento de un proceso en dos tiempos es lo que nos pone sobre la pista de que se trata de una fijación secundaria: el sujeto tiene fantasías con respecto a nuevos objetos, desearía acercarse, no experimenta culpa, pero cada vez que ello sucede siente angustia, se retrae, posterga el acercamiento real y luego, al cabo de unos días o semanas de lidiar con el deseo de acercamiento y el temor al rechazo, vuelve a recordar el objeto perdido y añorarlo, cayendo en un estado depresivo. Es la secuencia que pudimos observar en un paciente que vino al tratamiento por un duelo patológico que se prolongaba tres años tras la muerte de su mujer. El tema que impregnaba ciertos períodos el tratamiento era el recuerdo de la relación con su mujer, los buenos momentos pasados, las cualidades de aquélla. Sin embargo, cuando me hablaba de ciertos personajes femeninos que trabajaban en su oficina aparecía en el relato una clara cualidad erótica y de deseo, lo que era todavía mucho más manifiesto en sus sueños poblados de aventuras románticas. Es decir, había deseo por los nuevos objetos, pero tratándose de una persona muy insegura, con temor al rechazo —había sido buscado por su pareja sin que él hubiera arriesgado nada—, no se animaba a hacer ningún acercamiento. Él consideraba que había sido muy afortunado en haber encontrado a su pareja, y que una vez perdida no volvería a tener «la misma suerte» pues sentía que no era alguien físicamente atractivo, y que tendía a enmudecer en contacto con otras personas. En síntesis: el recuerdo de la pareja muerta no obstaculizaba por culpa o idealización el soñar con otra nueva, pero al sentir temor de ésta, y comportarse de una manera que hacía imposible el encuentro volvía, una y otra vez, a la única experiencia amorosa que había vivido, en un proceso de idealización secundaria. Este caso es muy diferente del que relatamos más arriba en el que la paciente quedó fijada por trauma narcisista a la pareja que le comunicó que no está enamorada de ella: ningún otro hombre aparecía como atractivo —esta falta de deseo era el rasgo distintivo; solamente el retorno del objeto perdido aparecía como anhelado.

Por otra parte, la relación entre fijación primaria y secundaria puede ser de realimentación mutua: en la medida en que el encuentro con el nuevo objeto provoca angustias, o se revela como inalcanzable, el objeto perdido aparecerá idealizado, lo que dificultará aún más el acercarse a un nuevo objeto.

El sufrimiento por el objeto perdido como forma de vínculo con el objeto actual

Una de las causas de fijación a la situación de duelo, y de la dificultad en superarlo, reside en que el sufrimiento llega a convertirse en una forma de vínculo con un objeto actual, al que se inspira lástima: se entrega sufrimiento a cambio de esperar amor. Beneficio secundario del sufrimiento que constituye un riesgo en cualquier tratamiento que se limite al apoyo emocional sin tener en cuenta la complejidad de factores que están en juego en el duelo patológico. El paciente reproduce, ahora en la transferencia con el terapeuta, un tipo de vínculo sostenido alrededor de compartir algo que es doloroso, en un clima de empatía y compenetración emocional. El sufrimiento se ha convertido en instrumento para asegurar la presencia del objeto, con lo cual el sujeto, para sentirse acompañado y amado, necesita sufrir. El paciente vuelve reiteradamente a la añoranza por el objeto perdido porque eso sirve para consolidar y mantener al terapeuta como objeto solícito y amoroso. No se puede renunciar a penar por el objeto perdido porque en eso reside, precisamente, el sentimiento de seguridad acerca del amor que el objeto presente otorgará. Terreno en que el terapeuta, bien intencionado, puede, inadvertidamente, contribuir a la prolongación del duelo.

Si se trabaja con el paciente, con enorme tacto, esa modalidad de estructurar el vínculo y cómo siente que solamente el otro —en este caso el terapeuta— se vinculará si hay sufrimiento, se abre la posibilidad de elaborar una condición que puede haber tenido su origen en un vínculo con una madre o un padre depresivo que abrazaban al hijo/a en un clima de cariño al compartir sufrimiento. Terreno, por tanto, del masoquismo, del sufrir para fusionarse con el objeto. O sea, la otra gran condición que mantiene la fijación al objeto perdido. Pero no masoquismo por culpa, que es sólo una de las modalidades del masoquismo, sino porque el sufrir produce el placer de una relación de compenetración emocional.

Constatamos, una vez más, que el objeto perdido no es lo central, puesto que en este caso la fijación a la pérdida sirve para adquirir una identidad, la de sufriente. Esto no quiere decir que el dolor no sea genuino —no sería legítimo hablar de manipulación— sino de una incorporación del duelo y el penar por la pérdida dentro de una estructura más amplia, la masoquista, y de una modalidad de relación intersubjetiva *actual*.

La pérdida del objeto interno

M. Klein ha hecho hincapié en que el problema del duelo radica en la pérdida del objeto interno bueno, lo que requiere ser precisado Ayudémonos de un ejemplo para ir delimitando el concepto de objeto interno, el que puede ser tanto una persona, una actividad, un estado afectivo que se desea experimentar, o cualquier cosa con que se tenga un vínculo libidinal u hostil. Supongamos que alguien en la adolescencia va a comenzar su vida laboral y lo hace bajo la expectativa «voy a tener un trabajo gratificante que me va a permitir...». En la mente existe una representación imaginaria «trabajo», un objeto interno, que supuestamente proveería de placer y felicidad al sujeto. Objeto interno que hará factible —preconcepción que encuentra al objeto— *buscar* y dirigirse a un trabajo particular y *convertirlo* en motivante. Cuando el sujeto se presente a posibles trabajos, proyectará en ellos ese objeto interno bueno.

Ulteriormente, si se desengaña y se enoja con el trabajo, y lo cuestiona mediante críticas acerbas, el objeto interno «trabajo satisfactorio» será reemplazado por otro objeto interno, tan imaginario como el anterior, pero ahora de signo contrario: «trabajo frustrante». Por lo cual, la pérdida del objeto interno bueno «trabajo satisfactorio» no significa un simple borramiento en el psiquismo de ese objeto sino una transformación, una reinscripción, en que el objeto «trabajo» queda dotado de la significación de «frustrante». Lo que se ha perdido, entonces, es la expectativa de que exista un trabajo que pueda ser estimulante, por lo cual ni se buscará ni se encontrará en la realidad, dado que sobre cualquier trabajo se proyectará el objeto malo «trabajo frustrante». El objeto interno es, por tanto, una *representación-prejuicio*.

Vayamos a otro ejemplo en que no es el desengaño sobre el objeto sino la pérdida por muerte la que inicia un proceso que termina comprometiendo al objeto interno. Una mujer, tras la muerte del marido, por idealización creciente, puede llegar a sentir que ningún hombre será capaz de tener los atributos de aquél. Un objeto interno «hombre-pareja proveedora de felicidad» existía en su psiquismo, aun antes de conocer a su pareja; objeto interno que permitía suponer que se podría formar pareja con alguien capaz de dar y recibir amor, placer físico, etc. Cuando encuentra al que será su pareja, particularizará en ese hombre concreto la representación existente en su psiquismo de «hombre-pareja proveedora de felicidad». El hombre particular, que es su pareja, se une al «hombre-pareja proveedora de felicidad» que ya tenía dentro de ella, y que puede haber surgido en la relación con el padre, o por lo que le decía su madre que es un hombre, o por la televisión, o por los ensueños de su fantasía consciente o por la fantasía inconsciente, o, más bien, por la combinación de éstas y otras múltiples fuentes.

Como dijimos antes, cuando encontró a su pareja particularizó en esa persona concreta la representación del objeto interno «hombre-pareja proveedora de felicidad». Esta fusión entre un hombre concreto y la representación genérica hace que al perder al marido se arrastre con él la representación de «hombre-pareja proveedora de felicidad», el objeto interno. En su psiquismo, la representación de objeto interno «hombre-pareja proveedora de felicidad» queda transformada en «hombre perdido», «hombre nunca más». Se aproximará a cada hombre con la representación de este nuevo objeto interno, por lo que no reencontrará aquello que supone que no existe. La presencia de cualquier hombre real pasará a estar teñida por este objeto interno y se verá como carente, dado que se ve desde la preconcepción de que no podrá ser como la pareja muerta idealizada.

M. Klein ubica la agresividad como la gran causa que deteriora al objeto interno: el sujeto, dominado por la hostilidad, va deformando progresivamente la representación del objeto, seleccionando los aspectos más negativos deja de percibir los positivos, proyecta en el objeto su propia agresividad por lo que pasa a verlo como teniendo también intenciones hostiles. Todo lo cual va configurando un objeto interno frustrante, agresivo, que al proyectarse sobre el objeto real externo lo teñirá de malos atributos. Alguien que haya constrtuido dentro de sí una representación del objeto con tales características —sea este objeto interno el correspondiente a la pareja, a un amigo/a, al compañero, al jefe en el trabajo, a la profesión o la actividad que se realice—, sólo reencontrará frustración en su relación con cualquier objeto externo que corresponda a esos objetos internos «malos».

Ésta es la idea central en la obra de Klein, por lo cual la superación del duelo va a estar destinada a la recuperación no de una persona en particular —puede ser imposible si murió— sino a volver a edificar dentro del psiquismo la representación del objeto interno bueno. Más allá del reduccionismo kleiniano de considerar la agresividad del sujeto como la condición que ocasiona la pérdida del objeto bueno interno —desatiende el poder del discurso parental en la creación del objeto interno o en su deterioro, y disminuye, hasta casi hacer desaparecer, el papel de la realidad externa, es decir del encuentro con personas agresivas, frustrantes—, su concepto de objeto interno es de enorme importancia clínica. Permite orientar los esfuerzos terapéuticos para conocer las *representaciones-prejuicios* bajo las cuales el sujeto se aproxima a los objetos reales, y el papel que desempeñan en moldear la forma de reaccionar ante estos últimos.

UN CASO DE ELABORACIÓN DE UN DUELO PATOLÓGICO

La señora Y. de alrededor de 50 años, persona inteligente, refinada, agraciada físicamente, sufrió la pérdida del marido quien murió tras una prolongada enfermedad. Mientras vivía, su lugar destacado en la sociedad —era un político exitoso— había permitido a la señora Y. gozar de un trato especial y de una vida llena de halagos narcisistas. Cuando el marido muere, al principio la gente la llama asiduamente y luego los contactos se van espaciando, con gran amargura para ella, que se resiente progresivamente. Su hostilidad crece, lo que dificulta aún más su contacto social pues empieza a ver a los demás como deseosos de aprovechar el legado político del marido. Se encierra progresivamente en la identidad de viuda de un gran hombre: viste de negro absoluto, elimina el maquillaje y va borrando de su mente todo vestigio de hostilidad hacia el muerto, que es sometido a una creciente idealización. Poco a poco pasa a estar dominada por un estado depresivo caracterizado por una mezcla de dolor, de añoranza por los días felices perdidos y de resentimiento por lo que la vida le ofrece en la actualidad. Su trabajo, que siempre le había interesado, empieza a ser como una carga; considera que todos se aprovechan de ella y la relegan en el reconocimiento de sus méritos. Esto determina que, sin oponerse frontalmente, se vuelva negativista bajo la modalidad que se ha descrito en las personalidades pasivo-agresivas: posterga, pone excusas para sabotear toda propuesta de renovación, realiza burocráticamente sus tareas, con el consiguiente deterioro en sus relaciones laborales.

Desea ardientemente ser invitada a reuniones, pero cuando esto sucede lo siente como una limosna por ser viuda, por lo que rechaza acudir. Su aproximación hostil a la realidad determina que la respuesta que provoca vaya confirmando que la tratan mal, que no le otorgan el lugar que merece. Sus relaciones quedan por fin reducidas a unos pocos familiares y al vínculo conmigo en el tratamiento, al que concurre puntualmente para hacerme partícipe de su amargura, esperando que comparta su visión hostil respecto a la gente. La relación conmigo es cálida —a condición de que no la contradiga—, muy defensiva y dominada por una gran susceptibilidad a que la pueda ver como teniendo algún defecto. La imagen ideal que debe mantener de sí le impide aceptar la existencia de cualquier impulso hostil o erótico. El tratamiento tiende a congelarse en el relato de las conductas inadecuadas de los demás y de los días felices del pasado, con los consiguientes estados afectivos, que se entremezclan, de dolor por la pérdida o de rabia narcisista.

Yo, por mi parte, debo actuar con exquisito tacto. Por un lado, con momentos, llamémoslos kohutianos, en que le hago sentir mi aprecio por su inteligencia, sus intereses, sus reales cualidades humanas, sin que tenga que ser explícito en el reconocimiento de estos aspectos, pues la ofendería con un elogio directo, constituyendo más bien un sutil clima que envuelve mis intervenciones. Pero, por el otro, tengo claro que no puedo limitarme a ello ya que le convalidaría su visión paranoide y narcisista, la que entiendo como causa importante de su sufrimiento. Trabajo terapéutico siempre oscilante entre proveer de continencia a sus quejas, de aceptarlas transitoriamente para que no se sienta rechazada y de tratar de profundizar en sus angustias, en sus defensas narcisistas, en el reconocimiento de su hostilidad y rivalidad, no sólo con los que la rodean sino también conmigo. En la medida en que puedo le muestro sus necesidades narcisistas, ancladas en una familia con grandes expectativas, en la que ella tuvo que abrirse paso entre hermanos que recibían un trato preferencial por parte del padre —estudió con la oposición de éste— y participando del clima emocional de la madre, mujer sacrificada y con fuertes elementos paranoides silenciados que la tomó como paño de lágrimas de amarguras que no podía expresar con nadie más. La reconstrucción de las condiciones que le tocaron vivir en su familia le provee de un contexto en que ella puede representarse no teniendo un defecto intrínseco sino siendo su personalidad el producto de ciertas circunstancias vitales. Esto permite que empiece a reflexionar sobre su código interno, sobre sus rasgos narcisistas, su orgullo, sobre su deseo de fusionarse con una figura valorizada —el padre no se lo permitió—. Entiende así el papel de posesión narcisista que cumplió el marido para ella —sostén de un narcisismo siempre vulnerable, necesitado de aportes— y el impacto que la desaparición de esa figura significó en cuanto a su autoestima.

A medida que el vínculo conmigo se consolida, y gracias a que se va sintiendo aceptada, a pesar de que se ponen sobre el tapete lo que ella siente como «defectos», su superyó se va haciendo menos exigente: ella puede también aceptarse y quererse algo más sin necesidad de ser perfecta ni la primera. Esto facilita que podamos empezar a hablar de cómo reproduce conmigo el vínculo que había tenido con la madre: yo soy ahora lo que ella era en la infancia para su madre, es decir, la persona que debe servir de compañía al compartir una visión amargada del mundo. Se abre el camino para que pueda examinar la identificación con una figura paranoide, asustada, cuya agresividad tenía que encubrirse bajo conductas oposicionistas. Recuerda un episodio en que la madre se declaró enferma y hubo que suspender una cena a la que el padre había invitado un grupo de amigos y la cara de satisfacción con que la madre le dijo «tu padre se quedó sin su cena». Entonces es cuando me siento sobre terreno firme para que vea lo que ella hace en la realidad, sin la menor conciencia, atacando sin que la agresión sea manifiesta pero generando malestar en los demás, que luego la rechazan, con la consiguiente ofensa narcisista; para defenderse de la cual se atrinchera en lo que se ha considerado el «espléndido aislamiento» de la personalidad narcisista (Kernberg, 1975).

Pero su aislamiento no era únicamente retracción narcisista defensiva para mantener en la soledad el sentimiento de superioridad. El marido, además de haber funcionado como una posesión narcisista, también había sido para ella un escudo protector frente a un mundo amenazante. Su desaparición la hizo sentir en peligro, se reactivaron sus miedos y utilizó su resentimiento como una forma de evitar el contacto con la realidad vivida como amenazante. Junto al núcleo narcisista —área de la valoración—, la señora Y. tenía un núcleo fóbico-paranoide que la hacía sentir rodeada de figuras que la podían dañar, producto esta visión de una triple determinación: el discurso y la actitud materna de sentirse continuamente amenazada, la violencia del padre y su propia hostilidad proyectada. Este núcleo fóbico-paranoide era el que la obligaba a una actitud tan defensiva. Durante el tratamiento, cada vez que yo encaraba este núcleo fóbico-paranoide tenía que tener una mirada puesta en él pero otra en su sistema narcisista que la podía hacer sentir «despreciable por ser débil y asustadiza», como ella dijo, proyectivamente, respecto de una compañera de trabajo.

Un momento importante de la terapia fue cuando pudo entender la circularidad existente entre la idealización del marido y la desconfianza ante el mundo externo: su hostilidad ante las figuras externas la hacían regresar al vínculo con el marido al que debía idealizar aún más —*fijación secundaria*—. Pero la idealización de la relación con el marido le impedía pensar que pudiera haber otra relación gratificante en la realidad externa. Refugio en la idealización pero también prisión de la que le resultaba imposible salir, pues el exterior era sentido como despreciable frente al gran hombre con el que había vivido.

De poco hubiera servido que en los primeros tiempos del tratamiento yo hubiera tratado de cuestionar la idealización del marido, intentando hacerle ver su ambivalencia y hostilidad hacia él, y cómo la idealización servía para ocultar a éstas y convencerse de sus buenos sentimientos hacia el muerto. Ello hubiera sido desatender que la relación con el marido muerto estaba basada en serias perturbaciones de su equilibrio narcisista y de su sentimiento de seguridad básica. Sólo cuando se sintió más segura, más sólida internamente, pudo encarar el reexamen del vínculo con el marido. Lo que confirma la tesis de que en la elaboración del duelo no se trata de limitarse a la relación con el objeto perdido sino, esencialmente, de que el sujeto pueda recuperar para sí —o adquirir si nunca lo tuvo— las funciones que el objeto cumplía para él. En este caso, de protector y de garante de la autoestima.

Lo que nos lleva a otro punto: el duelo patológico no consiste únicamente en los sentimientos que se tenían frente al objeto perdido sino, también, en el proceso que se inicia y desarrolla a partir de la muerte; y, por encima de todo, las transformaciones que va sufriendo la representación del sujeto en ese proceso. La desaparición del objeto cambia la forma de equilibrio psíquico mantenida por el sujeto hasta ese momento y pone en marcha una sucesión de angustias, de defensas, de reestructuración de la relación del sujeto consigo mismo y con el mundo. Así como en el caso de un campesino que pierde la cosecha por una tormenta, el duelo no se limita al dolor por la cosecha sino que esa pérdida inicia un movimiento que le puede llevar a tener que vender el campo, a ir a buscar trabajo a la ciudad, a ponerse otras ropas, a sentirse amenazado por las insuficiencias en sus nuevas tareas, a estar confundido y desorientado por su nueva identidad, de igual manera la muerte de un ser querido —o la pérdida de objeto en general— es sólo el primer tiempo de una sucesión de acontecimientos que van modificando al sujeto. Por ello hay que hablar de proceso de duelo como algo que se construye día a día y en el que se van poniendo en juego el conjunto de la estructura de personalidad y de las relaciones intersubjetivas y recursos con los que cuenta el sujeto.

Esto es lo que el caso de la señora Y. pone en evidencia, para quien la muerte de su marido —objeto protector y posesión narcisista— hace sentir en peligro y conmocionada en su autoestima, lo que moviliza angustias persecutorias respecto a la gente que la rodea y sentimientos de minusvalía, frente a los cuales, se activan como defensas la agresividad, la rabia narcisista, la evitación fóbica racionalizada como desprecio y una vuelta al objeto idealizado representado por el marido. Defensas que, a su vez, traen consecuencias: cuanto más agresiva, más rechazo del exterior y retraumatización narcisista, junto a un incremento de su desconfianza sobre la gente por proyección de su agresividad. Situación atrapante que circula de manera reverberante entre la dificultad de conexión con el mundo externo —en que sí podría encontrar objetos sustitutivos— y el retorno por esa misma dificultad a un incremento de la idealización del objeto perdido —fijación secundaria—, lo que perturba recuperar en la realidad un objeto que siempre se le aparecerá como inferior al muerto.

Elaboración del duelo: el tratamiento

En el diagrama 9 se especifican los factores que condicionan la elaboración del duelo patológico por la pérdida de objeto. En él se ve que lo central es superar las ansiedades y limitaciones del sujeto que le impiden desprenderse del objeto perdido —*fijación primaria*— o le incapacitan para relacionarse con objetos sustitutivos, lo que determina que vuelva al recuerdo y añoranza del objeto perdido —*fijación secundaria*— con la idealización consiguiente. Mientras el sujeto no modifique su balance narcisista y su tendencia a sentirse impotente ante la realidad que vive como superior a sus fuerzas, o no supere sus angustias paranoides, o la agresividad —y las causas subyacentes a ésta—, que le lleva a atacar continuamente a los posibles objetos sustitutos y luego a sentirse carente de objetos que le puedan gratificar, o no desarrolle recursos yoicos emocionales e instrumentales que le permitirían expandir sus posibilidades en el mundo real, si ello no sucede se mantendrán activas las condiciones por las cuales la pérdida del objeto es tan devastadora; o, incluso, será conducido a la repetición de la pérdida cuando ésta fue el resultado de un narcisismo destructivo que ataca por rivalidad a cuanto objeto se pone por delante.

Dentro del diagrama hay un sector que requiere de una mayor aclaración: la confianza en la capacidad de reparar (Klein, 1940). La experiencia real de haber perdido algo importante y haber podido seguir adelante queda inscrita en el psiquismo como creencia de que las pérdidas son reparables, que se va a ver la luz al final del túnel. Pero esta confianza en la capacidad de reparar no depende exclusivamente de lo sucedido al sujeto, de las reparaciones reales que haya podido hacer ante sucesos y condiciones adversas de su vida, sino de las creencias que sus personajes significativos le puedan haber transmitido acerca de que la reparación es factible. Es lo que pudimos comprobar en un paciente que nos llamó la atención por su optimismo y la confianza con que encaraba dificultades importantes en la vida. Había tenido un padre que cuando los nazis invadieron el país en que vivían, preparó las cosa para escapar y le dijo a la familia: «Bueno, nos vemos en América», con total convicción de que eso sucedería, y que en América volverían a recuperar la buena posición que tenían. Anécdota que no por su importancia debemos considerar que fue la única con esas características y que inscribió en lo más profundo de mi paciente que siempre existe un «nos vemos en América».

Aquí apreciamos el poder del discurso y de la actitud de un otro significativo que tiene implicaciones decisivas para comprender lo que puede significar en el tratamiento la posición del terapeuta respecto a la confianza de que el paciente pueda superar el duelo patológico. En efecto, si la capacidad de poner en marcha un proceso hacia la reparación depende de una fantasía, de una creencia de que esto es factible, la confianza del analista en la capacidad de su paciente de que podrá superar sus dificultades, de que no es un paciente irrecuperable ni de que sus circunstancias vitales no dejan ninguna solución, transmitida siempre de manera inconsciente, dado que es este nivel el que cuenta, es lo único que ayuda al paciente a mantener la esperanza de que hay un futuro diferente. El análisis es una apuesta de que algo es posible de ser modificado, pero para ello se necesita que el analista tenga esta confianza. Por eso ningún analista que dude de su paciente, de sí mismo como terapeuta o de su instrumento terapéutico podrá transmitir a su paciente la confianza de que a pesar del sufrimiento actual saldrá adelante. El límite en la transformación de alguien en terapia no está dado solamente por su patología o sus recursos. Éstas son, sin duda, variables importantes, pero no las únicas. La otra variable depende del analista, de lo que crea y de lo que verdaderamente sea capaz de hacer. No hay peor combinación que un paciente depresivo en proceso de duelo y un analista imbuido de la misma desesperanza porque no confía en el resultado del tratamiento.

Para terminar este capítulo sobre el duelo quisiéramos recordar que nos hemos centrado en el duelo patológico, proceso que difiere del duelo normal, el que puede adquirir formas muy distintas como variantes bajo las cuales una persona reacciona a la pérdida de un objeto de amor (Hagman, 1995). Pero, por lo menos, deseamos dejar consignada nuestra concepción de que tanto el duelo normal como el patológico no son un proceso exclusivamente intrapsíquico sino que dependen del contexto de los objetos significativos que acompañen al sujeto en esas circunstancias, objetos que podrán facilitar la aceptación y superación de la pérdida o, por el contrario, convertirse en el factor que refuerza la fijación patológica al objeto perdido.

CAPÍTULO IX

ALGUNAS DIMENSIONES PARA UN MODELO MODULAR-TRANSFORMACIONAL EN PSICOPATOLOGÍA Y PSICOTERAPIA

> Interjuego:
> Por necesidades de autoconservación (persecución, hambre, etc.) y/o de apego emocional, se entrega al otro el cuerpo sexual, la mente y el deseo. Por necesidades narcisistas, se renuncia al cuerpo sexual o a la autoconservación. Por necesidades sexuales se renuncia a la autoconservación o al narcisismo.
> Por necesidades narcisistas o de apego afectivo insatisfechas, se las compensa con la hipersexualidad o el placer oral (bulimia). Por necesidades sexuales insatisfechas, se las compensa con la hipernarcisización de la mente o del poder sobre el otro.

Después del recorrido realizado en los capítulos precedentes, en que hemos tratado de ejemplificar las ventajas y el campo promisorio que abre para la psicoterapia un *modelo modular-transformacional* basado en la articulación de sistemas motivacionales, queremos pasar revista ahora a algunos de estos sistemas. Lo que en los capítulos anteriores ha sido énfasis en las configuraciones, en las transformaciones que van de una a otra, es decir, en las unidades que se van generando por el proceso de articulación de diferentes dimensiones, encontrará en lo que sigue el proceso opuesto: descomposición, análisis, a fin de poner de relieve esas dimensiones en su individualidad.

Si partimos de la obra freudiana, vemos que en ella podemos reconocer la descripción y teorización sobre una serie de sistemas motivacionales. En primer lugar, un *sistema sensual-sexual* que abarca desde el erotismo de la piel en su conjunto hasta el placer localizado de las zonas erógenas clásicas —oral, anal, uretral, genital—. Posteriormente, cuando Freud introduce el concepto de narcisismo, a éste lo hace sustentarse en una libido, la del yo, como separable de la libido del objeto. La razón de esta distinción se debe a que constata que es diferente el placer sensual-sexual que el placer de la valoración del yo. Distinción que permite entender por qué un sujeto es capaz de ahogar el placer de la sexualidad —oral, genital o de otras formas de sensualidad— con tal de satisfacer el placer narcisista, como lo muestra el asceta o el sujeto resentido con el objeto de amor al que rechaza para apuntalar un orgullo previamente lastimado.[98] El *sistema narcisista* constituye así un módulo motivacional que aunque pueda tener su origen en el sensual-sexual, una vez constituido, pasa a poseer un grado importante de autonomía en relación con aquél, entrando en articulaciones complejas, incluidas variaciones periódicas en la dominancia relativa de uno sobre el otro. El sujeto se rebaja ante el objeto de amor, aceptando toda clase de humillaciones en pos del placer sexual; satisfecho éste, el sistema narcisista puede volver a adquirir jerarquía, maltratándose al objeto para hacerle sentir su poder, hasta el momento en que el deseo sexual retorna con toda su fuerza.

Pero si el sistema motivacional sensual-sexual y el sistema narcisista empujan hacia la búsqueda del placer —ése es el elemento que comparten—, el psiquismo es regido por otro sistema motivacional poderoso: el conjunto de mecanismos por los que se trata de evitar el displacer, cualquiera que sea la forma de éste —dolor físico, sufrimiento psíquico bajo las modalidades del miedo, de la culpa, de la vergüenza, etc.—. *Sistema de evitación/disminución del displacer* que comprende desde los mecanismos de defensa hasta los movimientos más primitivos de fuga de la situación dolorosa, o de abolición del pensar y el sentir.

Por otra parte, a partir de los trabajos de Bowlby (1980) —retomó, en otro nivel, ideas de Fairbairn en cuanto a la búsqueda de objeto—, el deseo de apego es considerado por algunos autores (Lichtenberg, 1989, 1992) como un sistema motivacional. La razón de entenderlo como un sistema con autonomía relativa parte no sólo de los estudios evolutivos desde una perspectiva psicoanalítica sino de lo que muestra la clínica de adultos: algunos sujetos renuncian a la sexualidad, incluso a la satisfacción narcisista ya que se someten y aceptan humillaciones con tal de que el objeto no les abandone. No es por la satisfacción sexual ni porque el objeto sirva para disminuir el displacer —en muchos casos lo provoca continuamente— sino porque la presencia del objeto es vivida como fuente de toda seguridad. Apego, incluso del tipo más regresivo, casi equivalente al del niño pequeño aterrorizado que corre hacia el objeto protector, y que depende mucho más de las pulsiones de autoconservación que de las sexuales.

Cuatro sistemas motivacionales (sensual-sexual, narcisista, apego, y de evitación del displacer-dolor) que no agotan la lista y que requieren tanto su descomposición en las dimensiones componentes de cada uno de ellos como ser relacionados con las configuraciones que en la producción teórica y clínica psi-

---

98. Kohut y su escuela otorgan al sistema narcisista no sólo un lugar dentro del psiquismo sino que lo utilizan como sistema supraordinado del que todo depende —angustias, defensas, deseos sexuales, síntomas—. Por nuestra parte, aun reconociendo su importancia no podemos dejar de lado que junto a él coexisten niveles del psiquismo en que la valoración y la autoestima no son lo central, niveles en que las angustias de autoconservación, el temor corporal más primitivo, o el deseo sexual en sus formas más elementales, superan las angustias narcisistas de la vergüenza y la desvalorización.

coanalítica se han ido decantando como poderosos instrumentos conceptuales que iluminan la psicopatología y la psicoterapia —yo, ello, superyó.

Respecto a las dimensiones de las que nos ocuparemos a continuación, sabemos que las que presentamos están destinadas a obligados agregados y remodelaciones pero, independientemente de ello, de lo que sí estamos convencidos es de que constituyen un paso en la dirección adecuada: el desarrollo de un modelo de articulación de componentes que no quede adherido a las categorías de la fenomenología descriptiva, que tenga consecuencias para la psicoterapia, que lleve a un más allá de la mera etiquetación del paciente y, sobre todo, que conduzca a la pregunta *¿qué tipo de intervención terapéutica específica para qué tipo de configuración diagnóstica?* O, incluso, de manera más precisa: ¿qué tipo de intervención para qué *componente* de la estructura psicopatológica y de personalidad?

Las dimensiones y las categorías están múltiplemente relacionadas entre sí. Así, para ejemplificar de entre las muchas correlaciones posibles, el sistema narcisista podrá determinar la emergencia de ciertas emociones o la movilización de determinadas defensas. Pero, a su vez, las defensas llegan a perturbar seriamente el funcionamiento psíquico y la relación con la realidad, inclinando entonces en un sentido negativo el balance narcisista; o lo que describiremos como «estados emocionales» y la «relación del sujeto consigo mismo» condicionan las relaciones intersubjetivas, o pueden determinar la aparición de síntomas. Pero, en algunos casos, la direccionalidad de la correlación funciona en distinto sentido: la perturbación en las relaciones intersubjetivas genera alteraciones en la relación del sujeto consigo, o los síntomas por causas intrapsíquicas inciden sobre las relaciones interpersonales, o éstas originan los síntomas. Lo que existe habitualmente es un proceso de múltiples reverberaciones entre estos dominios. Esta relación compleja entre lo intrapsíquico y lo intersubjetivo se contrapone al reduccionismo de aquellos modelos que, o hacen hincapié en lo segundo como determinante de todo, o hacen surgir el todo a partir de lo interno, del conflicto intrapsíquico, de la fantasía inconsciente endógenamente originada.

Las áreas que proponemos como agrupación de dimensiones, y las subcategorías dentro de cada área, tienen que ser consideradas, por tanto, como momentos del análisis, como congelación a fin de poder pensar una realidad compleja de procesos de causalidad y transformación multidireccional. Nada nos preocuparía más, que las dimensiones fueran tomadas como elementos aislados sin verse que se determinan mutuamente en un proceso en continuo movimiento. Por ello, para cada paciente existe un tiempo llamémoslo *estático* del análisis —el relevamiento de las diferentes dimensiones— y un *tiempo dinámico* en que se trata de determinar, a la manera de lo que se hace en los denominados diagrama de flujos, los pasos, las transformaciones, las influencias de las áreas y dimensiones entre sí, y la forma en que se articulan y determinan —cualidad emergente—, lo que no pertenece a ninguna de ellas por separado. *La concepción del psiquismo como un sistema de integración modular y de transformaciones nos parece el paradigma que supera tanto al atomismo de las funciones como a la globalización a partir de unas pocas categorías de las que se deducen las restantes.*

Veamos ahora algunas dimensiones y áreas de la personalidad que en su articulación generan configuraciones diagnósticas que serán específicas para cada paciente, y que orientarán hacia dónde dirigir nuestros esfuerzos terapéuticos. Configuraciones diagnósticas y objetivos terapéuticos que están destinados a una reformulación continua, que se irán haciendo más complejos en el proceso del tratamiento, ya que algunos fenómenos requieren para su emergencia de la progresión del mismo, de los vaivenes de la regresión, de la activación de ciertos aspectos del funcionamiento del psiquismo que sólo pueden producirse en unos contextos y no en otros —momentos en la terapia o en la vida del paciente—. No hay un diagnóstico *a priori* ni un plan terapéutico que pueda anticipar toda la complejidad de lo que irá surgiendo a lo largo del tratamiento. Lo que no significa que no sea factible y necesario ir haciendo cortes diagnósticos y fijar objetivos terapéuticos durante la evolución del mismo.

El sistema pulsional-deseante: modalidades del desear y contenidos temáticos de los deseos

En el ser humano el instinto animal se inscribe en el psiquismo en términos de deseos que van desde los más cerrados sobre el propio sujeto y más cercanos a lo instintivo —regulación del equilibrio psicofísico, disminución de tensión, satisfacción de la necesidad— hasta los más simbólicamente elaborados y alejados del instinto como los dirigidos al otro en búsqueda de reconocimiento narcisista. Deseos que parten del sujeto hacia el otro pero en cuya constitución misma interviene también el otro, en el sentido de que es éste quien aporta o, incluso, implanta violentamente, no sólo el contenido del deseo —qué se deseará— sino *la vitalidad, la modalidad del desear y la reacción frente al desear.*

Espectro amplio de los deseos que se hunden en lo pulsional autoconservativo y en lo pulsional sexual. Al respecto creemos necesario mantener tal diferencia, sabiendo que esta postura no es unánime en psicoanálisis, pues nos guían dos órdenes de consideraciones. En primer lugar, las mismas que hicieron que Freud considerase necesario mantener el concepto de autoconservación hasta el final de su obra —lo evidencia la continua referencia que a ella hace en *Nuevas conferencias de introducción al psicoanálisis* (Freud, 1933a) y en *Esquema del psicoanálisis* (Freud, 1938a), sin mencionar las obras que van entre 1915 y 1933—: la clínica del conflicto, la angustia de castración, revelan que aquello que puede ser objeto de intenso deseo y de placer sexual es capaz, sin embargo, de encontrar un dique en otra fuerza no menos poderosa cuando hace sentir, al sujeto en peligro, peligro real o totalmente imaginario. Lo que nos conduce a la segunda cuestión, la del riesgo de convertir la sexualidad en una categoría tan abarcativa que borre las diferencias que podamos ir haciendo entre condiciones que surgiendo a partir de sus formas más elementales terminan por adquirir propiedades no existentes en las que las originaron. Nosotros hemos insistido reiteradamente en que la dimensión del narcisismo implica un cambio de envergadura en el desarrollo psíquico, que, por el narcisismo, el sujeto puede renunciar a la sexualidad directa con el objeto, o a la autoconservación y a la sensualidad del comer —la anorexia—, o puede sobresignificar, como en Casanova, la sexualidad, convirtiéndola en un instrumento de su narcisismo, o respecto a la alimentación convertir a ésta en un alarde de «saber comer», en una virtud de *gourmet*, en que el refinamiento es el que otorga placer y no la zona erógena (Bleichmar, 1981, 1986). Lo que no significa que el placer de la zona erógena en el encuentro con el objeto ni las necesidades de autoconservación desaparezcan. En la articulación de sobresignificación, o de oposición, o de complementariedad entre autoconservación, sexualidad, narcisismo, vemos la riqueza del pensamiento freudiano.

Quisiéramos ahora detenernos en los deseos que se activan en el sujeto y tienen al otro como destinatario, marcando así sus formas de vínculo. Lo que ofrece el interés adicional de ser también deseos que se dirigen al terapeuta durante el tratamiento.[99]

1. Deseos de ser alimentado, protegido frente al peligro, deseos de que el otro disminuya la tensión psíquica, contenga, apacigüe la angustia (Bion, 1959, 1962; Bollas, 1987, 1989; Kohut, 1971, 1977; Winnicott, 1965, 1989). Equivale a lo que el niño espera de los padres, por ejemplo ante una pesadilla: que se le tome en brazos y acaricie, o se pronuncie la palabra que saque del terror. En la terapia, el terapeuta debe encontrar las palabras y la actitud emocional que tranquilice ante la angustia que ha surgido por creer que puede sobrevenir una nueva crisis de pánico, o ante el sentimiento de impotencia por una situación externa, o ante una cierta condición mental que se vive como amenazante.

---

99. Para Freud el objeto era esencialmente objeto de los deseos sexuales, agresivos y de la pulsión de autoconservación. Klein le agrega otra función: el objeto es primariamente buscado para desprenderse de la angustia —efecto en el psiquismo de lo que llama instinto de muerte—, para proyectar en él lo que no puede tolerar dentro de sí. Lacan y Kohut ven al objeto en relación al narcisismo: en Lacan, relación dual que sostiene la ilusión narcisista o, por el contrario, el tercero que permite romper con el aprisionamiento de esa relación dual; en Kohut, especularización y fusión con la imago parental idealizada. Bowlby (1980) enfatiza la función del objeto de satisfacer deseos de apego que van más allá de la satisfacción sexual directa. Estas motivaciones para la búsqueda de objeto no se contraponen sino que corresponden a distintos sistemas del psiquismo, siempre presentes aunque puedan predominar una u otra en cada situación.

2. Deseos de satisfacción sensual-sexual, o de satisfacción de impulsos agresivos: el otro es un cuerpo para ser chupado, acariciado, poseído sexualmente, etc. También, alguien en quien satisfacer la agresividad que se siente como presión inaguantable en busca de un objeto al cual atacar.

3. Deseos narcisistas: de reconocimiento y valoración, de que el otro convalide el exhibicionismo grandioso del sujeto, de fusión con el objeto idealizado, de triunfo sobre el objeto, etc.

4. Deseos de respuesta emocional del otro, que van desde la búsqueda de empatía por parte del otro a la necesidad de que tenga sentimientos que completen el circuito de intercambio afectivo con el sujeto. Respecto a esto último, ciertos estados afectivos —estados de ternura, de excitación y placer por el encuentro, de complicidad en las miradas, de alegría por la alegría del otro— sólo pueden existir en la intersubjetividad. Como dijimos en un capítulo anterior, no se puede contar con placer un chiste si el otro no se ríe, pues lo que se busca es, precisamente, provocar esa risa. De igual manera, la excitación sexual depende en buena medida de que el otro se excite con el sujeto. Esta necesidad de que haya un estado afectivo en el otro que posibilite el surgimiento en el sujeto de un afecto deseado es diferente de la empatía. En la empatía basta con que el otro comprenda algo que siente el sujeto sin que sea indispensable que experimente ese sentimiento de manera igual a la del sujeto (Basch, 1983). Para un paciente puede ser suficiente que el terapeuta comprenda cómo se sintió en una situación determinada —asustado, por ejemplo—, y eso le hace sentir acompañado.[100]

Dominancia, concordancias y contradicciones entre deseos

Si bien los cuatro tipos de deseos mencionados se hallan presentes en todo sujeto, varía la importancia y dominancia que adquieren cada uno de ellos. Así, hay personas para quienes el nivel básico de funcionamiento es el representado por los deseos de protección o de contacto emocional o de contención de la angustia, siendo absolutamente secundarias las necesidades sexuales directas o, incluso, las de valoración narcisista. Más aún, como planteamos más arriba, a cambio de ser protegidas y calmadas están dispuestas a pagar el precio de una sexualidad que no les interesa o de sostener la autoestima de la otra persona aceptando toda clase de ofensas. Otras, por el contrario, no requieren del objeto protector sino del sexual. Mientras que en ciertos sujetos lo fundamental es el carácter narcisizante del objeto, es decir que sirva a los fines de apuntalar la autoestima. En consecuencia, la pregunta a formular, teniendo estos cuatro subtipos como guía, es *¿qué de-*

---

[100]. Para una revisión del papel del otro en la posibilitación de estados afectivos del sujeto, véase el capítulo «Affects and Selfobjects», en Stolorow y otros, 1987.

sea fundamentalmente el sujeto del otro, sea este otro la pareja, un amigo, o el terapeuta?

Aplicando este principio de la *dominancia relativa* entre subtipos de deseos al examen del vínculo entre el sujeto y el otro, el grado de encuentro y desencuentro entre estos cuatro subtipos de deseos, su combinatoria particular puede dar lugar a tensiones importantes. ¿Qué sucede si alguien ha tenido padres con quienes compartió sentimientos de ternura, de complicidad sutil, y su pareja, por el contrario, fue criado por padres con quienes esas experiencias no existieron y por lo tanto no están en su vocabulario emocional? En estos casos el «hambre emocional» que experimenta el primero de lo sujetos mencionados en su relación con el segundo puede ser tan devastador como el hambre de la pulsión de autoconservación. Pero también la sobreestimulación emocional que alguien con necesidades de este tipo impone sobre el que no las posee puede resultar abrumadora y desorganizante para este último.

De manera equivalente, en cuanto a la producción de conflicto, ¿qué ocurre si alguien que teniendo deseos de protección, cobijamiento, o de disminución de la tensión psíquica, o de contacto emocional, al buscar satisfacer éstos se dirige a alguien que le responde con deseos de tipo sexual? Es lo que mostró Ferenczi (1932a) en *Confusión de lengua entre los adultos y el niño. El lenguaje de la ternura y la pasión*. Más aún, si el sujeto —infantil o adulto— para satisfacer esos deseos de protección, de disminución de ansiedad y de encuentro emocional debe utilizar el cuerpo erótico como forma de conseguir al otro porque a éste es lo único que le interesa, ¿no reconocemos en esa condición aquello que se ha considerado típico de la histeria, habiéndosele atribuido una intencionalidad de castrar al otro, de frustrar su deseo, cuando muchas veces se trata de personas infantiles, asustadas, para quienes la sexualidad no es el foco de la organización de su personalidad ni el sistema motivacional dominante? Que en algunos casos sí se trata de seducir para frustrar no autoriza la generalización ni dispensa de un análisis más afinado que tenga en cuenta lo que el sujeto necesita, a veces, imperiosamente. Con respecto a la histeria ha existido una tendencia a estudiarla desde la perspectiva subjetiva del otro, desde la frustración de éste. Desgraciadamente, el terapeuta —analista o psiquiatra— tiende a identificarse con la pareja del/la histérico/a y no con el sufrimiento del/la paciente. La agresividad que se le atribuye sistemáticamente a la persona histérica es, en muchos casos, pura proyección de la hostilidad del otro porque el/la histérico/a no satisface sus deseos. Incluso la propia denominación de histérico/a formulada con clara connotación peyorativa para aquel/la que rehúsa el deseo sexual del otro revela la hostilidad del terapeuta identificado con ese otro. Un estudio de la denominada personalidad histérica requiere que se haga desde la subjetividad de ésta, de sus deseos de distintos tipos y no desde la perspectiva de una pareja frustrada que cree que tiene el derecho de reclamar algo que, legítimo en sí mismo, pierde esta cualidad cuando se desconoce que el otro también posee legitimidad en dirigirse a él/ella en busca de satisfacción de deseos no sexuales. La histeria ha sido definida desde la sexualidad y no desde la complejidad de su organización y necesidades emocionales (Dio Bleichmar, 1985, 1987, 1992a, 1992b, 1994a, 1994b). Al respecto, el psicoanálisis tiene una deuda con la histeria equivalente a la de la psiquiatría de la época en que se maltrataba al enfermo mental. Deuda que siempre es el resultado de la ignorancia en la comprensión de las motivaciones del otro y, sobre todo, de dificultades en la identificación con el diferente.

La otra cuestión relativa a los deseos que tienen al otro como su objeto concierne a preguntas que van más allá del contenido de un deseo en particular, de su temática, y se refieren a modalidades estructurales, transtemáticas, con las cuales se reacciona ante el deseo del otro, así como a los medios empleados para promover el deseo de éste a fin de que satisfaga los del sujeto. Destaquemos los siguientes interrogantes:

¿Qué deseos, estados de ánimo, conductas se tratan de inducir en el otro para que éste satisfaga los deseos del sujeto? Con las formas específicas de inducción: seducción, amenazas y castigos diversos —incluido el abandono físico o emocional—, inoculación de estados emocionales —excitación, angustia, miedo, sorpresa, confusión—. También al provocar sentimientos de culpa y de responsabilidad al mostrar el sujeto su sufrimiento o colocarse, activa e inconscientemente, en condiciones peligrosas de indefensión que despierten en el otro la necesidad de protegerle —modalidad frecuente en el vínculo del adolescente con sus figuras parentales o de ciertas personalidades dependientes en su relación con el terapeuta.

La pregunta simétrica respecto a la que acabamos de ver sería: *¿Cómo se ubica el sujeto frente al deseo del otro?* Cuestión a la que trató de responder Lacan (1966) en los inicios de su obra, especialmente en la dimensión de subordinación del sujeto al deseo del otro, constitución del propio deseo en base al del otro, constitución del propio deseo en oposición al del otro, frustración del propio deseo para frustrar al del otro; o en la imposición tiránica al otro del deseo propio.

Lo que conduce a otras preguntas, relativas ahora a la relación del sujeto consigo mismo: ¿cuál es la relación del sujeto con respecto a sus deseos, cómo los regula? ¿Es negativista con respecto a sus propios deseos, los desconoce, los satisface, los rechaza, se castiga por el hecho de desear? ¿Cuando los satisface, y esa satisfacción implica una infracción a sus mandatos superyoicos, se comprende, se castiga? ¿Cuáles son los tipos de castigo que se autoimpone?

Temática y modalidad de regular/satisfacer el deseo que no son independientes, ya que si bien cada sujeto utiliza formas prevalentes, estructurales, de relación con sus deseos y con los del otro, también ciertas temáticas específicas pueden quedar acopladas a determinadas modalidades que se emplean prevalentemente en relación con ellas.

Estados emocionales y angustias: el sistema de alerta y emergencia

Los estados emocionales son estructuras cognitivo-afectivas con sus correspondientes componentes corporales, neurovegetativos, y estructuras cerebrales,[101] que resultan activadas por ideas e imágenes y que, a su vez, cuando están en acción, *seleccionan —convocan—* las ideas dentro de las series del placer o el displacer. Los estados afectivos englobados habitualmente bajo la denominación de angustias son el resultado de la activación de un sistema de alerta y emergencia ante distintos tipos de peligros internos y externos: angustias de autoconservación con sus múltiples variantes —de abandono por el objeto sentido como protector o fuente de gratificación pulsional, o incluso angustias por percatación de desequilibrios biológicos o enfermedades corporales—, angustias de persecución, sentimientos de culpa, de confusión, de vergüenza, sentimientos de pérdida de la coherencia mental o corporal, etc. Sistema de alerta y emergencia marcados por el orden simbólico, por las significaciones que adquieren los objetos, las situaciones y las propias vivencias, pero, también, en directa relación con el sistema neurovegetativo que en el hombre constituye parte de su herencia filogenética, por lo que corresponde a los niveles más primitivos de su organización biopsíquica. Respecto a esta dimensión de las emociones más cercanas a lo fisiológico, hay personas que funcionan en un alto nivel de activación neurovegetativa, con las concomitantes manifestaciones respiratorias —taquipnea, respiración entrecortada, etc.—, vasculares periféricas —enrojecimiento de cara y parte superior del tórax—, sudoración, taquicardia, contractura de la musculatura visceral, variación en la secreción insulínica —hipoglucemias psicológicas—, contractura de la musculatura esquelética, alteraciones de las funciones cor-

---

101. Para una revisión de la organización neurobiológica de las emociones, véase Damasio, 1994; Kandel, 1995; LeDoux, 1994; Shore, 1994. El conocimiento reciente sobre el doble circuito de las emociones, en especial el de la amígdala cerebral, permiten avanzar en la comprensión de ciertos estados emocionales cuyo grado de simbolización es diferente, y menor, que el que depende del tálamo-córtex. Los estudios de Reiman (1996) y colaboradores aportan pruebas para pensar que la amígdala cerebral, el hipocampo y el polo temporal participan en la evaluación que distinguen a los estímulos exteroceptivos sensoriales como emocionalmente significativos, que una región en la vecindad de la corteza insular anterior interviene en la evaluación de los estímulos interoceptivos *negativos*, y que la región prefrontal medial lo hace en *el experienciar* las emociones o en *inhibirlas*. Por otra parte, los estudios recientes sobre memoria indican que la amígdala cerebral estaría relacionada con la memoria afectiva. La llamada memoria declarativa, con sus subtipos de memoria semántica y memoria episódica, tendría otra localización cerebral. Por otro lado, la memoria no declarativa, relacionada con la ejecución de funciones, es diferente de la de inscripción de experiencias (véase el excelente trabajo de Ruiz Vargas, 1994). Estos estudios aportan una base, hasta ahora inexistente, a la idea freudiana de la localización espacial diferenciada de distintos tipos de inscripciones. Pero, más allá del problema de la localización anatómica, que es de resorte de los neurobiólogos, si estos estudios son pertinentes para el psicoanálisis es porque muestran que hay diferentes sistemas inconscientes de inscripción: sistemas de representación perceptual, sistemas semántico y sistemas procedimentales (Ruiz Vargas, 1994, pág. 214).

porales, etc. En otros, en cambio, aun sufriendo intensamente el conflicto y la angustia, las repercusiones neurovegetativas no tienen las dimensiones que señalamos antes. Generalmente se piensa que el grado de activación neurovegetativa depende exclusivamente de la calidad de las fantasías, de que éstas sean de las llamadas aterrorizantes o sus opuestas, las que inundan de placer. Ésta es, sin embargo, una vertiente de la cuestión. Así como el nivel de las distintas constantes biológicas varía dentro de límites amplios para una población de sujetos, lo mismo sucede con el grado de reactividad neurovegetativa ante las ideas. Por ello, de manera equivalente a como ciertas personas son capaces de ingerir alimentos del más alto contenido en colesterol sin que éste incremente desmesuradamente en sangre mientras que para otras no hay dieta que pueda controlarlo, las personas difieren también en cuanto al grado en que el cuerpo reacciona ante la «dieta ideativa» con que le alimenta la mente. Continuando la analogía: en condiciones habituales, la disminución del colesterol exógeno y grasas disminuye el colesterol en sangre; en el nivel de la analogía, la disminución del conflicto psíquico, la pacificación de la mente, disminuye el grado de activación neurovegetativa. Es lo que la experiencia psicoterapéutica señala. Pero existe un grupo de sujetos que aun cuando se modifiquen importantes contenidos ideativos, a pesar de ello, conservan un elevado nivel básico de activación neurovegetativa.[102]

Sabemos que puede sorprender al lector que incluyamos estas descripciones dentro de un modelo psicoanalítico, y hasta se pudiera llegar a considerar como más propio de una semiología médica. A nuestro juicio, el énfasis en la importancia del componente ideativo de las representaciones psíquicas, de la significación simbólica, hizo descuidar en psicoanálisis —y todavía más en la psicología cognitiva, que los ignora completamente— los niveles más primitivos de la personalidad en que las reacciones psicofisiológicas no han pasado a ser incorporadas a los sistemas simbólicos. Niveles que corresponden a cómo un bebé responde a la presencia/ausencia de su madre, al dolor, a la angustia, en que el cuerpo forma una unidad con el psiquismo sin que éste simbolice a aquél, que, simple y automáticamente, sufre sus efectos (Gedo, 1979; Jones, 1995; Lichtenberg, 1989; Lichtenberg, y otros, 1992; Spezzano, 1993).[103]

102. Esto tiene consecuencias para el tratamiento: creemos que en estos casos sí poseen una aplicabilidad, como coadyuvantes de la psicoterapia, las técnicas de disminución de la activación neurovegetativa como la relajación corporal o los psicofármacos.

103. La escuela lacaniana, con su énfasis en el lenguaje, en la reestructuración *après coup* que el nivel simbólico realiza, llega a la conclusión de que no hay nivel preverbal. Por el contrario, Piera Aulagnier señaló cómo jamás un nivel del desarrollo anula al anterior, que no hay traducción total de un nivel por el que le sigue (Castoriadis-Aulagnier, 1975). Es la posición de Gedo (1979), quien tanto ha enfatizado la importancia de los estados psicobiológicos primitivos que no han sido simbolizados, y que los conocimientos actuales sobre el desarrollo emocional no dejan lugar a dudas (Stern, 1985).

Es notable constatar cómo la práctica habitual de captar a los pacientes en el nivel temático de su discurso verbal —el análisis del contenido del mismo, del tema de su fantasía inconsciente— actúa de cortina que oculta cómo se manifiesta el cuerpo en el curso del tratamiento, cómo va reaccionando a ciertos contextos y vicisitudes del vínculo. Paradoja enorme del psicoanálisis que fue el primero en incorporar el cuerpo a la psicoterapia —el cuerpo del síntoma histérico, la conversión, el cuerpo erógeno— y que, sin embargo, ha hecho pasar a un segundo plano el cuerpo neurovegetativo. El analista observa las asociaciones verbales de su paciente, le ayuda a captar sus significados, sus disociaciones, pero ¿es práctica habitual orientar al paciente a que se conecte con la forma en que respira, con la variación en su tono muscular en las diferentes zonas del cuerpo, con las contracturas de éste como respuesta a ciertos momentos del vínculo, con la incomodidad corporal, etc.? ¿No hay riesgo de que el analista participe en la negación del estrés corporal que el paciente realiza? (Breznitz, 1985)

El sujeto busca objetos (Fairbairn, 1952; Grotstein y Rinsley, 1994), satisfacciones pulsionales sexuales, agresivas, y de autoconservación (Maldavsky, 1986), pero sobre todo *busca reexperienciar ciertos estados emocionales y huir de otros* (Bollas, 1987, 1989; Horowitz, 1991; Joffe y Sandler, 1965). Búsqueda de estados de hiperexcitación o, por el contrario, de calma psicofisiológica, de activación vegetativa o de desactivación, que están en la base de ciertas actividades que a la manera de adicciones valen no sólo por el contenido simbólico que tienen sino por el estado psicofísico que producen. Si alguna gente no puede disminuir su hiperactividad y estrés es porque, a veces, el alto grado de activación neurovegetativa constituye, precisamente, aquello que en el psiquismo está asociado con placer. Por ello resulta adictivo el ruido y movimiento de las discotecas modernas, de ciertos espectáculos audiovisuales que proveen los estados de hiperexcitación deseados, que pasan a ser buscados en sí mismos porque representan la presencia del objeto —erótico, o narcisizante de reconocimiento mutuo—, ya que en un momento coincidieron hiperexcitación y presencia del objeto, hiperexcitación y erotismo, hiperexcitación y placer narcisista. Hiperexcitación que como parte de una experiencia de placer —resto metonímico— pasa a ser objeto de deseo. Esto permite entender por qué alguna gente siente la falta de hiperexcitación como vacío. Si se ha participado en relaciones en que ansiedad y placer coexisten —relación con padres ansiosos pero simultáneamente estimulantes y protectores, por ejemplo—, la ansiedad actúa como huella mnésica del encuentro deseado.

Así como se puede buscar la hiperexcitación, en otros casos se rehúye de ella y de la alegría por haber quedado inscritas como símbolo de peligro. Es lo que sucede con quienes han tenido padres que no toleraron la alegría en los hijos, que reaccionaron con irritación, a veces rayana en la furia, ante ese estado emocional (Markson, 1993). Con lo cual el sujeto, cuando experimente alegría, cualquiera sea la causa, tendrá una sensación de peligro que no sabrá con qué está relacionada. Lo que muestra que no es sólo el carácter infractor del deseo aquello que puede promover la angustia sino también cualquier estado emocional cuando éste presagia peligro.

¿Por qué ciertas fantasías que en algunas personas despiertan el mayor de los horrores en otras no tienen ese carácter? Para responder a esta cuestión debemos volver al examen de las creencias matrices, cuya importancia destacamos en el capítulo «Lo reprimido, lo no constituido y la desactivación sectorial del inconsciente». Lo que nos interesa ahora es mostrar cómo ciertas creencias matrices que funcionan como *transtemáticas* organizan los cuadros emocionales de modo que el placer o la angustia que surgen no son debidos a las propiedades que una u otra idea particular tendría de por sí sino que desde ciertas creencias genéricas, cuyos temas son el placer y la angustia, se va dotando a las ideas particulares de un sentido y *una carga emocional* que son los que determinan la cualidad de placer o de angustia que finalmente poseerán. Veamos esto con más detalle.

El cuadro de la desesperación que encontramos no infrecuentemente en aquellos pacientes a los que se suele clasificar como *borderline* y que se caracteriza por la presencia de ideas que obsesionan al sujeto, por la agitación y búsqueda urgente de alivio, es el equivalente a un *molde* siempre disponible en el lenguaje emocional de estas personas. Aun cuando el tema específico de la angustia —hipocondría, muerte, persecución, soledad, fracaso económico, sufrimiento narcisista, conflicto de pareja, etc.— cambian de un episodio a otro, lo que los unifica es la *forma* bajo la cual son vividas cada una de estas preocupaciones.[104] Si ante cualquier sufrimiento psíquico que alcance cierta intensidad se siente[105] que «¡es atroz, es inaguantable, no lo soporto más, voy a estallar... basta!», se entiende entonces el porqué de las frecuentes descompensaciones que aquejan a estas personas. La angustia no depende de la temática particular de cada situación sino de cierto tipo de fantasías, con sus consiguientes repercusiones emocionales, que al considerar el displacer como «atroz», «inaguantable», le sobresignifica otorgándole su sentido final. La existencia de estas organizaciones en el inconsciente, verdaderas metafantasías por ser las que codifican a otras fantasías y por estar en distinto nivel de generalidad, genera la repercusión emocional de cualquier representación más o menos displacentera, sea la enfermedad, el fracaso, la ruptura matrimonial, o el dolor físico y psíquico.

---

104. Aquí la expresión *forma* debe ser entendida en su uso riguroso, como organización más o menos estable que subsiste en la variación de sus contenidos, organización que no es una entelequia en la que se vaciarán contenidos, sino que es un contenido de un orden más general, lo que Greimas (1966) ha denominado «forma del contenido».

105. Si utilizamos el término «siente» a pesar de tratarse de ideas es para señalar que las formulaciones lingüísticas que presentamos para referirnos a ellas son simplemente aproximaciones, a los fines de la comunicación, a concepciones del sujeto que en realidad no tienen por qué poseer esa modalidad de organización lingüística.

El tiempo de espera de la resolución del displacer

Dentro de las metafantasías a las que nos estamos refiriendo hay un grupo que juega un papel importante al fijar el tiempo en el que se espera deba producirse el alivio o venir un otro en ayuda del sujeto. Así como el niño adquiere un saber no formulado sobre la distancia que no debe superar en su alejamiento de sus padres en determinados ámbitos —un parque, una calle, etc.—, pues inmediatamente sobreviene el gesto ansioso de estos últimos y el llamado tendente a colocarlo dentro de los límites que otorguen un sentimiento de seguridad, de igual manera va incorporando una concepción no consciente del tiempo óptimo que debería mediar entre la emergencia del dolor o del deseo y la resolución de la tensión creada. Aquellos padres que cuando se habla de un cierto tema se ponen rígidos, varían el ritmo de su respiración, suspiran, muestran una mirada de angustia, tratan por todos los medios de que se abandone el tema o de darle rápidamente un final feliz, van creando, por el clima emocional que producen, una configuración particular de la temporalidad psíquica que actúa de telón de fondo para moldear cómo el niño sentirá el displacer. Transmiten de esta manera la concepción de que la angustia es intolerable, contribuyendo a generar la tan conocida angustia frente a la angustia, que trasciende la temática que ésta pudiera presentar. Nada produce tanta proclividad a la ansiedad como padres que no resisten la ansiedad de los hijos y salen a apaciguarla, porque en el intervalo, hasta que esto sucede, lo que predomina como modelo para la identificación es la angustia que aquéllos experimentan.

Por supuesto que las cosas se agravan si además las situaciones de displacer son acompañadas por frases tales como «¡qué horror..., es insufrible..., basta..., que se termine de una vez! ¡Rápido..., rápido..., salgamos rápido, que no los voy a estar esperando bajo este sol... me abraso de calor! ¡Cuándo va a estar la comida... me muero de hambre... ya me duele el estómago!». Pero no es en absoluto necesario que la demanda de poner fin al displacer —que servirá de modelo para la identificación— asuma un carácter tan explícito, ya que lo implícito juega un papel todavía más importante. En especial los *mensajes que provienen del cuerpo de los padres*, aunque no adopten una modalidad lingüística.

Ya sea que las creencias que organizan la captación del tiempo de tolerancia para el deseo y el dolor provengan esencialmente desde la realidad exterior, o del psiquismo del propio sujeto —por la acción de su fantasmática o de factores constitucionales de tolerancia al dolor— o, como en realidad sucede, de la interacción de estos distintos factores, lo cierto es que una vez que aquellas creencias están formadas la desesperación resulta de algo más que la supuesta gravedad que estaría implicada de por sí en la temática de la hipocondría, la depresión o la persecución. Que estas ideas lleven ya incorporada en su connotación la noción de gravedad no es suficiente para explicar la totalidad del sentido que adquieren en el psiquismo, sentido que, en cambio, resulta de su articulación con otras creencias del tipo de las metafantasías mencionadas, lo que viene a reestructurar el sentido del sufrimiento particular. Cuando lo que se espera es un alivio inmediato del displacer, en el caso de que se prolongue queda significado como más grave por el hecho de no ceder, ya que una de las cualidades de lo grave de algo es su prolongación al hacer sentir al sujeto como impotente.

Si como venimos insistiendo a lo largo de este libro, los estados afectivos y los cuadros psicopatológicos se presentan como el resultado de la articulación de componentes, el tiempo *psíquico* con el que cada persona mide la duración aceptable del dolor y del deseo —*tiempo de la espera de resolución* del deseo o del sufrimiento— va a marcar cada deseo y cada dolor cuando éstos se prolongan. Como decía, y no en sentido figurado, una paciente que estaba constantemente dominada por la angustia: «¡Ay, estas emociones me van a matar!», expresión consciente de lo que en su inconsciente eran fantasías terroríficas sobre las consecuencias que podrían tener las emociones. La madre de la paciente, cada vez que había una noticia desagradable se desesperaba no por la noticia en sí sino por el peligro supuesto que la misma podría representar para su vida. «¡Alcáncenme una copita con azúcar!» era su grito angustiado en ese momento, ubicando entonces el peligro en un cuerpo cuya fisiología pasaba a regirse por la lógica de un imaginario que decretaba que si una emoción es intensa pero, sobre todo, si se prolonga entonces mata o hace estallar.

Intensidad afectiva de las ideas: insuficiencia de la explicación del desplazamiento

Pero insistamos en la pregunta ¿qué es lo que determina que una idea tenga una gran repercusión afectiva en una persona y pueda convertirse en obsesionante? Generalmente se apela al mecanismo de desplazamiento para explicar esta cualidad de ciertas ideas, suponiéndose que ha quedado enlazada a otras ideas —muerte, homosexualidad, culpa por la agresividad, deseos incestuosos, etc.— que serían las que le prestarían su intensidad psíquica. Que esto suceda sería difícil cuestionarlo, bastando un recorrido por la clínica psicoanalítica para encontrar evidencias, pero la explicación propuesta no aclara sino una parte de la cuestión. En efecto, sostener que una cierta idea recibe su intensidad afectiva de otra no nos dice por qué esta última la tiene en ese individuo en particular. Aun cuando siguiéramos aplicando el concepto de desplazamiento en una regresión al infinito siempre nos encontraríamos con la obligación de dar cuenta de cuál es la razón de la importancia de la idea primaria en la serie. Éste es el problema central que a nuestro juicio se soslaya cuando se apela al mecanismo de desplazamiento como causa suficiente para justificar el afecto de una idea patológica.

¿Acaso la idea de la muerte, de la agresión, de la homosexualidad, pueden ocupar el lugar de causa inicial cuando comprobamos que mientras para algunos su sola mención es capaz de despertar el más intenso horror, en otros, en cambio, son vividas de una manera totalmente diferente? Suponer que una idea tenga de por sí una determinada intensidad afectiva, como si ello estuviera en la naturaleza de las cosas, como algo inmanente, implica desechar todo el orden simbólico en el cual aquélla se origina y subsiste. En el hombre no sólo la red ideológica que guía su pensamiento no resulta del registro de lo natural ya que depende de los ladrillos y de la forma de organizarlos que le aportan sus otros significativos sino que, también, aquello que con bastante laxitud llamamos afecto es construido en un proceso en el que la identificación desempeña un papel central. El horror y el placer se van constituyendo, también, en los intercambios identificatorios con el otro significativo.

Cuando el niño, en el abrazo atrapante que implica la identificación, queda fijado al sentido que para el otro tienen las ideas de muerte, de homosexualidad o de agresión, simultáneamente se le transmiten las manifestaciones corporales que las acompañan: el estado de tensión en los músculos, un temblor en los mismos, un tipo de mirada, una cierta manera de respirar —el suspiro angustioso, por ejemplo—. Y si en otro ámbito, el del lenguaje, durante la adquisición de la capacidad para pronunciar aquellos fonemas que son propios de un idioma y no de otro, se termina sabiendo colocar en la posición adecuada algo tan poco visible como la lengua en el interior de la boca cerrada, llegándose así a poder emitir sonidos que son imposibles para los hablantes de otro idioma, no nos debemos sorprender que la identificación emocional tome al cuerpo en una dimensión que va más allá de los gestos o las actitudes corporales abiertamente observables. Sobre la base de la disposición dada por la biología, de los circuitos innatos neurofisiológicos que se activan, se adquieren en el encuentro con el otro significativo los «fonemas» de los estados emocionales o, por el contrario, se dejan de actualizar determinadas potencialidades. Los estados emocionales son equivalentes a idiomas que se asimilan en su especificidad de acuerdo a cuáles sean los «hablados» por aquellos que rodean al sujeto, aunque la capacidad de hablarlos sea un atributo provisto por la biología.

Por otra parte, los fenómenos corporales no se limitan a ser meros acompañantes de las ideas en un proceso que iría desde éstas hacia aquéllos. Lo que sucede en el cuerpo se inscribe en el psiquismo en un doble nivel: por un lado, en tanto representación del cuerpo pero, simultáneamente, estas representaciones del cuerpo *pasan a sobresignificar las ideas que las activaron*. El inconsciente no sólo le habla al cuerpo, lo paraliza, lo anestesia, juega con las representaciones mediante las cuales el cuerpo puede inscribirse en el psiquismo, sino que también lo escucha, se deja sugestionar por él. Si cada vez que el sujeto siente miedo se le produce un espasmo de esófago, una opresión en el pecho o una diarrea, después bastará la presencia de estos elementos para que se active la creencia en el peligro. Y no nos estamos refiriendo aquí a que sean codificados hipocondríacamente, a que el sujeto suponga que ello indicaría un mal funcionamiento del cuerpo y que preanunciase la muerte, sino a un tipo más primitivo de procesamiento inconsciente. Por estar juntos dos estados, cada uno evoca al otro, porque las representaciones del peligro se acompañan de las representaciones de los procesos de descarga vegetativa que pasan en el cuerpo, será suficiente ulteriormente que estos últimos estén presentes —*cualquiera sea su origen*, incluso una enfermedad física, por ejemplo—, para que el sujeto sienta que el peligro existe y busque entre sus huellas mnésicas las que correspondan al mismo, con lo cual terminará encontrando algo que le asustará.

Explicación que posee un interés especial pues nos muestra el error de algunas teorías sobre las enfermedades psicosomáticas en las que al encontrarse ciertas representaciones fantasmáticas se supone que son éstas las que las originan, no reconociéndose que una vez desencadenada la afección corporal el psiquismo pasa a representarla. Se toma la imaginarización ocurrida *a posteriori* como la causa del fenómeno que en realidad fue la oportunidad para que aquélla se desarrollara.

Toda familia va creando en sus miembros, desde la más temprana infancia, un acople entre determinados estados emocionales, al principio globales e indiferenciados, y ciertas representaciones de personas, de cosas, de situaciones, constituyéndose de esta manera una especie de silabario básico. Cuando el niño escucha sostener a su otro significativo que alguien «tuvo un sufrimiento atroz..., es más de lo que una persona puede soportar..., ni te puedes imaginar lo que sufrió», quedan convocadas todas las representaciones del dolor, no sólo las surgidas de experiencias propias —reales y fantaseadas— sino las aportadas por los cuentos, los mitos, las mil producciones de la cultura. Pero, además, como el sufrimiento es «más de lo que se puede imaginar», en su mente se genera la convicción de que por más que piense en un dolor horrible siempre hay una posibilidad peor, y sobre todo que será insoportable, con lo que se prepara el sentimiento bajo el que se vivirá. Dado que estos juicios de atroz, de horrible, de insoportable, son escuchados por el niño como aplicados tanto a la muerte como a la enfermedad física, a la locura, al fracaso narcisista o a la homosexualidad, todo lo así calificado quedará vinculado entre sí, aunque sea dispar, por el simple hecho de ser subclase de la categoría que los abarca. Luego, cada vez que se active en su mente el juicio de «atroz» o «insoportable» se atraerán todas las representaciones de las cuales se pueda predicar que tienen esa cualidad —la muerte, la persecución, la humillación, el abandono, la pobreza, la fealdad—. El fichero clasificado bajo aquel concepto se pondrá en funcionamiento, se recorrerá, pues *es la categoría de orden supraordinado la que organiza la emergencia de aquellas otras que dependen de ella.*

Un paciente, cuya madre le había criado en un clima emocional como si estuviera en el «tren fantasma» o en la «casa de los horrores» de los parques de entretenimiento, en que cada momento depara un susto, viene un día a la sesión con anginas y me dice: «Tengo un dolor de garganta terrible», acentuando en el tono de voz esta última palabra. Hace un silencio y a continuación empieza a sentirse asustado, con miedo a morirse del corazón. La reconstrucción que pude hacer de la secuencia en base a experiencias anteriores en que algo similar había ocurrido fue que después de pronunciar la palabra terrible —en su casa jamás un dolor de garganta o de cabeza eran simplemente eso, siempre era «tengo un dolor *terrible* de cabeza..., de garganta, etc.»— la palabra «terrible» cobró autonomía con respecto al dolor de garganta y actuando como algo genérico pasó a significar «algo terrible me pasa», reactivando el miedo al infarto, que estaba vinculado a la muerte de un amigo significativo. Es lo que sucede con aquellos que para describir un estado físico o mental dicen «estoy hecho polvo», lo que una vez escuchado por el inconsciente pasa a incrementar el susto.

Los ejemplos anteriores muestran cómo las matrices pasionales abstractas producen los miedos que se suceden interminablemente. En algunos casos la característica esencial de estos miedos es que se presentan como el grado máximo de lo que pudiera corresponder a cada uno de los temas de los que se va ocupando la mente: si se trata de enfermedades, se piensa en cáncer; si la preocupación es lo económico, se concluye que sobrevendrá la ruina total, etc. El inconsciente funciona, para aquellas personas dominadas por el sentimiento de que el horror acecha, como una especie de máquina de multiplicar por la cual todo lo que procesa lo va transformando en lo más terrorífico de ser pensado en el área en cuestión. No es que haya un determinada fantasía en particular, ya constituida, referida a una situación de peligro dado sino que lo que existe es un dispositivo bajo la forma de una matriz pasional abstracta que es capaz de tomar cada una de las fantasías particulares y *buscar, mediante un trabajo de producción*, hasta lograr encontrar una variante de cada una de ellas, que será la condición que despertará el horror máximo.[106]

Para aproximarnos a la idea de cómo son estas matrices abstractas, imaginemos el momento en que alguien, tras haber demorado en el retorno a su casa, llega con cara demudada y encontrándose con aquel que lo espera le dice: «¡Pasó algo terrible!». Durante la fracción de tiempo que transcurre hasta que se brinda la información, el que se halla en suspenso pasa revista, con el corazón en vilo, a mil situaciones que pudieran corresponder a lo anun-

---

106. Para una ilustración de cómo cuando se piensa que algo terrible va ocurrir se escudriña el horizonte a la búsqueda de ello y se reencuentra, dotándose a las ideas que se van pensando de esa cualidad de horror, véase el caso de la paciente con miedo a ser homosexual del capítulo 2 sobre el masoquismo, apartado «Un caso clínico de fobia a la homosexualidad».

ciado, todas ellas siempre dentro de la categoría de lo horroroso, de lo que causa espanto. Cuando el psiquismo funciona bajo el imperio de matrices de este tipo, toda representación —el castigo edípico que amenaza al sujeto, la agresión que él cometió o fantaseó, la falla que cuestiona su narcisismo o, en planos más conscientes, las distintas preocupaciones que la vida va ofreciendo—, al ser metabolizada por esas matrices, *recibirá como forma particularizada a aquella de sus variantes que aparezca como la más terrible*. Del encuentro combinatorio entre una matriz de elevado grado de abstracción —«¡algo terrible pasará!»— con otras que, sin ser abarcativas, sin embargo también son clases que comprenden distintos elementos —«me castigará...», en que «castigará» es algo indefinido—, surge el sentimiento «el castigo será terrible». Con lo que se abre el recorrido de todos los castigos terribles posibles hasta particularizarse en uno de ellos. De esta manera, la máquina de multiplicar del inconsciente ha funcionado generando uno más de sus productos. Este carácter generativo del inconsciente es lo que se le escapa a las concepciones que para explicar las ideas obsesivas buscan otras ideas inconscientes que estarían correlacionadas, una a una, con la que ocupa la preocupación consciente del sujeto.

La diferencia para la terapia entre esta concepción y la del desplazamiento es decisiva: si se cree que el horror que despierta una idea es porque detrás tiene a otra que sería a la que legítimamente le correspondería el afecto, el analista se sumerge en un mar sin fondo de búsqueda de mil ideas particulares. En cambio si su atención se dirige hacia las creencias matrices pasionales, a la razón de su constitución, y al trabajo sobre ellas, se crea la posibilidad de su elaboración.

LAS ANGUSTIAS DE DESINTEGRACIÓN Y FRAGMENTACIÓN

Kohut (1977, 1984) destaca reiteradamente la importancia de lo que denomina angustias de desintegración, dentro de las cuales incluye la angustia de fragmentación.[107] Resulta necesaria una cierta precisión acerca de qué se entiende habitualmente por angustias de desintegración y fragmentación, sobre todo porque la expresión usada por los analistas que de una otra manera se hallan influenciados por la psicología del *self* está lejos de hacer un uso unívoco. Como primera aproximación descriptiva digamos que las angustias de fragmentación corresponden a lo que se siente en el cuadro de despersonalización, en que la persona vive sus propias experiencias como extrañas,

---

[107] Para un intento de discriminación conceptual entre angustias de desintegración y de fragmentación, véase Morrison, 1984. Este autor, siguiendo a Kohut, considera que las angustias de desintegración abarcan los temores ante la fragmentación del *self*, ante la emergencia de sentimientos de vacío y debilidad en el funcionamiento del *self*, y ante la emergencia de rabia incontrolada que hace sentir que se pierde el control y la direccionalidad de la conducta.

en que busca palabras para describir algo que escapa a la posibilidad de ser transmitido a través del lenguaje convencional, pues corresponde a sensaciones tan particulares que sólo pueden ser aludidas mediante metáforas —«me siento extraño, como si caminase sobre una nube y no tocase el suelo, como si lo viera todo a través de un velo, como si no fuera yo, como si mi cuerpo no fuera mío, como si no fueran mis pensamientos». El denominador común es que aquello a lo que habitualmente no se presta atención —el funcionamiento de la propia mente, por ejemplo— pasa a ser el foco de atención por el sentimiento de extrañeza que produce. Algunas variantes de las angustias de fragmentación son:

1. El sentimiento de extrañeza con respecto a la propia mente: el sujeto siente que tiene dificultad para encontrar las palabras adecuadas, que su discurso es como deshilvanado, que lo que dice le resulta como ajeno, como si no estuviera totalmente concentrado, como si hablase de una manera automática sin estar identificado con lo que dice, que su mente no responde bien. Como dijo una paciente para referirse al estado que solía tener algunos domingos por la mañana: «Me levanto y me siento rara, la cabeza no me obedece, estoy medio sonámbula. Son mis pensamientos, pero es como si salieran solos, sin mí».
2. Sentimientos de extrañeza corporal. El grado máximo lo encontramos en el comienzo de algunas esquizofrenias, en que el cuerpo y, sobre todo partes de éste —cara, brazos, etc.— son sentidos como ajenos. El signo del espejo constituye, precisamente, un intento de reconocer como propio algo que de pronto pasa a ser vivido como no integrado en la identidad. Un paciente me relató que algunas noches al acostarse tenía la sensación de «que yo estoy aquí y mi cuerpo está al lado mío, como si estuviera separado de mí».
3. Sentimientos de extrañeza sobre la identidad global: «no me siento yo», «es como si hubiera cambiado», «no me reconozco». En estos casos lo que se pierde es la sensación de continuidad temporal de la identidad, de ser uno mismo a través del paso del tiempo y de los cambios corporales, del envejecimiento. No es infrecuente en la adolescencia en la que resulta tan difícil mantener el sentimiento de identidad, de mismidad (Erikson, 1959).

Kohut, cuando se refiere a las angustias de desintegración y fragmentación, sostiene que éstas testimonian la dificultad de mantener un «*self* cohesivo», es decir, una representación y un funcionamiento en que el sujeto se siente como una unidad, en que el cuerpo y la mente son vividos como partes indisolubles de sí mismo en el presente y, además, con sentimiento de continuidad temporal. Un ejemplo de *self* cohesivo estaría dado por la experiencia de un sujeto totalmente sumergido en una cierta actividad —estar totalmente implicado en un trabajo, estar relatando algo con entusiasmo, hallarse contemplando un espectáculo que atrapa, estar haciendo el amor con pasión y olvido del tiempo, etc.—. En todas estas circunstancias, el sujeto no observa su propio funcionamiento con preocupación, no se fragmenta, es una unidad funcional. Lo opuesto sería la preocupación y rumiación obsesiva centrada en la insatisfacción con la propia mente o el cuerpo.

Creemos que Kohut retoma, dentro de su propio modelo conceptual, lo que en Fairbairn (1952) constituyó el estudio de los estados esquizoides, caracterizados por fenómenos de disociación no únicamente defensivos —para evitar la angustia— sino debidos, también, a fallas estructurales. En Kohut, la fragmentación es debida a la falla del objeto externo en devolver una imagen unificada del sujeto. Constituye una ejemplificación de cómo se puede destruir la cohesividad del *self*, la experiencia en que un niño se dirige a su padre/madre con la expectativa de que él/ella le contemple con entusiasmo y la respuesta del/la padre/madre es señalarle un aspecto inadecuado de su vestimenta o de sus modales, o lo sucias que están sus manos. En vez de devolverle, a través de la especularización positiva global, una representación unificada del niño, lo que hace es fragmentarle y centrar su atención en una parte.

El terapeuta puede contribuir a aumentar la fragmentación del paciente, y el sentimiento correspondiente, cuando sistemáticamente se detiene en señalar mecanismos de defensas, fallas en su sentido de realidad, conductas inadecuadas, sin transmitir, simultáneamente, que esos aspectos son una parte de una personalidad más amplia, rica, diversificada que aquello que se está trabajando en ese momento. Frente a la disyuntiva de no señalar las defensas y las limitaciones, para no fragmentar al sujeto —básicamente la perspectiva de ciertos analistas kohutianos— *versus* la de ir tomando cada vez un cierto rasgo patológico del paciente en una serie infinita —básicamente la perspectiva de ciertos analistas kleinianos—, se encuentra la opción de que cuando se examina un aspecto parcial haya algún tipo de referencia, incluso explícita, acerca de que se está trabajando en un sector específico de la personalidad del paciente pero que ello no debe impedir ver el resto. Este trabajo sobre lo particular pero con la perspectiva —insistimos, explícita y no sólo como horizonte general del análisis— de la personalidad total es lo que le quita el carácter iatrogénico a las intervenciones sobre rasgos, mecanismos de defensa o conductas patológicas aisladas.

Por otra parte, las angustias de fragmentación no surgen únicamente ante las fallas del objeto externo sino que pueden ser también el resultado del excesivo autoescrutinio por parte de un superyó severo y, sobre todo, consecuencia de angustias que por absorber gran parte de la atención del sujeto —situación persecutoria, temor a perder a un objeto, preocupaciones hipocondríacas, etc.—, lo disocian de otros focos de interés y actividad que están simultáneamente presentes. Creemos que este sentimiento de malestar lo reconocerá cualquier terapeuta en sí mismo en la situación en que debiendo escuchar a un paciente tiene en su mente una preocupación de la que no puede desprenderse. El malestar que se experimenta no es ni angustia persecutoria —no se siente amenazado por nadie—, ni sentimiento de culpabilidad —podrá aparecer secundariamente pero no constituye el centro—, ni angustia confusional. Es la percepción de un estado de tensión por una fragmentación de su *self*: está en dos lugares, en la actividad a la que no puede sustraerse por ser una imposición de la realidad y en el escenario imaginario que es el foco de su angustia.[108]

Los estados emocionales: formas de comunicación y de acción sobre el otro y el sujeto

Los afectos, además del aspecto expresivo, son formas de comunicar al otro estados del sujeto, de promover ciertos afectos en el otro que le conduzcan, a su vez, a hacer algo en relación al sujeto. Cuando el bebé llora, crea alarma en la madre, un estado afectivo, que la lleva a conductas tendentes a aliviar las causas del llanto. Pero el carácter conativo de los afectos no se restringe al otro. El sujeto percibe sus afectos como una instrucción de hacer algo: si duele, apartar el cuerpo o la mente de aquello que lo produce; si causa placer, a agarrarlo física o mentalmente. Con lo cual hay un acoplamiento afecto-significación-acción.

En *Angustia y fantasma* (Bleichmar, 1986) destacamos que la forma en que los padres reaccionan a los estados afectivos del niño —la urgencia y la alarma, o, por el contrario, la insensibilidad—, a través del proceso de internalización, llegarán a constituir en el hijo un sistema semiótico para los propios afectos; es decir, un sistema codificador de cómo se debe reaccionar ante ellos. Si ante la ansiedad del niño los padres reaccionan poniéndose ansiosos o actuando desorganizadamente o motrizmente, ése será un modelo para el sujeto de cómo reaccionar ante sus afectos. Pero hay un aspecto aún más importante: los estudios sobre el fenómeno del entonamiento afectivo muestran que estando dos sujetos en sintonía, cuando uno de ellos tiene un estado afectivo, se promueve otro similar en el segundo sujeto (Stern, 1985), que incluso llega a ser transmodal —el niño canturrea y la madre sigue con su movimiento corporal el ritmo, la cadencia, de la vocalización—. Creemos que esto se puede poner en relación con lo que Piaget llamó la reacción circular primaria, en que el niño escuchándose llorar, llora. Es decir, el estado

---

108. No se debe equiparar este fenómeno con la escisión del yo, tal como fue descrita por Freud, en que el sujeto sabe algo y al mismo tiempo reniega de este saber —sabe de la castración y se comporta como si no tuviera ese conocimiento—. Ni tampoco con lo que en la obra kleiniana se llama clivaje o disociación, en que se separan —en el objeto o en el sujeto— los aspectos buenos y malos, teniéndose una representación parcial de uno y otro. La angustia de fragmentación corresponde al malestar del sujeto —consciente y, especialmente, inconsciente— de no ser una unidad corporal y mental. En el clivaje kleiniano, el sujeto separa los aspectos de una unidad porque el vivir la totalidad produce angustia. En la angustia de fragmentación la unidad es lo anhelado y lo que se siente que no se consigue.

afectivo es el estímulo que se realimenta a sí mismo. En otros términos, el sujeto reacciona a sus estados afectivos mediante el fenómeno del *autoentonamiento* afectivo, que incrementa el estado afectivo.

El autoentonamiento afectivo

¿Cuáles son las consecuencias de la internalización del entonamiento afectivo generado en la relación con padres que se angustiaban frente a la angustia? Que cuando el sujeto se perciba asustado, se asustará por autoentonamiento; que cuando se perciba excitado, se excitará; que cuando esté enojado, se enojará aún más. Con lo que estos estados afectivos tenderán a crecer, como por ejemplo sucede en las formas más primitivas de furia incontrolada que llega a modalidades de feroz violencia física.

¿Cuáles son las consecuencias para la psicoterapia? Por un lado, las que examina Stern. *El paciente reacciona a los estados emocionales del terapeuta antes y por encima del contenido semántico de lo que éste le dice. El tono de voz del terapeuta, el ritmo de sus intervenciones, la forma de interrumpir al paciente son las que despiertan las reacciones emocionales de éste.* Antes de que el significado de la frase terapéutica se haya completado, ya en el paciente se despertarán estados afectivos que activarán los códigos desde los cuales se organizará el significado final atribuido al mensaje recibido. Por ello, a diferencia de lo que se suele sostener a manera de desiderátum técnico invariante en que se preconiza que las intervenciones terapéuticas deben de ser breves, en muchas ocasiones lo contrario es lo pertinente: la intervención ha de prolongarse, ser redundante en su contenido semántico, mostrarse lo que se quiere decir desde múltiples perspectivas, de modo que vaya habiendo tiempo para que se pueda ir modulando el clima emocional que rodea a las palabras que se dicen. El terapeuta no puede desentenderse de cómo desea que se entienda emocionalmente lo que va diciendo. Por ello, la intervención terapéutica no podrá ser considerada satisfactoria hasta que el terapeuta no adquiera una cierta convicción de que, por lo menos de su parte, hay un mensaje emocional en la dirección que considera adecuada. Que el paciente escuche siempre desde la transferencia, que termine dando otro sentido en nivel profundo a lo que se le dice, que la interpretación haga resonar un inconsciente de manera que jamás se pueda prever su efecto, que el mensaje emitido por el analista sea siempre polisémico, que transmita mucho más que lo que su intencionalidad consciente propone, de eso no cabe duda, pues es lo propio de la transferencia y de la máquina productiva del inconsciente, tanto de la perteneciente al paciente como al analista. Pero ello no quiere decir que se eleve a nivel de virtud lo que es el azar de los efectos inconscientes del encuentro entre dos seres humanos. En este sentido, la propuesta lacaniana de la interpretación, o del acto analítico, como un enigma, como algo a descifrar por el paciente, como un significante lanzado a la máquina del inconsciente del paciente para que allí produzca sus efectos, como algo que sorprenda al paciente y al analista, sólo puede reforzar la patología al dejar al azar, que no siempre trabaja en la dirección adecuada para el paciente, lo que sucede en los momentos preciosos de la oportunidad única que para una persona implica el analizarse.

Pero hay una consecuencia adicional para la psicoterapia del fenómeno del *autoentonamiento* afectivo. Así como en el tratamiento uno de los objetivos buscados es que el paciente logre darse cuenta de cómo le afectan los estados emocionales de los otros, de igual manera uno de los múltiples focos hacia el que se debe ayudar al paciente a dirigir su autoobservación es a cómo va reaccionando ante sus propios estados afectivos. En algunos casos, su reacción es negarlos, disociarlos, no «escuchar» ni su miedo ni su angustia. Esto es lo primero que cualquier terapeuta aprende a mostrar a sus pacientes. Pero en muchos otros casos, el paciente reacciona *autoentonándose*, reforzando su estado afectivo, a la manera de un diapasón en resonancia. En estos casos, la intervención terapéutica no se dirige hacia las fantasías que movilizaron el primer tiempo de la reacción en cadena emocional sino al fenómeno del autoentonamiento. La intervención terapéutica puede tomar distintas formas, y lo que sigue es casi una caricatura por lo esquemática pero, al menos, da una idea al respecto: «Cuando me empezó a contar tal cosa, se asustó —o según el caso, se puso ansioso, se enojó— e inmediatamente, sintiendo su propio susto —o, para el caso, la ansiedad o el enojo—, resonó con usted mismo como un diapasón, de manera semejante a como cuando alguien mira a otro asustado y se asusta porque la cara de la otra persona le indica que hay peligro; y entonces comenzó a asustarse aún más». Este tipo de intervenciones de *desembrague terapéutico* —metafóricamente, desconecta el motor del autoentonamiento— sólo podrá dar lugar a un cambio cuando a través de su repetición elaborativa y, especialmente, su profundización, el paciente pueda ir incorporando como reacción a su estado emocional no el autoentonamiento sino el momento de corte del mismo, corte que el analista realiza con su intervención, en la que, además del significado transmitido, introduce un cambio emocional en el circuito del autoentonamiento. La intervención analítica de desembrague emocional, una vez internalizada y metabolizada por el paciente, pasará a ser el segundo tiempo que en la secuencia emocional reemplace al autoentonamiento.

El sistema defensivo: defensas en el inconsciente
y su diferencia con los mecanismos de defensas

Frente a la angustia y demás formas de displacer, en el psiquismo se ponen en marcha, automáticamente, ciertos procesos defensivos tendentes a contrarrestarlas o, al menos, a disminuirlas (Freud, 1926, 1938b; Ogden, 1982; Vaillant, 1992). Nosotros venimos haciendo hincapié en distintos trabajos sobre la necesidad teórica y clínica de diferenciar dos grandes grupos de defensas: por un lado, los mecanismos de defensas; por el otro, las defensas *en el inconsciente* (Bleichmar, 1977, 1986).

1. *Mecanismos de defensa:* son los que fueron descritos desde el comienzo del psicoanálisis como procesos de *ocultamiento a la conciencia* de representaciones displacenteras: represión, proyección, desplazamiento, negación, renegación, intelectualización, racionalización, aislamiento, anulación, disociación, externalización del conflicto, papel de los síntomas como formas de ocultamiento a la conciencia —obsesiones, conversión, etc.

Los mecanismos de defensa adquieren su racionalidad teórica dentro de la primera formulación freudiana sobre la estructura del aparato psíquico —la denominada primera tópica— en que lo decisivo era el displacer que ciertas representaciones generaban para la conciencia, por lo que debían ser excluidas de ésta. Es lo que Freud mostró en *La interpretación de los sueños:* el sujeto, no queriendo saber de sus deseos incestuosos u hostiles los excluye de la conciencia mediante la represión. Lo reprimido permanece en el inconsciente *sin modificación.* Por ello, sostiene Freud, puja desde allí para emerger.

Pero una vez que se formula la segunda tópica —*El yo y el ello* (1923)—, en que se muestra la existencia de conflictos *dentro* del inconsciente —entre el yo inconsciente y el superyó inconsciente, por ejemplo— y se describe cómo para contrarrestar la culpa inconsciente hay autocastigo, renuncias, masoquismo —también inconscientes—, se convierte en indispensable, a fin de evitar la incoherencia teórica, el conceptualizar la existencia de procesos defensivos que ya no tienen como objetivo evitar el saber de la conciencia sino la transformación de ciertas representaciones en el seno del mismo inconsciente. De hecho, es lo que Freud, y los psicoanalistas que le siguieron, hicieron cuando explicaban distintos fenómenos clínicos, pero sin que le dieran un lugar dentro de la teoría a estos procesos, defensivos en el inconsciente. El masoquismo moral en que se intenta contrarrestar la culpa inconsciente mediante el autocastigo inconsciente, proveniente de un superyó inconsciente, es uno de los ejemplos freudianos por excelencia, pero no el único. Cuando Freud entiende que en el fetichismo la angustia de castración inconsciente es contrarrestada por un fetiche cuyo significado inconsciente es ser el falo, ¿qué quiere decir esto sino que una angustia inconsciente promueve la creación de algo que ya no es mera represión, exclusión, ocultamiento a la conciencia sino movimiento creativo en que la representación generada contrarresta a la representación de la castración? O sea, que una representación que no está en la conciencia —el significado fálico del fetiche—, que sólo existe en el inconsciente, es promovida para disminuir el sufrimiento inconsciente producido por otra representación inconsciente, la de la castración. El aspecto decisivo de la teoría del fetichismo es que ilustra la creación de nuevas representaciones en el inconsciente como forma de contrabalancear a otras. Con esto ya nos alejamos de la teoría de la represión como exclusión de la conciencia y del inconsciente como depósito de lo rechazado que permanece inalterado en su seno. Ahora se trata de un inconsciente productivo, creador de lo que nunca estuvo en la conciencia, que interactúa con otros contenidos inconscientes que tampoco estuvieron previamente en la conciencia. Si hay algo que diferencia a la primera tópica de la elaboración freudiana ulterior es que en aquélla el inconsciente era un inconsciente-depósito, un continente de lo excluido de la conciencia. Por tanto, dependiente de ésta. En cambio, cuando se plantea la existencia de conflicto en el inconsciente, de representaciones que contrarrestan a otras, de defensas en el seno del inconsciente, entonces se le otorga al inconsciente su pleno estatuto de sistema no definido a partir de la conciencia.

2. *Defensas en el inconsciente.* Volvamos, aun a riesgo de redundar, a establecer sus diferencias con los mecanismos de defensa. Al actuar éstos, pongamos por caso la represión, cierta idea es excluida de la conciencia y permanece inconsciente, *pero sin modificación.* Freud insistía en este aspecto en la época de la primera tópica. Por ello, el afecto correspondiente a esa idea puede reaparecer adscripto a otra idea que pasa a provocar la respuesta que le correspondería a la idea reprimida —mecanismo de desplazamiento—. De manera similar, cuando alguien, para no experimentar conscientemente su sentimiento de culpabilidad, proyecta en otro lo rechazado de sí mismo, existen en el psiquismo dos representaciones en oposición: la consciente «el otro es malo, yo soy bueno» y la inconsciente «yo soy malo». La representación consciente sirve para mantener reprimida la representación de sí que resulta intolerable. Procesos muy diferentes del que tiene lugar cuando una persona, para contrarrestar la fantasía inconsciente de que será atacada, hace una identificación, también inconsciente, con personajes heroicos todopoderosos, por lo que pasa a sentir que nada le puede ocurrir. La oposición ya no transcurre entre una idea consciente y otra inconsciente sino que todo se juega entre dos fantasías inconscientes: la fantasía que constituye y sostienen la identidad omnipotente de invulnerabilidad contrarresta a otra fantasía inconsciente en la cual el sujeto se representa como indefenso, débil y amenazado. Si la defensa actuase sólo en contra del saber de la conciencia y la representación persecutoria permaneciera sin modificación en el inconsciente, entonces el sujeto estaría preso de la angustia aunque su conciencia no se enterase en absoluto de la razón de la misma. Sólo cuando en el interior del mismo inconsciente se crean representaciones que contrarrestan a otras, es posible que la angustia disminuya. Es lo que permite la elaboración de situaciones traumáticas de humillación narcisista en que el sujeto puede pasar de sentirse inferior y despreciado a una identidad caracterizada por la grandiosidad, al sentimiento de excepcionalidad, de que puede prescindir de los demás, de que está por encima

de todo el mundo. Identidad que implica una verdadera transformación de la previa; por tanto, un proceso creativo inconsciente. Entre las defensas que implican transformaciones en el inconsciente mencionaremos:

- *Asunción defensiva de identidades inconscientes:* el carácter como defensa: la identidad de fuerte y protector para con los demás a fin de contrarrestar angustias frente a los sentimientos de debilidad e indefensión personal; o identidad de débil y dependiente para contrabalancear sentimientos de rivalidad y de hostilidad por las angustias persecutorias o de culpa que éstos ocasionan. En todos estos casos, el sujeto adquiere una identidad que le permite evitar otra identidad que es la temida.

- *La defensa simbiótica inconsciente:* mientras en la identificación proyectiva algo existente en el sujeto es atribuido o hecho vivir al otro, en la defensa simbiótica algo inexistente en la estructura psíquica del sujeto es incorporado transitoriamente gracias a la unión con el otro, y sólo mientras se conserva el vínculo. El otro es utilizado, sin que la conciencia del sujeto tenga conocimiento, para proveer sentimientos de seguridad, de apaciguamiento de la angustia narcisista, de potencia, de vitalidad, de intereses, para otorgar sentido a la experiencia. La defensa simbiótica, en sus formas más regresivas, se manifiesta bajo la necesidad, a veces compulsiva, de presencia física del otro, de sentir su cuerpo, incluso de no poder dormir sin el contacto corporal.[109] También por las consecuencias que produce cuando no se puede disponer de ellas: pánico, desorganización psíquica, búsqueda de experiencias de satisfacción compensatorias —droga, comida, etc.—. Es particularmente importante en las organizaciones infantiles de la personalidad, en ciertas personalidades *borderline*, en los cuadros de dependencia compulsiva y/o indiscriminada. El sujeto tiene la labilidad de un bebé y la necesidad de que el otro realice las funciones que habitualmente cumple el adulto para aquél, dado que no se han incorporado esas capacidades funcionales a la estructura psíquica.[110]

- *Desactivación del deseo en el inconsciente:* pérdida defensiva de interés por el objeto o por ciertas funciones del sujeto para contrarrestar las angustias que el encuentro con el objeto producen o que las funciones despiertan (véase, en el capítulo 3 «Lo reprimido, lo no constituido y la desactivación secto-

---

109. En la terapia, esta necesidad de la presencia del otro se manifiesta por las angustia de separación ante cualquier interrupción o el intervalo entre sesiones. En estos casos el paciente viene a la sesión angustiado, desorganizado, por la separación y se va tranquilizando a medida que ésta transcurre.

110. Kohut denominó *selfobject* al objeto que cumple la función de sostener el narcisismo del sujeto. En realidad este *selfobject* es una variante, en el área del narcisismo, de una modalidad defensiva que va más allá del narcisismo y que contrarresta diversos tipos de angustias, como las persecutorias o las derivadas de una falla en el sentimiento de control sobre el funcionamiento mental o corporal.

rial del inconsciente», el apartado «Desactivación sectorial del inconsciente», que es el desarrollo que hacemos a partir de la *Untergang* freudiana).

Hecha esta diferenciación entre mecanismos de defensa y defensas *en* el inconsciente, digamos que existen defensas que apuntan tanto a evitar el displacer consciente como el inconsciente. Defensas mixtas entre las que quisiéramos destacar dos:

1. *Estados mentales como defensas:* un determinado estado mental es utilizado para contrarrestar otro estado que provoca sufrimiento —estado de excitación para contrarrestar sentimientos de vacío, de depresión, de fragmentación—. A veces la defensa no se dirige contra un estado mental en particular sino contra el funcionamiento global del psiquismo, en un intento de suspender su actividad porque ésta resulta angustiante —el típico adormecimiento depresivo en el que la necesidad de dormir, a veces imperiosa, es una forma de dejar de pensar y sufrir—. En ciertos cuadros clínicos, el pensar se ha convertido en algo tan doloroso que el sujeto prácticamente suspende el hacerlo, pasando a vivir en un estado que Ogden (1982) designó como «amentación» para destacar su diferencia con la represión. Corresponden, también, a esta misma modalidad de enfrentar la angustia los estados esquizoides descritos por Fairbain (1952) en que ciertos sectores del yo quedan desactivados.

2. *Experiencias de satisfacción compensatorias:* frente al displacer inconsciente de un cierto tipo de experiencias se activan patrones de conductas que producen placer inmediato: adicciones, sexualización de la angustia —reemplazo de la situación angustiante por una de excitación sexual, como masturbación compulsiva, por ejemplo—, bulimia, etc.

Otra diferenciación útil a hacer en cuanto a modalidades de encarar la tensión intrapsíquica/intersubjetiva es la existente entre defensas aloplásticas y autoplásticas (Appelbaum, 1977).

Aloplasticidad: modificación de un estado afectivo o su mantenimiento por fuera de la conciencia a través de alguna acción hecha en el mundo externo; es decir, transformación del mundo externo para que se adapte a las necesidades del sujeto y contrarreste un estado de tensión interior; por ejemplo, crear dependencia en el otro para hacerse acompañar y contrarrestar angustias fóbicas; obligar a los miembros de la familia o de la institución a la que se pertenece a adoptar una organización obsesiva para contrabalancear angustias paranoides o de fragmentación; humillar a alguien para contrarrestar angustia narcisista. Corresponde a la inoculación de estados emocionales en el otro, a la inducción para hacerle adoptar roles, a defensas interpersonales, a la identificación proyectiva y al control omnipotente del objeto descritos por Klein.

Autoplasticidad: tendencia a eliminar, a transformar o a mantener por fuera de la conciencia un estado afectivo displacentero mediante procesos cognitivos y perceptuales. El sujeto modifica su mente —representaciones, afectos— para adaptarse a realidades patológicas: disociarse para poder convivir con figuras patológicas, abusivas; bloquearse afectivamente para no tener conflicto interpersonal, ya sea para no expresar hostilidad o para no percibir necesidades afectivas que el entorno no provee; anular el deseo para no irritar el objeto, etc.

Digamos, por otra parte, que no toda defensa debe ser considerada patológica y destinada a ser desmontada. Frente al trauma psíquico, el psiquismo puede poner en juego diferentes mecanismos que, más allá de las limitaciones que imponen, son adaptativos ya que tienden a disminuir la angustia que aquél origina (Coderch, 1990). Angustia que perturbaría seriamente el funcionamiento del sujeto.

Otra cuestión que precisa de matización es la relacionada con el origen de las defensas. Carente el psicoanálisis en sus comienzos de una teoría sobre el papel de la identificación en la formación del carácter —empieza a cobrar relevancia a partir de *Psicología de las masas y análisis del yo* (Freud, 1921), y de *El yo y el ello* (Freud, 1923)—, los mecanismos de defensa fueron considerados como emanando del interior del sujeto, incluso sobre la base de los movimientos corporales que servirían para darle un soporte —la introyección supuestamente se vincularía a la oralidad incorporativa, la proyección a la analidad expulsiva, etc.—. Además de la confusión de niveles que esto implica, en que la teorización arrastrada por los excesos de la metaforización termina considerando al funcionamiento del psiquismo como isomórfico con las funciones corporales y dependiente de éstas, hay una cuestión de mayor trascendencia aún: se desconoce que el otro del sujeto no sólo aporta temas al pensamiento consciente e inconsciente sino también las formas bajo las que se procesan contenidos. La proyección como tendencia a atribuir a lo externo lo que le sucede al sujeto, la negación como desmentida de un juicio que ha llegado a la conciencia, el bloqueo de los afectos, la autoexcitación para contrarrestar estados afectivos displacenteros, la idealización, y varias otras defensas, tienen en la identificación con el otro una importante fuente de origen. La clínica nos lo muestra: ciertas familias se caracterizan por el predominio de determinados mecanismos de defensa.

Diferencia entre proyección e identificación proyectiva

La proyección, tal como la describió Freud, es la operación por la cual se atribuyen al otro cualidades, sentimientos, deseos que el sujeto rechaza reconocer como propios por sentirlos como negativos. A partir del concepto freudiano de proyección, M. Klein desarrolló el de identificación proyectiva. Con todo, difícilmente podrían equipararse uno y otro. En primer lugar, en Klein lo identificado proyectivamente en el otro no son sólo aspectos negativos sino que pueden ser positivos —por culpa o persecución, el sujeto no puede reconocer aspectos valiosos de sí y tiene necesidad de adjudicárselos al otro—. Pero hay una diferencia de mayor trascendencia. Mientras que en la proyección, tal como Freud originariamente la describió, se trata exclusivamente de una operación intrapsíquica que modifica la representación que el individuo se hace de sí y del mundo, Klein, sin abandonar esa dimensión, añade una nueva: con la expresión identificación proyectiva se refiere especialmente a un proceso intersubjetivo por el cual alguien inocula y hace sentir al otro ciertos estados emocionales —miedo, envidia, desvalorización, rabia, abandono, culpa—. Lo que el otro siente es aquello que posibilita que el sujeto viva, a su vez, cierta identidad y el estado emocional correspondiente; por ejemplo, ser poderoso, atemorizante, culpabilizante indignado y no culpable. M. Klein extiende así el carácter intrapsíquico de la defensa para abarcar la dimensión intersubjetiva en que la acción sobre el objeto es necesaria para lograr mantener lo proyectado en este último. A modo de ilustración esquemática, un paranoico descrito desde Freud podría ser un individuo aislado que, en soledad, construyera intrapsíquicamente una imagen de los demás como indignos y de sí mismo como valioso. Un paranoico, descrito desde Klein, sería alguien que persigue al otro acusándole, para hacerle sentir que es malo. Por ello le necesita y le busca, dado que la presencia del otro es esencial para intentar inocularle, independiente de que falle en el intento, cierta identidad y obtener, para sí, la complementaria (Sandler, 1989). Este carácter intersubjetivo del concepto de identificación proyectiva es lo que le presta utilidad para comprender tanto la relación terapéutica, en que paciente y terapeuta intercambian identificaciones proyectivas, como las relaciones de pareja o de familia o de cualquier grupo (Scharff y Scharff, 1987; Slipp, 1989).

Ideas obsesivas de agresión a seres queridos y la potenciación imaginaria del sujeto

En la clínica encontramos con cierta frecuencia un tipo de ideas obsesivas agresivas, a veces como cuadro clínico organizado alrededor de las mismas, otras como momentos del tratamiento, en que el paciente se aterroriza ante la idea de que podría clavar a alguien un objeto cortante, o golpearle con un objeto contundente, o arrojar a un hijo por la ventana, o estrangular a un ser querido. Ideas obsesivas que dan lugar a medidas precautorias que deben ser cumplidas compulsivamente. Generalmente se tienden a explicar estas ideas obsesivas como debidas a la hostilidad del paciente que, emergiendo de la represión, se manifiesta abiertamente en su conciencia, ante lo cual reacciona con horror. Pero ello implica una visión simplificada del retorno de lo reprimido en que éste surgiría tal cual sin ningún tipo de transformación. Lo que hemos podido observar es algo diferente: cuando ideas de este tipo surgían en nuestros pacientes habían sido frecuentemente precedidas por un momento en que habían experimentado el terror de hallarse en peligro, de poder ser atacados. Una paciente, después de la llamada telefónica amenazante de un hermano que había tenido episodios de violencia física en contra de ella y de sus padres, al colgar el teléfono después de recibir insultos y amenazas de muerte, de pronto, dirigiéndose a la cocina, se le ocurre una idea que la aterroriza: tomar un cuchillo y clavárselo al hijo pequeño que dormía en una habitación cercana. A partir de ese momento, la idea obsesiva de que puede hacer daño se le impone, quedando en un total segundo plano el recuerdo del conflicto con el hermano. La idea obsesiva le ha permitido pasar a representarse como la que puede hacer daño y no la que está en peligro, transformando la representación de sí de amenazada a amenazante.

En un caso que publicamos en otro trabajo (Bleichmar, 1976b), a una paciente le aparecieron grietas en los pezones que determinaban que al dar de mamar le sangrasen y dolieran, convirtiendo la lactancia en un suplicio, pasando a esperar angustiosamente el momento en que ocurriría. A los pocos días, se le presenta una idea obsesiva: ella morderá el dedo gordo del pie de su hijo y se lo arrancará. Ha habido una inversión de la situación: de persona en peligro pasa a ser la peligrosa, aunque esto le produzca angustia.

Otro paciente tiene una pesadilla de persecución: es acorralado por un grupo de malhechores que le amenazan con un revólver y un puñal —en la realidad, el día previo había habido un asalto en su barrio, que se había convertido en los últimos meses en un lugar inseguro—. El sueño se interrumpe bruscamente allí para continuar con otra escena en que él aplasta la cabeza de un niño contra un reja, haciéndola penetrar entre las barras de metal. Se despierta con sensación de asco pero sin sentimientos de persecución.

Un paciente teme ser despedido en el trabajo tras cometer un error que provocó la ira del jefe, quien le dice que es su última oportunidad y que si no cambiaba «le van a dar una patada y tirar por la ventana». Al día siguiente le sorprende, yendo hacia el trabajo, la fantasía de arrojarse por un puente, ante lo cual se aterroriza. Esta idea comienza a crecer en los días siguiente debiendo abandonar el camino habitual que va desde su casa al trabajo, en el que hay un puente, pues teme ceder al impulso de despeñarse. En su mente se ha operado así una transformación: de ser arrojado por la ventana pasa a ser él quien se arrojaría al vacío.

En todos estos casos, el análisis del material asociativo y de los antecedentes del surgimiento de la ideas obsesivas permitieron ver que éstas venían a dotar al sujeto de un sentimiento de ser aquel que podía iniciar una acción que previamente, por el contrario, era sentida como iniciada por una figura amenazante. Es decir que lo que el sujeto teme sufrir pasivamente es imaginarizado, a través de múltiples fantasías agresivas, como aquello que él puede hacer activamente. Esta transformación de lo que se sufre pasivamente para representarse como que se realiza activamente es lo que Freud muestra en *Más allá del principio del placer:* el niño al que le desagrada ser abandonado por su madre, y que ésta desaparezca sin su intervención, pasa a ser el sujeto activo que hace desaparecer el carrete. Por otro lado, en el capítulo dedicado al estudio de la depresión nos referimos a las tesis de Fairbairn y de Killingmo que, a nuestro juicio, están relacionadas con esta tendencia del psiquismo a apoderarse de lo traumático, de lo que no se puede controlar, y a crear la ilusión de que el sujeto es el que controla los acontecimientos. Fairbairn (1943) considera que el niño, necesitando desesperadamente sentirse protegido y querido por sus padres, prefiere pensar que él es malo y no que sus padres son sádicos o que no le quieren para mantener la ilusión de ejercer un cierto control omnipotente sobre la realidad (pág. 65), pues así puede fantasear: «Si me porto bien... si no soy malo... entonces, me querrán, no me castigarán». El sentirse culpable se ha convertido en una defensa, en un medio ilusorio de recapturar un sentimiento de control sobre el curso de los acontecimientos, en una estrategia mental inconsciente para encarar situaciones que aparecen como traumáticas para el psiquismo (Grotstein y Rinsley, 1994). Killingmo (1989) destaca que existe un tipo de culpa en que el niño prefiere pensar que él es malo porque la madre le abandonó —le daría una cierta ilusión de control mágico omnipotente de la realidad, pues si se portase bien, entonces la madre volvería— que pensar simplemente que le abandonó y que no está a su alcance hacer nada para contrarrestar ese abandono.

En el capítulo 2 sobre el masoquismo, en el apartado «Forma de control y transformación defensiva de la situación traumática», revisamos la abundante evidencia clínica que indica que el sujeto prefiere ser el que se inflige daño por temor a quedar a merced de un objeto que no puede controlar. El ritual que el masoquista impone a su pareja sádica coloca a la conducta de ésta bajo una regulación tranquilizadora: el masoquista es el que decidirá qué es lo que hará su pareja. También mostramos cómo el sujeto, ante el terror a una persecución que va más allá de su voluntad, prefiere ser el que provoca el castigo pues elige el momento en que sobrevendrá —nada más angustiante que estar a merced, con la guardia baja, de un otro que decidirá el momento del ataque.

En las tres condiciones mencionadas —ideas obsesivas de dañar a un ser querido, autoatribución de la culpa, y diversas formas de masoquismo—, el sujeto toma una realidad amenazante que siente incontrolable y en base a convertirse, en la fantasía o en la realidad, en el sujeto activo sale de su sentimiento de impotencia e indefensión. Igual sucede con las creencias y los rituales mágicos, con las fantasías de que se puede dañar al enemigo —rituales vudú—. Pareciera entonces que nos encontramos ante una modalidad de defensa muy básica y generalizada de *potenciación imaginaria del sujeto* a través de representarse como activo, lo que le permite salir de un aterrorizante sentimiento de impotencia.

Organizaciones psíquicas supraordinadas: relaciones internas de objeto

Hasta aquí hemos visto varias dimensiones —deseos, estados emocionales y angustias, el sistema defensivo— que en su articulación generan diferentes configuraciones. Estas dimensiones se van constituyendo en el interjuego entre lo interno y la intersubjetividad, interjuego del cual van emergiendo ciertas estructuras intrapsíquicas, con gran estabilidad —de ahí el denominarlas estructuras—, que fijan las *modalidades* con las cuales el sujeto se relaciona con los otros y consigo mismo (Greenberg y Mitchell, 1983). Estas estructuras intrapsíquicas supraordinadas —las llamamos así pues determinan las características de las dimensiones a las que abarcan— comprenden:

1. Representaciones fantaseadas del sujeto, incluyendo la representación de su cuerpo y mente en múltiples niveles, desde la percatación de sus funciones hasta la valoración estético-narcisista. Representaciones, también, acerca del grado de control que el sujeto supuestamente tendría sobre su cuerpo y mente, de los deseos, de los peligros a los que está expuesto, de la potencia o impotencia que se adjudica a sí mismo para satisfacer los deseos o para protegerse de los peligros. Estas representaciones que forman los *núcleos básicos del sentimiento de identidad* no quedan restringidas al plano de simples imágenes sino que constituyen *identidades funcionales* desde las cuales el sujeto actúa. Cuando se representa en peligro no sólo siente y piensa sobre sí y los otros sino que, simultáneamente, realiza acciones: se aleja, se esconde o, por el contrario, se acerca y agrede, o intenta inmovilizar al presunto atacante.

2. Representaciones fantaseadas de los otros con los que el sujeto estaría en relación: personajes terribles o figuras benévolas y salvadoras, lo que incluye las representaciones de sus supuestas intenciones, de los deseos y conductas que imaginariamente tendrían con respecto al sujeto, de la forma en que captarían, satisfarían o frustrarían sus deseos.

Se trata de un verdadero escenario mental dominado por la fantasía inconsciente en que los personajes que lo pueblan, el sujeto incluido, son representados como atacándose o amándose, protegiendo o abandonando, reaccionando con desdén o con simpatía. Estas relaciones internas de objeto constituyen el producto de interacciones reales del pasado, de identificaciones con las figuras significativas —cómo éstos vieron al sujeto, al mundo y a sí mismo— y de la creatividad de la fantasía inconsciente.

La cuestión básica respecto a estas relaciones internas de objeto es cómo ponerlas al descubierto, a partir de qué indicadores deducirlas, dado que están más allá de las representaciones conscientes del sujeto. Para este desciframiento contamos, en primer lugar, con el examen de cómo el sujeto se vincula con los distintos personajes con los que entra en contacto y cómo se trata a sí mismo. Es aquí donde el vínculo con el terapeuta, el aquí y ahora de la transferencia, constituye un instrumento de primer orden, así como la forma en que el paciente va reaccionando ante sus propias fantasías y conductas durante el transcurso de cada sesión: enojos consigo mismo, autoalabanzas, pánico ante el surgimiento de lo que no esperaba encontrar como parte de su ser, etc. En segundo término, vienen en nuestra ayuda para conocer las relaciones internas de objeto las producciones imaginarias del paciente, especialmente los relatos que hace de las interacciones que sostiene con los personajes que le rodean, que más que informarnos sobre la realidad de lo que testimonian, informan de los códigos con que el sujeto la capta —códigos paranoides, idealizantes, fóbicos, narcisistas, etc.—. Por ello cada vez que el paciente cuenta una interacción que le ha ocurrido en la vida real, lo que nos preguntamos es: ¿por qué la ve y siente de esta manera?, ¿qué aspecto de su biografía, de los sucesos que vivió, de los códigos de sus padres, determina que le atribuya a la conducta del otro estos significados e intenciones en particular?, ¿por qué de las mil formas con que otros sujetos reaccionarían frente a igual acontecimiento nuestro paciente lo hace de esta manera que, a su vez, la vemos repetirse en distintos momentos y contextos?

En tercer lugar, y muy especialmente, vemos el relato de sus sueños, en los que se despliegan escenarios fantásticos de seres que se someten a todo tipo de acciones. Si los sueños fueron considerados por Freud la «vía regia al inconsciente» es, precisamente, porque al desaparecer la realidad exterior, y con ello las provocaciones, inducciones o peso de lo que hacen los que rodean al sujeto, todo lo que sucede en la producción onírica es producto absoluto de éste. Desde el punto de vista terapéutico, el análisis de los sueños es un instrumento inigualable (Flanders, 1993), especialmente en el caso de aquellos pacientes que se ven siempre como las víctimas pasivas de sujetos que le maltratan, y que explican invariablemente su propia conducta como la única respuesta posible frente a lo que hacen los demás. Los sueños permiten mostrar a estos pacientes que dentro de sí existen imágenes preformadas, prejuiciosas, que no requieren de nadie en el exterior para activarse. Su mundo interior es el que terminará reeencontrando, fabricando, al otro.

Intentando especificar lo que acabamos de ver en un nivel general, las preguntas que guían la observación son, entre otras, las siguientes:

1. *¿Cómo se relaciona con los otros y, dentro de la terapia, con el terapeuta?*

¿Es sumiso/dominante? Con subtipos: sumiso pasivo-agresivo, sumiso-amoroso; dominante libidinal-protector, dominante autoritario-agresivo.[111]

¿Colabora, se une? O, por el contrario, ¿es negativista, sabotea, aleja?

¿Espera ser protegido, calmado en sus angustias o, por el contrario, proteger y calmar?

¿Legitima sus deseos y los del otro? ¿Reconoce estados mentales y necesidades del otro?

¿Se aterroriza ante el otro? ¿Aterroriza al otro? ¿Persigue, humilla, goza sádicamente?

¿Es seductor/seducido? ¿Idealiza? ¿Busca ser idealizado? ¿Es exhibicionista?

¿Se desconecta física, mental o afectivamente?

¿Está sobreinvolucrado emocionalmente en la relación? ¿Se apega compulsivamente? ¿Es desafiante, temeroso? ¿Es confiado, suspicaz?

¿No deja espacio al otro, le invade mentalmente? ¿Sobreinvolucra emocionalmente al otro, inoculándole estados afectivos? ¿Es desbordante con su discurso?

Todas estas formas de relacionarse, ¿son estables, se van alternando? En cuyo caso, ¿cuándo, por qué, ante qué conductas del otro funciona de una u otra manera? El terapeuta trata de contestar a la pregunta ¿bajo qué personaje imaginario me está representando en este momento y con quién se está relacionando ahora? ¿Desde qué identidad asumida inconscientemente —perseguido, perseguidor, etc.— se relaciona conmigo? ¿Qué fue lo que sucedió inmediatamente antes de que asumiera tal identidad y me adjudicara tal otra?

Como se ve por estas preguntas, resulta indispensable estudiar en cada momento el tipo de vínculo que el paciente tiende a configurar, ya sea como iniciador o como respuesta a la acción del otro. Pero también examinar las *secuencias* de esas configuraciones, especialmente las razones por las que se pasa de unas a otras. El examen de las secuencias, en el momento a momento de la sesión, de las fantasías, estados emocionales y conductas concretas es lo único que puede reducir la arbitrariedad inherente a toda observación e intento de desciframiento del mundo interno del paciente. Aquí no bastan las fórmulas generales, requiriéndose la reconstrucción fina del espacio imaginario poblado de personajes en que el paciente vive, espacio diferente para cada persona y resultado de su biografía peculiar.

---

111. Para una revisión de los llamados modelos «circumplejos» de relaciones interpersonales, véase el trabajo de Smith Benjamin (1993) que en el nivel descriptivo representa un esfuerzo de rigor.

1. *¿Cómo se relaciona consigo mismo?*

El estudio de las relaciones intersubjetivas tiende a hacer pasar a un segundo plano el hecho de que el sujeto está en continua relación consigo mismo, que se toma a sí como si fuera un otro al que le habla, al que castiga, al que denigra o alaba, al que consuela o intranquiliza, al que quiere u odia. *El yo y el ello* (Freud, 1923) significó el aporte más importante al conocimiento de esta escisión del sujeto en múltiples personalidades que interactúan. Al respecto, es conveniente considerar:

1. El amor u odio dirigido hacia sí mismo, especialmente las formas encubiertas de autoagresión. ¿Cuando habla de sí, los términos en que lo hace —adjetivos descalificantes, insultos— reflejan desprecio, rabia? ¿Se agrede sádicamente? ¿Tiene una relación libidinal, cariñosa, consigo mismo?
2. La organización del deseo y reacción del sujeto frente a su propio deseo es de: ¿tolerancia, rechazo, control, pánico?
3. El superyó: sistema de ideales, valores; formas de implementar mandatos y prohibiciones, tipos de castigo que se autoimpone; actividad de la conciencia crítica, sadismo intrapsíquico.[112]
4. Relación con el propio cuerpo
— Imagen corporal (Cash y Pruzinsky, 1990). El cuerpo puede ser captado desde el código del narcisismo (hermosura/fealdad; habilidad/torpeza) y/o desde las angustias fóbico-paranoides (vulnerabilidad-peligro/seguridad).
— Conocimiento de necesidades y tensiones corporales. *Negación del sufrimiento corporal y del estrés* (Breznitz, 1985).
— Amor y odio actuados en relación al propio cuerpo: cuidados, autoagresiones, desdén, desatención.
5. ¿Cómo reacciona ante sus estados afectivos? ¿Se asusta, se apacigua?

Retomando las relaciones internas de objeto que se activan y actúan en la intersubjetividad, debemos especificar:

¿Cuáles son los conflictos narcisistas con el otro? Rivalidad abierta o encubierta, negativismo pasivo-agresivo, oposicionismo activo y manifiesto, sadismo narcisista, etc.

¿Qué tipos de ansiedades despierta el otro? De abandono, persecutorias —castigo físico o psicológico, sentimientos de invasión del espacio mental o corporal—, sentimientos de culpa, angustias narcisistas —inferioridad, vergüenza (Broucek, 1991, Nathanson, 1987)—. Angustias que deben ser especificadas en términos de escenarios fantaseados de personajes atacantes, ridiculizantes, sufrientes, seductores malévolos que luego frustran, que asfixian corporal y mentalmente, que invaden el psiquismo y transfunden

---

[112]. Véase Bleichmar (1995), y en este libro el capítulo 7 sobre el superyó.

angustia. A este respecto es interesante la queja de muchos adolescentes acerca del tono de voz de sus padres, que es sentido casi como molestia corporal; tono de voz sobre el que se ha desplazado el efecto perturbador con que sienten la transmisión de los estados de angustia de estos últimos, vehiculizados, precisamente, por la voz.

¿Qué funciones tiende a cumplir el sujeto para con sus objetos significativos? Entre otras, ser el depositario de partes del *self* del otro: ser el vengador de las ofensas reales o imaginarias perpetradas contra uno de sus padres por el otro miembro de la pareja y ante las cuales el primero no puede responder; ser el objeto de la denigración del otro para balancear el narcisismo de éste; ser el objeto protector por sentimientos de culpabilidad; ser el superyó del otro, o cumplir funciones yoicas para el mismo en cuanto a la relación con la realidad; ser el que le debe infundir vida y alegría —relación con un objeto moribundo al que se debe revivir, etc.—. El sujeto puede ser forzado a desempeñar el papel de un yo, un ello o un superyó vicariante para el otro.

¿Cuáles son los niveles de discriminación self/otro? Capacidad de separar y discriminar lo que son deseos, estados emocionales y representaciones de sí mismo de las que se le atribuyen al otro, y a cómo supone que el otro le ve (Jacobson, 1964). Con dos variantes en cuanto a la no discriminación *self*/otro:

1. Proyección en el otro de los propios deseos, estados emocionales o necesidades corporales —si se está enojado, triste, asustado, con hambre, frío, etc., se siente que el otro siente estos estados—. Frecuente en las relaciones simbióticas: madre/padre que vive sus deseos y angustias atribuyéndolas al hijo. A su vez, con dos variantes:

1.1. Proyección defensiva: desprenderse de esos estados emocionales por resultar intolerables, viviéndolos como que son del otro y no propios (Klein, 1946; Sandler, 1989); por ejemplo, generar dependencia en el otro por no tolerar verse como necesitado y débil.

1.2. *Proyección englobante:* imagina que el otro comparte un estado emocional o tiene ciertas características que el sujeto acepta como propias. Necesidad narcisista del «doble». Es lo que Kohut denominó transferencia gemelar (Kohut, 1971).

2. Introyección o identificación masiva: se toman los deseos, estados emocionales, necesidades o creencias del otro, pasando el sujeto a hacerlos suyos. El ejemplo extremo es el del miembro pasivo de la *folie à deux*.

Debemos mencionar también la *capacidad empática:* nivel de captación de la vida mental —afectiva, cognitiva— y del estado corporal del otro y sus necesidades (Basch, 1983). Patologías de la empatía: *a)* déficit de la empatía, no captación de los sentimientos del otro; *b)* fallas en la barrera empática, exceso de empatía, resonancia excesiva con los estados emocionales del otro, identificación masiva con los deseos y angustias del otro.

Las condiciones reseñadas más arriba como dimensiones de las relaciones internas de objeto determinan la tolerancia o intolerancia ante la intimidad afectiva, corporal y mental, y el tipo de apego —seguro, inseguro resistente/ambivalente, inseguro evitativo, etc. (Ainsworth y otros, 1978; Bowlby, 1969, 1973; Murray Parkes y otros, 1993—. También, el tipo de vínculo —masoquismo, sadismo, sumisión, control protector u hostil, etc., Benjamin, 1991; Glick y Meyer, 1988—; o los conflictos de separación/individuación (Mahler, 1975): por angustia de separación, por temor a la indefensión a la que expondría la separación, el sujeto desea acercarse, pero, por narcisismo, para sentirse independiente y poder prescindir del otro, necesita separarse.

El sistema narcisista interno[113]

Es el que determina, como producto de su funcionamiento, el balance inconsciente y consciente de satisfacción/insatisfacción consigo mismo, de valoración / desvalorización. Si lo hemos denominado sistema narcisista interno es porque en este apartado nos limitamos a la estructura intrapsíquica aun sabiendo que el narcisismo jamás existe por fuera de la intersubjetividad, no sólo en cuanto a su génesis sino a su funcionamiento continuo. Está constituido por:

1. *Representaciones valorativas del self.* Son las múltiples representaciones inconscientes y conscientes *desde una perspectiva valorativa* —esto las diferencia de otras representaciones— que el sujeto tiene sobre sí, agrupadas en áreas como el cuerpo, la mente, las cualidades morales, las habilidades instrumentales, relacionales, etc. Si hay algo que caracteriza a estas representaciones es que nunca son homogéneas: dentro de una misma área hay representaciones contradictorias en cuanto a sus valoraciones, y, además, las valoraciones pueden variar de un área a otra, es decir, ser diferentes para el cuerpo, la capacidad mental, la moralidad, etc. Por otra parte, si bien estas múltiples representaciones existen como una especie de archivo básico, sin embargo cuáles se activarán dependerá de ciertos contextos particulares. Así se pueden activar, y pasar a ser el foco de las preocupaciones del sujeto, las representaciones del cuerpo —en la adolescencia, por ejemplo—. La activación puede obedecer a situaciones actuales que evocan situaciones traumáticas o porque son las relevantes para el personaje significativo del cual el sujeto es dependiente. Interesa, por tanto, la autonomía/dependencia que tiene el sujeto respecto a los otros significativos en cuanto activación de las áreas que le serán importantes.

Las preguntas son: ¿cuáles son las áreas, de entre las múltiples representaciones valorativas de sí mismo, que resultan más significativas? ¿Cuáles,

---

113. Véanse los capítulos sobre trastornos narcisistas (6) y sobre psicoterapia del superyó (7).

siendo significativas, están más disociadas, reprimidas? ¿Cuáles utiliza para compensar a las representaciones que siente insatisfactorias? Por ejemplo, profunda inseguridad con la representación corporal y compensación con la representación intelectual de sí mismo, o con la de realización práctica en la vida.[114] ¿Qué contextos —circunstancias y personas— activan unas u otras de las representaciones posibles del sujeto?

2. *El sistema de ideales normativizantes* bajo los cuales el sujeto se representa como digno moralmente: ideales de no agresión, de protección del objeto, de no hacerle sufrir, de fidelidad, de no desear al objeto considerado incestuoso, de comportamiento de acuerdo a las reglas fijadas por la familia y la cultura. Ideales normativizantes respecto a cuál debe ser el deseo —heterosexualidad, por ejemplo.

3. *El sistema de ambiciones heroicas* representadas por modelos concretos de grandiosidad o yo ideal (Lagache, 1961). Es decir, la mitología de figuras idealizadas, héroes y dioses personales, que constituyen aquellos con los que el sujeto aspira a identificarse. Se reconocen estos modelos a través de los personajes que se admiran —héroes literarios, cinematográficos, etc.—. También, por las personas a las que se critica en ataques envidiosos que ocultan la idealizacion subyacente respecto al que se representa como poseyendo lo que el sujeto siente que no puede lograr o ser.

4. *La conciencia crítica* que continuamente reestructura la valoración consciente e inconsciente al comparar representaciones del sujeto con el sistema de ideales y ambiciones. Aquí resulta particularmente importante especificar: la severidad de la conciencia crítica, su grado de sadismo —placer en el criticar, en odiar—, así como el grado de autonomía/dependencia que el sujeto posea con respecto al juicio que el otro significativo realiza sobre el sujeto (Arieti y Bemporad, 1978; Blatt y Maroudas, 1992; Blatt y otros, 1982; Blatt y Zuroff, 1992).

El balance narcisista no depende exclusivamente del interjuego entre estas cuatro variables y las dimensiones internas de cada una, sino también de las defensas que se pongan en juego para reequilibrarlo —proyección, compensación mediante la fantasías, actuaciones en la realidad, etc.—. Por otra parte, debemos evaluar la *estabilidad/inestabilidad del balance narcisista*. Mientras algunos sujetos poseen de manera bastante estable un tipo determinado de balance narcisista —sea éste positivo o negativo—, en otros las variaciones son continuas, a veces con inversiones polares extremas ante pequeños acontecimientos o reacciones de los otros significativos.

---

114. La evaluación de áreas traumatizadas y áreas de compensación no es para considerar las compensaciones como defensas a desmontar sino para saber qué recursos posee el sujeto y en qué se apoya para sostener su autoestima. Hay que diferenciar compensaciones patológicas de aquellas que contribuyen a balancear la autoestima de manera, llamémosla, normal.

Niveles primitivos de organización del psiquismo

Si bien el lenguaje reorganiza las formas de organización psíquica previas a su emergencia, jamás es capaz ni de incorporar todo lo existente ni de someterlo a su total influencia (Castoriadis-Aulagnier, 1975; Gedo, 1979; Stern, 1985). Siempre quedan restos inasimilados, formas de actividad emocional en que imágenes y estados afectivos no modulados dirigen la conducta, como se observa en aquellas personas que en el momento de dolores corporales o psíquicos intensos muestran estallidos de llanto o de agresividad desorganizada, o necesitan moverse, gritar, incluso arrojarse al suelo y desprenderse de la ropa, no usando como intentos defensivos las operaciones mentales de represión o simbolización sino las formas afectivas y motrices que son activadas en el lactante ante el dolor corporal. En estos casos el dolor psíquico es vivido como dolor corporal poniendo en marcha los movimientos expresivos y físicos que en los niveles más animales del psiquismo son activados por aquéllos. Son casos extremos pero en sus manifestaciones menores los reencontramos en las crisis de llanto o rabia, en la agitación motriz —movimiento de piernas y de manos—, en comerse las uñas, en mesarse el cabello, en arrancarlo, en ciertas crisis bulímicas en que la ingesta compulsiva no tiene un carácter simbólico sino que corresponde a formas primitivas de calmar la ansiedad. Actividades que en un abuso de interpretación se les da el significado simbólico que tendrían en una organización psíquica más evolucionada —por ejemplo bulimia, querer incorporar a la madre; comerse las uñas, querer morder a alguien en particular.

Estas formas primitivas de organización del psiquismo son denominadas presimbólicas por algunos autores (Lichtenberg, 1989). Así, por ejemplo, algunas personas reaccionan ante diversos tipos de sufrimiento físico o psíquico *cualquiera que sea su contenido temático* —miedo, vergüenza, culpa, tristeza, frustración de una necesidad física, no realizabilidad de un deseo— bajo una modalidad monocorde: agresividad. Situación equivalente a la del niño que ante el sueño, el hambre, el miedo, la frustración en el deseo de control motriz de su cuerpo —no alcanza el objeto deseado, se cae— reacciona, también monocordemente, con irritación, agresividad, malhumor.

En algunos pacientes, a los que nosológicamente se los suele ubicar como *borderline*, comprobamos cómo niveles emocionales primitivos —pánico, necesidades corporales sentidas imperiosamente— desencadenan una respuesta agresiva descontrolada. Si, por ejemplo, entran en pánico, y esto da lugar a agresividad, los argumentos que esgrimirán, lo que critican, aquello que reclaman airadamente a sus personajes significativos —el terapeuta entre ellos— no se debe considerar que aclarará temáticamente la razón de la agresividad. No será la descodificación de sus argumentos, en busca de un significado inconsciente al que representarían, lo que nos dará acceso a la razón de su rabia, sino que ésta es una forma primitiva de defensa que se desencadena frente al pánico. Una vez activada la agresividad, los argumentos que supuestamente la sostendrían son básicamente racionalizaciones. Por tanto, en estos casos, el foco de examen es el estado afectivo de pánico, del cual la rabia es su consecuencia, así como que el paciente pueda ver la relación entre uno y otro estado afectivo. Cuando un paciente con estas características, ante la inminencia de una separación siente pánico y se torna agresivo, entenderlo siempre en un nivel narcisista y creer que siente que lo abandonamos para irnos con figuras que se le convierten en rivales triunfantes —interpretación edípica clásica—, o que no toleran depender porque ello los hace sentir pequeños y necesitados, puede desatender que el pánico más primitivo y no la valoración narcisista es lo que está en juego. Por tanto, hay que tener en cuenta:

1. El nivel de regresión —tópica, temporal, formal—, en que el paciente está funcionando en cada momento.
2. Rigidez / flexibilidad / control de la regresión.

• *Flexibilidad de la regresión*: posibilidad de activar conductas regresivas pertinentes para cada contexto. En la relación terapéutica, el paciente se permite la emergencia de aspectos infantiles, o también en las relaciones íntimas y sexuales, mientras que vuelve rápidamente a niveles de funcionamiento adulto en la vida cotidiana o al terminar la sesión.

• *Rigidez de la regresión*: funcionamiento monocorde del nivel de regresión independientemente del contexto. En las relaciones íntimas y sexuales se sigue funcionando bajo patrones de practicidad, de dificultad de ensoñamiento, por temor a la regresión, a la pérdida de control. O en las relaciones laborales se funciona como si se tratase de relaciones íntimas, incluso bajo modalidades infantiles de rabietas y/o reclamos de amor.

La tendencia a una regresión incontrolada pone en guardia sobre la necesidad de regular a ésta. El diván, el silencio del terapeuta, el hablar al inconsciente, el dejar que crezca la ansiedad sin calmarla mediante el apoyo o el apaciguamiento, el permitir que la transferencia florezca en su intensidad y con todas las distorsiones de la realidad exterior que implica, para que el paciente pueda supuestamente entrar en contacto con sus deseos y temores, todo esto, que en una personalidad integrada resulta adecuado, acarrea el máximo riesgo cuando la tendencia a la regresión desorganizante es la que predomina. Lo que nos conduce a otra dimensión importante para ser evaluada: el grado de separación entre la conciencia y el inconsciente, que varía ampliamente según los pacientes. Dentro de un espectro amplio, encontramos dos formas polares: *a*) rígida separación entre conciencia e inconsciente —caracteropatía obsesiva dominada por un pensamiento lógico, orientado hacia lo práctico y cotidiano, con total desconocimiento de la vida de fantasía o de los sentimientos y motivaciones que orientan la conducta—; no se recuerdan sueños; *b)* invasión de la conciencia por el proceso primario y por las fantasías habitualmente inconscientes —psicosis o momentos de descompensación de personalidades *borderline*.

Recursos/déficit yoicos

El tratamiento no depende solamente de la eliminación de lo negativo sino, y de manera decisiva, de la utilización y de la ampliación de los recursos de la personalidad del paciente. Para ello, hay que evaluar:

1. Grado de capacidad para la introspección y el *insight* emocional, es decir, la capacidad para ver la conexión entre estados emocionales y las propias conductas, entre afectos e ideas, entre acontecimientos externos y estados emocionales, entre el pasado y el presente. Esto determinará el tipo de intervención terapéutica posible; específicamente, si el paciente puede o no realizar un análisis en que el *insight* sea el elemento terapéutico decisivo. O requiere de una psicoterapia de apoyo que en la mejor de las evoluciones posibles pueda ir hacia una de tipo expresivo-exploratoria.
2. Capacidad de postergar y/o controlar el actuar los impulsos y deseos.
3. Recursos instrumentales yoicos: habilidades cognitivas, perceptivas, corporales, relacionales.

Pertinencia y relevancia de la intervención terapéutica:
el riesgo del trabajo en la periferia de la patología

Un terapeuta siempre puede trabajar algo interesante del paciente —un mecanismo de defensa, el vínculo con los padres u otros personajes significativos, la relación con el trabajo, un aspecto de la relación transferencial, el sentimiento de rabia o su negación frente a una conducta del terapeuta, la reacción frente a las separaciones dentro o fuera del tratamiento, la relación del sujeto con su deseo, los mandatos superyoicos, proyectos grandiosos, etc.—. Pero ante esa diversidad de temas y áreas posibles la pregunta que debe orientar el tratamiento es: ¿el área de intervención elegida es pertinente, es relevante, está articulada con otros componentes importantes? El riesgo es no captar globalmente al paciente, entender un mecanismo de defensa pero no a un sujeto con sus proyectos, sus angustias, sus formas de vincularse. El riesgo es ver un deseo sexual, una rivalidad edípica sin entender qué significan dentro de la personalidad total ni en qué momento vital se encuentra el paciente, cuáles son las tareas evolutivas a las que se enfrenta en ese preciso momento y cómo lo hace. *El terapeuta debe moverse entre la microscopía del análisis de la secuencia en la sesión y la macroscopía de la captación del paciente en los grandes movimientos que pautan su vida.*

Pertinencia del área de intervención: significa que la intervención terapéutica es coherente con los objetivos, con aquello que pareciera necesario cambiar en el paciente, no contradictoria con los mismos, no «impertinente». Por ejemplo, una terapia destinada a una mayor libertad en la expresión emocional es pertinente para personas con bloqueo afectivo, con angustia frente al desarrollo de emociones —ciertos pacientes obsesivos—, pero no para personalidades histriónicas hiperemotivas, con estructura *borderline* y desbordes emocionales.

En cuanto a la forma de la intervención, ésta también debe ser pertinente con el objetivo terapéutico. Por ejemplo, en un paciente intelectualizador, en que las palabras se han convertido en la defensa para reemplazar al sentir y al contacto, no son pertinentes las explicaciones reconstructivas, las explicaciones en términos de mecanismos, de descripción intelectual de cómo funciona su psiquismo. Por el contrario, en un paciente desbordado por las emociones, con dificultad para simbolizar sus estados emocionales, lo que se requiere es lo opuesto: el desarrollo de un yo observador capaz de poner en palabras aquello que es vivido automáticamente. En un paciente depresivo, con baja autoestima, un analista que le muestre la negación, que continuamente le señale mecanismos de defensa, fantasías agresivas, lo único que logra es hacerle sentir que tiene defectos a sumar a los que el paciente ya destaca. Este efecto descalificador va más allá de la verdad que pudiera encerrar el contenido de la interpretación, reforzando, en consecuencia, la depresión.

Relevancia: que la intervención ocupe un lugar importante en los objetivos fijados en función de la vida mental e interpersonal del paciente. Por ejemplo, si alguien ha sufrido un episodio traumático reciente, el analizar un aspecto de la transferencia no relacionado con el episodio, aunque corresponda a una dimensión de la realidad actual del paciente, desenfoca del objetivo prioritario. Igualmente, en un paciente psicosomático, con desconexión de la percatación de su propio cuerpo, de los efectos del conflicto, de las consecuencias de la angustia sobre el cuerpo, ¿no debería ser un área prioritaria que atravesase todo el trabajo terapéutico durante un cierto período la conexión del paciente con sus sensaciones corporales más concretas? Es decir, cómo reacciona su cuerpo —tensión muscular, retención de la respiración, enrojecimiento, etc.— frente a cada momento del vínculo transferencial, de lo que le sucede en la relación con la pareja o en el trabajo.

Articulación: una conducta, una fantasía, una subestructura de personalidad debe ser pensada en su articulación con otros componentes. Por ejemplo, si alguien está deprimido, insatisfecho consigo mismo, y eso le lleva a atacar defensivamente a los demás, y luego por el ataque surge el temor a quedarse solo, lo que da lugar a conductas manipulativas histriónicas, se debe trabajar todo este circuito. O sea, cómo el narcisismo se relaciona con la agresividad, ésta con la angustia de separación, y ésta con las formas específicas que ese sujeto utiliza prevalentemente para retener al objeto a cualquier costa. Pero, por encima de todo, se debe entender que el *núcleo relevante* no es la conducta manipulativa o la seducción histriónica aunque éstas ocupen el primer plano. Detenerse en éstas o en la agresividad, simplemente por el hecho de que estén reprimidas, y satisfacerse con hacerlas conscientes, es descuidar que todo el proceso se pone en movimiento *a partir* del trastorno de la autoestima y de los sentimientos depresivos.

Lo que nos conduce a diferenciar entre *patología primaria* y *patología restitutiva*. Tomemos, a fin de aclarar los términos, la secuencia siguiente: alguien, por un trastorno narcisista, por un sentimiento básico de impotencia, pasa a sentirse amenazado, lo que contribuye a generar una fobia que le impide salir de casa y responder a las demandas de la realidad —trabajo, cuidado de su familia, etc.—. Fobia para actuar en la realidad que si se acompaña de sentimientos de culpa por no cuidar adecuadamente a su familia —exigencia interna superyoica— podrá activar el mecanismo de proyección, atribuyéndole a los demás el ser los que supuestamente le estarían exigiendo demasiado, o impulsará a buscarles defectos para creer que son éstos los inadecuados y no el sujeto; es decir agresividad defensiva. Agresividad que produce en la realidad respuestas de abandono por parte de los seres significativos, ante las cuales el sujeto reacciona regresivamente con búsqueda compulsiva de amor. A su vez, en la relación terapéutica, el sujeto, por la angustia de pérdida que le domina en ese momento de su vida, se vuelve más dependiente y regresivo. Ahora bien, en este caso la *patología primaria* es el sentimiento básico de impotencia; la *patología restitutiva* —intento de salir de la patología primaria— está constituida por la agresividad, la proyección, la regresión y la búsqueda compulsiva de amor. Hacer hincapié en las demandas de amor en la transferencia mostrándole su conducta dependiente y regresiva con el terapeuta constituye lo que denominamos *trabajo en la periferia de la patología*. No es que no tenga importancia pero no va al centro de lo que le pasa al paciente, a la condición de la cual dependen las demás. Muchas veces el terapeuta, no pudiendo encarar la patología primaria, se contenta con el trabajo en la periferia de la patología, lo que le conduce a destacar los logros en esta área sin percibir que algo más decisivo queda sin modificar.

Todo psicoanálisis es focal

Ésta es una formulación decididamente provocativa a fin de colocar en relieve una problemática pero que exige ser fundamentada para no confundir lo que enuncia con lo que se ha llamado foco en psicoterapia, sea la focal o la breve, cuyo campo de pertinencia y los progresos que se han realizado en su esclarecimiento están fuera de cuestión (Ávila Espada, 1991; Balint y otros, 1972; Bauer y Kobos, 1987; Bockner, 1991; Budman y Gurman, 1988; Crits-Christoph y Barber, 1991; Davanloo, 1990; Farré y otros, 1992; Fiorini, 1987, 1993; Groves, 1992; Guillieron, 1983; Horowitz y otros, 1984; Horowitz, 1989; Knobel, 1987; Laikin y otros, 1991; Luborsky, 1984; Pérez Sánchez y Anibarte, 1987; Poch y Bullich y Maestre Lorén, 1994; Sifneos, 1992). Cada vez que el problema del foco es abordado surge la cuestión de si ello no está en contra de la esencia misma del análisis, si no significa cortar el hilo asociativo, el fluir del deseo y las representaciones. Pero ¿existe acaso un solo análisis en que el analista no vaya forjando hipótesis sobre lo que va transcurriendo continuamente a lo largo de la sesión y el tratamiento, y que ello no vaya determinando su forma de intervención terapéutica? ¿Acaso la atención libremente flotante no es sólo una meta a la que se apunta, tal como sucede para la asociación libre para el paciente, pero nunca alcanzable? ¿Es posible un analista «sin memoria ni deseo» como aquel al que aspiraba Bion? Para nosotros resulta evidente que todo analista tiene siempre un foco de observación y que ello condiciona su intervención, y con ello la marcha del proceso analítico. La negación de esto es equivalente a la de la persona que sostiene que no tiene ideología. El no foco es una imposibilidad y cuando se repite que lo que diferencia el psicoanálisis de la psicoterapia es que el primero no tiene un foco se corre el riesgo de desconocer que el analista, con lo que hace o deja de hacer, va marcando focos de significación, activando y dirigiendo el psiquismo del paciente hacia la reactualización de ciertos estados mentales. Pero que haya un foco, en el sentido en que lo estamos caracterizando, no significa que se pueda dejar de lado la asociación libre, como adecuadamente alerta Farré (1992), que seleccionemos un foco y nos atengamos rígidamente a él, como plan decidido en la entrevista o al cabo de las primeras sesiones. Esta *movilidad continua* del foco, no la falta de él, es uno de los elementos que distingue al psicoanálisis de la psicoterapia focal en que por razones prácticas —básicamente de tiempo—, una vez elegido uno, el terapeuta vuelve a él, una y otra vez, podando, desatendiendo aquello que lo alejaría del mismo.

Por tanto la cuestión no es si el psicoanálisis debe de ser focal o no —no puede dejar de serlo, y peor para nosotros si lo desconocemos pues seremos arrastrados ciegamente por un foco sobre el que no reflexionaremos al creer que no existe— sino que el foco sea pertinente, relevante y *flexiblemente móvil*, característica esta última que merece que nos detengamos en ella pues ya lo hemos hecho con las dos anteriores. La flexibilidad implica estar siempre dispuesto a resituar al foco para adecuarlo a aquello que surge como relevante y pertinente, lo que no es sinónimo de seguir mecánicamente al paciente por los caminos que sus defensas y la compulsión a la repetición van organizando. A veces el foco analítico, aquello que debe preocupar al analista, es, precisamente, la falta de un foco cuando el paciente utiliza la fragmentación de los temas, el salto de una sesión a otra como si no tuvieran nada que ver entre sí, como defensas evitativas para no profundizar en aquello de lo que el sufrimiento le hace escapar.

La asociación libre y la atención libremente flotante, los dos instrumentos básicos con los que trabajamos y sin los cuales sería impensable el análisis, pueden convertirse —es sobre esto que alertamos— en modos prevalentes de la resistencia del paciente y del analista, formas de no involucrarse en el esfuerzo y las angustias que la profundización de un análisis exige. Más aún, las hemos visto invocadas cuando a falta de una comprensión psicopatológica del caso, y de las formas de intervención específicamente requeridas, el analista se refugia en dejar que el paciente asocie y se reserva para sí el papel de «escucha», es decir del silencio. Racionalización de la impotencia en que se utiliza el principio de la atención libremente flotante como ideología que justificaría que basta que el analista preste su presencia para que haya análisis.

Pero la situación contraria no deja de presentar problemas: cuando el paciente o el analista se ciñen obsesivamente a un foco temático, sea éste un problema en las relaciones interpersonales, o un mecanismo de defensa, o la agresividad, o el narcisismo, o la sexualidad, todo esto puede indicar que lo que se teme, y evita, es la asociación libre y la atención libremente flotante. Es decir, permitir que la espontaneidad de pensamientos y emociones se vaya desenvolviendo en ambos miembros de los participantes del proceso. Evidencia, una vez más, que las ideologías que proponen formas monocordes de intervención para no importa qué tipo de pacientes o momentos del tratamiento desembocan frecuentemente en la iatrogenia. Frente a las cuales, la única solución que entrevemos es la de disponer de un modelo psicoanalítico que dé cuenta de la complejidad del psiquismo —cuantas más dimensiones recoja mejor—, que establezca las formas en que se articulan esas dimensiones, las transformaciones que van ocurriendo, las motivaciones que las impulsan y que, desde el punto de vista de las intervenciones terapéuticas, apunte siempre a la especificidad de las mismas. Es decir, que se dirija a poder responder a la pregunta con que iniciamos este capítulo, y que intentamos presidiera los desarrollos presentados en este libro: *¿qué tipo de intervención terapéutica específica para qué tipo de configuración diagnóstica?* O incluso, de manera más precisa: ¿qué tipo de intervención para qué *componente* de la estructura psicopatológica y de personalidad?

APÉNDICE A

UNA GUÍA PARA LA PRESENTACIÓN DE MATERIAL CLÍNICO A SUPERVISIÓN

El proceso de supervisión en psicoterapia trabaja con los datos primarios que el/la terapeuta aporta a la mirada de un tercero/a. Por ello, el éxito de la supervisión dependerá, además del clima de confianza y apertura que pueda desarrollarse, de la riqueza y fiabilidad del material del que se disponga. En relación a la fiabilidad, obviamente el material ya ha recibido una primera transformación: ha sido captado por el/la terapeuta y transmitido en términos de sus propios códigos de significación, con la selección/deformación que esto conlleva. A continuación presentamos una guía que provee algunos lineamientos que pueden ser de utilidad para la presentación de material clínico.

1. *Forma de presentar el material clínico para supervisión*

En los términos menos teóricos posibles, actuamos como lo haría un buen novelista con penetración psicológica que quisiera hacernos conocer a un personaje para que lo sintiéramos real, de carne y hueso, o como un cineasta que filmase desde el interior del personaje, desde la perspectiva con que éste ve al mundo. Se deben recoger las palabras del paciente lo más textualmente posible y, especialmente, sus estados emocionales, así como las palabras y estados emocionales del terapeuta. El aportar posibles sueños, y las asociaciones correspondientes, es un material de primer orden para un acceso a niveles no convencionales del relato. Dado que el diálogo terapéutico se estructura por el encuentro entre dos inconscientes, el del paciente y el del terapeuta, se requiere que el terapeuta mantenga, simultáneamente con su involucración en la interacción, un yo observador que, a la manera de un tercero, mire a esos dos que son él mismo y el paciente; tal como lo haría un terapeuta de pareja.

El/la supervisor/a buscará formarse una idea —el material deberá posibilitarlo— no sólo acerca de cómo es el paciente en general sino de cómo es en el contexto en que el terapeuta le está influenciando con sus palabras, sus emociones, sus deseos y, también, sus silencios.

2. Primera entrevista

1. ¿Cómo se presentó el paciente? ¿Qué aspecto tenía? ¿Cuál fue su actitud corporal, su forma de mirar —directa, evasiva—, de dar la mano, etc.? ¿Cómo hablaba —tono de voz, ritmo, silencios, etc.? Cuáles fueron sus estados emocionales, sus angustias? ¿Se permitió sentir y/o expresar rabia, tristeza, etc.? ¿Se sintió desbordado por sus sentimientos, asustado frente a ellos? ¿Los usó como una forma de vincularse, creando un clima de encuentro o, por el contrario, los empleó para mantener alejado al terapeuta —con el malhumor o la rabia, por ejemplo—? ¿Hubo hipercontrol, desborde emocional?

2. ¿Cómo se relacionó con el terapeuta? Ejemplos sumiso, pasivo, autoritario/dominante, desconectado afectivamente, sobreinvolucrando emocionalmente al terapeuta, desafiante, atemorizado, confiado, suspicaz, desbordante en su discurso, desvalorizante, idealizante, exhibicionista, etc.

3. Motivo manifiesto que presentó como causa de la consulta: síntomas, rasgos de carácter que le resultan insatisfactorios, relaciones interpersonales que considera conflictivas.

4. ¿Los distintos personajes que fue introduciendo en su relato, tendieron a ser vistos bajo la misma perspectiva? ¿Fue variando los personajes de su relato pero todos ellos fueron considerados como atacantes o traicioneros o inadecuados o egoístas o maravillosos o salvadores o abandonantes? ¿Se puede ir construyendo un molde o patrón que trasciende a los personajes?

5. ¿Cómo fue encadenando los distintos temas de los que habló? La secuencia del desarrollo de la entrevista es esencial pues lo que sigue a algo puede ser la forma de defenderse, de evadir, de compensar lo anterior. El relato se puede ver como un proceso en que sus partes resultan ser consecuencia de cómo el paciente va reaccionando a lo que él mismo dice y, muy especialmente, a lo que piensa que será la reacción del terapeuta. El paciente habla y se escucha hablando; *su discurso es, también, un diálogo en que rechaza, acepta, se disculpa, se escapa, se entusiasma con lo que él mismo va diciendo.* Además, la secuencia de temas puede indicar que dos episodios, dos personajes, dos concepciones, están relacionados inconscientemente en la mente del paciente, o cómo algo del presente está conectado con algo del pasado que recuerda, precisamente, en ese momento y no en otro.

6. Pese a la importancia que tiene el relato, el riesgo es quedar atrapado en la historia: resulta necesario conectarse con la intención del relato —qué desea el paciente que sienta el terapeuta, bajo qué imagen desea que le vea—. El relato, además de su contenido semántico, de lo que dice, es una acción dirigida al terapeuta, actúa sobre sus sentimientos, sobre sus ideas, sobre su conducta. El relato es un hacer sobre el otro a través de la palabra, implica una propuesta de vínculo que el paciente activa en el terapeuta.

7. Identidad desde la que actúa, habla, desde la que construye su relato; ¿desde la identidad de sufriente, de abnegado, de perseguido, de personaje

maravilloso, de hallarse en peligro, del que siente que no tiene control sobre su mente o cuerpo?

8. ¿Qué relación hubo entre aquello de lo que hablaba y la forma de hacerlo, entre el contenido temático de su discurso y la forma de vincularse con el terapeuta? ¿Reproduce en su forma de relacionarse las conductas que en su relato atribuye a otros? Por ejemplo, el paciente cuenta que le visitó el padre y se pasó todo el tiempo criticando a la madre, sin ver que reproduce, ahora con el terapeuta, un vínculo en que critica a un tercero —al padre— tratando de conseguir el apoyo del terapeuta.

9. ¿Cómo evolucionó el paciente a lo largo de la entrevista? Variaciones especialmente en su estados afectivos, en el tipo de contacto con el terapeuta. ¿Las imágenes que fue presentando de sí mismo y de los otros fueron estables a lo largo de la entrevista o pasaba, sin notar las contradicciones, de representaciones idealizadas a otras totalmente negativas? ¿El relato era caótico, confuso, o excesivamente ordenado y meticuloso, apegado a la realidad, sin que emergieran fantasías, deseos?

10. Datos de la historia del paciente surgidos en la entrevista: sucesos significativos, recuerdos infantiles. Experiencias traumáticas —desamparo, pérdidas, separaciones, humillaciones, agresiones físicas, emocionales, sexuales, enfermedades, etc.—. La representación que tiene de sus padres, la forma en que recuerda episodios o los omite. También, lo que los padres decían —sus discursos, sus mitos, sus concepciones e ideales—. No interesan sólo los datos biográficos sino, muy especialmente, cómo el paciente los selecciona. Las palabras —términos agresivos, denigratorios— que emplea dan idea del código que organiza el relato, de las fantasías que subyacen a su relato. El relato que el paciente hace de su infancia nos informa acerca de su forma de *historizar* su vida.

12. Lo que el paciente omite y que el terapeuta siente como un hueco en el relato, es decir, algo que tendría que estar presente por lo que el paciente va diciendo, pero que no es explicitado —sexualidad, por ejemplo.

13. Contratransferencia: ¿cómo se sintió el terapeuta? ¿cómodo, valorizado, denigrado, exigido, ansioso, asustado, impotente, eufórico, grandioso, redentor, alegre, abrumado, desbordado, sorprendido, confundido, manipulado, indignado, etc.? ¿Qué conducta del paciente, qué sentimientos, qué fantasías, qué forma de presentar las cosas pueden haber contribuido a activar en el terapeuta los estados de ánimos mencionados? *¿Qué conflictos del terapeuta, qué aspecto de su historia es activado por este paciente en particular? ¿Los sentimiento que tuvo frente a este paciente, los experimentó ese día frente a otros pacientes o los suele tener con cierto tipo de gente?*

14. Rol que el paciente tendió a inducir en el terapeuta. ¿El rol del que escucha debiendo estar pasivo, del que debe ser un aliado en sus peleas con otros, del que discute, del que se debe compadecer, del que debe aconsejar y orientar en la vida, del que debe fijar límites y ocuparse del sentido de rea-

lidad, del que se debe encargar de proteger el tratamiento, del que todo lo puede arreglar?

15. ¿Cómo respondió, corporalmente —expresión facial, movimiento de las manos, cambios de posición— y en el discurso verbal, ante las intervenciones del terapeuta? ¿Cómo reaccionó el paciente si el terapeuta se apartó del rol asignado? ¿Con depresión, pasividad, rabia, amenazas abiertas o encubiertas de retirarse o de actuación autoagresiva? En este sentido, ¿el terapeuta se sintió libre para explorar temas, para hacer algún comentario que creyó pertinente? ¿El paciente recibió las intervenciones del terapeuta como omnipotentes, como regalos, como ofensas narcisistas, como mandatos superyoicos a cumplir, como amenazantes, como dotadas de segundas intenciones —seducción, manipulación, etc.?

16. ¿El paciente colaboró? ¿La colaboración fue excesiva, se hiperadaptó al marco terapéutico, se detectó hostilidad encubierta, racionalizó sus resistencias, apareció motivado para una alianza terapéutica?

17. ¿Demostró penetración psicológica, capacidad de introspección, capacidad para detectar el efecto que pudiera estar creando en el otro, riqueza en su vida de fantasía y nivel simbólico-verbal? ¿Se le ve como un paciente apto para la psicoterapia de *insight*, para tolerar la angustia, o requiere medidas inmediatas para contener la angustia o sus síntomas?

18. ¿Pudo obtener el terapeuta alguna indicio, a manera de primera hipótesis tentativa, sobre deseos inconscientes importantes para el paciente? ¿Sobre la forma en que reacciona ante sus deseos? ¿Sobre cómo espera que sus deseos sean tomados por el terapeuta? ¿Sobre cómo se ubica frente al deseo del terapeuta o de otros personajes a los que introdujo en la entrevista?

3. Evolución del tratamiento

1. Evolución del vínculo con el terapeuta, desde la entrevista hasta el presente, teniendo en cuenta, entre otros parámetros:

1.1. Representaciones que el paciente fue haciendo del terapeuta y de sí mismo. Vicisitudes de estas representaciones y con qué pueden estar relacionadas.

1.2. Cómo se fue ubicando el paciente frente a los deseos del terapeuta, *y cómo lo hizo éste frente a los deseos del paciente.*

1.3. Reacciones frente a las separaciones —depresión, sentimientos de impotencia, hostilidad, desconexión afectiva, etc.

1.4. Evolución del grado de tolerancia al acercamiento afectivo con el terapeuta, de intimidad. Lo mismo para el terapeuta.

1.5. Roles que el paciente tendió a inducir en el terapeuta.

1.6. Evolución de la contratransferencia.

2. ¿Qué conductas e intervenciones del terapeuta en la relación con el paciente se fueron mostrando como inadecuadas y generaron reacciones patológicas de éste? *¿Qué rasgos de personalidad del terapeuta, o de su técnica habitual, pueden incidir en ese paciente para reforzar patología?* ¿Qué tendría que cambiar, en la forma habitual de comportarse el terapeuta, para adaptarse a los objetivos específicos del tratamiento con ese paciente? *¿Qué rasgos del terapeuta y de su técnica reproducen o se asemejan a rasgos de los personajes significativos del paciente, y que no son mera repetición transferencial o proyecciones por parte del paciente sino elementos reales de la persona y técnica de «crianza» que el terapeuta emplea?* ¿Qué comentarios puede hacer el terapeuta de la pareja que forma con su paciente, de la configuración que crean los rasgos de uno y otro al interactuar?

3. Dificultades que se fueron encontrando en el tratamiento.

4. Evolución de los síntomas, de las relaciones interpersonales, de las condiciones de vida del paciente.

5. Evolución de los temas que preocupan conscientemente al paciente.

6. Evolución de las fantasías inconscientes, de las ansiedades y defensas en juego.

7. Desarrollos yoicos, sublimaciones, logros en la realidad.

8. Historia de la vida del paciente que va siendo reconstruida a lo largo del tratamiento. Acontecimientos significativos y experiencias traumáticas. Caracterología/ psicopatología de los padres.

APÉNDICE B

PARA UN PSICOANÁLISIS DEL PORQUÉ DE LA ADHESIÓN A MODELOS REDUCCIONISTAS

No puede dejar de llamar la atención el hecho de que los analistas de las distintas escuelas tengan la convicción, sincera y profunda, de que los modelos que constituyen los rasgos distintivos de sus respectivas adscripciones les permiten entender toda la clínica sin necesidad de ningún aporte ajeno a su escuela, así como la enorme satisfacción con que enfrentados a un caso clínico «reencuentran» sus concepciones validadas por los datos que el paciente les aporta.[115] Nuestro interés no es el de repetir la conocida tesis —tesis que exigiría profundización y matizaciones— de que las escuelas observan diversos aspectos de un fenómeno complejo sino poder responder a la pregunta ¿qué razones profundas determinan que prefiramos sistemas conceptuales explicativos simples a los complejos? Con su corolario: ¿por qué los terapeutas tendemos a enrolarnos en una escuela cualquiera y consideramos, con total buena fe, que la misma es suficiente para abordar todos los problemas que nuestra práctica nos va presentando? ¿Por qué, aun aquellos terapeutas que leen sobre otras corrientes, que están informados, sin embargo sólo operan, llegado a un caso particular, con unos pocos instrumentos conceptuales? La cuestión es central, dado que el reduccionismo implicado en limitar la complejidad de la psicopatología y de la psicoterapia a unas pocas dimensiones o parámetros de análisis constituye, según nuestro parecer, el mayor obstáculo para el progreso de estas dos disciplinas.

La primera respuesta que se suele dar a esta cuestión es de orden psicosociológico: las distintas escuelas imponen restricciones intelectuales a sus miembros por razones de poder. Los miembros dominantes de las mismas, aquellos que ocupan el lugar máximo en las jerarquías, dictaminan qué es lo sagrado y qué lo sacrílego a fin de establecer cotos cerrados, siempre bajo la coartada autojustificatoria del purismo ideológico, es decir, para presuntamente no contaminar sus modelos con concepciones que son declaradas *a*

---

115. Si hacemos referencia a los psicoanalistas no es porque pensemos que tengan el patrimonio de los problemas que planteamos en este apartado. Lo mismo está presente en cualquier otra escuela psicológica —cognitivismo, conductismo, Gestalt, enfoque sistémico, etc.— pero el undécimo mandamiento de «no proyectarás» nos obliga a comenzar por casa, el psicoanálisis.

priori como espúreas. Delimitación de territorios mediante reglas del parentesco intelectual que regulan los intercambios, estableciendo que la endogamia es lo legítimo y la cruza intelectual lo incestuoso. Regulaciones que son aceptadas por el resto de los miembros por el pánico a la disensión, a los conflictos que ella acarrea, incluso por razones de supervivencia de distinto tipo —en el campo de la psicoterapia por la dependencia con respecto a la derivación de pacientes, por temor a maestros, supervisores y amigos que premian o castigan la lealtad intelectual o sus infracciones.

Sin lugar a dudas, éste es un factor de primer orden para explicar el celo con que se mantiene la pureza «étnica-intelectual», y no creemos estar abusando cuando pensamos encontrar una continuidad, sin que unos expliquen a los otros, entre fenómenos como el de la constitución de sectas, el nacionalismo y la organización de instituciones políticas, religiosas, científicas, con sus subcorrientes. Pero esta línea explicativa, que sería provechoso ahondar, con todo no agota el problema ni constituye respuesta suficiente. Junto a las necesidades de poder, de pertenencia, existen otras razones profundas del psiquismo que deben ser tenidas en cuenta.

Preservación de la omnipotencia y defensa ante las angustias de la complejidad vivida como caos y peligro a lo desconocido

Si se observa a cualquier partidario de un sistema de creencias —sean éstas de orden político, filosófico o, para nuestro caso, de una escuela psicoanalítica— inmediatamente se percibe la satisfacción con que siente el poder y dominio explicativo que su sistema conceptual le otorgaría sobre la realidad. *Con unas pocas fórmulas* —esto es lo que remarcamos— se siente capaz, gracias al inmenso poder deductivo del psiquismo humano, de dar cuenta de todo lo existente bajo una coherencia casi sin fisuras.[116] Pensar la realidad, además de su aspecto instrumental —acción potencial sobre la misma—, aporta la ilusión narcisista de dominarla.

Freud planteó que el yo, además de lidiar con el ello y el superyó, debe de hacerlo con la realidad, con los requerimientos enormes que ésta le impone. Por nuestra parte, digamos que así como en la manía el superyó deja

---

116. Lo que se relaciona con un hecho notable: las categorías mentales con las que un ser humano va captando la realidad se van expandiendo en número y complejidad a lo largo de su vida, y, sin embargo, nunca son sentidas como insuficientes en cada uno de los momentos evolutivos del sujeto. La insuficiencia sólo se puede captar *a posteriori*, cuando ya se poseen las categorías que antes se desconocían. Por ello, el ingenuo nunca se da cuenta de su limitación salvo que vea la mirada de alguien que lo contempla identificándole como ingenuo, y que a su vez ese otro sea objeto de su pasión amorosa. Cuando alguien crece intelectualmente —lo mismo vale para una cultura— se contempla a sí mismo habiendo sido ingenuo en una etapa anterior sin captar la ingenuidad presente.

de criticar al sujeto —en los términos freudianos se borra la distancia entre el yo y el ideal del yo—, de manera similar, los sistemas conceptuales simplificantes permiten borrar la distancia entre pensamiento y realidad: las categorías del pensamiento «explican» la totalidad de la realidad. Los ojos brillantes del usuario de un sistema conceptual simplificante al abordar la realidad dan testimonio de ese triunfo maníaco del intelecto sobre la realidad. Por eso el refugio en los grandes principios epistemológicos o filosóficos es el preferido por una parte del psicoanálisis actual antes que el estudio pormenorizado del funcionamiento del psiquismo normal y patológico a través de una ida y vuelta incesante entre teoría y encuentro con los datos, los cuales, sin ser jamás puros, por lo menos ponen un dique al discurrir del pensamiento.[117]

Ahora bien, ¿podemos encontrar antecedentes de esta satisfacción omnipotente en alguna etapa de la vida en la cual ya se observen esbozos de una estructura cognitivo-afectiva caracterizada por placer en el dominio que unos pocos principios intelectuales y operaciones permitirían tener sobre la realidad?[118] Por de pronto, hay un momento en la adquisición del lenguaje en que unas pocas palabras hacen sentir que se domina omnipotentemente la realidad. Omnipotencia del lenguaje que se duplica con la del pensamiento, para colocar a ambos por encima de una realidad que siempre será azarosa, compleja, amenazante, sujeta a determinaciones ajenas a los deseos del sujeto. Por ello, los niños son inflexibles en que los cuentos les sean relatados siempre de la misma manera, cuestionando al adulto con la frase «No, no es así» cuando éste introduce alguna modificación. Lo que no deja irónicamente de reproducirse en la forma en que reaccionan los partidarios de una escuela de pensamiento cuando alguien introduce un cambio en el «cuento» con que se capta la realidad. Por eso los psicoanalistas queremos «reencontrar» en nuestros pacientes y reuniones científicas el mismo cuento sin modificaciones, ante las cuales tendemos a responder, con absoluta certeza y buena fe, con un «No, no es así».

Etapa de omnipotencia infantil que es seguida por otra que alcanza su pleno desarrollo en la adolescencia cuando la omnipotencia no recae ni en las palabras ni en los conceptos más o menos aislados sino en los sistemas conceptuales ideológicos. Es la época de adherencia a grandes concepciones totalizantes sustentadas en unos pocos postulados. A esta etapa del pensa-

---

117. El empirismo, con su ingenuidad de una observación más allá de la teoría, constituye a esta altura del desarrollo epistemológico un riesgo menor que la ideologización del psicoanálisis. Nada puede ser más alarmante que un psicoanalista, sentado en su escritorio o ante un auditorio de colegas, enfervorizado por el talento imaginativo —que realmente posee—, termine dictaminando qué es *la* psicosis, *la* enfermedad psicosomática, o *la* neurosis en base a un sistema hipotético deductivo, impulsado por el placer de la omnipotencia de la palabra y del discurso.

118. No porque el niño explique al adulto o permanezca en éste tal cual fue —error de cierto enfoque evolutivo— sino porque muchas veces algunos fenómenos del adulto se presentan menos enmascarados en el niño.

miento no existe sujeto que escape, pudiendo, en algunos casos ser seguida por otra estructura cognitivo-afectiva en que el pensamiento crítico recaerá ya no sólo sobre el mundo externo al sujeto sino sobre él mismo y su sistema de creencias bajo las preguntas ¿por qué creo en este sistema conceptual?, ¿qué motivaciones me impulsan a adoptar este sistema de creencias?, ¿qué aspecto de mi biografía —incluida en ésta el panorama conceptual en que el sujeto se forma— incide específicamente para que ciertos sistemas me sean más atractivos y cuáles para que otros me provoquen rechazo? Preguntas que, por limitar la omnipotencia, al mostrar lo relativo del conocimiento, o no son formuladas o aun cuando adquieran existencia serán, defensivamente, rápidamente abandonadas.[119] En contraposición con los sistemas simplificantes que son cerrados al funcionar en base a unos pocos principios o postulados, siendo el resto pura deducción, los sistemas complejos son abiertos a la incorporación interminable de nuevos factores y dimensiones de análisis. Desde el comienzo los sistemas complejos enfrentan al sujeto con el sentimiento de sus limitaciones al intentar abarcarlos. Por algo los niños prefieren los juegos de reglas sencillas.

Por tanto, primera fuente de placer de los sistemas conceptuales simplificantes: el sentimiento de omnipotencia narcisista del usuario con respecto a la realidad, a la que siente que domina.[120] Pero, además de la relación del usuario con el sistema conceptual, a través de éste establece vínculos con los otros usuarios, relaciones de pertenencia y de oposiciones, ambas indispensables para soporte de la omnipotencia narcisista. La pertenencia permite que los otros del propio grupo narcisicen al sujeto confirmándole que aquello en lo que cree es válido. La oposición, con respecto al que no pertenece al grupo, narcisiza también pues permite establecer la diferencia con aquel que estaría en el error, reafirmando así la identidad idealizada del sujeto. A este respecto, basta ser testigo del placer narcisista, incluso la sorna descalificante con la que en cualquier reunión se escucha a los que supuestamente no habrían entendido la verdad contenida en el sistema de creencias del sujeto, dado que la diferencia es entendida en principio como ignorancia o error del otro.[121]

---

119. No deja de resultar curioso que en un buen psicoanálisis personal de un analista en formación se pase revista a todo, desde su elección de pareja hasta por qué quiere ser analista, pero raramente las motivaciones profundas acerca de por qué abraza los principios básicos de su escuela de pertenencia, generalmente compartida con el que le analiza. ¿Es que el matrimonio entre un sujeto y sus creencias teóricas no reviste importancia? Creemos que la supuesta neutralidad analítica por la cual el analista no revisa la ideología científica de su paciente, encubre, racionalizándolo, un pacto *à deux*.

120. Usuario de un sistema conceptual al que no crea sino del cual es dependiente y que fija el panorama que puede ser pensado.

121. El hecho notable de que los que pertenecen a una escuela sólo lean aquello que leen los otros miembros de la misma se entiende si se tiene en cuenta que la lectura es frecuentemente algo que sirve para ser comentado al otro, para participar en la interacción social. Actúa el mismo principio que el que incide para que no se pueda dejar de ver el filme que están viendo los amigos.

Ahora bien, ¿por qué la pertenencia actuaría favoreciendo a los sistemas conceptuales simplificantes y no a los complejos, dado que éste es el punto de nuestra interrogación? Por un simple problema estadístico, como lo prueba la audiencia diferencial que tienen en la televisión o en el cine las producciones según sean simples, lineales o, por el contrario, sofisticadas y llenas de matices: hay más gente que tiende a pensar y a sentir en términos simples que a hacerlo dentro de estructuras conceptuales complejas. Cuanto más simple sea una teoría en el campo de la ciencia, más público «mass media» encontrará dispuesto a adoptarla. Con todo, se podría argumentar que algunos sujetos prefieren sostener su narcisismo en el sentimiento de constituir una minoría, aristocracia intelectual que se diferenciaría de la mayoría, con lo cual acrecentaría su sentimiento de excepcionalidad. Pero el narcisismo de representarse como minoría excepcional es, y valga la ironía, absolutamente minoritario. Si no, no existirían las modas intelectuales, que involucran a grupos numerosos, y el entusiasmo por participar en concentraciones multitudinarias que avalarían con el número la calidad de lo que en ellas transcurre. De modo que los sistemas simplificantes tienen una velocidad de difusión e impregnación mayor que los sistemas complejos. Pensemos en las frases estereotipadas que se repiten como consignas y a las cuales basta dominar en poco tiempo para obtener pertenencia. El adepto recién llegado a una escuela de pensamiento simplificante repite los principios básicos con el mismo placer que el niño lo hace con las palabras que ha incorporado, generándose el sentimiento de que se pertenece al mundo de los «adultos», es decir el de los líderes del movimiento. La repetición de los eslóganes es instrumento identificatorio con las figuras idealizadas.[122]

Segunda fuente de placer de los sistemas conceptuales simplificantes: la pertenencia a grupos en que se recibe sostén recíproco de la omnipotencia narcisista compartida.[123]

Reducción de la angustia frente al caos

Pero la producción de placer dado por la omnipotencia narcisista es uno de los factores psicológicos que promueven nuestra inclinación hacia los

---

122. De ahí el atractivo, y la difusión, de fórmulas del tipo de «la psicosis es por la forclusión del nombre-del-padre; la perversión, por la renegación; la neurosis, por la represión», fórmulas generales, grandiosas pero tan vacías de contenido que una vez enunciadas como *dictum* no requieren mayores pruebas y no permiten ninguna profundización, como lo muestra el hecho de que tras cuarenta años de enunciada la primera no se haya hecho ningún aporte a la elucidación del concepto de forclusión.

123. En el momento actual, si se vive en Buenos Aires o en París es más probable que se tenga una influencia lacaniana, es decir que se tienda a hablar su lenguaje o que se piense según sus conceptos; si se habita en Chicago, existe una orientación kohutiana; si se está en Bos-

sistemas conceptuales simplificantes. Otro factor es evitar ciertos tipos de angustias. Frente a la multiplicación de estímulos una de las primeras modalidades del psiquismo para enfrentar esta condición es la reducción de los mismos, el ordenamiento obsesivo, la ritualización. Lo que se ha llamado angustias confusionales, o la idea de una barrera de contacto en contra de un exceso de estimulación, tiene como referencia esos estados del psiquismo en que predomina el sentimiento de caos, de falta de coherencia, de líneas de pensamientos que no pueden ser definidas. Limitar y ordenar parece ser un mecanismo esencial del psiquismo. No hay ninguna escuela psicológica que ponga en duda la existencia de este principio organizador básico, aunque su dominio no sea absoluto y esté matizado por la búsqueda de estímulos, de la novedad (Stern, 1985). La actividad organizada sólo se pone en marcha si existe un mínimo de orden como condición previa que disminuya la angustia y dentro del cual la novedad adquiere un sentido no atemorizante. Por ello, usar eslóganes permite contrarrestar ese tipo de angustia y la omnipotencia que está en juego es diferente de la omnipotencia narcisista. Esta última tiene por objeto ofrecer al sujeto un sentimiento de valía, de superioridad, mientras que la omnipotencia como recurso defensivo frente a la angustia de fragmentación y caos hace sentir que se está al abrigo del peligro. Una cosa es que el primitivo, ante el terror provocado por el relámpago, imagine que con su pensamiento lo controla y, en consecuencia, no tenga nada que temer, y otra que sienta que al controlarlo es un ser superior, mejor que los demás, sin limitaciones. En el primer caso nos encontraríamos ante una omnipotencia defensiva ante las ansiedades persecutorias. Los sistemas conceptuales simplificantes producen el sentimiento omnipotente de que las pocas variables contempladas por el modelo están bajo control. En el campo de la psicoterapia, frente a las angustias ocasionadas por las dudas acerca de qué significado tiene lo que el/la paciente hace o dice, qué es lo que va a pasar con él/ella, ante el caos de datos en cien niveles diferentes que su discurso y su conducta global nos aportan, reducir a unas pocas variables la psicopatología y a un puñado las formas de intervención, a las que se considera como suficientes, tranquiliza al terapeuta. En este sentido, si cada uno de nosotros hiciéramos un listado del número de categorías usadas o de los tipos de intervenciones que realizamos con nuestros pacientes para los distintos cuadros psicopatológicos, nos sorprendería comprobar que frente a una riqueza enorme de estructuras psicopatológicas y de dimensiones de la personalidad nuestros modos de acción son reducidísimos. En este sentido, la regla del silencio del analista, cuya im-

---

ton, se le da un papel importante a la intersubjetividad; en Nueva York, pese al avance de la teoría de las relaciones objetales y de la intersubjetividad, habrá un fuerte peso de la psicología del yo y el conflicto. Si Freud pudo decir que la anatomía es el destino, la geografía es el destino que crea los valles intelectuales y las montañas que los cercan.

portancia está fuera de cuestión pues permite no dificultar el surgimiento de las producciones del paciente, la hemos visto convertirse en la gran coartada racionalizadora cuando se carece de recursos téoricos y técnicos para comprender o intervenir.

Los «candados ideológicos» o argumentos de cierre del sistema

Si los sistemas conceptuales simplificantes se sostienen sobre motivaciones psicológicas tan poderosas como la omnipotencia narcisista y los intentos de contrarrestar las angustias frente al caos, la fragmentación, o la persecución, requieren para el encubrimiento de estas motivaciones de argumentos que constituyen racionalizaciones teóricas. El psicoanálisis mostró que las autojustificaciones racionalizadoras son uno de los más fuertes obstáculos en contra de la modificación de los síntomas o de los rasgos patológicos de carácter. Todos los sistemas simplificantes, y las escuelas que los difunden, dotan a sus miembros de argumentos que dificultan la apertura, metaprincipios que establecen las reglas bajo las cuales se podrían modificar los principios. En general, para convertir a éstos en no cuestionables y sagrados. Son argumentos de cierre del sistema o «candados ideológicos» a los que se apela cada vez que el sistema es cuestionado. Si bien los hemos visto a lo largo del libro, queremos detenernos en uno: la apelación a la supuesta coherencia, pureza e incompatibilidad entre el modelo preconizado por la escuela en cuestión y otra posición. Cualquier intento de incorporación de dimensiones que no forman parte del arsenal teórico del grupo es rápidamente estigmatizado como implicando una herejía por apartarse de lo único verdadero y descalificado bajo el epíteto de «eclecticismo», que es usado como arma arrojadiza.

Las ideas que anteceden tenderán a ser escindidas

Freud habló de escisión del yo para describir el poderoso proceso defensivo por el cual ciertas ideas que aunque no están reprimidas y permanecen conscientes, sin embargo, por la angustia que producen, por chocar con deseos del sujeto, pueden ser dejadas de lado. Se las acepta pero se hace como si ese conocimiento no existiera, la actitud del sujeto no se modifica. Es el riesgo que tememos puedan correr las tesis expuestas más arriba sobre las razones por las cuales se prefieren los sistemas simplificantes a los complejos. Podrán ser aceptadas, incluso despertar adhesión por parte de algunos lectores, pero al chocar con las tendencias que les han forzado a mantenerse dentro de ciertas escuelas pasarán a ser mero saber que no incidirá en su forma de pensar y, sobre todo, de actuar durante el contacto con sus pacientes o en las reuniones científicas en las que participen. Sin un proceso de elaboración y, especialmente, de práctica del pensamiento complejo, la resistencia al cambio tenderá a imponerse. Por ello proponemos una vigilancia continua sobre las razones emocionales de nuestras adherencias teóricas a modelos simplificantes y una autoexigencia de ir profundizando en la producción de conocimiento particular dentro de modelos complejos. Pero sólo si se superan los obstáculos afectivos que se oponen al pensamiento complejo será posible que la propuesta epistemológica de que «Debemos luchar contra la disyunción y a favor de la conjunción, es decir, establecer ligazones entre cosas que están separadas» (Morin, 1994) no se convierta en mera declaración voluntarista.

DIAGRAMAS

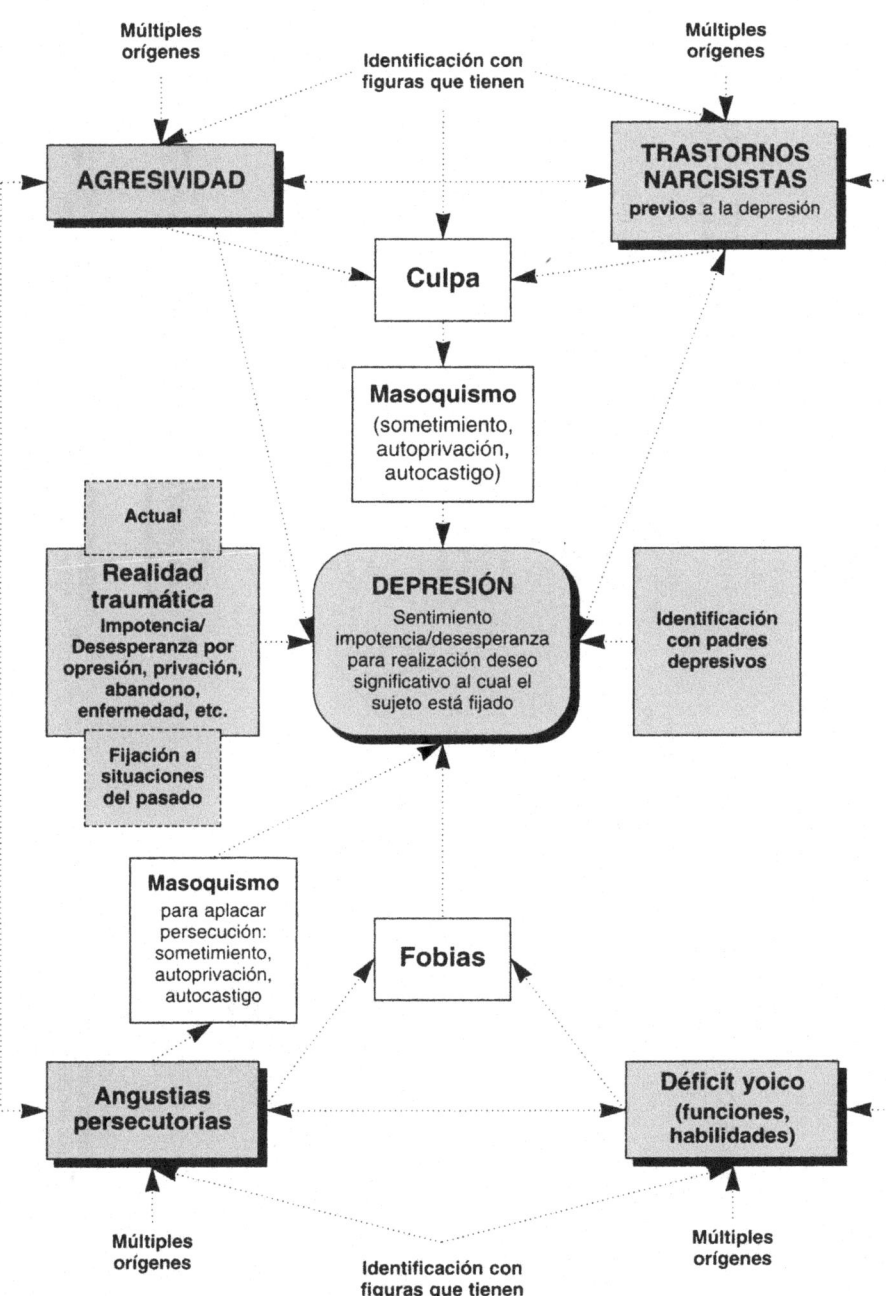

Diagrama 1.

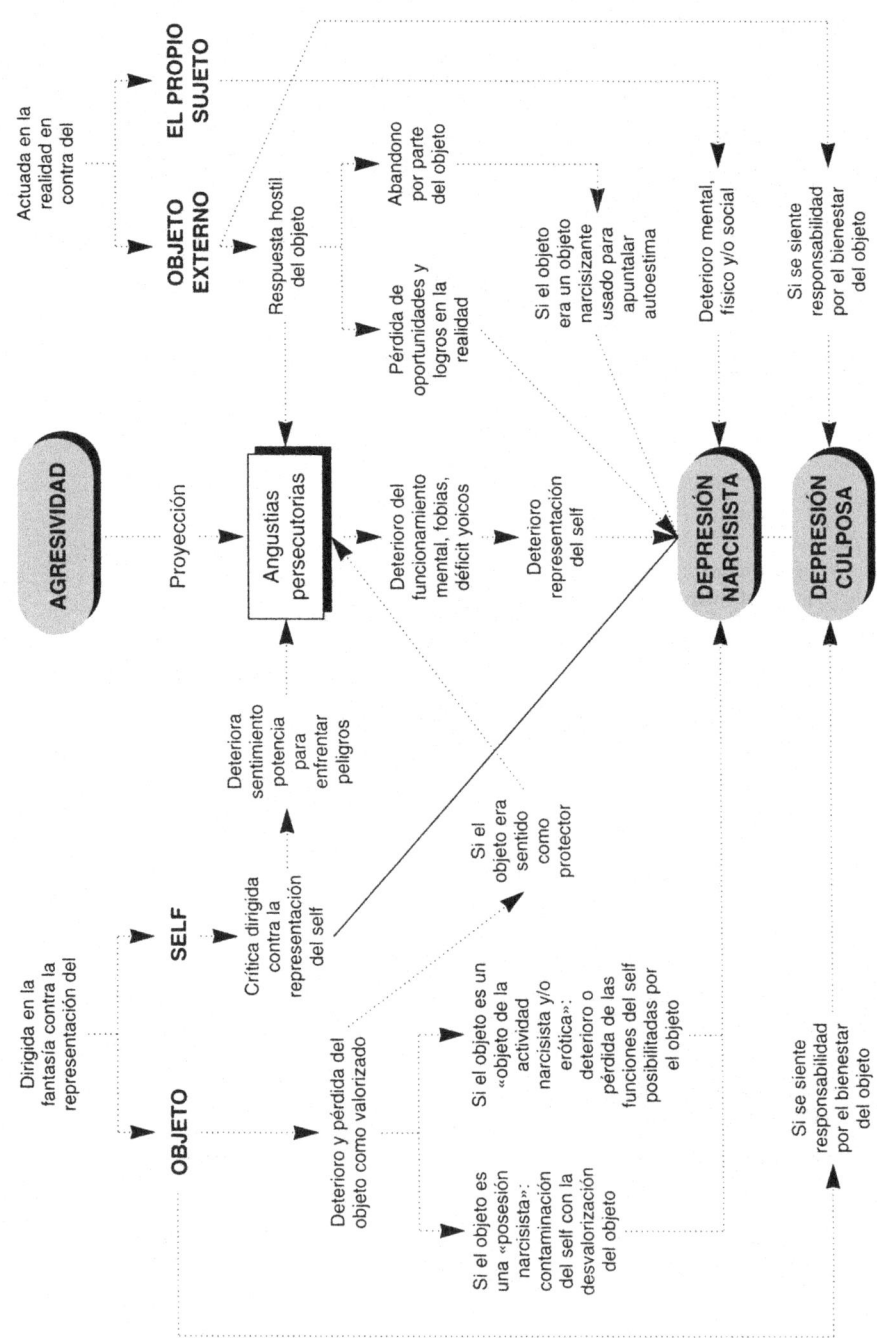

Diagrama 2.

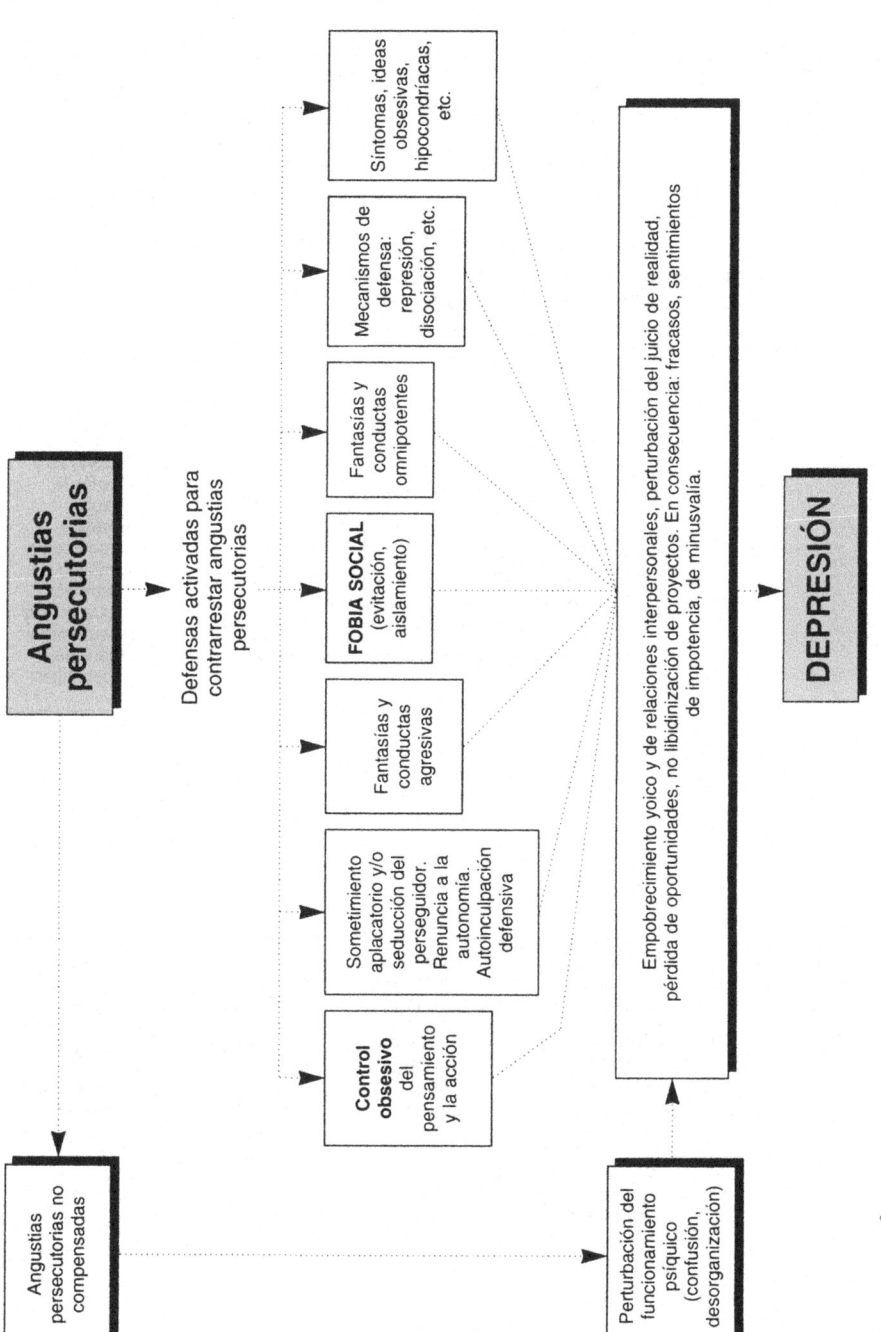

DIAGRAMA 3.

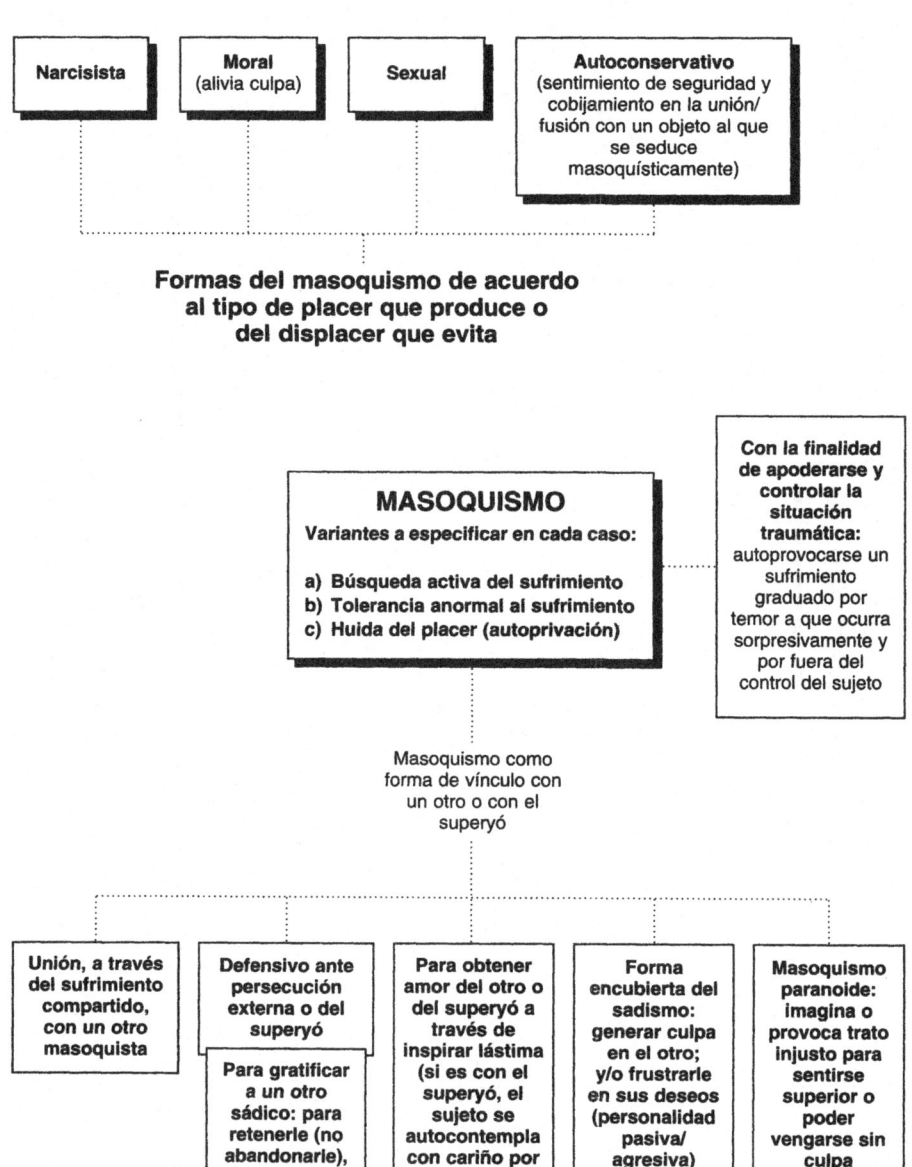

Diagrama 4.

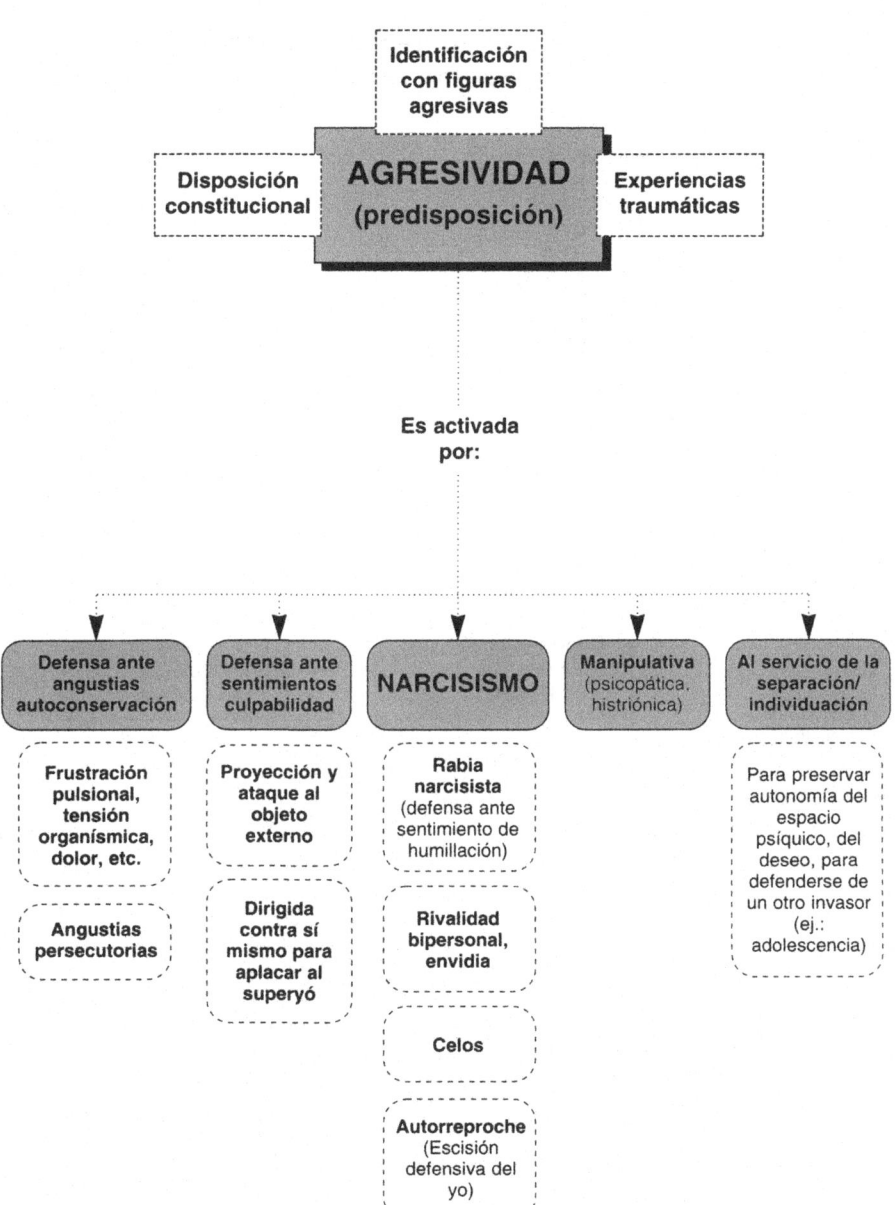

Diagrama 5.

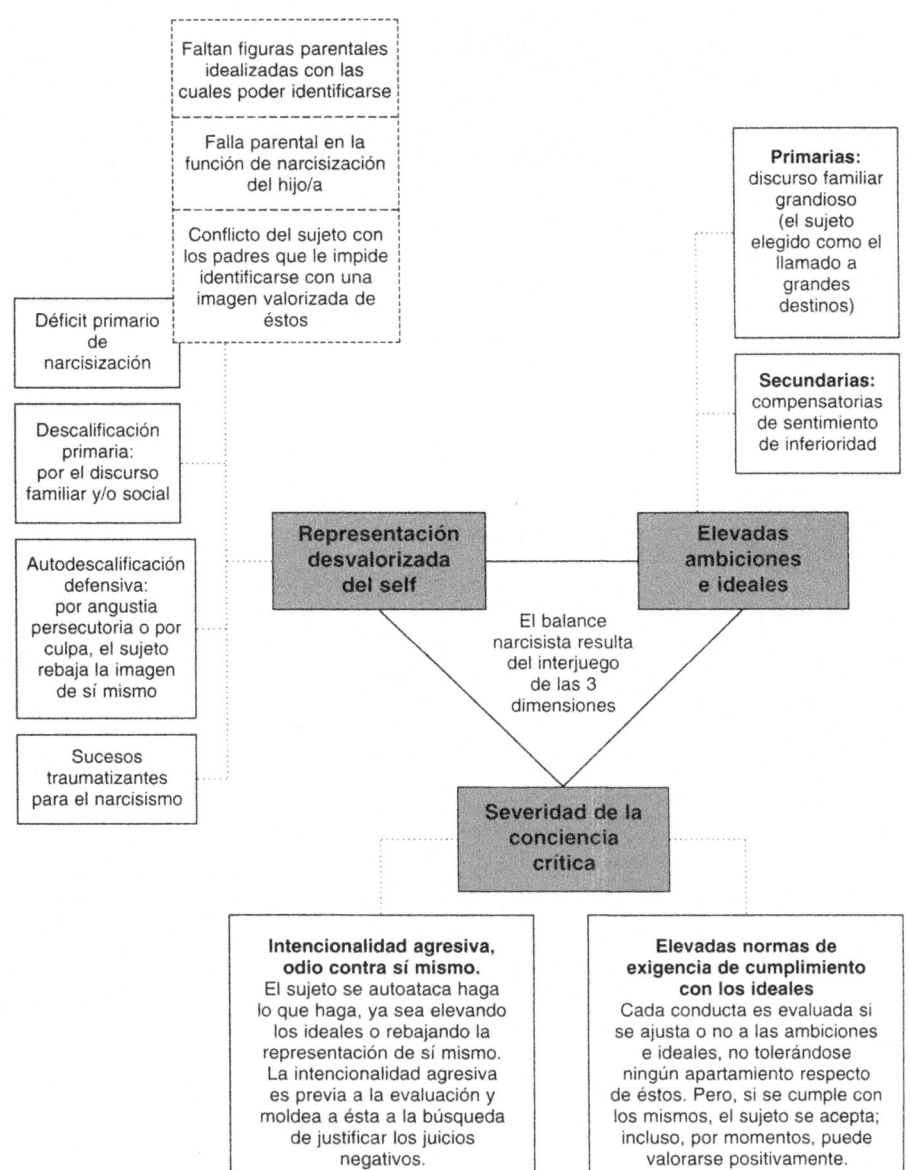

DIAGRAMA 6.

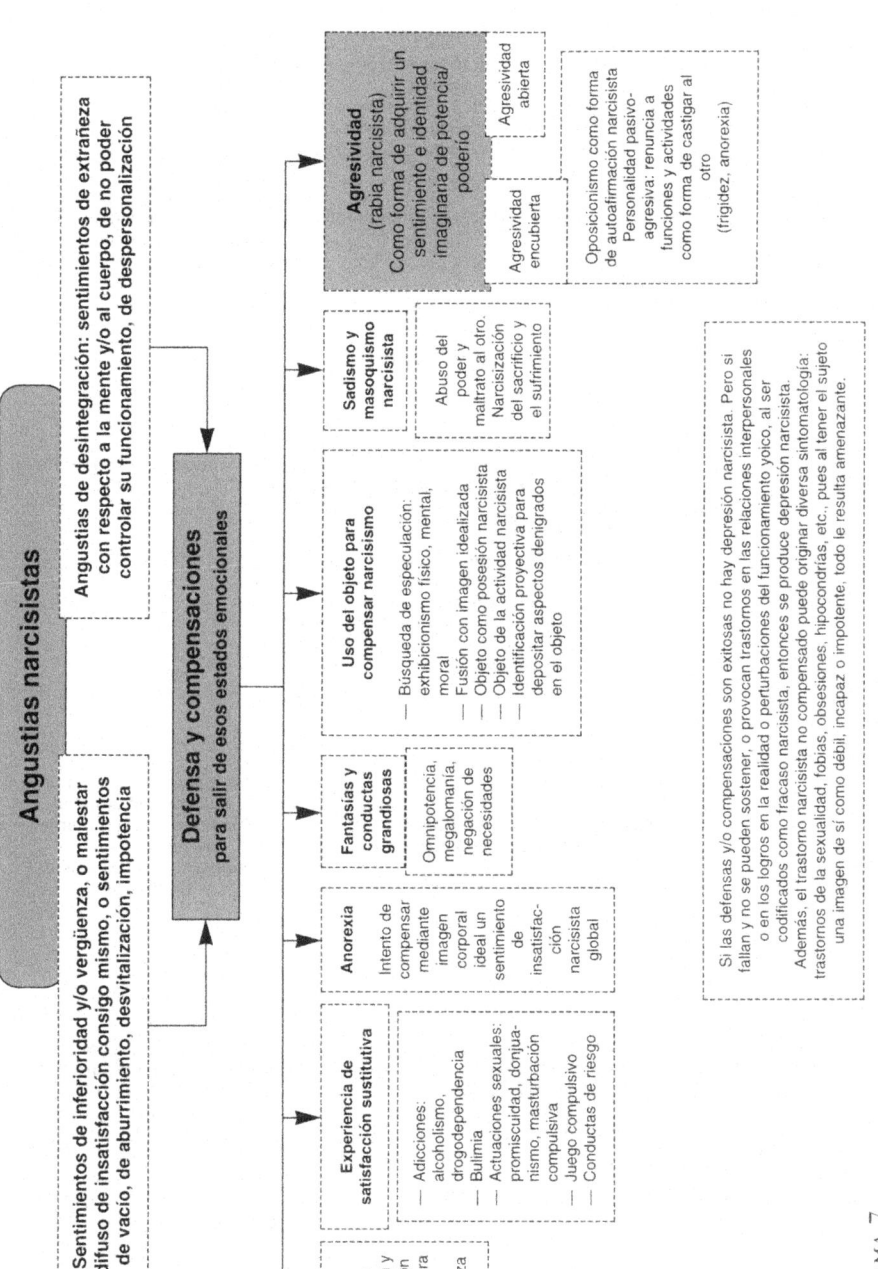

DIAGRAMA 7.

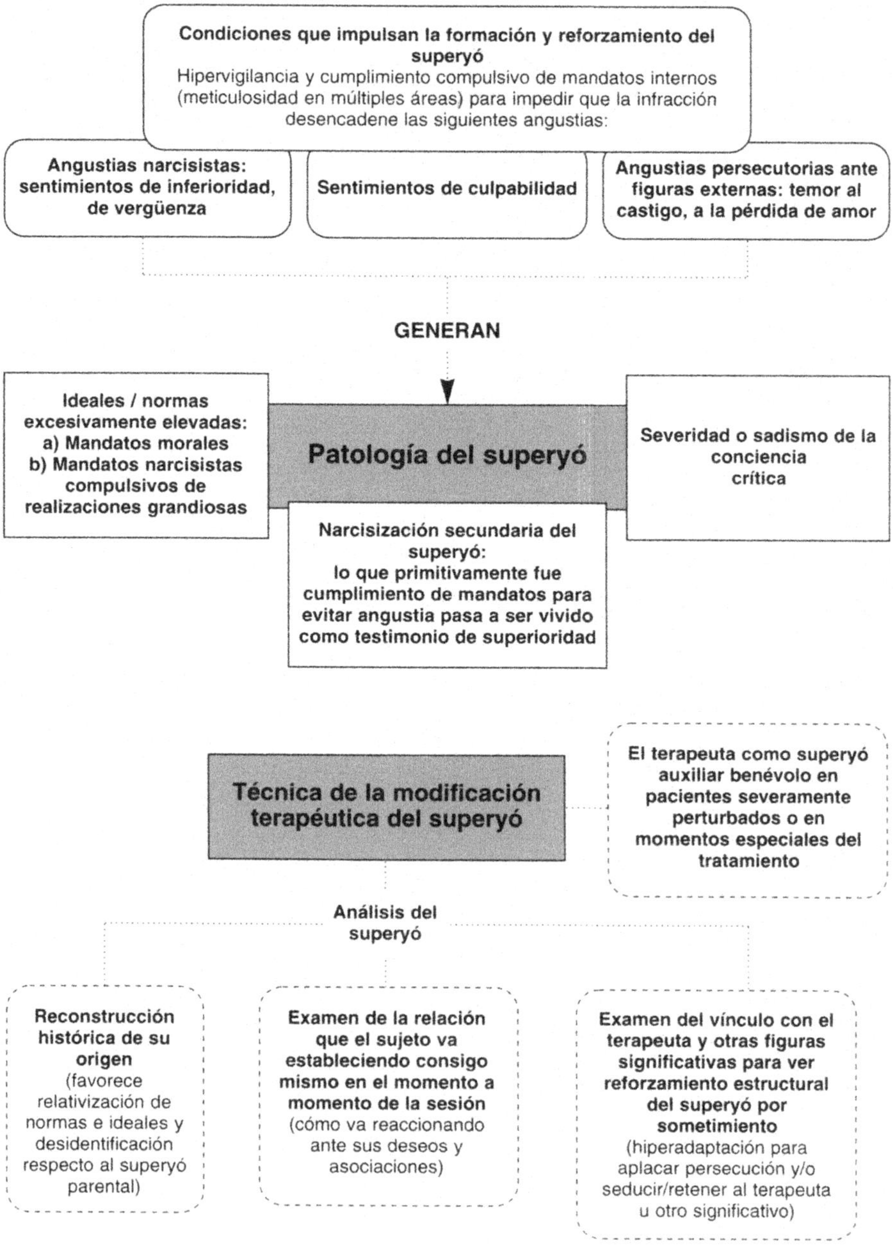

Condiciones que impulsan la formación y reforzamiento del superyó
Hipervigilancia y cumplimiento compulsivo de mandatos internos (meticulosidad en múltiples áreas) para impedir que la infracción desencadene las siguientes angustias:

- Angustias narcisistas: sentimientos de inferioridad, de vergüenza
- Sentimientos de culpabilidad
- Angustias persecutorias ante figuras externas: temor al castigo, a la pérdida de amor

GENERAN

- Ideales / normas excesivamente elevadas:
  a) Mandatos morales
  b) Mandatos narcisistas compulsivos de realizaciones grandiosas

Patología del superyó

- Severidad o sadismo de la conciencia crítica

Narcisización secundaria del superyó: lo que primitivamente fue cumplimiento de mandatos para evitar angustia pasa a ser vivido como testimonio de superioridad

Técnica de la modificación terapéutica del superyó

El terapeuta como superyó auxiliar benévolo en pacientes severamente perturbados o en momentos especiales del tratamiento

Análisis del superyó

- Reconstrucción histórica de su origen (favorece relativización de normas e ideales y desidentificación respecto al superyó parental)
- Examen de la relación que el sujeto va estableciendo consigo mismo en el momento a momento de la sesión (cómo va reaccionando ante sus deseos y asociaciones)
- Examen del vínculo con el terapeuta y otras figuras significativas para ver reforzamiento estructural del superyó por sometimiento (hiperadaptación para aplacar persecución y/o seducir/retener al terapeuta u otro significativo)

DIAGRAMA 8.

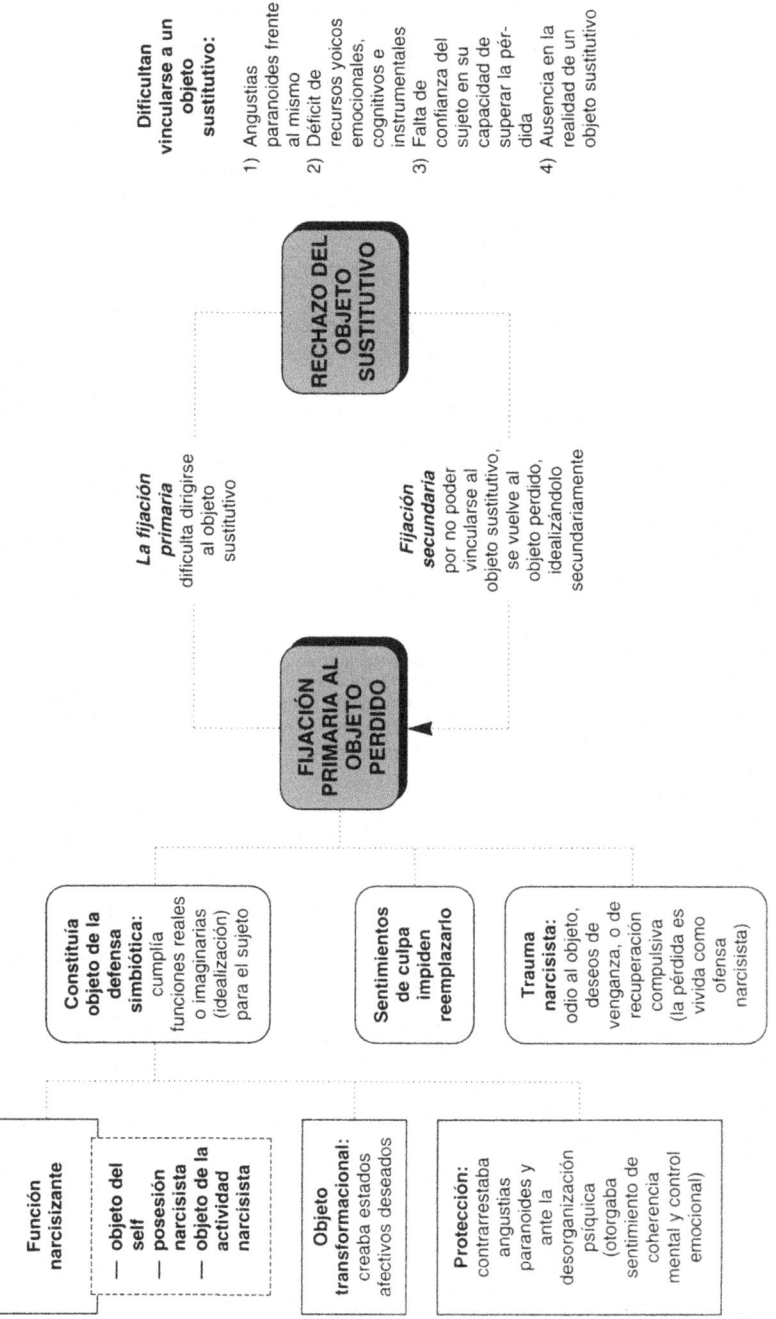

Diagrama 9.

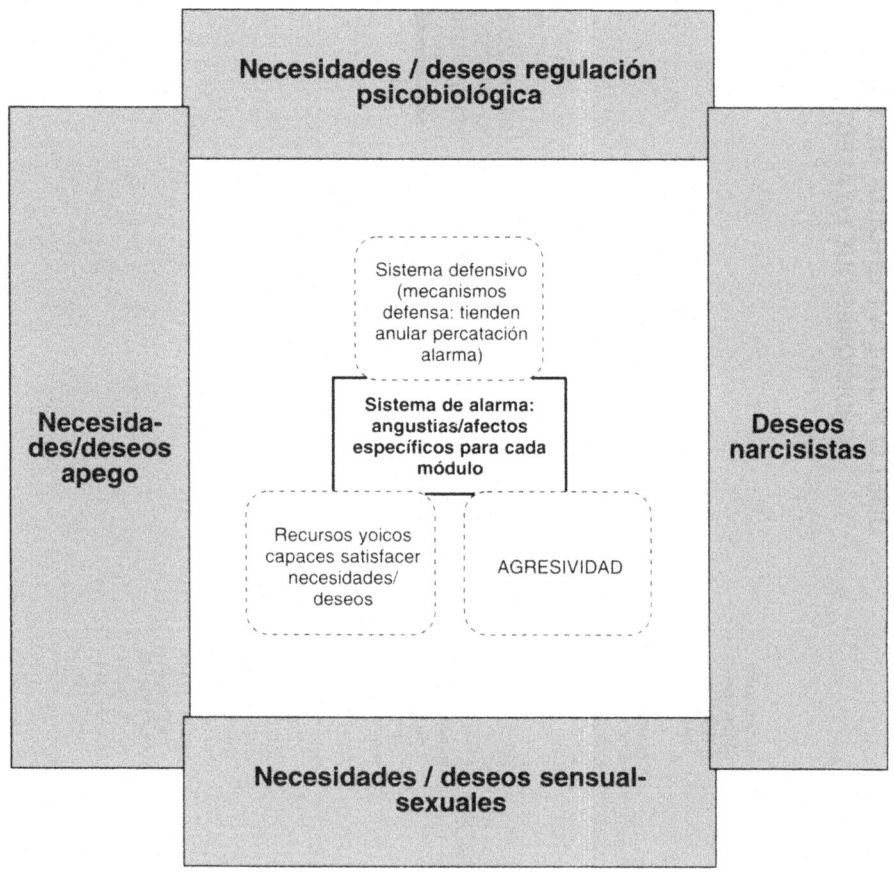

DIAGRAMA 10.

BIBLIOGRAFÍA

Abraham, K. (1911), «Notes on the psychoanalytic investigation and treatment of maniac-depressive insanity and allied conditions», *Selected Papers of Karl Abraham*, Nueva York, Basic Books (1953).
Abraham, K. (1924), «A short study of the development of the libido, viewed in the light of mental disorders», *Selected Papers on Psychoanalysis of Karl Abraham*, Nueva York, Basic Books (1953) (trad. cast.: «Un breve estudio de la evolución de la libido considerada a la luz de los trastornos mentales», en K. Abraham, *Psicoanálisis clínico*, Buenos Aires, Hormé).
Ainsworth, M. D. S., Blehar, M., Waters, E., Wall, S. (1978), *Patterns of Attachment*, Hillsdale, NJ, Erlbaum.
Akmajian, A., Heny, F. W. (1975), *An Introduction to the Principles of Transformational Syntax*, Cambridge, MA, MIT Press.
Alexander, F., French, T. M. (1946), *Psychoanalytic Therapy. Principles and Application*. Nueva York, Ronald Press (trad. cast.: *Terapéutica psicoanalítica. Principios y aplicación,* Buenos Aires, Paidós, 1956).
Amaral Dias, C. (1994), «La fonction contenante de l'analyste. Introduction et rapport», *Revue Française de Psychanalyse,* LVIII (número especial del congreso), págs. 1.373-1.388 y 1.391-1.477.
American Psychiatric Association (1994), *DSM-IV Diagnostic and statistical manual of mental disorders,* Washington, D.C.
Anthony, E. J. (1983), «An overview of the effects of maternal depression on the infant and child», en H. L. Morrison (comp.), *Children of depressed Parents: Risks, Identification and Intervention,* Nueva York, Grune & Stratton.
Anzieu, D. (1968), «De la mithologie particulière a chaque type de masochisme», *Bulletin de l'Association Psychanalytique de France,* 4, págs. 84-91.
Appelbaum, S. A. (1977), *The Anatomy of Change. A Menninger Foundation Report on Testing the Effects of Psychotherapy,* Nueva York, Plenum Press.
Arieti, S., Bemporad, J. (1978), *Severe and mild depression,* Nueva York, Basic Books.
Atwood, G., Stolorow, R. (1984), *Structures of Subjectivity: Explorations in Psychoanalytic Phenomenology,* Hillsdale, NJ, Analytic Press.
Aulagnier (1984), *L'apprenti-historien et le maître-sorcier. Du discours identifian au discours délirant,* París, Presses Universitaires de France.
Ávila Espada, A. (1991), «La psicoterapia breve y la intervención en crisis: dos estrategias de intervención en Salud Mental Comunitaria», *Psiquiatría pública,* 3 (4), págs. 174-186.

Balint, M. (1952), *Primary Love and Psycho-Analytic Technique*, Londres, H. Karnac (Books) Ltd.
Balint, M. (1968), *The Basic Fault. Therapeutic Aspects of Regression*, Londres, Tavistock/Routledge (1989).
Balint, M., Ornstein, P. H., Balint, E. (1972), *Psicoterapia Focal. Terapia breve para psicoanalistas. Modelo desarrollado en la Clínica Tavistock*, Buenos Aires, Gedisa (1985).
Baranger, M., Baranger, W., Mom, J. M. (1988), «The infantile psychic trauma from us to Freud: pure trauma, retroactivity and reconstruction», *Int. J. Psychoanal.*, 69, págs. 113-128.
Barth, E. M., Martens, J. L. (1982), *Argumentation. Approaches to Theory Formation*, Amsterdam, John Benjamins B. V.
Basch, M. F. (1983), «Emphatic understanding: a review of the concept and some theoretical considerations», *J. Amer. Psychoanal. Assn.*, 31, págs. 1-126.
Baudry, F. (1983), «The evolution of the concept of character in Freud's writings», *J. Amer. Psychoanal. Assn.*, 31, págs. 3-31.
Bauer, G. P., Kobos, J. C. (1987), *Brief Therapy. Short-Term Psychodynamic Psychotherapy*. Northvale, Nueva Jersey, Jason Aronson, Inc.
Beck, A. T., Epstein, N., Harrison, R. (1983), «Cognitions, attitudes and personality dimensions in depression», *British Journal of Cognitive Psychotherapy*, 1, págs. 1-16.
Benjamin, L. S. (1991), «Brief SASB-Directed Reconstructive Learning Therapy», en P. Crits-Christoph y J. Barber (comps.), *Handbook of short-term dynamic psychotherapy*, Nueva York, Basic Books.
Berliner, B. (1958), «The role of object relations in moral masochism», págs. 344-359, en Fitzpatrick Hanly, M.A., *Essential Papers on Masochism*, Nueva York, New York University Press (1995).
Bibring, E. (1953), «The mechanism of depression», en P. Greenacre (comp.), *Affective disorder*, Nueva York, International Universities Press.
Bion, W. (1959), «Attacks on linking», en Spillius, E.B. (comp.), *Melanie Klein Today. Developments in theory and practica. vol 1: Mainly theory*, Londres, Tavistock/Routledge (1988).
Bion, W. (1962), «A theory of thinking», en Spillius, E.B. (comp.), *Melanie Klein Today. Developments in theory and practica. vol 1: Mainly theory*. Londres, Tavistock/Routledge (1988).
Blatt, S. J. (1974), «Levels of object representation in anaclitic and introjective depression», *Psychoanalytic Study of the Child*, 29, págs. 107-157.
Blatt, S. J., Behrends, R. S. (1987), «Internalization, Separation-Individuation, and the Nature of Therapeutic Action», *International Journal of Psycho-Analysis*, 68, págs. 279-297.
Blatt, S. J., Homann, E. (1992), «Parent-child interaction in the etiology of dependent and self-critical depression», *Clinical Psychological Review*, 12, págs. 47-91.
Blatt, S. J., Maroudas, C. (1992), «Convergences among psychoanalytic and cognitive-behavioral theories of depression», *Psychoanalytic Psychology*, 92 (2), págs. 157-190.
Blatt, S. J., Quinlan, D. M., Chevron, E. S., McDonald, C., Zuroff, D. (1982), «Dependency and self-criticism: Psychological dimensions of depression», *Journal of Consulting and Clinical Psychology*, 50, págs. 113-124.
Blatt, S. J., Zuroff, D. (1992), «Interpersonal relatedness and self-definition: two types of depression». *Clinical Psychological Review*, 12, págs. 527-562.

Bleichmar, H. (1976a), *El Edipo en Freud y Lacan. Introducción al estudio de las perversiones*, Buenos Aires, Nueva Visión.
Bleichmar, H. (1976b), *La depresión. Un estudio psicoanalítico*, Buenos Aires, Nueva Visión.
Bleichmar, H. (1977), «El inconsciente», en *Enciclopedia de psiquiatría*. G. Vidal, H. Bleichmar, y R. Usandivaras (comps.), Buenos Aires, El Ateneo.
Bleichmar, H. (1978), «Le discours totalisant: le moi idéal et l'idéal du moi: les effets de deux types de discours». *Topique: Révue Freudienne*, 29, págs. 85-112.
Bleichmar, H. (1981), *El narcisismo. Estudio sobre la enunciación y la gramática inconsciente*, Buenos Aires, Nueva Visión.
Bleichmar, H. (1982), «¿Primacía del significante?», *Trabajo del Psicoanálisis*, 1-2, págs. 146-156.
Bleichmar, H. (1986), *Angustia y fantasma: matrices inconscientes en el más allá del principio del placer*, Madrid, Adotraf.
Bleichmar, H. (1990), «Respuesta al reduccionismo en psicopatología: un modelo generativo de articulación de componentes», *Actualidad Psicológica*, 170, págs. 2-6.
Bleichmar, H. (1994), «Aportes para una reformulación de la teoría de la cura en psicoanálisis: ampliación de la conciencia, modificación del inconsciente», *Revista Argentina de Psicología*, XXV (44), págs. 23-44.
Bleichmar, H. (1995), «La estructuración del superyó y su transformación terapéutica», *Zona Erógena*, 24, págs. 4.
Bleichmar, H. (1996), «Some subtypes of depression and their implications for psychoanalytic therapy», *International Journal of Psycho-Analysis*, 77, págs. 935-961.
Bleichmar, N. (1988), «Problemas epistemológicos en la teoría psicoanalítica», *Psicoanálisis. Revista de la Asociación Psiconalítica de Buenos Aires*, págs. 559-581.
Bleichmar, N. M., Leiberman de Bleichmar, C. (1989), *El psicoanálisis después de Freud. Teoría y clínica*, México, Eleia Editores.
Bleichmar, S. (1986), *En los orígenes del sujeto psíquico. Del mito a la historia*, Buenos Aires, Amorrortu.
Bleichmar, S. (1993), *La fundación de lo inconsciente. Destinos de pulsión, destinos del sujeto*, Buenos Aires, Amorrortu.
Blum, H. P. (1991), «Sadomasochism in the psychoanalytic process, within and beyond the pleasure principle: Discussion», *Journal of American Psychoanalytic Association*, 39 (2), págs. 431-450.
Bockner, G. (1991), *Ego and Self in Weekly Psychotherapy*, Nueva York, International Universities Press.
Bollas, C. (1987), *The Shadow of the Object. Psychoanalysis of the Unthought Known*, Londres, Free Association Books, Ltd.
Bollas, C. (1989), *Forces of destiny*, Londres, Free Association.
Bowlby, J. (1969.), *Attachment and loss, I: Attachment*, Nueva York, Basic Books (trad. cast.: *El vínculo afectivo*, Barcelona, Paidós, 1993).
Bowlby, J. (1973), *Attachment and loss, II: Separation*, Nueva York, Basic Books (trad. cast.: *La separación afectiva*, Barcelona, Paidós, 1993).
Bowlby, J. (1980), *Loss: Sadness and Depression. Attachment and Loss*, vol. 3, Londres, Hogarth Press (trad. cast.: *La pérdida afectiva: tristeza y depresión*, Barcelona, Paidós, 1993).

Brenman, M. (1952), «On teasing and being teased: and the problem of "moral masochism"», *Psychoanalytic Study of the Child*, 7, págs. 264-285.
Brenner, C. (1959), «The masochistic character: Genesis and treatment», en Fitzpatrick Hanly, M.A., *Essential Papers on Masochism*. Nueva York, New York University Press (1995), págs. 360-382.
Brenner, C. (1982), *The Mind in Conflict*, Nueva York, International Universities Press.
Bresnan, J. (comp.) (1982), *The Mental Representation of Grammatical Relations*, Cambridge, MA, MIT Press.
Breznitz, S. (comp.) (1985), *The Denial of Stress*. Nueva York, International Universities Press.
Broucek, F. J. (1991), *Shame and the Self*, Nueva York, The Guilford Press.
Brown, G. W. (1991), «Epidemiological studies of depression: depression and case finding», en J. Becker y A. Kleinman (comps.), *Psychosocial Aspects of Depression*, Hillsdale, Nueva Jersey, Lawrence Erlbaum.
Brown, G. W., Harris, T. O. (comp.) (1989), *Life Events and Illness*. Nueva York, Guilford Press.
Budman, S. H., Gurman, A. S. (1988), *Theory and practice of brief psychotherapy*, Nueva York, The Guilford Press.
Busch, F. (1994), «Some ambiguities in the method of free association and their implications for technique», *Journal of the American Psychoanalytic Association*, 42, págs. 363-384.
Cash, T. F., Pruzinsky, T. (comps.) (1990), *Body Images. Development, Deviance and Change*, Nueva York, The Guilford Press.
Castoriadis-Aulagnier, P. (1975), *La violence de l'interprétation. Du pictogramme à l'énoncé*, París, Presses Universitaires de France.
Clancier, A., Faure, S., Pragier, G. (1984), «Situation métapsychologique de l'agressivité dans le travaux français», *Revue Française de Psychanalyse*, XLVIII, págs. 917-935.
Coderch, J. (1990), *Teoría y técnica de la psicoterapia psicoanalítica*. Barcelona, Herder.
Coderch, J. (1995), *La interpretación en psicoanálisis*. Barcelona, Herder.
Cooper, A. M. (1988), «The narcissistic-masochistic character», en R. A. Glick y D. I. Meyers (comps.), *Masochism: Current psychoanalytic perspectives*, Hillsdale, NJ, Analytic Press.
Costa Pereira, M. E. (1992), «La panique et la négativité: contribution à une approche psychanalytique des états de détresse», *Psychanalyse à l'Université*, 17, págs. 115-140.
Crits-Christoph, P., Barber, J. (comps.) (1991), *Handbook of short-term dynamic psychotherapy*, Nueva York, Basic Books.
Chasseguet-Smirgel, J. (1975), *L'Ideal du Moi. Essai psychanalytique sur la «maladie d'Idealité*, París, Tchou.
Chomsky, N. (1965), *Aspects of the theory of Syntax*, Cambridge, MA, MIT Press.
Chomsky, N. (1980), *Règles et représentations*, París, Flammarion (1985).
Chomsky, N. (1982), *Lectures on Government and Binding*, Dordrecht, Foris Publications.
Chomsky, N. (1984), *Modular Approaches to the Study of the Mind*, San Diego, San Diego State University Press.
Damasio, A. R. (1994), *El error de Descartes*, Barcelona, Crítica (Grijalbo Mondadori).

Darcourt, G. (1968), «Definition clinique du masochisme moral», *Bulletin de l'Association Psychanalytique de France,* 4, págs. 3-34.
Davanloo, H. (1990), *Unlocking the unconscious,* Chichester, John Wiley.
Dio Bleichmar, E. (1985), *El feminismo espóntaneo de la histeria. Estudio de los trastornos narcisistas de la feminidad,* Madrid, Siglo XXI.
Dio Bleichmar, E. (1987), «Feminidad primaria y secundaria. Dos polos del narcisismo», en G. S. Alberto Espina (comp.), *Perspectivas en psicoanálisis. Estructuras borderline, psicosis y feminidad,* Madrid, Fundamentos.
Dio Bleichmar, E. (1991), *Temores y fobias. Condiciones de génesis en la infancia,* Barcelona, Gedisa.
Dio Bleichmar, E. (1992a), «Los pies de la ley en el deseo femenino», en A. M. Fernández (comp.), *Las Mujeres en la Imaginación Colectiva,* Buenos Aires, Paidós.
Dio Bleichmar, E. (1992b), «What is the role of Gender in Hysteria?», *Forum of Psychoanalysis,* (1), págs. 155-162.
Dio Bleichmar, E. (1994a), «Hacia una distribución más equitativa de la culpa», *Actualidad psicológica,* 210, págs. 27-28.
Dio Bleichmar, E. (1994b), «La femme provocatrice: une théorie sexuelle infantile (les effets du regard sexuel de l'adulte sur la subjectivité de la petite fille)», en *Colloque International de Psychanalyse Jean Laplanche. Nouveaux fondements pour la psychanalyse,* París, Presses Universitaires de France.
Dio Bleichmar, E. (1995), «The secret in the constitution of female sexuality: the effects of the adult's sexual look upon the subjectivity of the girl», *Journal of Clinical Psychoanalysis,* 4 (3), págs. 331-342.
Dio Bleichmar, E. (1996), «El masoquismo femenino. Una revisión de su formulación», en *Jornada de la Universidad P. Comillas sobre «Formas clínicas del masoquismo y dependencia amorosa patológica»,* Madrid.
Dunn, J. (1995), «Intersubjectivity in psychoanalysis: a critical review», *International Journal of Psycho-Analysis,* 76 (4), págs. 723-738.
Erikson, E. H. (1959), «Identity and the life cycle», *Psychological Issues,* 1 (1), págs. 1-171.
Etchegoyen, H. (1983), «Fifty Years After the Mutative Interpretation», *International Journal of Psycho-Analysis,* 64, págs. 445-459.
Etchegoyen, H. R. (1986), *Los fundamentos de la técnica psicoanalítica,* Buenos Aires, Amorrortu.
Fairbairn, W. R. (1952), *Psychoanalytic Studies of the Personality,* Londres, Tavistock.
Fairbairn, W. R. D. (1943), «The repression and the return of bad objects (with special reference to the "war neuroses")», *Psychoanalytic Studies of the Personality,* Londres, Tavistock (1952).
Farré, L., Hernández, V., Martínez, M. (1992), *Psicoterapia psicoanalítica focal y breve. Una experiencia clínica con psicoterapia a tiempo limitado.* Barcelona, Paidós.
Ferenczi, S. (1925), «Psicoanálisis de las costumbres sexuales (Con una contribución a la técnica terapéutica)», *Psicoanálisis,* vol. III, Madrid, Espasa-Calpe (1981),
Ferenczi, S. (1932a), «Confusión de lengua entre los adultos y el niño. El lenguaje de la ternura y la pasión», *Psicoanálisis,* vol. IV, Madrid, Espasa-Calpe (1984).
Ferenczi, S. (1932b), «La repetición en análisis peor que el traumatismo original», *Psicoanálisis,* vol. IV, Madrid, Espasa-Calpe (1984).
Fiorini, H. (1987), *El campo teórico y clínico de las psicoterapias psicoanalíticas,* Buenos Aires, Tekné.

Fiorini, H. (1993), *Estructuras y abordajes en psicoterapias psicoanalíticas*, Buenos Aires, Nueva Visión.
Fisher, N. (1989), «Anorexia nervosa and unresolved rapprochement conflicts. A case study», *Int. J. Psycho-Anal.*, 70, págs. 41-54.
Fisher, N., (1981), «Masochism: current concepts», *Journal of the American Psychoanalytic Association*, 29, págs. 673-688.
Fitzpatrick Hanly, M. A. (comp.) (1995), *Essential Papers on Masochism*, Nueva York, New York University Press.
Flanders, S. (comp.) (1993), *The Dream Discourse Today*, Londres, Routledge/The Institute of Psychoanalysis.
Fonagy, P., Moran, G. S., Target, M. (1993), «Aggression and the Psychological Self», *Int. J. Psycho-Anal.*, 74 (3), págs. 471-485.
Fonagy, P., Target, M. (1996), «Playing with reality», *The International Journal of Psycho-Analysis*, 77, págs. 217-233.
Freud, A. (1965), *Normality and Pathology in Childhood*, Nueva York, International Universities Press.
Freud, S. (1894), «Las neuropsicosis de defensa (Ensayo de una teoría psicológica de la histeria adquirida, de muchas fobias y representaciones obsesivas, y de ciertas psicosis alucinatorias)», *Obras Completas*, vol. III. Buenos Aires, Amorrortu.
Freud, S. (1900), «La interpretación de los sueños», *Obras Completas*, vols. IV y V. Buenos Aires, Amorrortu.
Freud, S. (1905), «Sobre las teorías sexuales infantiles», *Obras Completas*, vol. IX. Buenos Aires, Amorrortu.
Freud, S. (1909), «A propósito de un caso de neurosis obsesiva», *Obras Completas*, vol. X, Buenos Aires, Amorrortu.
Freud, S. (1911), «Formulaciones sobre los dos principios del acaecer psíquico», *Obras Completas*, vol. XII, Buenos Aires, Amorrortu.
Freud, S. (1913), «Sobre la iniciación del tratamiento (Nuevos consejos sobre la técnica del psicoanálisis, I)», *Obras Completas*, vol. XII, Buenos Aires, Amorrortu.
Freud, S. (1914a), «Introducción al narcisismo», vol. XIV, Buenos Aires, Amorrortu.
Freud, S. (1914b), «Recordar, repetir y reelaborar (Nuevos consejos sobre la técnica del psicoanálisis, II)», *Obras Completas*, vol. XII, Buenos Aires, Amorrortu.
Freud, S. (1915a), «La represión», *Obras Completas*, vol. XIV. Buenos Aires, Amorrortu.
Freud, S. (1915b), «Lo inconsciente», *Obras completas*. Buenos Aires, Amorrortu.
Freud, S. (1915c), «Pulsiones y destinos de pulsión», *Obras Completas*, vol. XIV. Buenos Aires, Amorrortu.
Freud, S. (1916), «Algunos tipos de carácter dilucidados por el trabajo psicoanalítico», *Obras Completas*, vol. XIV. Buenos Aires, Amorrortu.
Freud, S. (1916-1917), «Conferencias de introducción al psicoanálisis», *Obras Completas*, vols. XV-XVII. Buenos Aires, Amorrortu.
Freud, S. (1917), *Duelo y melancolía*, Buenos Aires, Amorrortu.
Freud, S. (1919a), «Nuevos caminos de la terapia psicoanalítica», *Obras Completas*, vol. XVII, Buenos Aires, Amorrortu.
Freud, S. (1919b), «"Pegan a un niño". Contribución al conocimiento de la génesis de las perversiones sexuales», *Obras Completas*, vol. XVII, Buenos Aires, Amorrortu.
Freud, S. (1920), «Más allá del principio del placer», *Obras Completas*, vol. XVIII, Buenos Aires, Amorrortu.

Freud, S. (1921), «Psicología de las masas y análisis del yo», *Obras Completas*, vol. XVIII. Buenos Aires, Amorrortu.
Freud, S. (1923), «El yo y el ello», *Obras Completas*, vol. XIX, Buenos Aires, Amorrortu.
Freud, S. (1924a), «El problema económico del masoquismo», vol. XIX. Buenos Aires, Amorrortu.
Freud, S. (1924b), «El sepultamiento del complejo de Edipo», *Obras Completas*, vol. XIX, Buenos Aires, Amorrortu.
Freud, S. (1925), «La negación», *Obras Completas*, vol. XIX. Buenos Aires, Amorrortu.
Freud, S. (1926), «Inhibición, síntoma y angustia», *Obras Completas*, vol. XX., Buenos Aires, Amorrortu.
Freud, S. (1933a), «Nuevas conferencias de introducción al psicoanálisis», *Obras Completas*, vol. XXII, Buenos Aires, Amorrortu.
Freud, S. (1933b), «Nuevas conferencias de introducción al psicoanálisis. Conferencia XXXI. La descomposición de la personalidad psíquica», *Obras Completas*, vol. XXII. Buenos Aires, Amorrotu.
Freud, S. (1937a), «Análisis terminable e interminable», *Obras completas*, vol. XXIII, Buenos Aires, Amorrortu.
Freud, S. (1937b), «Construcciones en el análisis», *Obras completas*, vol. XXIII, Buenos Aires, Amorrortu.
Freud, S. (1938a), «Esquema del psicoanálisis», *Obras completas*, vol. XXIII, Buenos Aires, Amorrortu.
Freud, S. (1938b), «La escisión del yo en el proceso defensivo», *Obras Completas*, vol. XXIII, Buenos Aires, Amorrortu.
Fundación del Campo Freudiano (1984), *¿Cómo se analiza hoy?*, Buenos Aires, Ediciones Manantial.
Gabbard, G. O. (1995), «Countertransference: The emerging common ground», *Int. J. Psycho-Anal.*, 76, págs. 475-485.
Gedo, J. E. (1979), *Beyond Interpretation. Toward a Revised Theory for Psychoanalysis*, Nueva York, International University Press, Inc.
Gedo, J. E. (1981), *Advances in Clinical Psichoanalysis*, Nueva York, International Universities Press.
Gedo, J. E. (1988), «Masochism and the repetition compulsion», en R. A. Glick y D. I. Meyers (comps.), *Masochism: Current Psychoanalytic Perspectives*, Hillsdale, NJ: The Analytic Press.
Gedo, J. E., Gehrie, M. J. (comps.) (1993), *Impasse and Innovation in Psychoanalysis. Clinical Case Seminars*, Nueva Jersey, The Analytic Press.
Gill, M. M. (1987), *Analysis of Transference. Volume I. Theory and Technique*, Connecticut, International Universities Press.
Glenn, J. (1984a), «A note on loss, pain, and masochism in children», *Journal of the American Psychoanalytic Association,* 32 (1), págs. 63-73.
Glenn, J. (1984b), «Psychic trauma and masochism», *Journal of the American Psychoanalytic Association,* 32 (2), págs. 357-386.
Glenn, J. (1989), «From protomasochism to masochism: a developmental view», *Psychoanalytic Study of the Child,* 44, págs. 73-86.
Glick, R. A., Meyer, D. I. (comps.) (1988), *Masochism. Current psychoanalytic perspectives*, Hillsdale, N.J: Analytic Press.

Goldberg, A. (1994), «Farewell to the objective analyst», *International Journal of Psycho-Analysis*, 75 (1), págs. 21-30.
Goldberg, A., Stepansky, P. E. (1984), *Kohut's Legacy. Contributions to Self Psychology*, Hillsdale, NJ, Analytic Press.
Gray, P. (1986), «On helping analysands observe intrapsychic activity», en A. D. Richards y M. S. Willick (comps.), *The Science of Mental Conflict. Essays in Honor of Charles Brenner*, Hillsdale, NJ: Analytic Press.
Gray, P. (1987), «On the technique of analysis of the superego. An introduction», *Psychoanalytic Quarterly*, LVI, págs. 130-154.
Gray, P. (1991), «On transferred permisive or approving superego functions: the analysis of the ego's superego activities, part II», *Psychoanalytic Quarterly*, LX, págs. 1-21.
Greenberg, J. R., Mitchell, S. A. (1983), *Object Relations in Psychoanalytic Theory*, Londres, Harvard University Press.
Greimas, A. J. (1966), *Sémantique Structurale. Recherche de Méthode*, París, Larousse.
Grinberg, L. (1963), *Culpa y depresión. Estudio psicoanalítico*, Buenos Aires, Paidós.
Grossman, W. I. (1991), «Pain, aggression, fantasy, and concepts of sadomasochism», *Psychoanalytic Quarterly*, LX, págs. 22-52.
Grotstein, J. S., Rinsley, D. B. (comps.) (1994), *Fairbairn and the origins of object relations*, Londres, Free Association Books.
Groves, J. E. (1992), «The short-term dynamic psychotherapies: An overview», en J. S. Rutan (comp.), Nueva York, The Guilford Press.
Guillieron, E. (1983), *Aux Confins de la psychanalyse. Psychothérapies analytique brèves*, París, Payot.
Guntrip, H. (1975), «My experience of analysis with Fairbairn and Winnicott (How Complete a Resul Does Psychoanalytic Therapy achieve?)», *Int. J. Psycho-Anal.*, 77, págs. 739-754 (1996).
Gutiérrez Terrazas, J. (1996), *El superyó, una prueba de la prioridad del otro*, Actas del Coloquio Internacional Jean Laplanche: Práctica psicoanalítica y mensaje enigmático. Nuevas investigaciones en psicoanálisis (Madrid, 19-21 de julio de 1996), Universidad Autónoma de Madrid.
Hagman, G. (1995), «Mourning: a review and reconsideration», *International Journal of Psychoanalysis*, 76, págs. 909-925.
Halle, M., Bresman, J., Miller, G. (1978), *Linguistic Theory and Psychological Reality*, Cambridge, MA, MIT Press.
Haynal, A. (1977), «Le sens du désespoir. Rapport XXXVIe Congrès de Psychanalystes de Langues Romanes», *Revue Française de Psychanalyse*, 1-2, pág. 186.
Haynal, A. (1987), *Dépression et créativité. Le sens du désespoir*, Lyon Césura.
Hellman, I. (1978), «Simultaneous analysis of parent and child», en J. Glenn (comp.), *Child Analysis and Therapy*, Northvale, NJ, Jason Aronson (1992).
Hoffman, L. (1992), «On the clinical utility of the concept of depressive affect as a signal affect», *J. Amer. Psychoanal. Assn.*, 40, págs. 405-424.
Horney, K. (1950), *Neurosis and Human Growth*, Nueva York, Norton.
Horowitz, M., Marmar, C., Krupnick, J., Wilner, N., Kaltreider, N., Wallerstein, R. (1984), *Personality Styles and Brief Psychotherapy*, Nueva York, Basic Books, Inc.
Horowitz, M. J. (1989), *Nuances of Technique in Dynamic Psychoterapy*. Northvale, NJ, Jason Aronson, Inc.

Horowitz, M. J. (1991), «States, Schemas, and Control: General Theories for Psychotherapy Integration", *Journal of Psychotherapy Integration,* 1 (2), págs. 85-102.
Isaacs, S. (1948), «On the nature and function of phantasy», en M. Klein, P. Heiman y S. Isaacs (comps.), *Developments in Psycho-Analysis,* Londres, Hogarth Press (1952).
Israël, P. (1993), «Interpréter l'interprétation, effets de style, création de sens», *Revue Française de Psychanalyse,* LVII (1), págs. 55-66.
Jacobson, E. (1964), *The Self and the Object World,* Nueva York, International Universities Press.
Jacobson, E. (1971), *Depression. Comparative Studies of Normal, Neurotic and Psychotic Conditions,* Nueva York, International Universities Press.
Jiménez, J. P. (1993), «A fundamental dilemma of psychoanalytic technique: Reflections on the analysis of a perverse paranoid patient», *International Journal of Psychoanalysis,* 74, págs. 487-504.
Joffe, W. G., Sandler, J. (1965), «Notes on pain, depression and individuation», *The Psychoanalytic Study of the Child,* XX, págs. 394-424.
Jones, J. M. (1995), *Affects as processes. An inquiry into the centrality of affect in psychological life,* Hillsdale, NJ, Analytic Press.
Kaës, R., Faimberg, H., Enriquez, M., Baranes, J.-J. (1993), *Transmission de la vie psychique entre générations,* París, Dunot.
Kandel, E. R., Schwartz, J. H., Jessel, T. M. (1995), *Essentials of Neural Science and Behavior,* Norwalk, Connecticut, Appleton y Lange.
Kantrowitz, J. L. (1992), «The Analyst's Style and Its Impact on the Analystic Process: Overcoming a Patient-Analyst Stalemate», *Journal of the American Psychoanalytic Association,* 40 (1), págs. 169-194.
Kantrowitz, J. L. (1993), «The Uniqueness of the Patient-Analyst Pair: Approaches for Elucidating the Analyst Role», *International Journal of Psycho-Analysis,* 74, págs. 893-904.
Kantrowitz, J. L., Katz, A. L., Greenman, D. A., Morris, H., Paolitto, F., Sashin, J., Solomon, L. (1989), «The Patient-Analyst Match and the Outcome of Psycoanalysis: a Pilot Study», *Journal of the American Psychoanalytic Association,* 37 (4), págs. 865-892.
Kernberg, O. (1975), *Borderline Conditions and Pathological Narcissism,* Nueva York, Jason Aronson, Inc.
Kernberg, O. (1986), *Severe Personality Disorders: Psychotherapeutic Strategies.* New Haven, Yale University Press.
Kernberg, O. (1988), «Clinical dimensions of masochism», *Journal of American Psychoanalytic Association,* 36 (4), págs. 1.005-1.029.
Kernberg, O. (1992), *Aggression in Personality Disorders and Perversions.* New Haven, Yale University Press.
Killingmo, B. (1989), «Conflict and deficit: Implications for technique», *Internat, J. Psycho-Anal.,* 70, págs. 65-79.
Killingmo, B. (1995), «Affirmation in psychoanalysis», *International Journal of Psychoanalysis,* 76, págs. 503-517.
Klein, M. (1935), «A contribution to the psychogenesis of maniac-depressive states», *The Writings of Melanie Klein,* vol. I, Londres, Hogarth Press (1985).
Klein, M. (1937), «Love, guilt and reparation», *The Writings of Melanie Klein,* vol. I,

Londres, Hogarth Press (1985) (trad. cast.: «Amor, culpa y reparación», en *Obras completas de Melanie Klein*, vol. 1, Barcelona, Paidós, 1990, págs. 310-345).
Klein, M. (1940), «Mourning and its Relation to Manic-Depressive States», *The Writings of Melanie Klein*, vol. I. Londres, Hogarth Press (1985) (trad. cast.: «El duelo y su relación con los estados maníaco-depresivos», en *Obras completas de Melanie Klein*, vol. 1, Barcelona, Paidós, 1990, págs. 346-371).
Klein, M. (1946), «Notes on Some Schizoid Mechanisms», *The Writings of Melanie Klein*, vol. III. Londres, The Hogarth Press (trad. cast.: «Notas sobre algunos mecanismos esquizoides», en *Obras completas de Melanie Klein*, vol. 3, Barcelona, Paidós, 1990, págs. 10-33).
Klein, M. (1957), «Envy and gratitude», *Envy and Gratitude and Other Works*, Londres, Hogarth Press and the Institute of Psychoanalysis (1984) (trad. cast.: «Envidia y gratitud», en *Obras completas de Melanie Klein*, vol. 3, Barcelona, Paidós, 1988, págs. 181-240).
Klein, M. (1958), «On the development of mental functioning», *The Writings of Melanie Klein*, vol. III. Londres, The Hogarth Press (1984) (trad. cast.: «Sobre el desarrollo del funcionamiento mental», en *Obras completas de Melanie Klein*, vol. 3, Barcelona, Paidós, 1988, págs. 241-250).
Knobel, M. (1987), *Psicoterapia breve*, Buenos Aires, Paidós.
Kohut, H. (1971), *El análisis del self*, Buenos Aires, Amorrortu.
Kohut, H. (1972), «Thoughts on narcissism and narcissistic rage», *The Psychoanalytic Study of the Child*, 27, págs. 360-400.
Kohut, H. (1977), *La restauración del self*, Buenos Aires, Amorrortu.
Kohut, H. (1979), «The two analysis of Mr. Z», *International Journal of Psychoanalysis*, 60, págs. 3-27.
Kohut, H. (1980), «Reflections on advances in self psychology», en A. Goldberg (comp.), *Advances in Self Psychology*, Nueva York, International Universities Press.
Kohut, H. (1984), *¿Cómo cura el análisis?*, Buenos Aires, Paidós (1986).
Lacan, J. (1948), *L'agressivité en psychanalyse, Écrits*, París, Du Seuil (1966).
Lacan, J. (1953-54), *Le Séminaire, livre I: Les écrits techniques de Freud*, París, Du Seuil (1975) (trad. cast.: *Los escritos técnicos de Freud. El Seminario, tomo 1*, Barcelona, Paidós, 1986).
Lacan, J. (1954-1955), *Le séminaire, livre II: Le moi dans la théorie de Freud et dans la technique de la psychanalyse*, París, Du Seuil (1978) (trad. cast.: *El yo en la teoría de Freud y en la técnica psicoanalítica. El Seminario, tomo 2*, Barcelona, Paidós, 1986).
Lacan, J. (1966), *Écrits*, París, Éditions du Seuil.
Lacan, J. (1966b), D'une question préliminaire à tout traitement possible de la psychose, en *Écrits*, París, Éditions du Seuil.
Lacan, J. (1967-68), *L'acte psychanalytique. Séminaire 67-68*, Lyon, Schamans (1982).
Lagache, D. (1960), «Situation de l'agressivité», *Agressivité Structure de la Personnalité et Autres Travaux. Œuvres IV 1956-1962*, París, Presses Universitaires de France
Lagache, D. (1961), «La psychanalyse et la structure de la personnalité», *Agresssivité, structure de la personnalité et autres Travaux. Œuvres, vol IV.* París: Presses Universitaires de France (1982),
Laikin, M., Winston, A., McCullough, L. (1991), «Intensive Short-Term Dynamic Psychotherapy», en *Handbook of short-term dynamic psychotherapy*, Nueva York, Basic Books.

Laplanche, J. (1970), *Vida y muerte en psicoanálisis*, Buenos Aires, Amorrortu.
Laplanche, J. (1981), *Problématiques IV: l'inconscient et le ça*, París, Presses Universitaires de France.
Laplanche, J. (1987), *Nuevos fundamentos para el psicoanálisis. La seducción originaria*, Buenos Aires, Amorrortu.
Laplanche, J. (1992a), «Interpretation between determinism and hermeneutics: Restatement of the problem», *International Journal of Psycho-Analysis*, 73, págs. 429-446.
Laplanche, J. (1992b), *La prioridad del otro en psicoanálisis*, Buenos Aires, Amorrortu (1996).
Laplanche, J. (1992c), «Masochisme et théorie de la séduction géneralisé», *Psychanalyse à l'Université*, 17, págs. 3-18.
Laplanche, J. (1993), «Le fourvoiement biologisant de la sexualité», *Psychanalyse à l'Université*, 18, págs. 3-36.
Laurent, E. (1984), *Concepciones de la cura en psicoanálisis*, Buenos Aires, Ediciones Manantial.
Lax, R. F. (1989), «The narcissistic investment in pathological character traits and the narcissistic depression: some implications for treatment», *Int. J. Psychoanal.*, 70, págs. 81-90.
Lebovici, S. (1994), «Empathie et "enactment" dans le travail de contre-transfert», *Revue Française de Psychanalyse*, LVIII (número especial del Congreso), págs. 1.551-1.561.
LeDoux, J. E. (1994), «Emotion, memory and the brain», *Sci. American*, 270, págs. 50-57.
Le Guen, C. (1995), «Le principe de réalité psychique», *Revue Française de Psychanalyse*, LIX, págs. 9-25.
Le Guen, C. y otros (1986), «Le refoulement (les défenses)», *Révue Française de Psychanalyse*, L, págs. 23-335.
Lévi-Strauss, C. (1949), «La eficacia simbólica», en *Antropología estructural*, Buenos Aires, Eudeba (1968).
Levin, F. M., (relator) (1990), «Sadism and masochism in neurosis and symptom formation», *Journal of American Psychoanalytic Association*, 38 (3), págs. 789-804.
Levine, H. B. (1994), «The analyst's participation in the analytic process», *Int. J. Psycho-Anal.*, 75, págs. 663-676.
Lewis, H. B. (1987), «Shame and the narcissistic personality», en D. L. Nathanson (comp.), *The Many Faces of Shame*, Nueva York, The Guilford Press.
Lichtenberg, J. (comp.) (1984), *Empathy*, Hillsdale, NJ, Erlbaum.
Lichtenberg, J. D. (1989), *Psychoanalysis and motivation*, Hillsdale, NJ: The Analytic Press.
Lichtenberg, J. D., Lachmann, F. M., Fosshage, J. L. (1992), *Self and Motivational Systems: Toward a Theory of Psychoanalytic Technique*. Hillsdale, NJ, The Analytic Press.
Livesly, W. J. (comp.) (1995), *The DSM-IV Personality Disorders*, Nueva York, The Guildford Press.
Loewenstein, R. M. (1957), «A contribution to the psychoanalytic theory of masochism», en Fitzpatrick Hanly, M.A. (comp.), *Essential Papers on Masochism*, Nueva York, New York University Press (1995), págs. 35-61.
Lomas, P. (1987), *The limits of interpretation*, Londres, Penguin.
Luborsky, L. (1984), *Principles of Psychoanalytic Psychotherapy. A Manual for Supportive-Expressive Treatment*, Nueva York, Basic Books, Inc.

Mahler, M. S., Pine, F., Bergman, A. (1975), *The Psychological Birth of the Human Infant. Symbiosis and Individuation*, Nueva York, Basic Books.
Mahler, M. (1981), «Aggression in the service of separation-individuation. Case study of a mother-daughter relationship», *Psychoanal. Q.*, L, págs. 625-638.
Maldavsky, D. (1986), *Estructuras narcisistas. Constitución y transformaciones*, Buenos Aires, Amorrortu.
Markson, E. R. (1993), «Depression and moral masochism», *Internat. J. Psycho-Anal.*, 74 (5), págs. 931-940.
Meissner, W. W. (1991), *What is Effective in Psychoanalytic Therapy. The Move from Interpretation to Relation*, Nueva Jersey, Jason Aronson, Inc.
Meissner, W. W., Rizzuto, A.-M., Sashin, J. I., Buie, D. H. (1987), «A view of aggression in phobic states», *Psychoanal. Q.*, 56, págs. 452-476.
Meyers, H. (1988), «A consideration of treatment techniques in relation to the functions of masochism», en R. A. Glick y D. I. Meyers (comps.), *Masochism: Current Psychoanalytic Perspectives*, Hillsdale, NJ, The Analytic Press.
Miller, J.-A. (1984), «Acto e inconsciente», en *Acto e Interpretación*, Buenos Aires, Manantial.
Mitchell, S. (1993), «Aggression and the endangered self», *Psychoanal. Quart.*, LXII, págs. 351-382.
Morin, E. (1977), *La méthode: 1. La nature de la nature*. París, Du Seuil.
Morin, E. (1994), «La noción de sujeto», en D. Fried Schnitman (comps.), *Nuevos Paradigmas, Cultura y Subjetividad*, Buenos Aires, Paidós.
Morrison, A. (1984), «Shame and the psychology of the self», en P. Stepansky y A. Goldberg (comp.), *Kohut´s Legacy. Contributions to Self Psychology*, Hillsdale, NJ, Analytic Press/Lawrence Erlbaum.
Morrison, A. (1989), *Shame: The Underside of Narcissism*, Hillsdale, NJ, The Analytic Press.
Morrison, H. L. (1983), *Children of depressed Parents: Risks, Identification and Intervention*, Nueva York, Grune & Stratton.
Murray Parkes, C., Stevenson-Hinde, J., Marris, P. (comp.) (1993), *Attachment Across the Life Cycle*, Londres, Routledge.
Myerson, P. G. (1993), «Listening for the effects of psychoanalytic interventions», *Contemporary Psychoanalysis*, 29 (3), págs. 397-418.
Nacht, S. (1965), *Le Masochisme. 18-34*, en, Fitzpatrick Hanly, M.A. (comp.), *Essential Papers on Masochism*, Nueva York, New York University Press (1995).
Nathanson, D.L. (1987), *The many faces of shame*, Nueva York, The Guilford Press.
Nöth, W. (1995), *Handbook of semiotics*, Indianápolis, Indiana University Press.
Novick, J., Novick, K. K. (1991), «Some comments on masochism and the delusion of omnipotence from a developmental perspective», *Journal of the American Psychoanalytic Association*, 39 (2), págs. 307-332.
Novick, K. K., Novick, J. (1987), «The essence of masochism», *Psychoanalytic Study of the Child*, 42, págs. 353-384.
Ogden, T. H. (1982), *Projective Identification and Psychotherapeutic Technique*, Nueva Jersey, Jason Aronson, Inc.
OMS (1992), *CIE-10 Trastornos mentales y del comportamiento. Descripciones clínicas y pautas para el diagnóstico*, Madrid, Meditor.
Paniagua, C. (1995), «Common ground, uncommon methods», *Int. J. Psycho-Anal.*, 76, págs. 357-371.

Parkes, C. M., Stevenson-Hinde, J. y Marris, P. (1993), *Attachment Across the Life Cycle*. Londres, Routledge.
Parkin, A. (1980), «On masochistic enthralment. A contribution to the study of moral masochism». *International Journal of Psycho-Analysis*, 61 (3), págs. 307-314.
Pérez Sánchez, A., Anibarte, M. (1987), «Psicoterapia breve psicoanalítica II. Focalización», *Informaciones psiquiátricas*, 108, págs. 139-150.
Person, E. S., y K., H. (1994), «Establishing trauma: the difficulty distinguishing between memories and fantasies», *J. Amer. Psychoanal. Assn*, 42, págs. 1.055-1.081.
Poch y Bullich, J., y Maestre Lorén, F. (1994), «Psicoterapia breve y focal desde el punto de vista psicoanalítico», en Ávila Espada, A., y Poch y Bullich, J. (comp.), *Manual de técnicas de psicoterapia*, Siglo XXI, Madrid.
Pollock, G. (1989), *The Mourning-Liberation Process*, Madison, CT: International Universities Press.
Quinodoz, J.-M. (1991), *La Solitude Apprivoisée. L' angoisse de Séparation en Psychanalyse*, París, Presses Universitaires de France.
Quinodoz, J. M. (1994), «Le psychanalyste, conteneur actif de la contre-identification projective», *Revue Française de Psychanalyse*, LVIII (número especial del Congreso), págs. 1.597-1.600.
Rado, S. (1928), «The problem of melancholia», *Int. J. Psycho-Anal.*, 9, págs. 420-438, en W. Gaylin (comp.), *Psychodynamic Understanding of Depression*, Nueva York, Jason Aronson (1983).
Rado, S. (1951), «Psychodynamics of depression from a etiologic point of view», *Psychosomatic Medicine*, 13 (1), págs. 51-55.
Rayner, E. (1992), «Matching, Attunement and the Psychoanalytic Dialogue», *International Journal of Psycho-Analysis*, 73, págs. 39-54.
Reiman, E. M. (1996), «PET studies of normal and pathological emotions», en *Simposio: «Funtional brain alterations in depression and anxiety». Xth World Congress of Psychiatry*, Madrid.
Renik, O. (1990), «Comments of the clinical analysis of anxiety and depressive affect», *Psychoanal. Quart.*, LIX, págs. 226-248.
Richard, F. (1989), *Psychothérapie des dépressions narcissiques*, París, Presses Universitaires de France.
Rizzuto, A.-M. (1991), «Shame in psychoanalysis: the function of unconscious fantasies», *Int. J. Psychoanal*, 72, págs. 297-312.
Robbins, M. (1988), «The adaptative significance of destructiveness in primitive personalities», *Journal of American Psychoanalytic Association*, 36 (3), págs. 627-652.
Roose, S. P. y Glick, R. A (1995), «Anxiety as Sympton and Signal», Hillsdale, Nueva Jersey, Analytic Press.
Rosenfeld, H. (1964), «On the psychopathology of narcissism: a clinical approach», *Psychotic States. A Psychoanalytic Approach*, Londres, Maresfields Reprints (1984).
Rosenfeld, H. (1965), *Psychotic States. A Psychoanalytic Approach*, Londres, Hogarth Press.
Rosenfeld, H. (1987), *Impasse and Interpretation*, Nueva York, Routledge.
Roussillon, R. (1995), «La métapsychologie des processus et la transitionnalité», *Revue Française de Psychanalyse*, LIX, págs. 1.375-1.519.
Rudolph, J. (1981), «Aggression in the Service of the Ego and the Self», *Journal of the American Psychoanalytic Association*, 29 (3), págs. 559-579.

Ruiz Vargas, J. M. (1994), *La memoria humana: función y estructura*, Madrid, Alianza.
Sacks, M. H., (relator) (1991), «Sadism and masochism in character disorder and resistance», *Journal of American Psychoanalytic Association*, 39 (1), págs. 215-226.
Sandler, J. (1987), *From Safety to Superego*, Londres, Karnac Books.
Sandler, J. (1989), *Proyección, identificación, identificación proyectiva*, Madrid, Tecnipublicaciones, S.A.
Sandler, J., Holder, A., Meers, D. (1963), «The ego ideal and the ideal self», *Psychoanal. Study Child*, 18, págs. 139-158.
Sandler, J., Joffe, W. G. (1965), «Notes on childhood depression», *Internat. J. Psycho-Anal.*, 46, págs. 88-96.
Schad-Somers (1982), *Sadomasochism: Etiology and treatment*, Nueva York, Human Sciences Press.
Scharff, D. E., Scharff, J. (1987), *Object relations family therapy*, Northvale, Nueva Jersey: Jason Aronson.
Schwaber, E. A. (1990), «Interpretation and the therapeutic action of psychoanalysis», *International Journal of Psychoanalysis*, 71, págs. 229-240.
Schwaber, E. A. (1992), «Psychoanalytic theory and its relation to clinical work». *Journal of the American Psychoanalytic Association*, 40, págs. 1.039-1.057.
Schwaber, E. A. (1995), «The psychoanalyst's mind —from listening to interpretation: a clinical report», *International Journal of Psychoanalysis*, 76, págs. 271-281.
Shear, M. K., Cooper, A. M., Klerman, G. L., Busch, F. N., Shapiro, T. (1993), «A psychodinamic model of panic disorder», *American Journal of Psychiatry*, 150, págs. 859-866.
Shengold, L. L. (1979), «Child abuse and deprivation: soul murder», *Journal of the American Psychoanalytic Association*, 27, págs. 533-560.
Shore, A. N. (1994), *Affect regulation and the origin of the self. The neurobiology of emotional development*, Hillsdale, NJ, Erlbaum Associates.
Sifneos, P. E. (1992), *Short-term anxiety-provoking psychotherapy. A treatment manual*, Nueva York, Basic Books.
Slipp, S. (1989), *The technique and practice of object relations family therapy*, Northvale, Nueva Jersey, Jason Aronson.
Smith Benjamin, L. (1993), *Interpersonal Diagnosis and Treatment of Personality Disorders*, Nueva York, The Guilford Press.
Socarides, C. (1958), «The function of moral masochism: with special reference to he defense processes», *International Journal of Psychoanalysis*, 39, págs. 587-597.
Solms, M. (1996), «Towards an Anatomy of the Unconscious», *Journal of Clinical Psychoanalysis*, 5, págs. 331-367.
Spence, D. P. (1982), *Narrative Truth and Historical Truth: Meaning and Interpretation in Psychoanalysis*. Nueva York, Norton.
Spezzano, C. (1993), *Affect in Psychoanalysis. A clinical synthesis*. Hillsdale, NJ, Analytic Press.
Spitz, R. C. (1946), «Anaclitic depression», *Psychoanalytic Study of the Child*, 2, págs. 313-341.
Spruiell, V. (1993), «Deterministic chaos and the sciences of complexity: psychoanalysis in the midst of a general scientific revolution", *Journal of the American Psychoanalytic Association*, 41, págs. 3-44.

Stepansky, P., Goldberg, A. (1984), *Kohut´s Legacy. Contributions to Self Psychology*, Hillsdale, NJ, Analytic Press/Lawrence Erlbaum.
Stern, D. N. (1985), *The Interpersonal World of the Infant. A View from Psychoanalysis and Developmental Psychology*. Nueva York, Basic Books. (trad. cast.: *El mundo interpersonal del infante*, Paidós, Buenos Aires, 1991).
Stolorow, R. D. (1975), «The narcissistic function of masochism (and sadism)», *International Journal of Psychoanalysis*, 56, págs. 441-448.
Stolorow, R. D., Lachmann, F. M. (1980), *Psychoanalysis of Developmental Arrests. Theory and Treatment*, Nueva York, International Universities Press.
Stolorow, R. D. (1984), «Aggression in the psychoanalytic situation», *Contemporary Psychoanalysis*, 20, págs. 643-651.
Stolorow, R. D., Brandchaft, B., Atwood, G. E. (1987), *Psychoanalytic Treatment. An Intersubjective Approach*, Hillsdale, NJ, Analytic Press.
Stoller, R. (1984), «La perversion et le désir de faire mal», *Nouvelle. Rev. Psychanalyse*, 29, págs. 147-171.
Stoller, R. (1991), «Panel de la American Psychoanalytic Association: Sadomasochism in the perversions», *Journal of the American Psychoanalytic Association*, 39, págs. 741-755.
Stone, L. (1986), «Psychoanalytic Observations on the Pathology of Depressive Illness: Selected Spheres of Ambiguity or Disagreement», *J. Amer. Psychoanal. Assn.*, 34 (2), págs. 329-362.
Strachey, J. (1934), «The Nature of the Therapeutic Action of Psychoanalysis», *International Journal of Psycho-Analysis*, 15: 127-159. Reimpreso en *International Journal of Psycho-Analysis* 50: (1969), págs. 275-292
Strenger, C. (1991), *Between hermeneutics and science: An essay on the epistemology of psychoanalysis*, Nueva York, International Universities Press.
Summers, F. (1996), «Existential guilt: an object relations concept», *Contemporary Psychoanalysis*, 32, págs. 43-63.
Teasdale, J. D., Barnard, P. J. (1993), *Affect, cognition and change. Re-modelling depressive thought*, Hillsdale, Lawrence Erlbaum Associates.
Thomä, H., Kächele, H. (1989), *Teoría y práctica del psicoanálisis. I Fundamentos*, Barcelona, Herder.
Thomä, H., Kächele, H. (1990), *Teoría y práctica del psicoanálisis. II Estudios clínicos*, Barcelona, Herder (1990).
Tolpin, P. H. (1983), «A change in the self: the development and transformation of an idealizing transference», *Int. J. Psychoanal.*, 64, págs. 461-483.
Urtubey, L. (1994), «Le travail de contre-transfert», *Revue Française de Psychanalyse*, LVIII (número especial del Congreso), págs. 1.271-1.372.
Vaillant, G. E. (1992), *Ego mechanisms of defense: a guide for clinicians and researchers*, Washington, American Psychiatric Press, Inc.
Valenstein, A. F. (1973), «On attachment to painful feelings and the negative therapeutic reaction», *Psychoanalytic Study of the Child*, 28, págs. 365-392.
van Dijk, T. A. (1980a), *Estructuras y funciones del discurso*, México, Siglo XXI.
van Dijk, T. A. (1980b), *Macrostructures. An interdisciplinary study of global structures in discourse, interaction and cognition*, Hillsdale, Nueva Jersey, Lawrence Erlbaum.
Vignaux, G. (1976), *L'Argumentation. Essai d'une logique discursive*, Ginebra, Droz.

Villamarzo, P. F. (1995), *Vigencia clínica de Freud. El método freudiano como situación experimental*, Salamanca, Amarú Ediciones.
Wachtel, P. L. (1987), *Action and Insight*, Nueva York, The Guilford Press.
Widiger, T. A., Sanderson, C. J. (1995), «Toward a dimensional model of personality disorders», en *The DSM-IV Personality Disorders*. W. J. Livesly (comp.), Nueva York, The Guilford Press.
Winnicott, D. W. (1960), «The theory of the parent-infant relationship», *The maturational processes and the facilitating environment*, Londres, The Hogarth Press (1987).
Winnicott, D. W. (1965), *The Maturational Processes and the Facilitating Environment*, Londres, Hogarth Press (1987).
Winnicott, D. W. (1989), *Holding and Interpretation. Fragment of an analysis*, Londres, Karnac Books.
Winograd, B. (1983), «Las relaciones entre los conceptos superyó e ideal del yo. Perspectivas en la articulación teórico-clínica», *Revista de Psicoanálisis*, XL, págs. 505-512.
Wurmser, L. (1987), «Shame: the veiled companion of narcissism», en D. L. Nathanson (comp.), *The Many Faces of Shame*, Nueva York, The Guilford Press.